[IBM SPSS 21]을 활용한

보건통계분석

서정교

보무각

* 본 교재의 데이터분석파일은 보문각 블로그(http://bomungak.blog.me)의 학습 자료실에서 받아 활용하실 수 있습니다.

IBM SPSS 21을 활용한

보건통계분석

초판발행 2014년 7월 10일
초판인쇄 2014년 7월 3일

지은이 서정교
펴낸이 이호동
발행처 보문각
블로그 http://bomungak.blog.me
e-mail bomungak@naver.com
주소 서울시 서초구 바우뫼로7길 8
등록번호 302-2003-00085
전화 02)468-0457
팩스 02)468-0458

값 27,000원

ISBN 978-89-6220-214-4 93510

머리말

통계전문가가 아닌 이상 누구나 통계에 대한 두려움은 있게 마련이다. 특히 논문이나 보고서를 작성할 때, 통계패키지를 직접 사용해야 할 경우가 많다. 이 책은 우선 초보적인 통계지식을 갖추고 있으면 누구나 쉽게 원하는 통계를 직접 처리할 수 있도록 내용구성을 하였다. 특히 병원이나 스포츠센터 등, 보건관련 통계를 사례로 들어 분석자들이 쉽게 통계처리를 할 수 있는 활용지침서가 필요하다는 점을 절감하여 [IBM SPSS 21] 버전으로 저술을 시작하였다.

필자는 특히 대학원 석 · 박사 과정을 지도하면서 대학원생들이 학위논문을 준비하거나 학술지 투고용 논문을 작성할 때, 통계처리 부분을 가장 애로사항으로 느끼고 있다는 점을 실감하고 독자들이 자신감을 가지고 논문을 준비할 수 있도록 보다 쉬운 방법으로 이 책을 저술하였다.

이 책은 크게 제4편으로 내용구성이 되어 있다. 특히 제1편에서 제3편까지는 매뉴얼 중심의 실습 통계위주로 편성되어 있으며 마지막 제4편에는 기초 통계지식에 관한 내용을 서술해 두었다. 제1편 초급 활용단계에서는 제1장 [IBM SPSS 21]의 구성 및 기본 실행, 제2장 [IBM SPSS 21]의 본격 실행, 제3장 빈도분석과 산점도 분석, 제4장 교차분석과 다중응답 분석으로 구성되어 있다. 제2편 [IBM SPSS 21]의 중급 활용단계에서는 제5장 평균(차이) 검정, 제6장 분산분석, 제7장 상관분석, 제8장 회귀분석, 제9장 로지스틱 회귀분석으로 구성되어 있다. 제3편 [IBM SPSS 21]의 고급 활용단계에서는 제10장 신뢰성 분석, 제11장 요인분석, 제12장 판별분석, 제13장 군집분석, 제14장 다차원 척도분석, 제15장 컨조인트분석, 제16장 비모수통계분석으로 구성되어 있다. 마지막으로 제4편 [IBM SPSS 21] 보건통계 기본지식에서는 제17장 통계조사 연구방법의 기본지식, 제18장 중급 활용단계 기본 통계지식, 제19장 고급 활용단계 기본 통계지식으로 구성되어 있다.

본서의 주요 독자는 사회과학분야의 학부생과 대학원생 및 학술논문을 자주 투고하는 교수들이 대부분이 될 것이다. 따라서 대학이나 대학원 보건행정학과, 간호학과, 사회복지학과 등 보건복지계열이나 (병원)경영학, 경제학과, 사회학과, 심리학과, 교육학과 등 전통적인 사회과학분야 학과에서는 대부분 통계분석 관련 교과목이 개설되어 있기 때문에, 교재로 활용하면 매우 효과적인 수업이 이루어질 수 있을 것으로 본다.

이 책의 특징은 통계를 처음 접하는 초보자들도 쉽게 이해할 수 있도록 간단한 상황설정을 통해 분석할 데이터를 제시하고 각 분석방법과 분석결과에 대해 좀 더 효과적으로 잘 이해할 수 있도록 각 해당 부분에 대해 소스파일을 명시하여 두었다. 따라서 연구자가 어떤 분야의 논문을 쓰고 싶다고 할 경우 상황설정 데이터에 대한 실습과 분석결과도 바로 확인할 수 있다. 또한 지정파일을 클릭해서 본인이 분석한 것과 교재의 내용 파일을 비교 · 분석하여 모든 것을 실시간으로 바로 확인이 가능하도록 구성되어 있다. 즉 상황설정을 통한 사례 데이터를 원하는 분석방법으로 찾아가 소스파일을 클릭하면 바로 해당 파일이 뜨고, 해당 파일을 가지고 분석절차에 따라 분석을 시작하면 분석결과를 즉시 얻을 수 있음은 물론 분석결과도 소스파일로 모두 검색할 수 있도록 구성되어 있다. 따라서 이 책은 통계를 잘 모르는 초보자들도 기초통계 이론에서부터 고급과정 분석방법까지 다양한 분석방법을 SPSS를 사용하여 실습함으로써 데이터 분석에서 해석능력까지 통계분석을 익히고 실행할 수 있도록 친절하게 설명해 놓았다. 그리고 모든 데이터분석파일은 보문각 블로그(http://bomungak.blog.me/)의 학습자료실에 첨부 파일로 올려져 있어 필요하면 활용할 수 있다.

이 책은 집필단계에서 출판에 이르기까지 많은 분들로부터 직 · 간접적으로 도움을 받았다. 특히 2005년 SPSS 아카데미에서 출판한 「한글 SPSS 12K 사회과학 통계분석」이라는 책에서 많은 아이디어를 얻었다는 점을 여기서 밝혀 두고자 한다. 아울러 이 책을 쓸 수 있도록 많은 응원과 집필과정에서 도움을 준 중부대학교 보건학과 박사과정에 재학 중인 김현경 박사(대구경북연구원 경제교육센터장)와 윤경영 박사(대구신용보증재단 차장)에게도 진심으로 고마움을 전한다. 또한 본서를 출간하는데 흔쾌히

동의를 해 주신 보문각의 이호동 사장님과 편집팀 등 모든 분들에게도 감사를 드린다.

필자는 본서를 저술하면서 나름 노력은 하였지만 부족한 점이 많다고 생각한다. 만약 부족한 내용이나 잘못된 내용 또는 집필방향에 대한 좋은 아이디어가 있을 경우 지적해 준다면 개정판을 낼 때 적극 반영하여 완성도를 높이도록 노력할 것이다.

마지막으로 이 책을 준비하는 지난 1년 동안 가족과 함께 오붓한 시간들을 충분히 보내지 못한 점에 대해서 가족의 일원으로서 매우 미안하게 생각한다. 특히 편안한 마음으로 글을 쓸 수 있도록 묵묵히 도와준 아내 은승애에게 진심으로 고마운 마음을 전하고 싶다.

2014년 6월

서정교

[IBM SPSS 21]의 초급 활용단계

Part 01

제 1 장 [IBM SPSS 21]의 구성 및 기본 실행

01 [IBM SPSS 21]의 기본 구성

1.1 [IBM SPSS 21]의 창 종류

표 1-1 [IBM SPSS 21]의 기본 창 설명

Window(창)	설명내용
Data Editor 창	이 창은 [IBM SPSS 21] 초기 실행 시 나타나는 기본화면이다. 여기서는 통계분석에 적합하도록 데이터를 입력하거나 편집이 가능하다.
Viewer 창	이 창은 [IBM SPSS 21] 통계 분석결과가 나타나는 창이다. 결과물은 수정 또는 저장이 가능하고, 2개 이상의 창을 동시에 띄우는 것도 가능하다.
피벗표 창	이 창은 분석결과 중 피벗표 형태로 나타나는 출력물을 편집 · 수정할 때 사용된다. 텍스트를 편집하고 행과 열의 데이터를 전환하거나 색상을 추가할 수도 있다.
도표편집기 창	이 창은 분석결과 중 도표 형태로 나타난 출력물을 편집 · 수정할 때 사용하는 창이다.
텍스트 출력 창	이 창은 분석결과 중 피벗표나 도표 형태로 만들어진 출력물을 제외하고 텍스트 형태의 출력물을 편집 · 수정할 때 사용하는 창이다.
Syntax Editor 창	이 창은 분석절차를 명령문 형태로 작성하여 분석하고자 할 때 사용하는 창이다. 여기서는 명령문을 작성 · 편집 · 실행이 가능하다.
Script Editor 창	이 창은 작업을 사용자의 의도대로 자동적으로 수행이 가능하도록 하는 스크립트를 작성 · 수정하는 창이다.

[IBM SPSS 21]은 기본적으로 [Data Editor] 창, [Viewer] 창, [피벗표] 창, [도표 편집기] 창, [텍스트 출력] 창, [Syntax Editor] 창, [Script Editor] 창과 같은 7개의 창(Windows)으로 구성되어 있다. 이 중 가장 많이 활용되는 창은 [Data Editor] 창, [Viewer] 창이다. 〈표 1-1〉은 각 창에 대한 내용을 설명하고 있다.

[IBM SPSS 21]의 7개의 창 중에서 [Data Editor] 창과 [Viewer] 창이 가장 많이 사용되기 때문에, 여기서는 이 2개의 창만 좀더 구체적으로 설명하고자 한다.

1.1.1 [Data Editor] 창

[Data Editor] 창은 [IBM SPSS 21]을 처음 구동시킬 때 자동으로 열리는 창이다. [Data Editor] 창에서는 데이터를 입력하거나 기존 파일을 [Data Editor]로 수정할 수 있는 창이다.

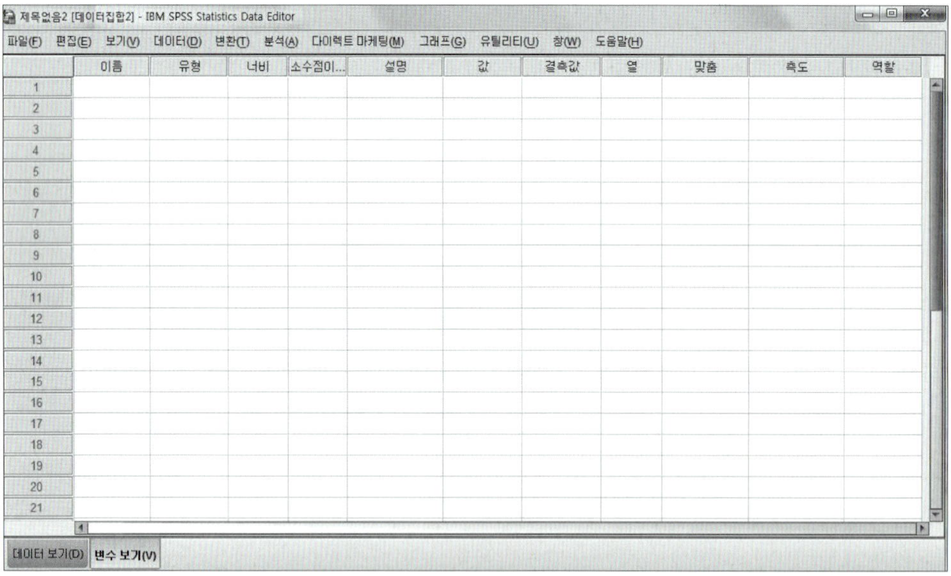

〈그림 1-1〉 [Data Editor] 창

[IBM SPSS 21]의 [Data Editor]는 데이터를 입력하여 분석을 가능하게 하는 창이다. 이 창의 주요 메뉴를 살펴보면 다음과 같다.

표 1-2 [Data Editor]의 주요 메뉴

기 본 창	설명내용
파 일 (F)	새롭게 [IBM SPSS 21] 파일을 만들거나 Exel Data 파일 또는 기존 작성 파일을 [열기]를 클릭하여 불러올 수 있고, Text 파일 및 기타 응용 프로그램에서 작성된 파일을 변환하여 불러 올 수 있다.
편 집 (E)	편집메뉴로 작성된 데이터와 명령문을 편집 · 복사, 붙여넣기가 가능하고, [변수삽입]이나 [케이스로 이동], [변수로 이동]이 가능한 기능을 가지고 있다.
보 기 (V)	[상태표시줄(S)]과 [도구모음(T)], [메뉴편집기(M)], [글꼴(F)], [격자선(L)]을 설정하거나 해제하고 [변수값 설명(V)]이나 [변수보기 사용자 정의(C)] 등에 대한 출력을 제어한다.
데 이 터 (D)	데이터 메뉴에서 작성된 자료를 사용자가 원하는 방식으로 정렬, 병합, 전치, 변환시킴으로써 데이터 파일에 전반적인 변화를 가져오게 한다.
변 환 (T)	데이터 파일에서 이미 작성된 데이터와 변수들을 새로운 값과 수식을 가지는 데이터와 변수로 변환시킨다.
분 석 (A)	각종 통계분석 방법을 사용하여 데이터를 분석한다.
다이렉트 마케팅(M)	이 기법은 마케팅 캠페인을 비교하여 여러 패키지 또는 제공물의 효과에 현저한 차이가 있는지 확인한다.
그 래 프 (G)	막대도표, 원도표, 산점도 같은 그래프를 작성하여 분석을 보다 용이하게 한다.
유 틸 리 티 (U)	파일이나 변수의 정보를 표시하고 변수 세트를 설정한다.
창 (W)	창 메뉴로 [IBM SPSS 21] 창 간에 전환하거나 열려있는 [IBM SPSS 21] 창을 모두 아이콘으로 표시할 수 있다.
도 움 말 (H)	도움말 메뉴로 [IBM SPSS 21] 인터넷 홈페이지에 연결하거나 [IBM SPSS 21]에서 사용할 수 있는 기능에 대한 온라인 도움말을 볼 수 있다.

1.1.2 [Viewer] 창

[Viewer] 창은 [IBM SPSS 21] 통계 분석결과가 나타나는 창이다. 결과물은 수정 또는 저장이 가능하다. 수정할 때는 수정할 목표 결과물을 더블 클릭한 뒤, 커서가 수정 지점에 나타나면 수정이 가능하다. 저장할 때는 예컨대 [C:＼SPSS통계분석＼SPSS_SPV] 폴더를 만들어 놓고, [SPSS_SPV] 폴더에 모든 분석결과를 저장해 두면 편리하다.

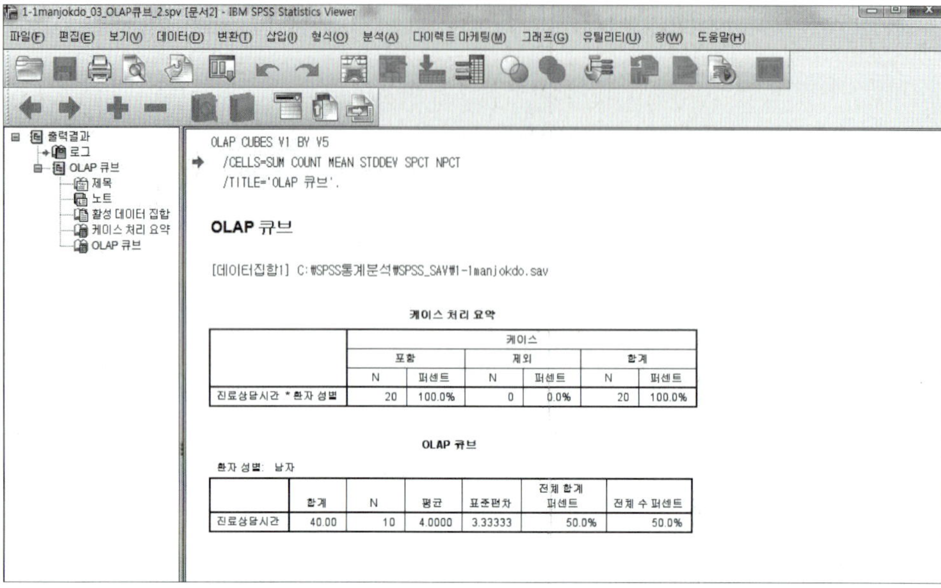

〈그림 1-2〉 [Viewer] 창

02 [IBM SPSS 21]의 기본 실행

2.1 사례 분석

이 절에서는 [IBM SPSS 21]의 기본 실행에 도움을 주기 위해 초보적인 사례 분석을 소개한다. 이를 위해 J-병원 내원 환자 감소에 대한 대책을 수립하기 위해 내원 환자들을 대상으로 병원만족도에 대한 설문조사를 통해 사례분석 매뉴얼을 알기 쉽게 기술한다.

J-병원의 내원 환자 수 감소 대책 사례

최근 J-병원의 원장실에서는 내원 환자 수가 감소하고 있다는 사실에 주목하고, 이에 대한 문제를 해결하도록 원무팀에 요청하였다. 원무팀에서는 이 문제를 파악하기 위하여 우선 병원직원들의 의견을 종합한 결과, 환자들의 병원만족도가 감소하여 내원 환자 수가 감소한다고 판단하고 우선 진료상담시간과 진료에 대한 신뢰성 사이에 상관관계가 있다는 가설을 제시하였다. 이 가설을 검정하기 위하여 〈표 1-3〉과 같이 데이터를 수집하였다.

표 1-3 J-병원에 대한 병원만족도 설문조사 결과

고객	V_1(진료상담시간(분))	V_2(진료 신뢰성)	V_3(병원만족도)	V_4(연령)	V_5(성별)
1	2	3	4	29	1
2	5	4	4	·	2
3	1	2	1	·	2
4	8	5	3	58	1
5	3	·	3	64	1
6	8	5	5	38	1
7	10	4	5	20	2
8	1	1	2	16	1
9	2	3	3	25	2
10	2	2	1	14	2
11	2	1	1	48	1
12	5	5	4	56	2
13	1	1	1	66	1
14	8	5	3	48	2
15	5	4	4	78	2
16	2	1	1	80	1
17	3	3	4	68	1
18	1	1	1	54	2
19	10	5	5	32	1
20	1	2	4	26	2

주1) 성별에서 '1-남자', '2-여자'를 나타냄.

주2) 진료신뢰성과 병원만족도에서 '1-매우불만', '2-불만', '3-보통', '4-만족', '5-매우만족'을 나타냄.

J-병원 원무팀에서는 위 가설을 검정하기 위하여 내원 환자들의 병원 진료상담시간과 진료에 대한 신뢰성 사이의 상관관계를 분석하기로 하였다. 이를 위해 [IBM SPSS 21]의 분석 절차를 단계별로 자세히 설명하면 다음과 같다.

2.2 분석을 위한 준비 [I 단계]

2.2.1 [변수 보기(V)] 변수 설정하기

(1) [변수 보기(V)] 창 클릭하기

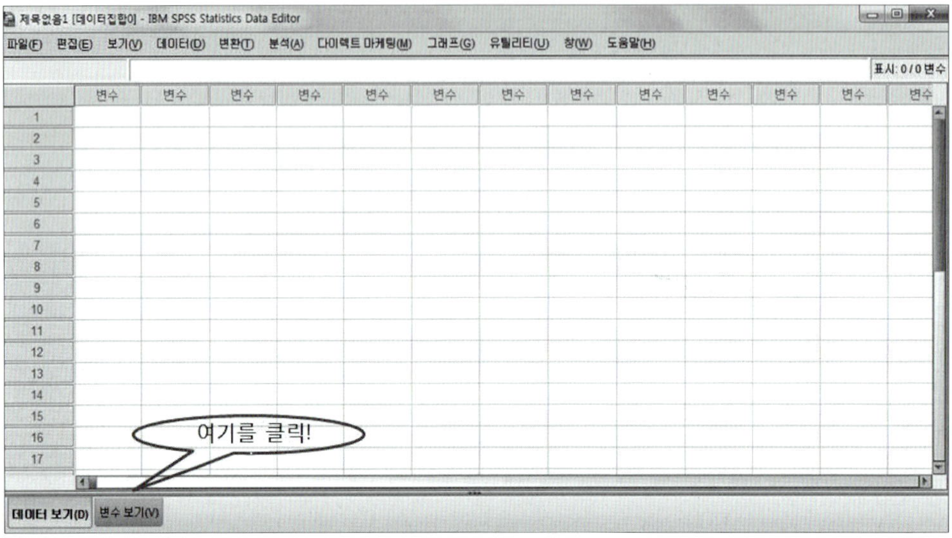

〈그림 1-3〉 [IBM SPSS 21]의 초기 창에서 [변수 보기(V)] 클릭하기

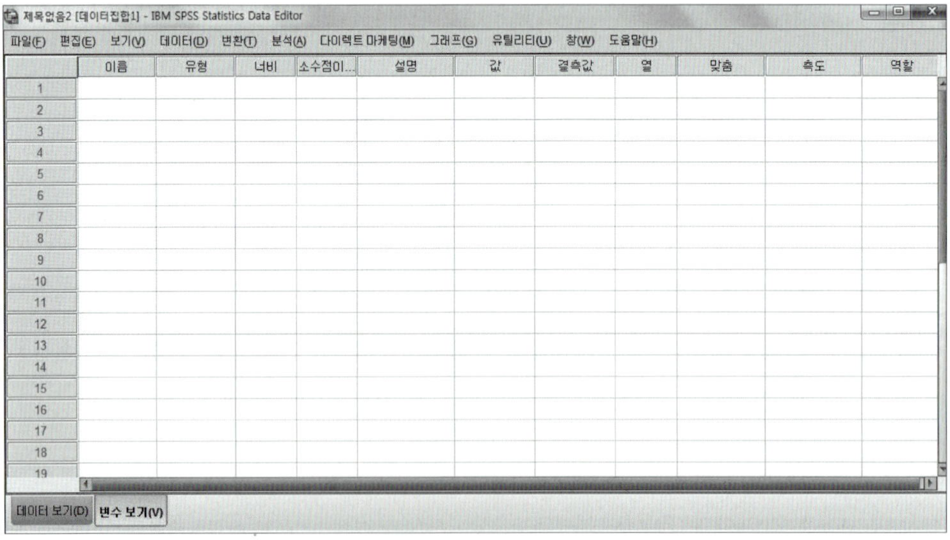

〈그림 1-4〉 [변수 보기(V)] 창

수집된 데이터를 코딩하기 위하여 초기 창 하단 [변수보기(V)]를 클릭하면, 〈그림 1-4〉와 같이 나타난다.

(2) [이름]과 [설명] 입력하기

[이름]은 변수명을 의미하는데, 우선 'V_1' 변수명을 입력하는 방법을 알아보자. 1행과 [이름]이 교차하는 Cell에 'V_1'이라고 입력한다. 그리고 1행과 [설명]이 만나는 Cell에는 '진료상담시간(분)'을 입력한다. 그러면 〈그림 1-5〉와 같은 창이 나타난다. [이름]은 영문 64자, 한글 32자까지 입력이 가능하다. 일반적으로 [이름]은 축약형으로 표현하고 구체적인 내용은 [설명]에서 표현한다. [이름]을 입력할 때 빈칸이나 특수문자를 사용할 수 없다.

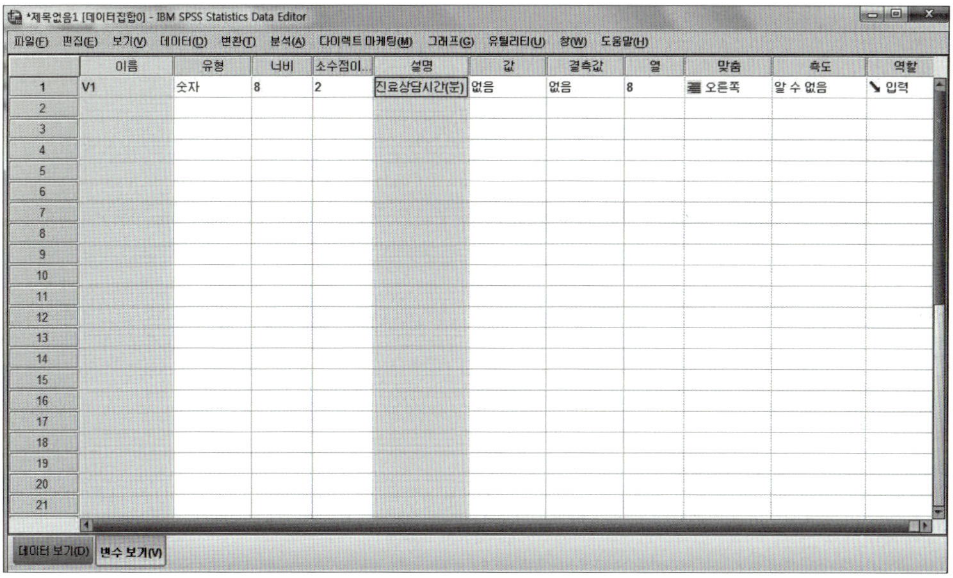

〈그림 1-5〉 [이름]의 입력 창

(3) [유형] 설정하기

1행과 [유형]이 만나는 Cell에는 [숫자(N)]가 초기 지정값으로 자동 선택된다. [유형]은 변수의 형태를 의미하며 여기서 [숫자(N)]는 양적 변수, [문자(R)]는 질적 변수가 된다.

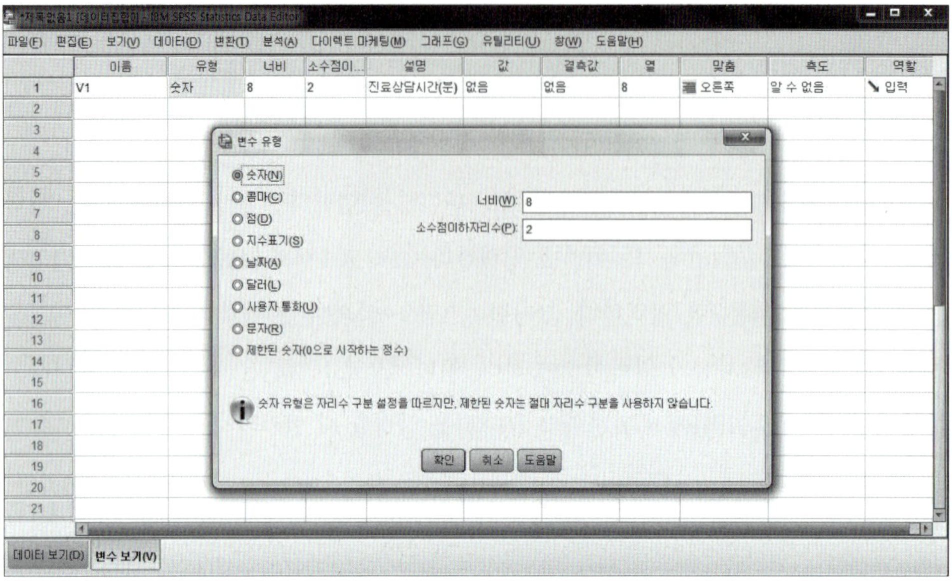

〈그림 1-6〉 [변수 유형] 대화상자 창

(4) [너비], [소수점이하자리] 설정하기

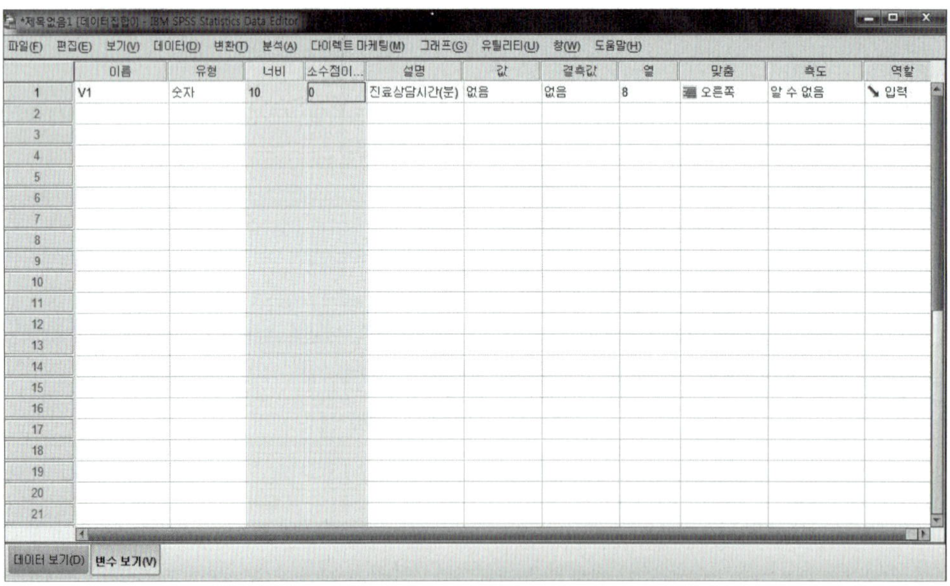

〈그림 1-7〉 [너비], [소수점이하자리] 설정 창

[너비]는 해당 변수의 Cell에 입력 가능한 데이터의 자리수를 나타낸다. 여기서는 8자리로 되어 있다. [소수점이하자리]는 소수점 이하의 자리수를 나타내는데, 여기서는 소수점 2의 자리수로 되어 있다. 통계사용자는 [너비]와 [소수점이하자리]를 임의로 조정할 수 있다. 예컨대 [너비]는 '10'으로, [소수점이하자리]는 '0'으로 조정하면 〈그림 1-7〉과 같다.

(5) [값] 설정하기

[값]은 변수를 숫자로 지정하여 일정한 값으로 나타낼 때 사용된다. 'V_1' 변수는 단순히 몇 분간 상담했느냐의 시간을 나타내는 값을 의미하기 때문에 [값]은 '없음'으로 설정된다. 그러면 변수값을 부여하기 위해 'V_2' 변수명을 추가 입력해 보자. 이 때 [설명]은 '진료 신뢰성'으로 입력하고, 진료 신뢰성 변수를 '1-매우불만', '2-불만', '3-보통', '4-만족', '5-매우만족'의 지정값으로 정의할 때, [값]을 순차적으로 설정하면 된다. 이 작업을 실행하기 위해서는 'V_2'행과 [값] 열이 만나는 Cell에 초기 지정값인 '없음'에 마우스를 올려놓고 한번 클릭하면 없음 ... 메시지가 나오는데, ... 영역을 클릭하면 〈그림 1-8〉과 같은 [값] 입력 대화상자 창이 나온다.

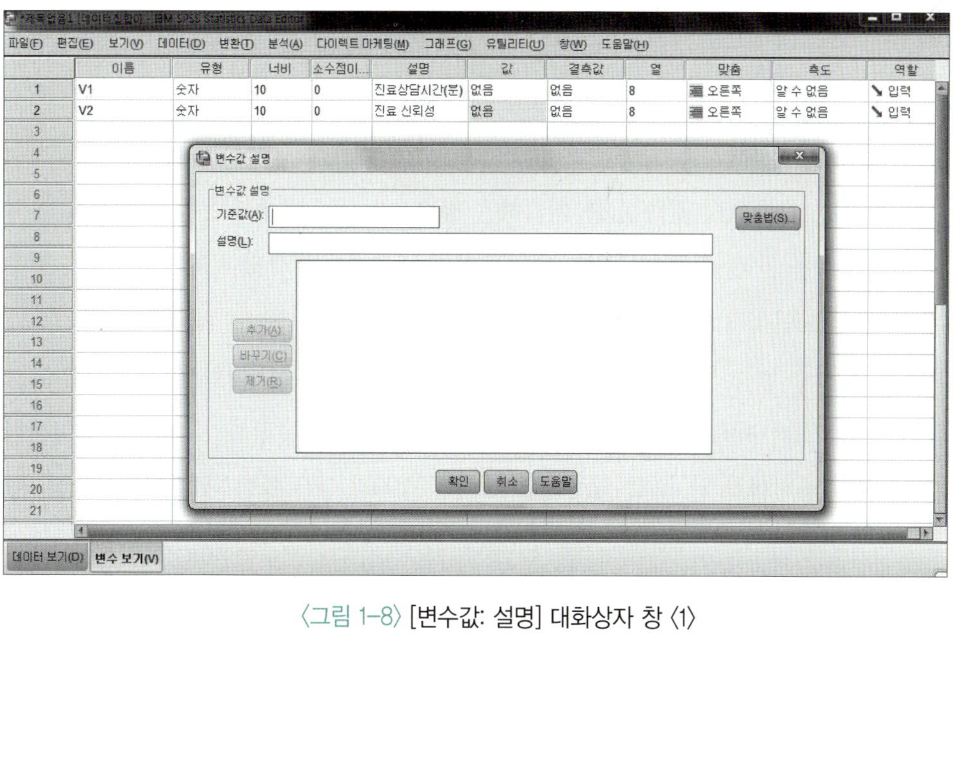

〈그림 1-8〉 [변수값: 설명] 대화상자 창 〈1〉

이 때 [변수값 설명]을 위해 [기준값(A)]에 '1'을 입력하고 [설명(L)]에 '매우불만'을 입력한 뒤, [추가]를 클릭한다. 그리고 '2', '3', '4', '5'를 같은 방법으로 실행하고 마지막으로 [확인]을 클릭하면 〈그림 1-9〉와 같은 값을 얻을 수 있다. 'V_3' 변수도 동일한 값이 적용되기 때문에 'V_2' 값을 복사해서 붙이면 편리하다.

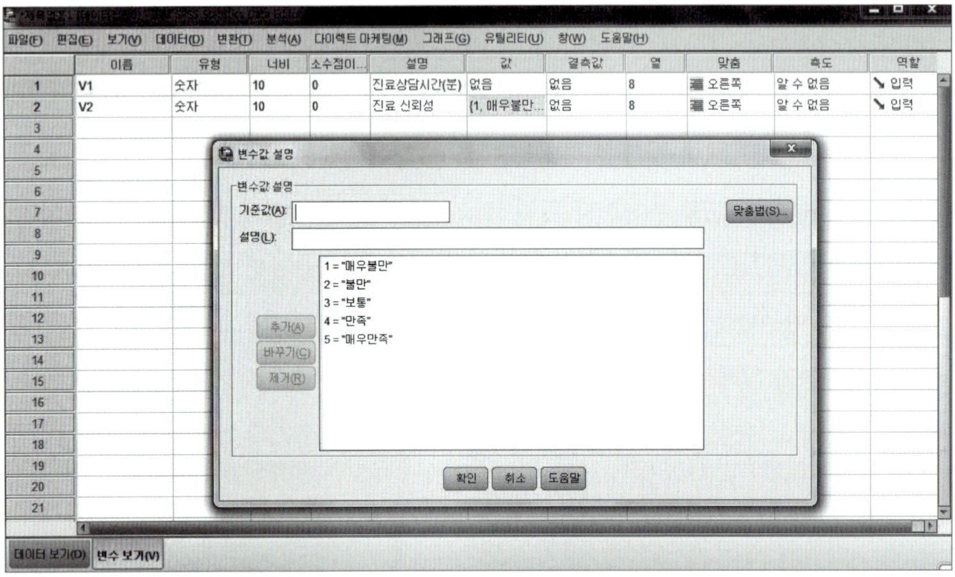

〈그림 1-9〉 [변수값: 설명] 대화상자 창 〈2〉

(6) [결측값] 설정하기

[결측값]은 무응답치(결측값)를 처리하는 방법으로 'V_1' 변수에는 없기 때문에 초기 지정값인 '없음'을 선택하기로 한다. 그러나 'V_2' 변수에는 결측값이 있다고 할 때, 변수값이 5점 척도인 1-5 사이의 정수로 지정되어 있다면 해당 변수값 범위를 넘어 지정값으로 인식할 수 없는 숫자 예컨대 '9'를 입력하면 된다. [결측값] 대화상자는 [결측값 없음(N)]으로 초기 지정되어 있는데, 'V_2' 변수에 [결측값]을 설정하기 위해서는 [이산형 결측값(D)]을 선택한 뒤, '9'를 입력하면 〈그림 1-10〉과 같은 창이 나타난다.

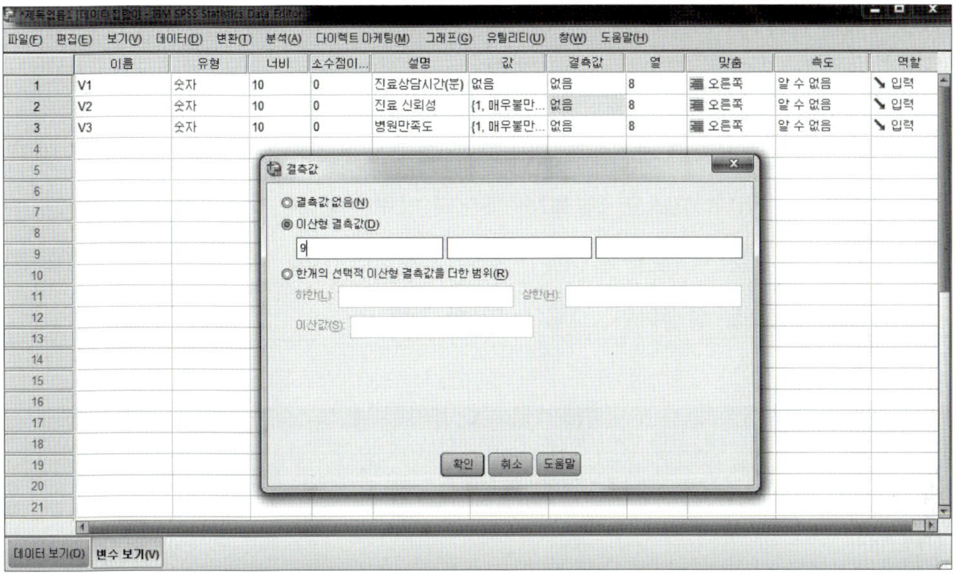

〈그림 1-10〉 [결측값] 대화상자 창 〈1〉

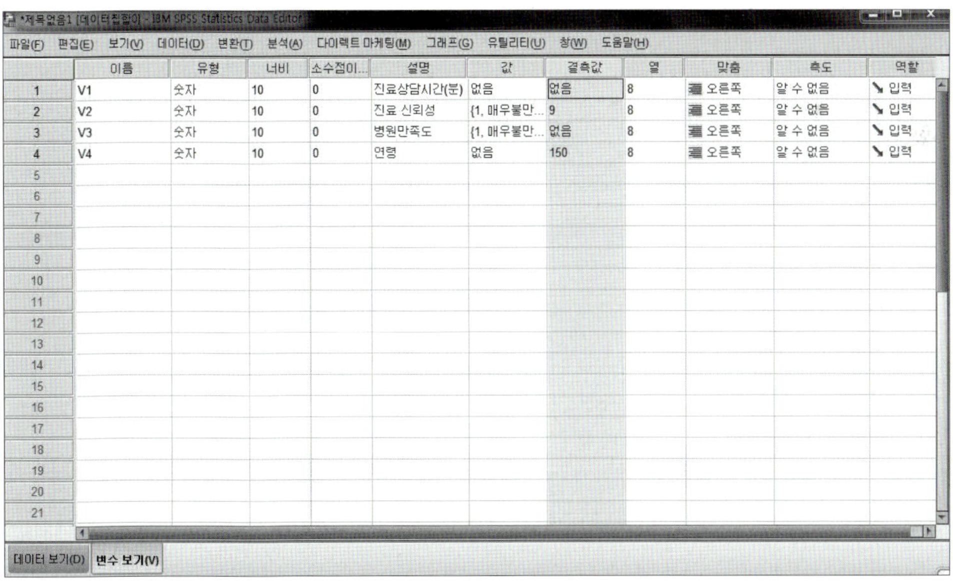

〈그림 1-11〉 [결측값] 설정 창

이 때 [확인]을 클릭하면 〈그림 1-11〉에서 보는 바와 같이 [결측값]이 나타난다. 'V_4' 변수에도 결측값이 있다고 할 때, 예컨대 [이산형 결측값(D)]에 '150'을 입력하고 [확인]

을 클릭하면 된다.

(7) [열]과 [맞춤] 설정하기

[열]은 변수가 차지하는 자리수를 의미하며, 통계사용자는 자리수를 조정할 수 있다. 초기 지정값은 '8'이다. 그리고, [맞춤]은 데이터 입력을 할 때 정렬방식을 나타낸다. 여기서는 초기 지정값으로 [오른쪽 정렬]방식이 지정되어 있다. 그러면 [열]은 '6', [맞춤]은 [가운데 맞춤]으로 설정하면 〈그림 1-12〉와 같다.

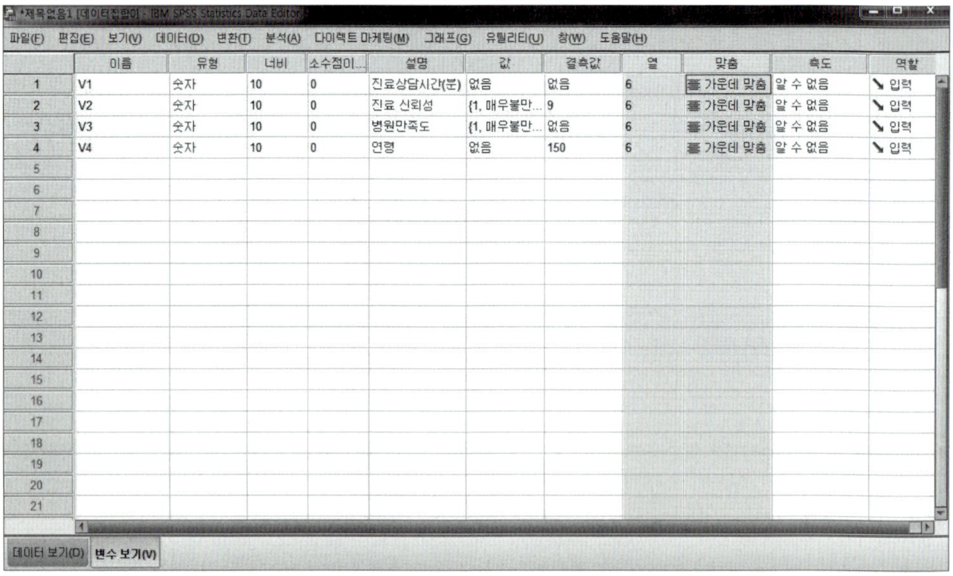

〈그림 1-12〉 [열]과 [맞춤] 설정 창

(8) [측도] 설정하기

[측도]는 [척도(S)], [순서(O)], [명목(N)]을 결정하는 것으로 여기서 [척도(S)]는 간격척도와 비율척도를 의미하며, [순서(O)]는 서열척도, [명목(N)]은 명목척도를 나타낸다. '진료상담시간(V_1)', '진료 신뢰성(V_2)', '병원만족도(V_3)', '연령(V_4)'은 척도변수이다. 따라서 이 4개의 변수는 모두 [척도(S)]로 설정하면 된다. 그러나 성별은 '1-남자', '2-여자'로 지정값을 부여했을 뿐, 실제로 숫자는 크기와 순위에는 전혀 상관 없고 단지 성별을 구분하기 위해 사용되었기 때문에 이 경우 [명목(N)]으로 설정하면 된다.

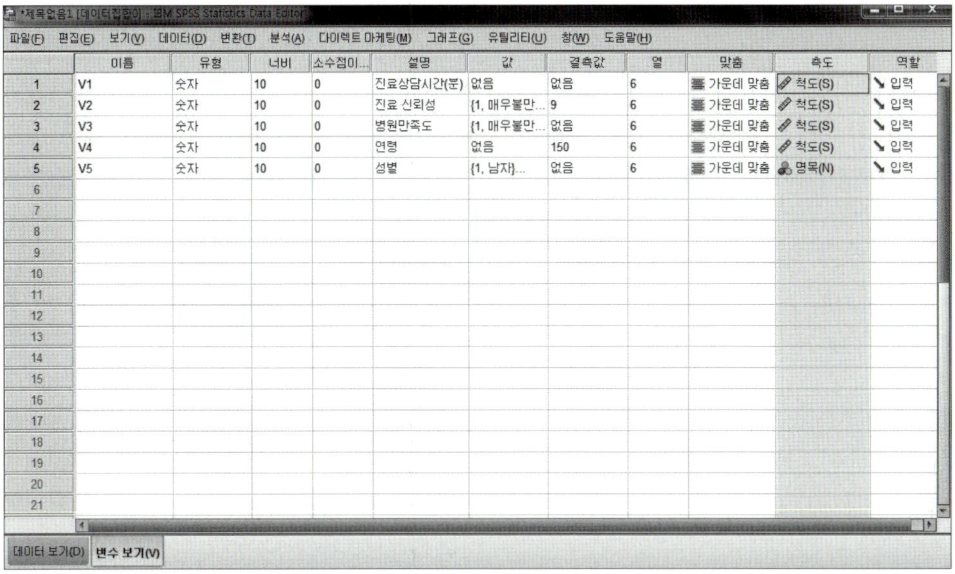

〈그림 1-13〉 [측도] 설정 창

2.2.2 [데이터 보기(D)] 데이터 입력하기

(1) [데이터 보기(D)] 창 클릭하기

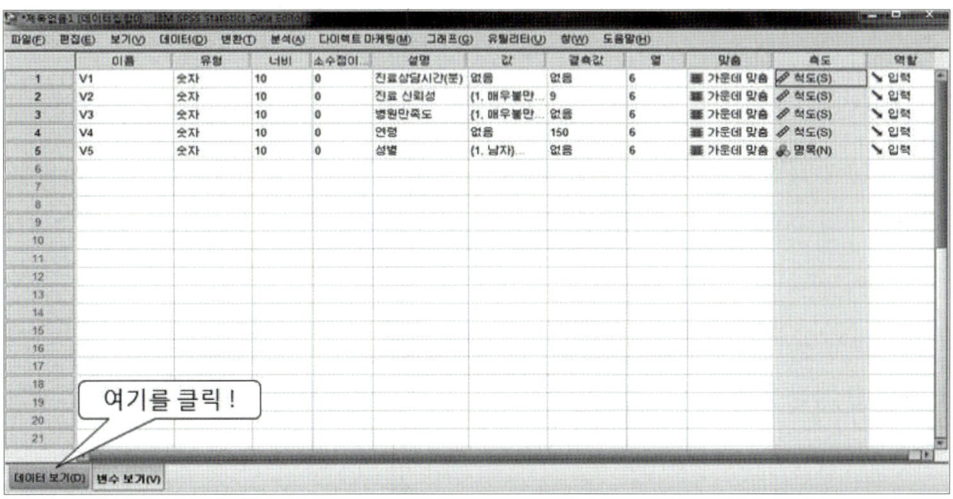

〈그림 1-14〉 [데이터 보기(D)] 클릭하기

응답자들이 응답한 설문 데이터를 코딩하기 위하여 〈그림 1-14〉에서 나타난 바와 같이 [데이터 보기(D)]를 클릭해야 한다.

[데이터 보기(D)]를 클릭하게 되면 〈그림 1-15〉와 같이 [데이터 보기(D)] 입력 창이 나타난다. 이제 각 변수별 케이스 값들을 입력하면 된다.

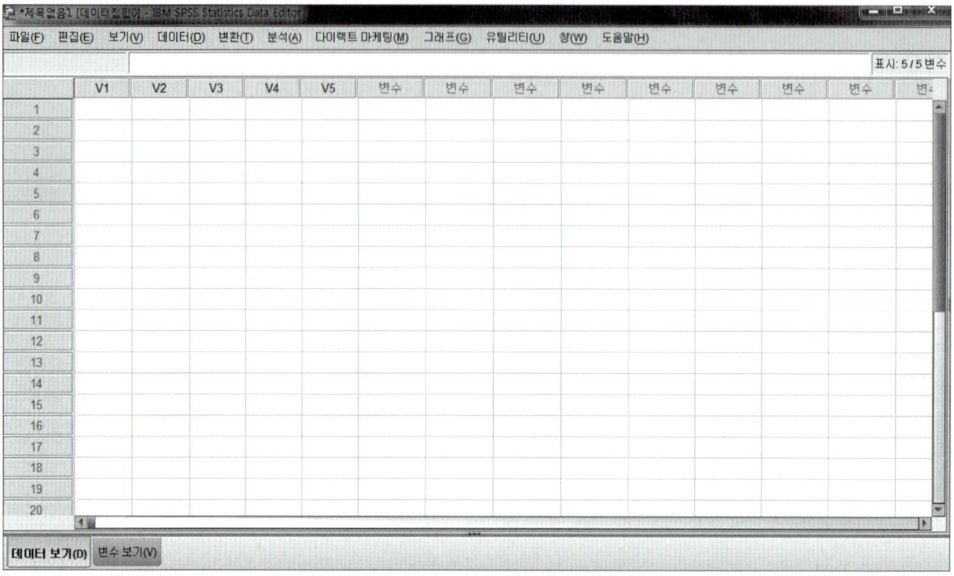

〈그림 1-15〉 [데이터 보기(D)] 입력 창 〈1〉

(2) [데이터 보기(D)] 데이터 입력하기

〈그림 1-16〉은 진료상담시간(V_1), 진료 신뢰성(V_2), 병원만족도(V_3), 연령(V_4), 성별(V_5) 변수에 대한 응답자들의 설문 결과를 입력한 창이다. 이미 [변수 보기(V)]에서 변수값이 지정된 경우에는 지정된 숫자를 입력하더라도 자동으로 지정값이 문자로 변환되어 코딩이 된다. [소수점이하자리]도 마찬가지로 자동 적용된다.

이상에서 살펴본 변수 정의와 데이터 입력에 대한 설명은 [IBM SPSS 21] 통계처리를 위한 가장 초보적인 단계에 해당한다. 다음은 입력된 데이터 파일을 저장하는 작업이 필요하다.

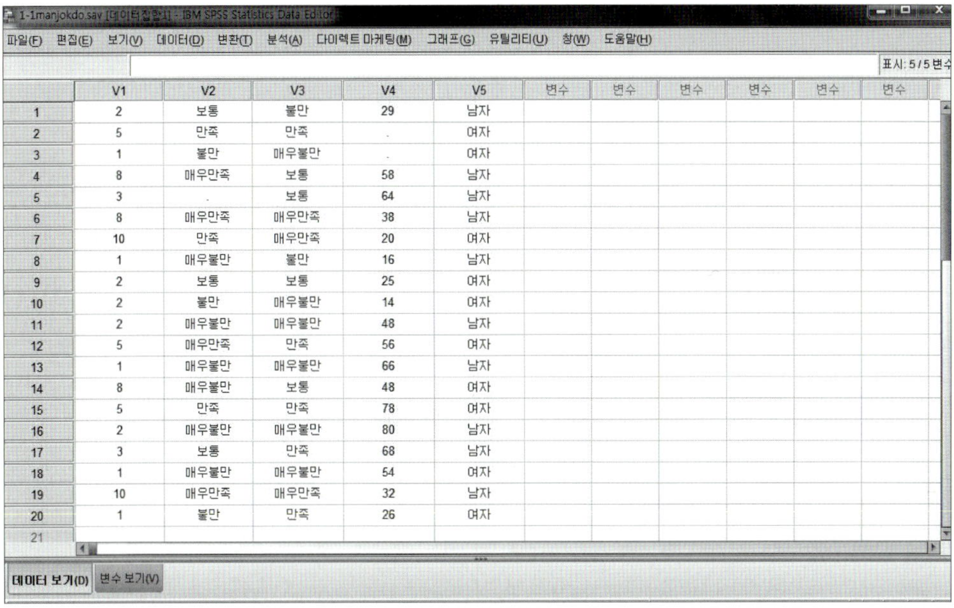

	V1	V2	V3	V4	V5	변수	변수	변수	변수	변수	변수
1	2	보통	불만	29	남자						
2	5	만족	만족	.	여자						
3	1	불만	매우불만	.	여자						
4	8	매우만족	보통	58	남자						
5	3	.	보통	64	남자						
6	8	매우만족	매우만족	38	남자						
7	10	만족	매우만족	20	여자						
8	1	매우불만	불만	16	남자						
9	2	보통	보통	25	여자						
10	2	불만	매우불만	14	여자						
11	2	매우불만	매우불만	48	남자						
12	5	매우만족	만족	56	여자						
13	1	매우불만	매우불만	66	남자						
14	8	매우불만	보통	48	여자						
15	5	만족	만족	78	여자						
16	2	매우불만	매우불만	80	남자						
17	3	보통	만족	68	남자						
18	1	매우불만	매우불만	54	여자						
19	10	매우만족	매우만족	32	남자						
20	1	불만	만족	26	여자						
21											

〈그림 1-16〉 [데이터 보기(D)] 입력 창 〈2〉

2.2.3 입력된 데이터 파일 저장하기

[파일(F)] → [저장(S)] 또는 [다른 이름으로 저장(A)...]

〈그림 1-16〉에 나타난 창에서 [파일(F)]을 클릭하여 [찾아보기]에서 원하는 디렉토리를 찾은 뒤 [파일이름] 빈칸에 원하는 파일명(예컨대 manjokdo_J-병원만족도.sav)을 입력하고 [저장(S)]을 누르거나 [다른 이름으로 저장(A)...]을 클릭하면, 입력된 데이터는 지정된 폴더에 지정된 파일로 저장된다. 예컨대 [C:\SPSS통계분석\SPSS_SAV\1-1_manjokdo_J-병원만족도.sav]로 저장된 결과 창은 〈그림 1-17〉과 같다.

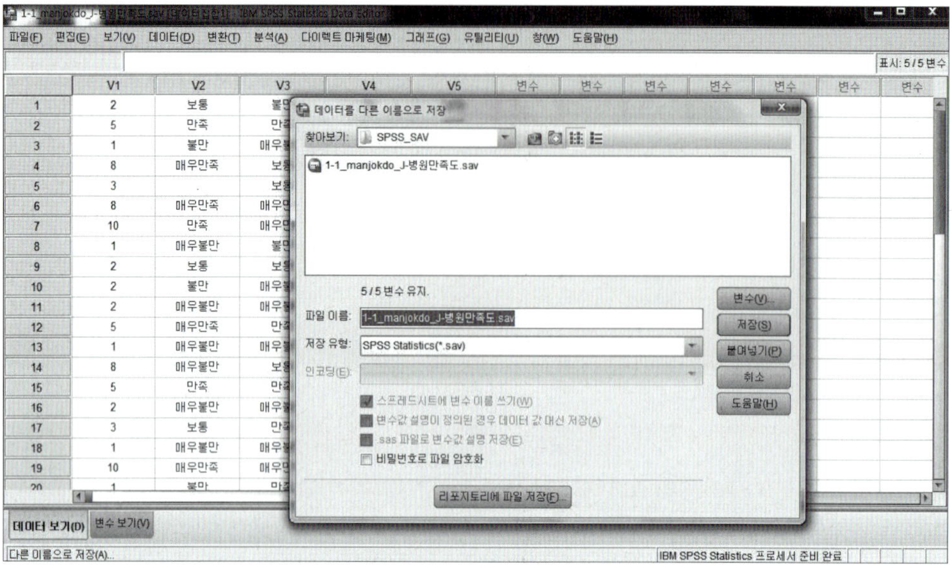

※ 저장 위치 : C:₩SPSS통계분석₩SPSS_SAV₩1-1_manjokdo_J-병원만족도.sav

〈그림 1-17〉 [데이터를 다른 이름으로 저장] 대화상자 창

2.3 분석을 위한 준비 [Ⅱ단계]

분석을 위한 준비 [Ⅰ단계]에서는 [변수 보기(V)] 창에서 변수에 대한 다양한 정의를 먼저 설정한 뒤, [데이터 보기(D)] 창에서 각 변수에 해당하는 데이터를 입력하여 저장하는 절차를 자세하게 설명하였다. 그러나 분석을 위한 준비 [Ⅱ단계]에서는 역순으로 Excel 파일에서 데이터 입력을 먼저 하고 [IBM SPSS 21]의 [데이터 보기(D)]에서 Excel 데이터 파일을 불러들인 뒤, 그 다음 단계로 [변수 보기(V)] 창에서 준비 [Ⅰ단계]와 같은 방법으로 변수에 대한 다양한 정의를 설정하는 방법에 대해서 설명하고자 한다.

2.3.1 Excel 데이터 파일 불러오기

설문조사 결과를 〈그림 1-18〉과 같은 Excel 데이터 파일로 입력하였다면 이것을 [IBM SPSS 21]의 [데이터 보기(D)]에서 Excel 데이터 파일을 불러올 수 있다.

Excel 데이터 파일 불러오기 절차는 다음과 같다.

[파일(F)] → [열기(O)] → [데이터(A)]

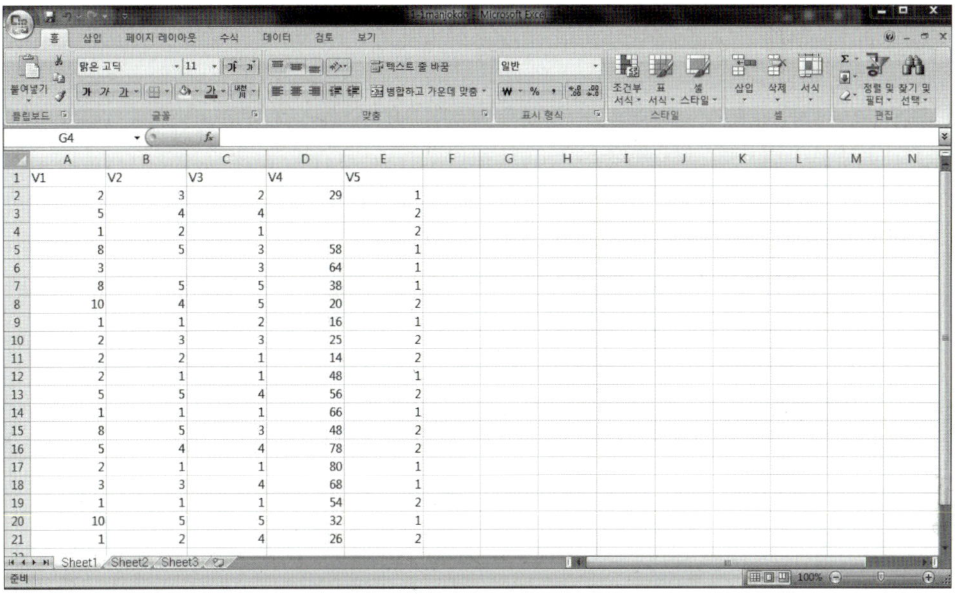

	A	B	C	D	E
1	V1	V2	V3	V4	V5
2	2	3	2	29	1
3	5	4	4		2
4	1	2	1		2
5	8	5	3	58	1
6	3		3	64	1
7	8	5	5	38	1
8	10	4	5	20	2
9	1	1	2	16	1
10	2	3	3	25	2
11	2	2	1	14	2
12	2	1	1	48	1
13	5	5	4	56	2
14	1	1	1	66	1
15	8	5	3	48	2
16	5	4	4	78	2
17	2	1	1	80	1
18	3	3	4	68	1
19	1	1	1	54	2
20	10	5	5	32	1
21	1	2	4	26	2

※ 저장 위치 : C:₩SPSS통계분석₩SPSS_DATA₩1-1_manjokdo_J-병원만족도.xlsx

〈그림 1-18〉 Excel 데이터 파일

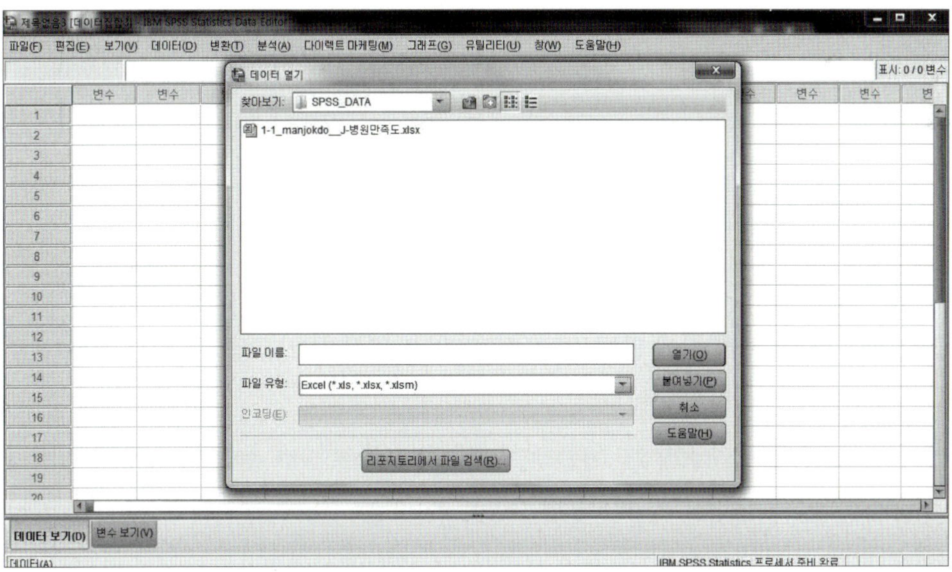

〈그림 1-19〉 Excel 데이터 파일 불러오기

[IBM SPSS 21]의 [데이터 보기(D)]에서 [파일(F)] → [열기(O)] → [데이터(A)] 순으로 클릭을 한 뒤, 〈그림 1-19〉의 [데이터 열기] 대화상자에서 [찾아보기]를 클릭하

여 불러올 Excel 데이터 파일이 있는 폴더를 찾는다. 이 때 반드시 [파일유형]에서 Excel 유형을 선택하여 원하는 Excel 데이터 파일이 창에 나타나면 이것을 선택하여 [열기]를 클릭하고 [Excel 데이터 소스열기] 대화상자에서 [확인]을 클릭하면 〈그림 1-20〉과 같은 [데이터 보기(D)] 불러온 데이터 창을 만나게 된다.

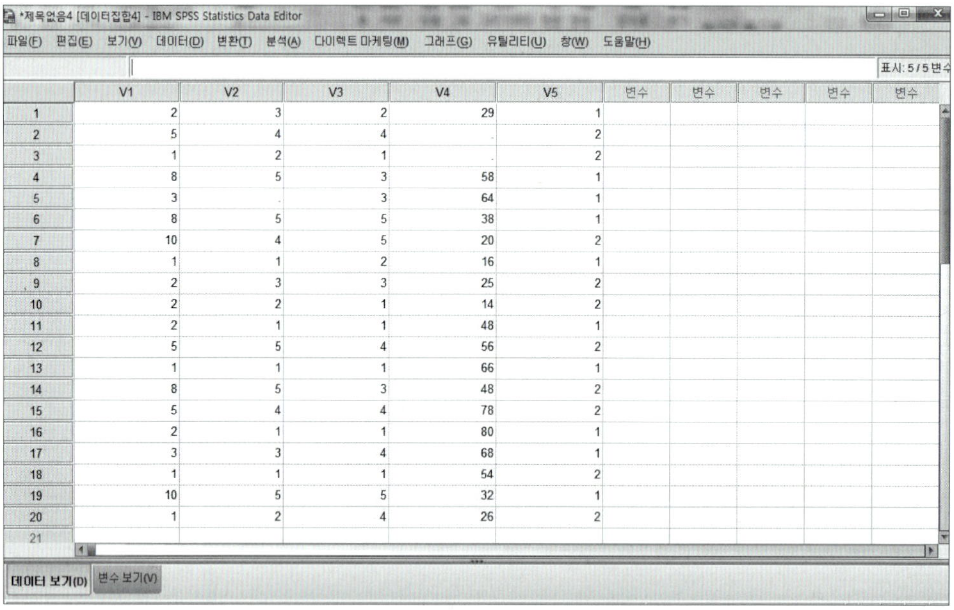

	V1	V2	V3	V4	V5	변수	변수	변수	변수	변수
1	2	3	2	29	1					
2	5	4	4	.	2					
3	1	2	1	.	2					
4	8	5	3	58	1					
5	3	.	3	64	1					
6	8	5	5	38	1					
7	10	4	5	20	2					
8	1	1	2	16	1					
9	2	3	3	25	2					
10	2	2	1	14	2					
11	2	1	1	48	1					
12	5	5	4	56	2					
13	1	1	1	66	1					
14	8	5	3	48	2					
15	5	4	4	78	2					
16	2	1	1	80	1					
17	3	3	4	68	1					
18	1	1	1	54	2					
19	10	5	5	32	1					
20	1	2	4	26	2					
21										

〈그림 1-20〉 [데이터 보기(D)] 불러온 데이터 창

2.3.2 [변수 보기(V)] 변수 설정하기

〈그림 1-20〉의 창 하단에 있는 [변수 보기(V)]를 클릭하면 〈그림 1-21〉과 같은 [변수 보기(V)] 초기 지정 창이 나타난다.

〈그림 1-21〉 [변수 보기(V)] 자동 지정 창에서 분석을 위한 준비 [I 단계]에서 밟았던 변수 설정하기 작업과 동일한 방법을 취하면 〈그림 1-22〉와 같은 변수 설정 창을 얻을 수 있다. 이것은 결국 분석을 위한 준비 [I 단계]의 변수 설정하기 마지막 단계인 〈그림 1-13〉 [척도] 설정 창과 동일한 결과를 얻게 된다.

그리고 하단에 있는 [데이터 보기(D)]를 클릭하면 〈그림 1-20〉 [데이터 보기(D)] 불러온 데이터 창이 〈그림 1-23〉 [데이터 보기(D)] 자동 수정된 데이터 창으로 바뀌게 된다. 이것은 결국 분석을 위한 준비 [I 단계]의 〈그림 1-16〉 [데이터 보기(D)] 입력 창 〈2〉와 동일한 결과를 얻게 된다.

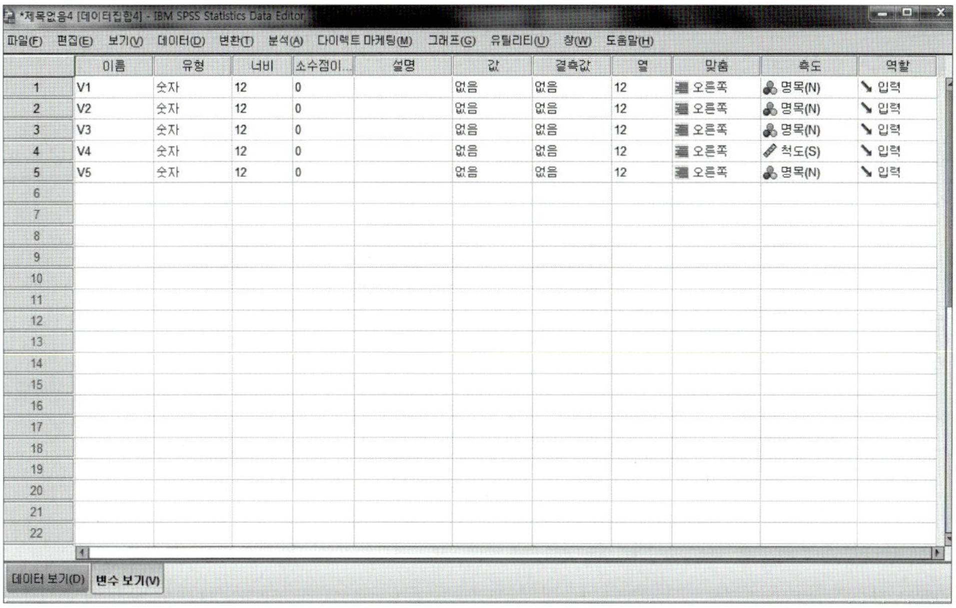

〈그림 1-21〉 [변수 보기(V)] 초기 지정 창

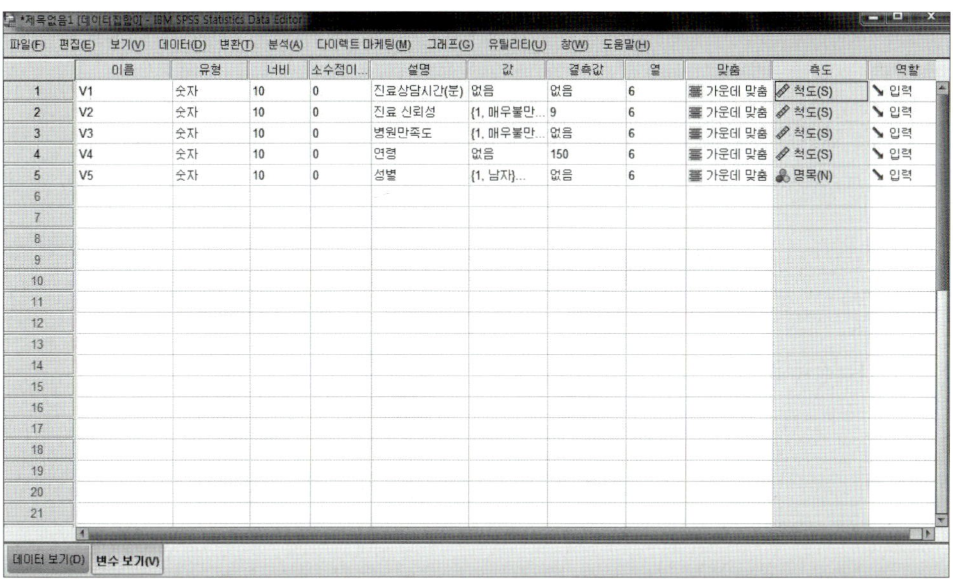

〈그림 1-22〉 [변수 보기(V)] 변수 설정 창

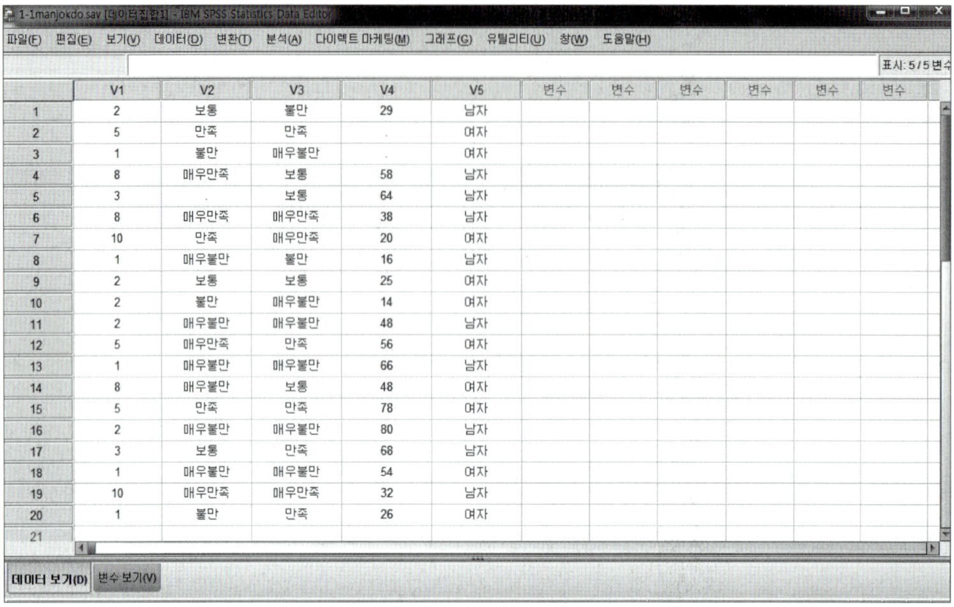

※ 저장 위치 : C:\SPSS통계분석\SPSS_SAV\1-1_manjokdo_J-병원만족도sav

〈그림 1-23〉 [데이터 보기(D)] 자동 수정된 데이터 창

2.4 [보고서(P)] 사례 분석

2.4.1 [코드북(C)]

코드북(Codebook)은 변수 이름, 변수 설명, 값 설명, 결측값과 같은 사전 정보와 모든 또는 지정된 변수의 요약 통계량 및 활성 데이터 파일의 다중응답 변수군에 대한 정보를 제공한다. 명목 및 순서 변수, 다중응답 변수군의 경우 요약 통계량에 빈도 및 퍼센트가 포함된다. 척도변수의 경우 요약 통계량에 평균, 표준 편차 및 사분위수가 포함된다. 다시 말해서 [코드북(C)]은 각 변수에 대한 속성 예컨대 표준속성, 관측값, 중심화 경향 및 산포도, 설명된 값 등이 요약되어 한 눈으로 볼 수 있는 정보 수첩이다.

[코드북(C)] 분석 절차는 다음과 같다.

[분석(A)] → [보고서(P)] → [코드북(C)...]

예컨대 [C:\SPSS통계분석\SPSS_SAV] 폴더에 있는 '1-1_manjokdo_J-병원

만족도.sav'를 불러오면 〈그림 1-23〉과 같은 창이 나타난다. 여기서 [분석(A)] → [보고서(P)] → [코드북(C)...] 순으로 클릭하면 〈그림 1-24〉와 같은 변수 창이 보인다.

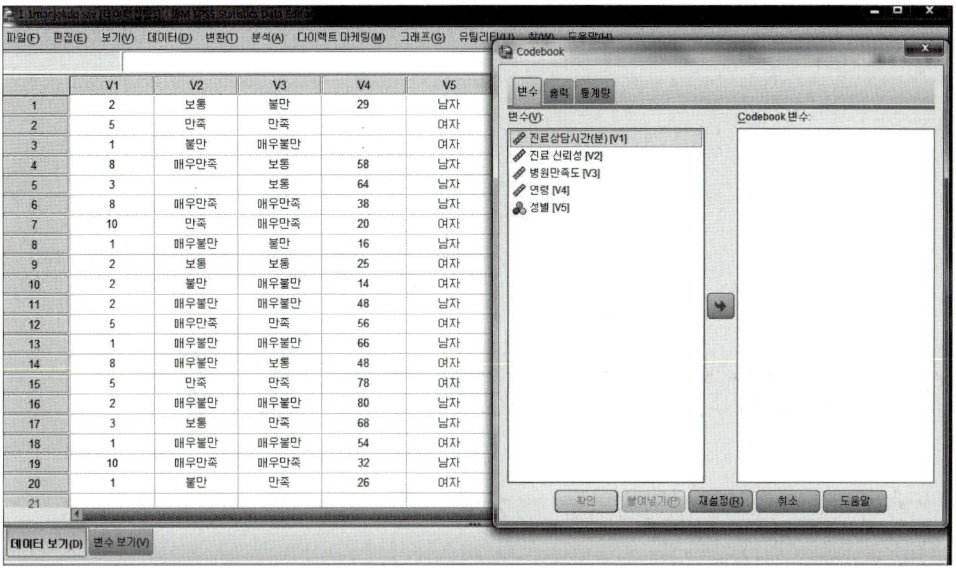

〈그림 1-24〉 [Codebook] 대화상자 창

분석결과 1-1 진료상담시간(V_1)에 대한 Codebook

		값
표 준 속 성	위치	1
	레이블	진료상담시간
	유형	숫자
	형식	F11.2
	측정	척도
	역할	입력
N	유효	20
	결측	0
중심 경향 및 산포	평균	4.0000
	표준편차	3.16228
	백분위수 25	1.5000
	백분위수 50	2.5000
	백분위수 75	6.5000

※ 저장 위치 : C:₩SPSS통계분석₩SPSS_SPV₩1-1_manjokdo_J-병원만족도_01_Codebook.spv

〈그림 1-24〉와 같은 변수 창에서 예컨대 진료상담시간(V_1) 변수를 선택한 뒤, 오른쪽 [Codebook] 대화상자 창으로 이동시키고 하단에 있는 [확인]을 누르면, [분석결과 1-1]과 같이 진료상담시간(V_1)에 대한 코드북 분석결과가 출력된다.

2.4.2 [OLAP 큐브]

OLAP(Online Analytical Processing)큐브는 [요약변수(S)]와 [집단변수(G)] 사이의 합계, 평균, 기타 통계량 등을 계산해서 변수 간 차이를 확인하는 방법이다. [OLAP 큐브(A)]를 실행하기 위해서는 다음과 같은 분석 절차가 필요하다.

[분석(A)] → [보고서(P)] → [OLAP 큐브(A)...]

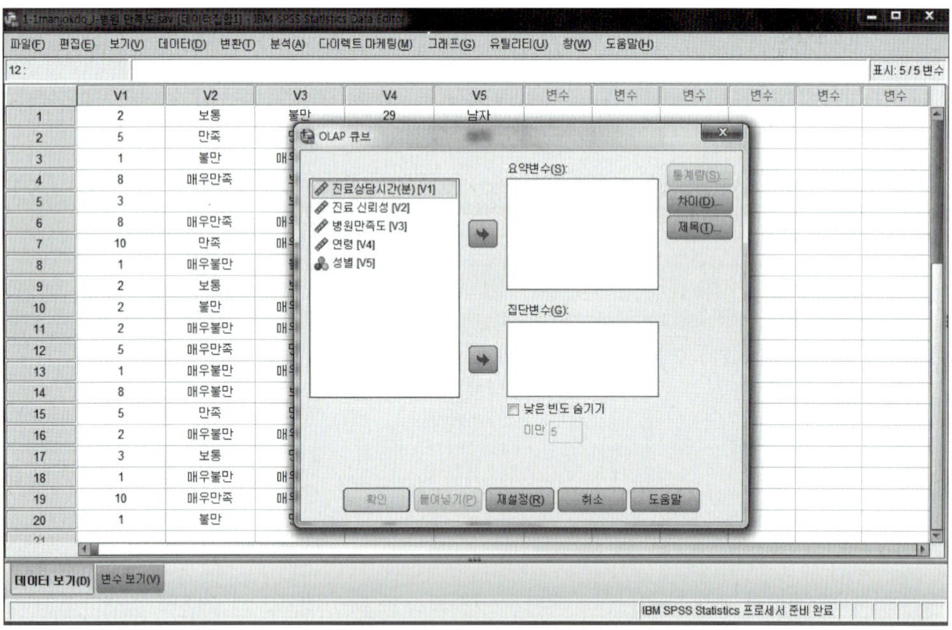

〈그림 1-25〉 [OLAP 큐브] 대화상자 창 〈1〉

〈그림 1-25〉의 왼쪽의 변수 창에서 척도변수인 진료상담시간(V_1)을 선택한 뒤, 오른쪽 [요약변수(S):]로 이동시키고, 명목변수인 성별(V_5)은 [집단변수(G):]로 이동시키면 〈그림 1-26〉과 같은 대화상자 창이 나타난다.

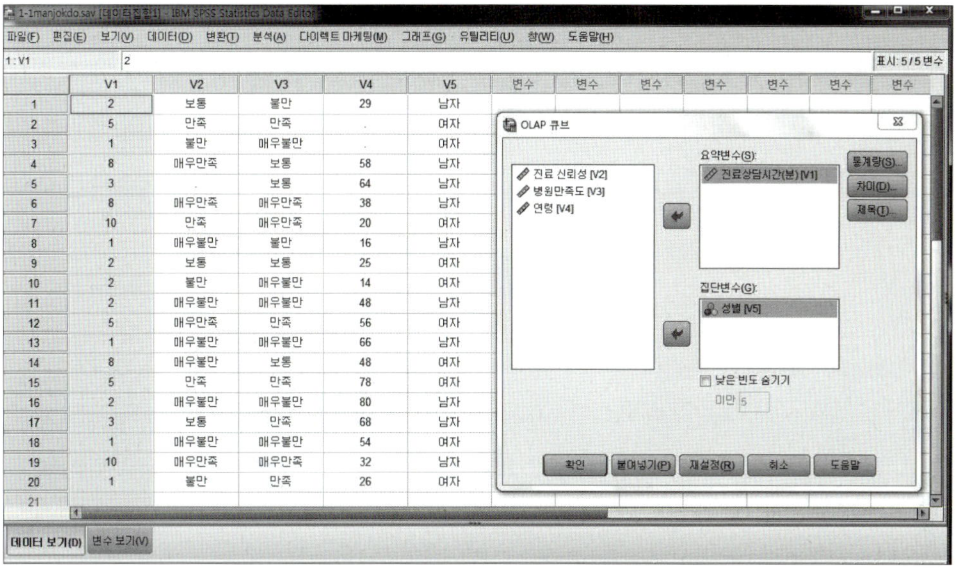

〈그림 1-26〉 [OLAP 큐브] 대화상자 창 〈2〉

여기서 [통계량(S)]을 클릭하면 〈그림 1-27〉과 같은 대화상자 창을 얻게 된다.

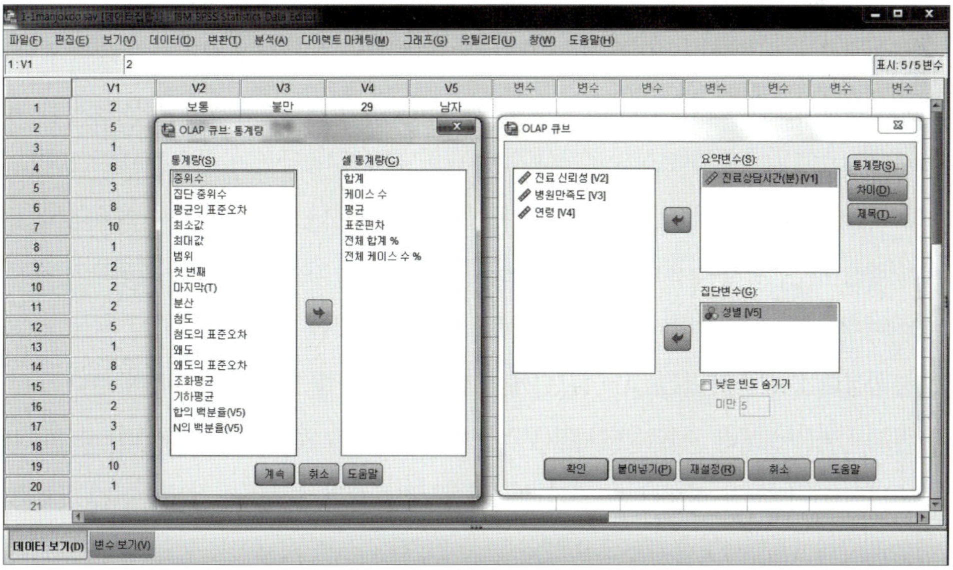

〈그림 1-27〉 [OLAP 큐브 : 통계량] 대화상자 창

〈그림 1-27〉에서 왼쪽 [통계량(S)] 창으로부터 통계사용자가 분석하고 싶은 통계량을 선택하여 오른쪽 [셀 통계량(C)] 창으로 이동시키면 된다. 그런 뒤 [계속]을 클릭하면 〈그림 1-26〉으로 되돌아간다. 이 때 [확인]을 클릭하면 [분석결과 1-2]의 결과를 얻을 수 있다.

분석결과 1-2 [OLAP 큐브]

케이스 처리 요약

	케이스					
	포함		제외		합계	
	N	퍼센트	N	퍼센트	N	퍼센트
진료상담시간*환자 성별	20	100.0%	0	0.0%	20	100.0%

OLAP 큐브
환자 성별 : 합계

	합계	N	평균	표준편차	전체 합계 퍼센트	전체 수 퍼센트
진료상담시간	80.00	20	4.0000	3.16228	100.0%	100.0%

※ 저장 위치 : C:₩SPSS통계분석₩SPSS_SPV₩1-1_manjokdo_J-병원만족도_02_OLAP 큐브_1.spv

[분석결과 1-2]에서 [케이스 처리 요약]에 대한 분석 결과를 설명하면 다음과 같다.

[진료상담시간(V_1)*환자 성별(V_5)]에서 '케이스 포함 N 20, 퍼센트 100.0%'라는 말은 '환자 성별(V_5)'과 '진료상담시간(V_1)'에 대한 질문에 응답한 인원수는 각각 20명으로서 각각 100%의 응답률을 보이고 있다는 것을 의미한다. '케이스 제외 N 0, 퍼센트 0.0%'라는 것은 '환자 성별(V_5)'과 '진료상담시간(V_1)'에 대해 무응답한 인원수가 각각 0명이며, 이것은 각각 0.0%의 응답률을 보이고 있다는 것을 말한다.

[분석결과 1-2]에서 [OLAP 큐브]에 대한 분석 결과를 설명하면 다음과 같다.

[환자 성별(V_5) 대비, 진료상담시간(V_1) 합계 80.00, N 20, 평균 4.0000, 표준편차 3.16228]에서 '환자 성별(V_5)' 합계 기준으로 '진료상담시간(V_1)' 80분, 전체 표본은 20명, 평균이 4.0000, 표준편차 3.1622임을 의미한다.

여기서 통계사용자가 '환자 성별(V_5)'에 대한 진료상담시간(V_1)을 좀더 구체적으로 알기를 원한다면 [분석결과 1-2]에서 [OLAP 큐브] 결과 창에서 [환자 성별 : 합계]에 마우스를 올려 놓고 두 번 클릭하면 [분석결과 1-3]과 같은 결과 창이 나온다.

분석결과 1-3 집단별 통계량 요약

OLAP 큐브

환자성별 합계 ▼

➡

	합계	N	평균	표준편차	전체 합계 퍼센트	전체 수 퍼센트
진료상담시간	80.00	20	4.0000	3.16228	100.0%	100.0%

[분석결과 1-3]에서 환자 성별 [합계 ▼]를 클릭하여 집단변수 예컨대 남 · 녀별 '진료상담시간'을 확인할 수 있다. 여기서는 '환자 성별(V_5)' 중 '남자'의 경우 통계량을 알아보기로 한다.

분석결과 1-4 집단변수별 [OLAP 큐브]

OLAP 큐브

환자성별 합계 ▼

➡

	합계	N	평균	표준편차	전체 합계 퍼센트	전체 수 퍼센트
진료상담시간	40.00	10	4.0000	3.33333	50.0%	50.0%

※ 저장 위치 : C:₩SPSS통계분석₩SPSS_SPV₩1-1_manjokdo_03_OLAP 큐브_2.spv

[환자 성별(V_5) 중 남자, 진료상담시간 40분, N 10, 평균 4.0000, 표준편차 3.33333] 환자 성별(V_5) 중 남자의 경우 진료상담시간은 40분, 표본수는 10, 평균은 4.0000, 표준편차는 3.33333임을 알 수 있다.

2.4.3 보고서 작성

(1) [케이스 요약] 분석

보고서 작성을 위해 입력된 변수명과 데이터가 실제 내용과 일치하는지 여부를 확인할 필요가 있다. 변수 및 데이터 수가 적은 경우에는 컴퓨터의 해당 창에서 직접 확인해도 되지만, 그 수가 많은 경우에는 [케이스 요약(M)] 분석이 유용하다.

[분석(A)] → [보고서(P)] → [케이스 요약(M)...]

[분석(A)] → [보고서(P)] → [케이스 요약(M)...] 순으로 클릭하면 〈그림 1-28〉과 같은 [케이스 요약] 초기 대화상자 창이 나온다.

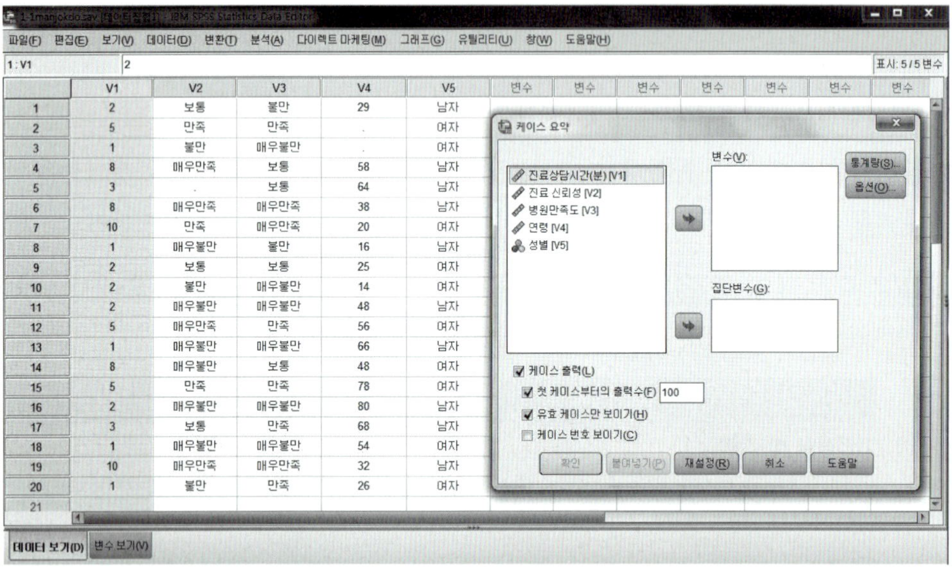

〈그림 1-28〉 [케이스 요약] 대화상자 창

이 때 〈그림 1-28〉의 왼쪽 창에서 모든 변수를 선택한 뒤, ➡ 단추를 클릭하여 오른쪽 [변수(V)] 창으로 이동시키고 [확인]을 누르면 [분석결과 1-5]와 같은 케이스 요약 분석결과 창이 나타난다.

분석결과 1-5 [케이스 요약] 분석결과 창

케이스 처리 요약[a]

	케이스					
	포함		제외		합계	
	N	퍼센트	N	퍼센트	N	퍼센트
진료상담시간	20	100.0%	0	0.0%	20	100.0%
진료 신뢰성	19	95.0%	1	5.0%	20	100.0%
병원만족도	20	100.0%	0	0.0%	20	100.0%
환자 연령	18	90.0%	2	10.0%	20	100.0%
환자 성별	20	100.0%	0	0.0%	20	100.0%

a. 처음 100 케이스로 제한됨.

케이스 요약[a]

		진료상담시간	진료 신뢰성	병원만족도	환자 연령	환자 성별
1		2.00	보 통	불 만	29	남자
2		5.00	만 족	만 족	0	여자
3		1.00	불 만	매우불만	0	여자
4		8.00	매우만족	보 통	58	남자
5		3.00	0	보 통	64	남자
6		8.00	매우만족	매우만족	38	남자
7		10.00	만 족	매우만족	20	여자
8		1.00	매우불만	불 만	16	남자
9		2.00	보 통	보 통	25	여자
10		2.00	불 만	매우불만	14	여자
11		2.00	매우불만	매우불만	48	남자
12		5.00	매우만족	만 족	56	여자
13		1.00	매우불만	매우불만	66	남자
14		8.00	매우불만	보 통	48	여자
15		5.00	만 족	만 족	78	여자
16		2.00	매우불만	매우불만	80	남자
17		3.00	보 통	만 족	68	남자
18		1.00	매우불만	매우불만	54	여자
19		10.00	매우만족	매우만족	32	남자
20		1.00	불 만	만 족	26	여자
합계	N	20	19	20	18	20

a. 처음 100 케이스로 제한됨.

※ 저장 위치 : C:₩SPSS통계분석₩SPSS_SPV₩1-1_manjokdo_J-병원만족도_04_케이스요약.spv

[분석결과 1-5]에서 [진료 신뢰성 N 19, 포함 퍼센트 95.0%]의 의미는 '진료 신뢰성(V_2)' 설문에 응답한 환자의 수가 19명이며, 이것은 95.0%의 응답률이라는 것을 나타낸다. [진료 신뢰성 N 1, 제외 퍼센트 5.0%]라는 말은 '진료 신뢰성(V_2)' 설문에 대한 무응답자 수가 1명이며, 이것은 5.0%의 무응답률을 의미한다. 여기서는 결측치가 '0'으로 표기되어 있다.

(2) 상관 분석

J-병원 원무과에서는 입력된 자료를 이용하여 '진료상담시간(V_1)'과 '진료 신뢰성(V_2)' 간에는 관련이 있을 것이라는 가설을 바탕으로 두 변수 간의 관계를 검정하기 위하여 상관분석을 실시하기로 하였다.

[분석(A)] → [상관분석(C)] → [이변량 상관계수(B)...]

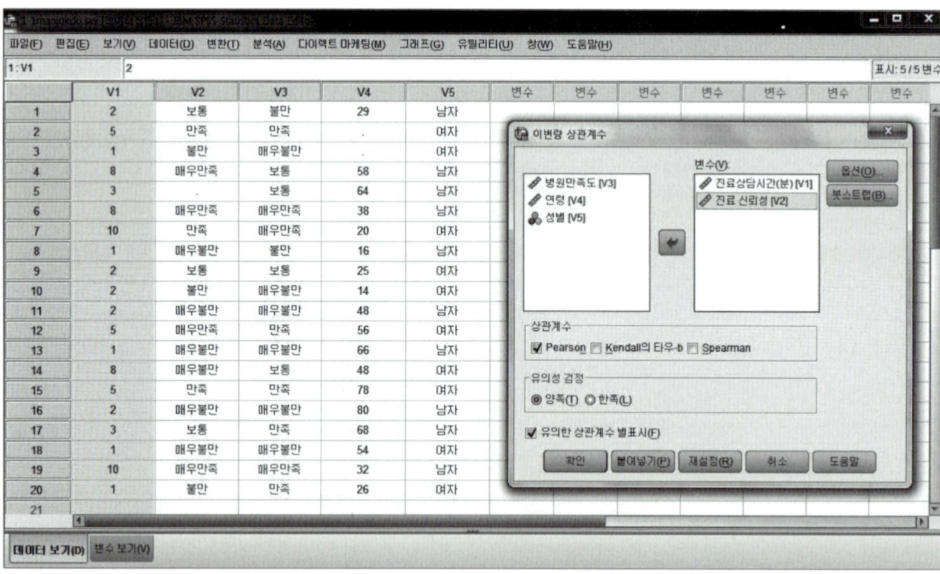

※ 저장 위치 : C:₩SPSS통계분석₩SPSS_SAV₩1-1_manjokdo_J-병원만족도.sav

〈그림 1-29〉 [이변량 상관계수] 대화상자 창

[분석(A)] → [상관분석(C)] → [이변량 상관계수(B)...] 순으로 클릭한 뒤, 왼쪽 창에 나타난 5개의 변수 중 컴퓨터 키보드의 [Shift] 키를 누른 상태에서 '진료상담시간(V_1)'

과 '진료 신뢰성(V_2)'을 동시에 선택한 뒤, 오른쪽 [변수(V)] 창으로 이동시키면 〈그림 1-29〉와 같은 [이변량 상관계수] 대화상자 창이 나타난다.

〈그림 1-29〉와 같은 [이변량 상관계수] 대화상자 창에서 [상관계수]는 [☑ Pearson], [유의성 검정]은 [⦿ 양쪽(T)]으로 지정되어 있다. 초기지정으로 [☑ 유의한 상관계수별 표시(F)]도 지정되어 있다. 이는 피어슨 상관계수를 양측 검정방법으로 두 변수 간의 이변량 상관계수 값을 구한다는 것을 의미한다. 최종적으로 상관분석 결과를 얻기 위해서 하단에 있는 [확인]을 클릭하면, [분석결과 1-6]과 같이 상관분석의 결과가 나타난다.

분석결과 1-6 상관계수

		진료상담시간	진료 신뢰성
진료상담시간	Pearson 상관계수	1	.695**
	유 의 확 률 (양 쪽)		.001
	N	20	19
진료 신뢰성	Pearson 상관계수	.695**	1
	유 의 확 률 (양 쪽)	.001	
	N	19	19

**. 상관계수는 0.01 수준(양쪽)에서 유의합니다.

※ 저장 위치 : C:₩SPSS통계분석₩SPSS_SPV₩1-1_manjokdo_J-병원만족도_05_이변량 상관계수.spv

'진료상담시간(V_1)'과 '진료 신뢰성(V_2)' 간의 상관관계는 약간 높으며(.695**) 또한 통계적으로 매우 유의하다고 할 수 있다. 따라서 J-병원의 '진료 신뢰성(V_2)'을 개선시기 위해서는 환자들과의 '진료상담시간(V_1)'을 늘리는 방법을 생각해야 할 것이다.

2.5 결과물 파일의 저장, 인쇄 및 편집

2.5.1 결과물 파일의 저장

분석이 끝난 결과물을 저장하기 위해서는 우선 저장 위치를 결정해야 한다. 예컨대 [C:\SPSS통계분석\SPSS_SPV] 폴더에 '1-1_manjokdo_J-병원만족도_05_이변량 상관계수'라는 이름으로 저장하기 위해서는 다음과 같은 절차에 따라 클릭해야 한다.

[파일(F)] → [다른 이름으로 저장(A)...]

[파일(F)] → [다른 이름으로 저장(A)...] 순으로 클릭한 뒤, [찾아보기]에서 [C:\SPSS통계분석\SPSS_SPV] 폴더를 선택하여 [파일이름]에 '1-1_manjokdo_J-병원만족도_05_이변량 상관계수'라는 이름을 입력하고 [저장(S)]을 누르면 [C:\SPSS통계분석\SPSS_SPV\1-1_manjokdo_J-병원만족도_05_이변량 상관계수.spv]라는 저장 위치 정보가 생성되면서 결과물이 저장된다.

분석결과 1-7 결과물 파일의 [출력을 다른 이름으로 저장] 대화상자 창

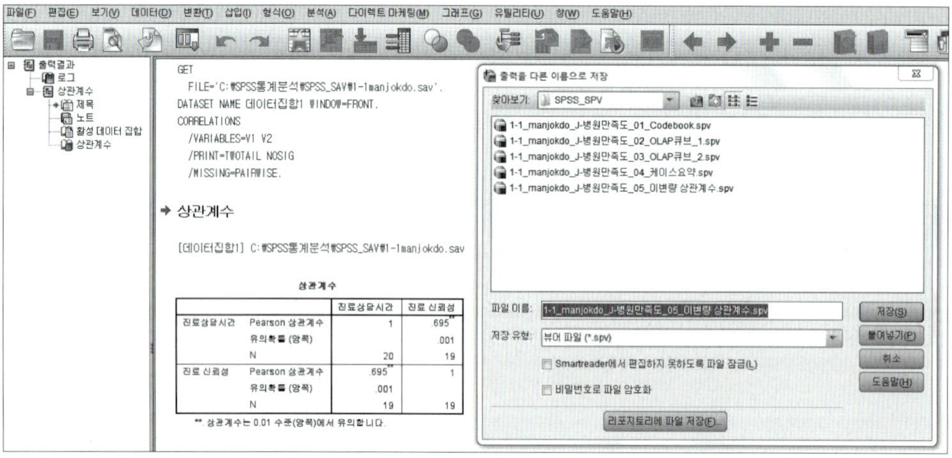

2.5.2 결과물 파일의 인쇄

분석 결과물 창이 떠 있을 경우에는 다음과 같이 [파일(F)] → [인쇄(P)] 순으로 클릭하면, [분석결과 1-18]과 같은 결과물 파일의 [인쇄(P)] 대화상자 창이 나타난다.

[파일(F)] → [인쇄(P)...]

그러나 결과물 파일을 찾아서 인쇄를 해야 할 경우 우선 결과물 파일 저장 위치를 알아야 한다. 예컨대 [C:\SPSS통계분석\SPSS_SPV] 폴더에 '1-1_manjokdo_J-병

원만족도_05_이변량 상관계수'가 저장되어 있다면 이 파일을 불러와서 인쇄를 하면 된다.

분석결과 1-8 결과물 파일의 [인쇄] 대화상자 창

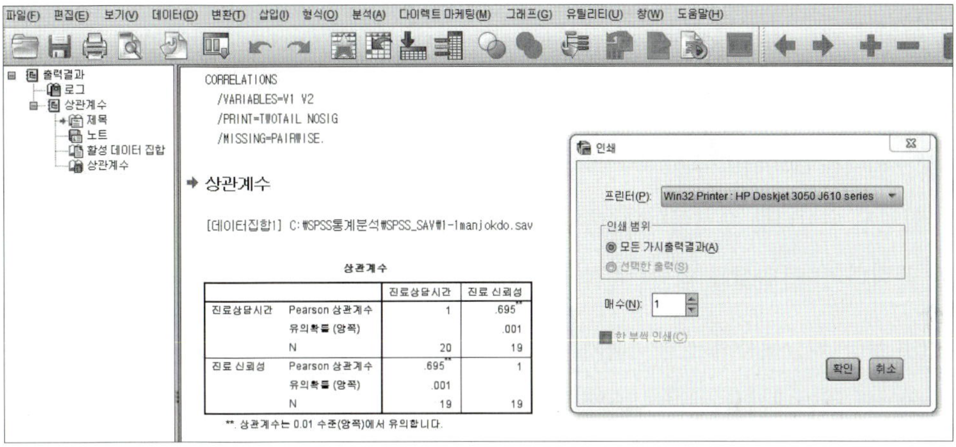

2.6 입력 데이터와 결과물 데이터의 편집

2.6.1 입력 데이터의 편집

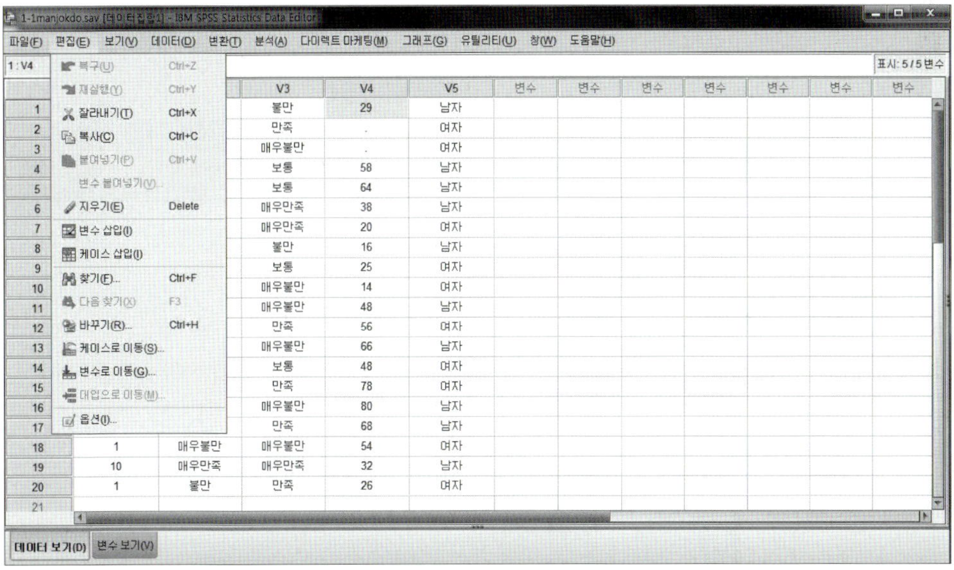

※ 저장 위치 : C:₩SPSS통계분석₩SPSS_SAV₩1-1_manjokdo_J-병원만족도.sav

〈그림 1-30〉 입력 데이터 [편집(E)] 창

[편집(E)] 메뉴에는 데이터 [복구(U)], [잘라내기(T)], [복사(C)], [붙여넣기(P)], [지우기(E)], [변수 삽입(I)], [케이스 삽입(I)] 등의 기능이 있다.

(1) 지워진 데이터 복구하기

입력된 데이터가 지워진 경우 [복구(U)]를 클릭하거나 [Ctrl+Z] 단축키를 클릭하면, 원래의 데이터를 복구할 수 있다.

(2) 입력된 데이터의 수정

입력된 데이터를 수정하려면 셀에 마우스를 이동시켜 데이터를 입력한 뒤 [Enter] 키를 클릭하거나 [화살표 방향] 키를 클릭하면 데이터 값이 바뀌게 된다.

(3) 잘라내기, 복사하기, 붙여넣기

데이터 잘라내기를 하려면 [편집(E)] → [잘라내기(T)] 또는 [Ctrl+X] 단축키를, 복사하기를 하려면 [편집(E)] → [복사(C)] 또는 [Ctrl+C] 단축키를, 붙여넣기를 하려면 [편집(E)] → [붙여넣기(P)] 또는 [Ctrl+V] 단축키를 사용하면 된다.

2.6.2 결과물 데이터의 편집

(1) 결과물 데이터의 복사 편집

분석결과 1-9 결과물 데이터 복사 편집 창 〈1〉

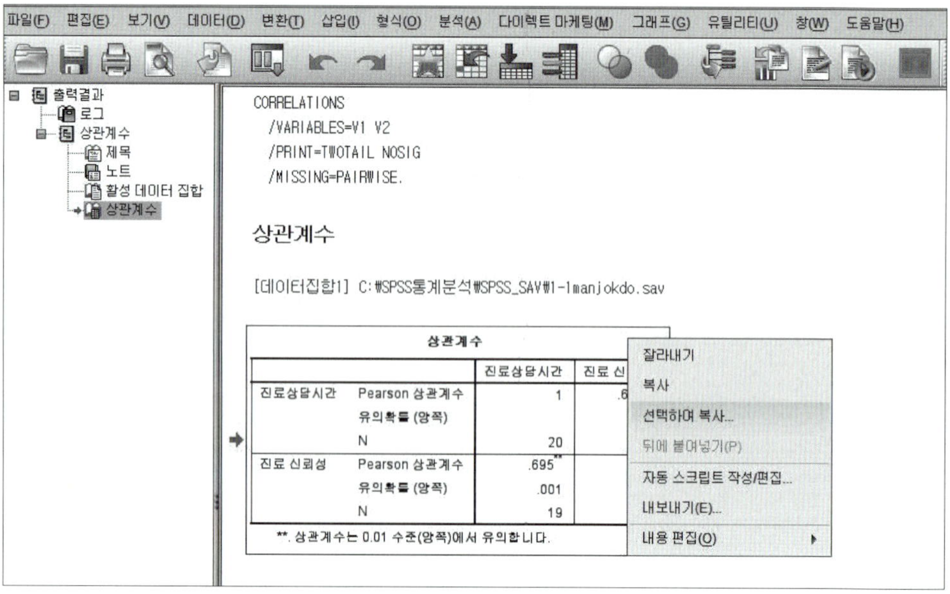

결과물 데이터를 복사하여 편집하려면 다음과 같은 순서에 따르면 된다.

① [IBM SPSS 21]의 [출력결과] 창에 보이는 상관계수 결과물 박스를 마우스로 한 번 클릭한다.

② 마우스의 오른쪽을 한번 클릭하면 [분석결과 1-9]와 같은 대화상자 창이 열린다.

③ 이 대화상자 창에서 [선택하여 복사]를 클릭하면 [분석결과 1-10]과 같은 대화상자가 열린다.

분석결과 1-10 결과물 데이터 복사 편집 창 〈2〉

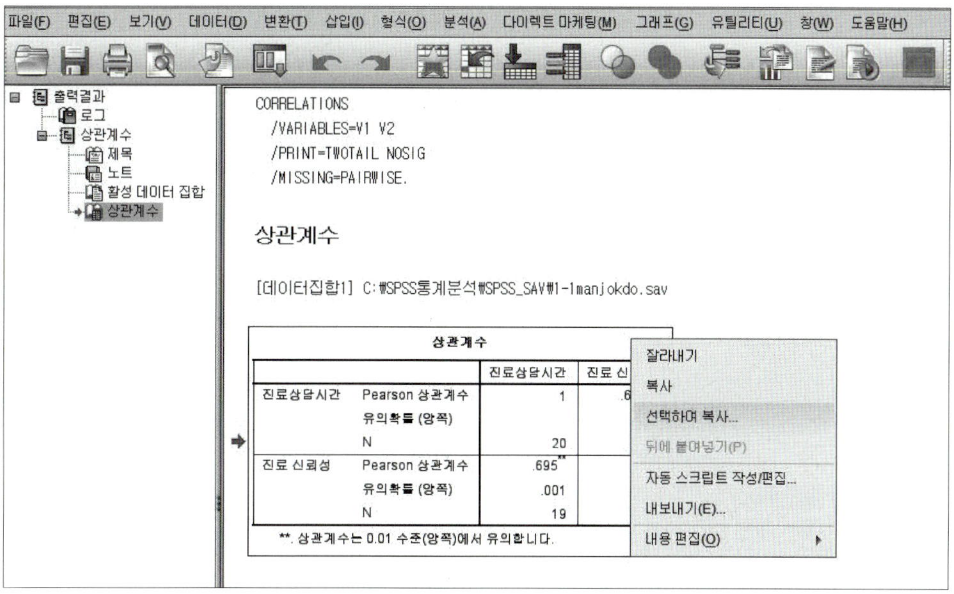

④ [복사할 형식(F)]을 초기 지정된 값으로 하여 [확인]을 클릭한 뒤, [한글] 창이나 [MS-Words] 창에서 [Ctrl+V] 단축키를 클릭하면 결과물이 그대로 복사된다. 이 때 [한글] 창에서 복사가 안 될 경우 [MS-Words] 창에서 복사된 내용물을 다시 복사해서 [한글] 창에 [Ctrl+V] 단축키를 클릭하면 된다.

⑤ [한글] 창에서 복사된 결과물을 [분석결과 1-11]과 같이 한글 편집기능을 활용하여 자유자재로 편집이 가능하다.

분석결과 1-11 결과물 파일 내용복사 편집 〈3〉

상관계수

		진료상담시간	진료 신뢰성
진료상담시간	Pearson 상관계수	1	.695**
	유 의 확 률 (양 쪽)		.001
	N	20	19
진료 신뢰성	Pearson 상관계수	.695**	1
	유 의 확 률 (양 쪽)	.001	
	N	19	19

**. 상관계수는 0.01 수준(양쪽)에서 유의합니다.

(2) 결과물 데이터 자체의 편집

결과물 데이터 자체를 편집할 수도 있다. [IBM SPSS 21]의 [출력결과] 창에 보이는 상관계수 결과물 박스를 마우스로 한번 클릭한다. 그런 뒤, 마우스의 오른쪽을 한번 클릭하여 대화상자 창에서 [내용편집(O)]을 선택하면 [분석결과 1-12]와 같은 대화상자 창이 열린다.

분석결과 1-12 결과물 데이터 편집 창 〈1〉

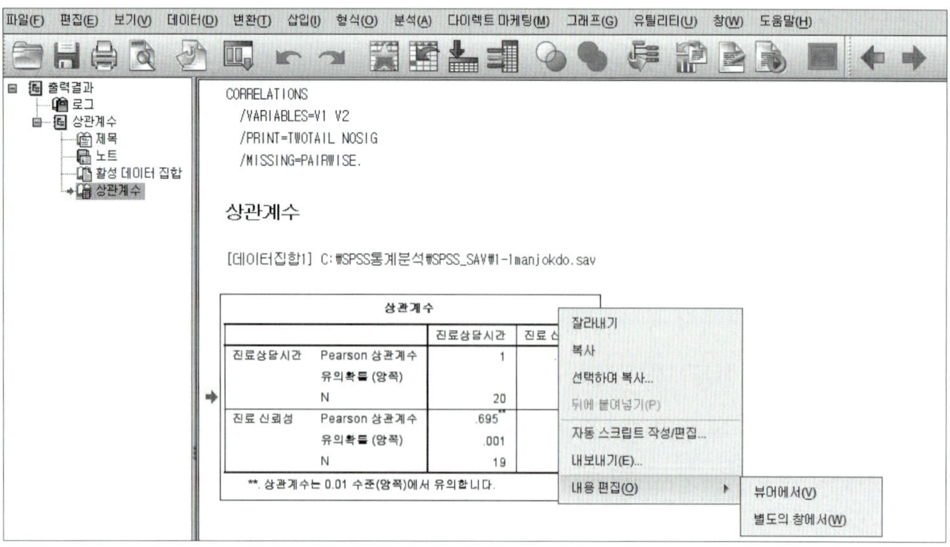

이 때 만약 [뷰어에서(V)]라는 작업창에서 편집을 할 경우 이것을 클릭하면 [분석결과 1-13]과 같은 창이 뜨는데, 이 때 수정할 데이터에 마우스를 올려 놓고 두 번 클릭하고 한번 더 클릭하면 데이터 수정이 가능하다.

분석결과 1-13 결과물 데이터 편집 창 〈2〉

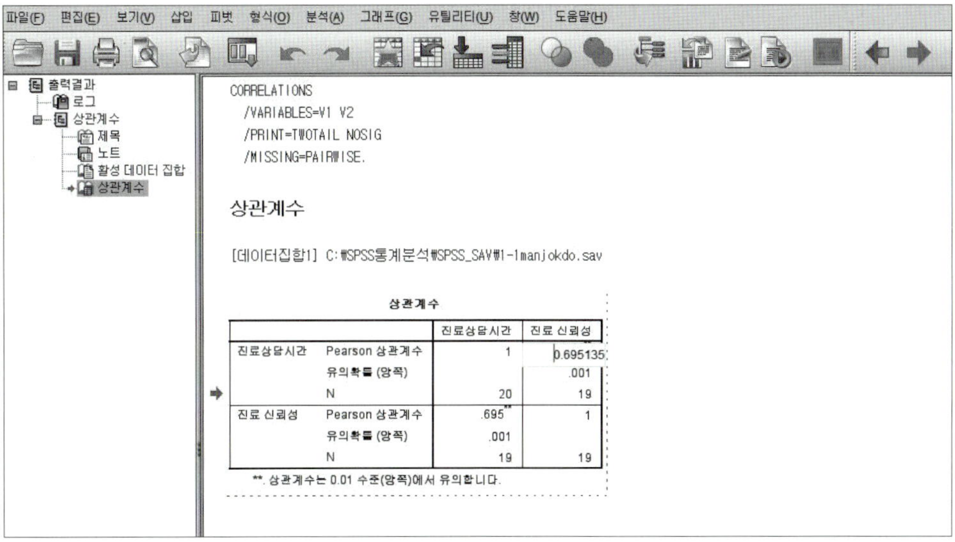

2.7 케이스 및 변수의 삽입과 삭제

2.7.1 케이스 삽입과 지우기

기존 파일에 케이스(Case)를 추가적으로 삽입할 경우 먼저 삽입할 위치를 지정한다. 예컨대 삽입하고자 하는 케이스가 7행이라면 마우스를 7행의 위치에 두고 한번 클릭을 하면 7행이 노란색으로 지정이 된다. 케이스 삽입은 두 가지 방법이 있다.

첫 번째 방법은 [파일(F)] → [케이스 삽입(I)] 순으로 클릭하는 방법이다. 이 방법에 따르면 〈그림 1-31〉과 같은 [케이스 삽입(I)] 창이 나타난다.

[케이스 삽입(I)] 클릭이 완료되면 〈그림 1-32〉와 같이 기존 7행은 8행으로 순차적으로 밀리면서 7행에는 새로운 케이스 삽입 공간이 만들어진다. 이 때 7행에 새로운 데이터를 입력하면 된다.

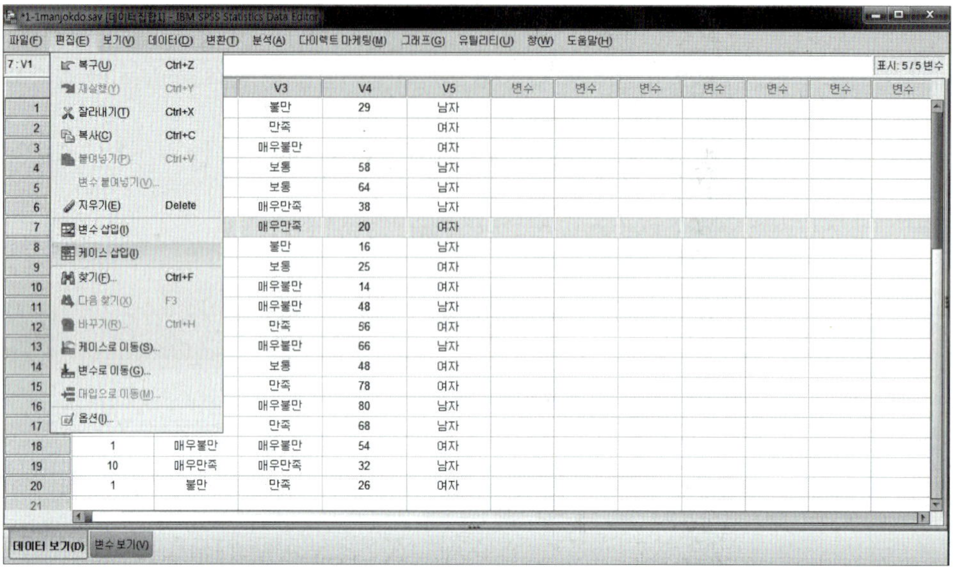

※ 저장 위치 : C:₩SPSS통계분석₩SPSS_SAV₩1-1_manjokdo_J-병원만족도.sav

〈그림 1-31〉 [케이스 삽입(I)] 창

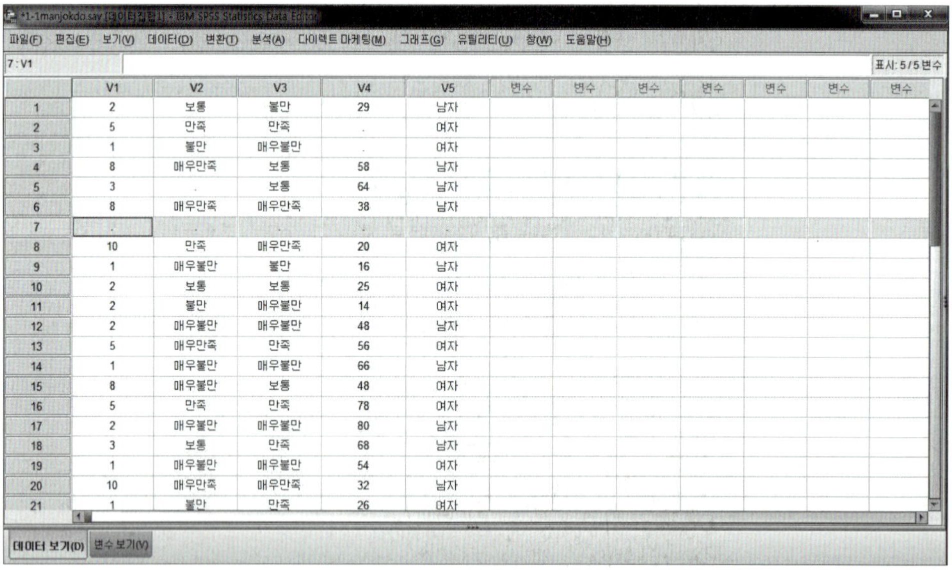

〈그림 1-32〉 새로운 케이스 삽입 행 생성

두 번째 방법은 케이스 삽입할 행 위치에 오른쪽 마우스를 클릭한 뒤, [케이스 삽입(I)]을 클릭하면 〈그림 1-32〉와 동일한 창이 나타난다.

케이스 지우기는 케이스 삽입과 방법이 매우 유사하다. 케이스 지우기를 할 행이 정해지면 거기에다 마우스를 한번 클릭한 뒤, [파일(F)] → [지우기(E)] 순으로 클릭하면 해당 케이스 행이 삭제된다. 케이스 지우기를 할 행 위치에 오른쪽 마우스를 클릭한 뒤, [지우기(E)]를 클릭하면 역시 해당 케이스 행이 삭제된다.

2.7.2 변수의 삽입과 지우기

새로운 변수를 삽입하는 방법도 케이스를 삽입하는 방법과 매우 유사하다. 예컨대 V_3과 V_4 변수 사이에 V_n 변수가 누락되었다면, V_4열에 마우스를 두고 한번 클릭을 하면 V_4열이 노란 색으로 지정이 된다. 변수 삽입도 두 가지 방법이 있다.

첫 번째 방법은 [파일(F)] → [변수 삽입(I)] 순으로 클릭하는 방법이다. 이 방법에 따르면 〈그림 1-33〉과 같은 [변수 삽입(I)] 창이 나타난다.

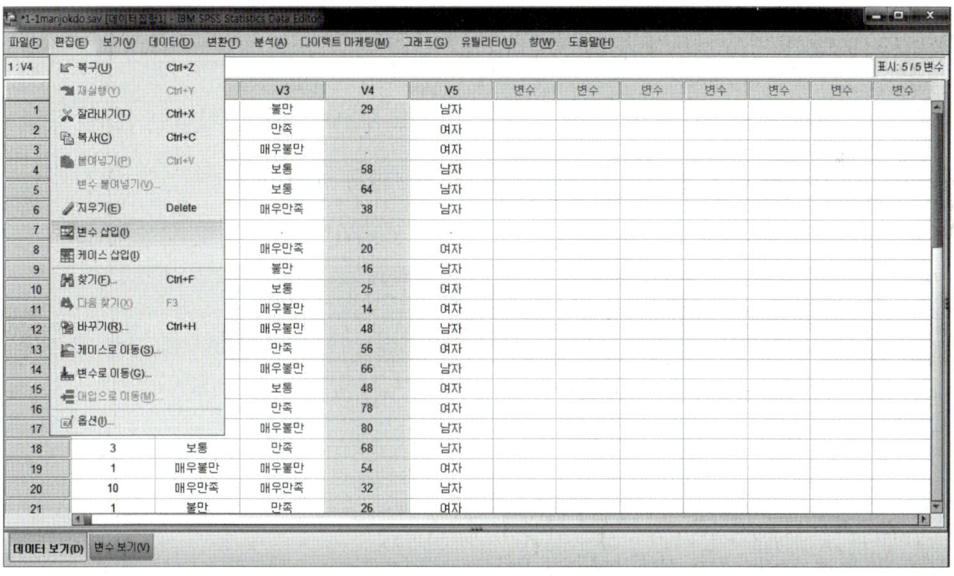

〈그림 1-33〉 [변수 삽입(I)] 창

[변수 삽입(I)] 클릭이 완료되면 〈그림 1-34〉와 같이 기존 V_4열은 다음 변수 열로 순차적으로 밀리면서 새로운 *VAR*00003 변수 삽입 공간이 만들어진다.

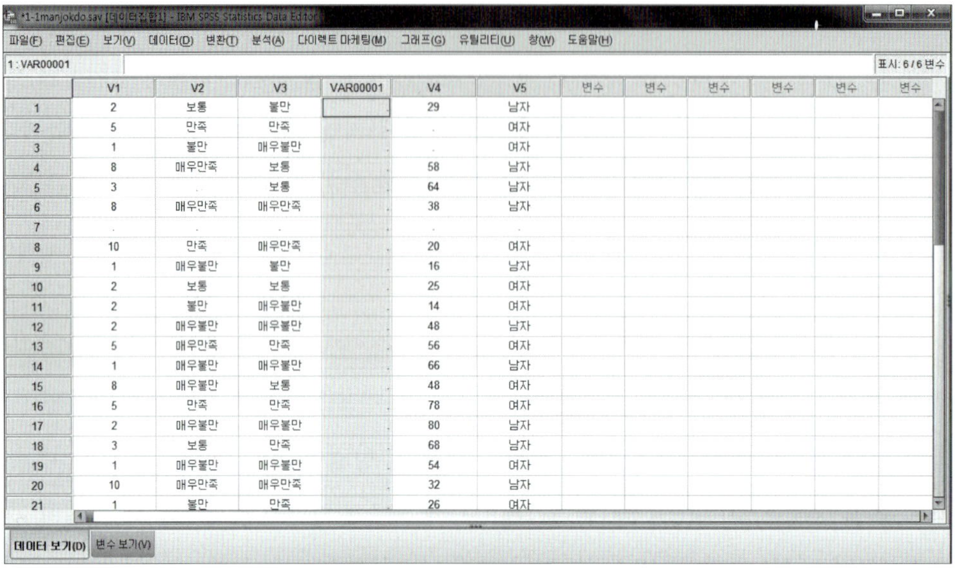

〈그림 1-34〉 자동 지정변수(*VAR*00003) 삽입 창

이 때 〈그림 1-34〉 하단에 있는 [변수 보기(V)]를 클릭한 뒤, [이름] 열에 있는 *VAR* 00003을 V_n으로 변수 이름을 바꾸고 다시 [데이터 보기(D)]를 클릭하면 〈그림 1-35〉와 같은 창이 나타난다. 여기서 V_n열에 새로운 데이터를 입력하면 된다.

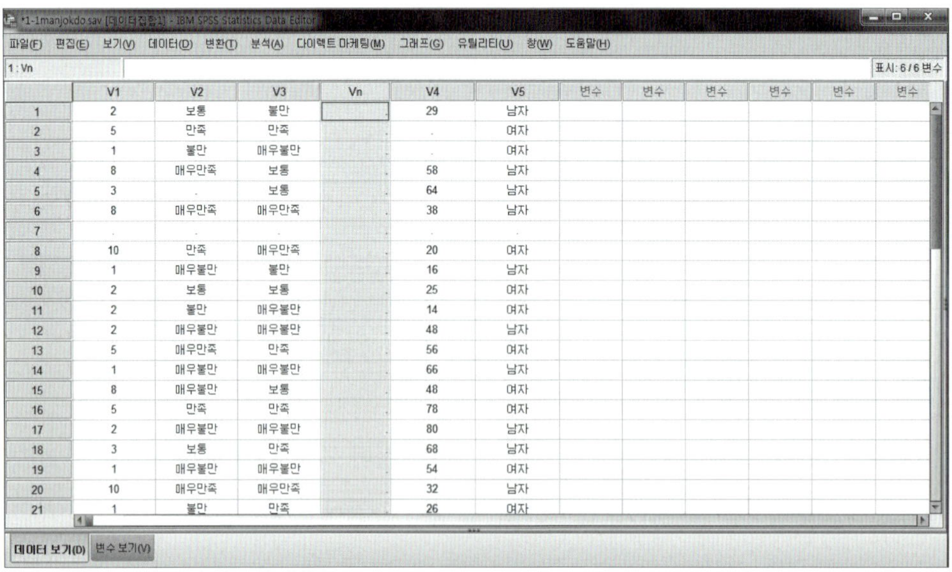

〈그림 1-35〉 새로운 변수(V_n) 삽입 창

두 번째 방법은 변수 삽입할 열 위치에 오른쪽 마우스를 클릭한 뒤, [변수 삽입(I)]을 클릭하면 〈그림 1-35〉와 동일한 창이 나타나며, 나머지 방법은 앞에서 설명한 것과 동일하다.

변수 지우기는 변수 삽입과 방법이 매우 유사하다. 변수 지우기를 할 열이 정해지면 거기에다 마우스를 한번 누른 뒤, [파일(F)] → [지우기(E)] 순으로 클릭하면 해당 변수 열이 삭제된다. 변수 지우기를 할 열 위치에 오른쪽 마우스를 클릭한 뒤, [지우기(E)]를 클릭하면 역시 해당 변수 열이 삭제된다.

제 2 장 [IBM SPSS 21]의 본격 실행

01 H-병원 사례조사

1.1 설문지 설계

〈표 2-1〉은 H-병원의 진료서비스에 대한 만족도 조사에서 사용된 설문지 설계 사례이다. 지금부터는 본격적인 통계분석을 위해 30명이 응답한 설문결과를 입력한 Excel 데이터 파일을 [IBM SPSS 21]로 불러와서 다양한 통계분석을 실시해 보기로 하자.

1.2 Excel 데이터 파일 만들기

H-병원의 진료서비스에 대한 만족도 조사에서 수집된 30명의 데이터를 Excel 데이터 파일로 입력한 결과가 〈그림 2-1〉과 같다고 하자. 예컨대 〈표 2-1〉 H-병원의 서비스 만족도 설문조사에서 V_1 - V_{13}까지는 척도변수로서 5점 척도로 점수화되어 있기 때문에 ✓된 부분이 1-5 범위 안에서 해당 숫자를 입력하면 된다. V_{14}, V_{15}, V_{16}, V_{18}은 명목변수로서 ✓된 부분에 해당하는 숫자를 입력만 하면 된다. 그리고 V_{16}과 V_{18}은 척도변수이기 때문에 해당 나이와 월평균 진료비로 기록된 숫자를 입력하면 된다.

표 2-1 H-병원의 서비스 만족도 설문조사

Ⅰ. 병원 만족도 설문					
아래 사항에 대하여 귀하가 느끼는 만족의 정도를 ✓로 표시하여 주십시오					
	매우불만	불만	보통	만족	매우만족
	①	②	③	④	⑤
▣ 진료 신뢰성(V_c)					
1. 사전 진료 상담(V_1)			✓		
2. 진료 결과 설명(V_2)				✓	
3. 의료장비(V_3)			✓		
▣ 서비스(V_s)					
1. 절차 편의성(V_4)		✓			
2. 절차 신속성(V_5)			✓		
3. 직원 친절성(V_6)					✓
4. 직원 업무능력(V_7)			✓		
5. 타병원 진료비 비교(V_8)				✓	
▣ 이미지(V_i)					
1. 병원 이미지(V_9)				✓	
2. 창구직원 이미지(V_{10})					✓
3. 의료인 이미지(V_{11})		✓			
4. 병원시설 이미지(V_{12})				✓	
▣ 전반적인 만족도(V_{13})				✓	

Ⅱ. 인구사회학적 조사				
1. 성별(V_{14})	① 남(✓) ② 여( )			
2. 최종학력(V_{15})	① 중졸이하( )	② 고졸( )	③ 전문대졸(✓)	④ 대졸이상( )
3. 직업(V_{16})	① 학생(✓)	② 직장인( )	③ 개인사업( )	
	④ 전업주부( )	⑤ 무직( )	⑥ 기타( )	
4. 연령(V_{17})	(42)세			
5. 거주지역(V_{18})	① 수도권( )	② 충정권(✓)	③ 영남권( )	
	④ 호남권( )	⑤ 제주 · 강원권( )		
6. 월평균 진료비(V_{19})	(12) 만원			

	A	B	C	D	E	F	G	H	I	J	K	L	M	N	O	P	Q	R	S
1	V1	V2	V3	V4	V5	V6	V7	V8	V9	V10	V11	V12	V13	V14	V15	V16	V17	V18	V19
2	3	4	3	2	3	5	3	4	4	5	2	4	4	1	3	1	42	2	12
3	4	5	3	3	3	3	4	4	4	4	4	3	4	2	3	3	35	3	8
4	4	.	4	4	2	3	2	3	3	2	3	3	3	1	1	3	30	5	10
5	3	4	3	3	2	3	4	2	3	4	4	4	4	1	2	2	28	3	4
6	3	.	4	3	5	4	4	3	3	4	5	3	4	2	4	5	67	2	4
7	4	3	5	4	3	3	2	2	5	5	3	4	4	2	4	1	21	1	5
8	3	4	2	2	4	1	3	3	2	2	3	4	2	1	3	4	.	3	4
9	4	5	3	4	3	4	4	5	4	3	4	3	4	1	1	3	.	4	8
10	5	4	5	4	4	5	3	3	4	3	3	4	5	2	3	1	23	4	8
11	4	3	4	4	5	4	4	4	3	4	4	3	4	1	4	4	28	2	10
12	4	4	4	4	4	3	3	3	4	4	5	4	4	2	4	3	45	4	12
13	5	5	3	5	3	4	2	2	4	5	3	2	4	2	3	5	72	1	4
14	3	4	3	3	4	3	5	4	3	3	3	4	3	1	1	3	36	2	4
15	5	4	4	4	3	4	2	4	4	4	3	3	4	1	4	2	32	3	5
16	4	5	5	4	3	4	4	2	4	4	4	4	5	1	2	4	50	3	7
17	4	3	4	3	3	4	3	5	4	4	4	2	4	1	4	1	20	4	9
18	3	4	3	2	3	4	2	4	3	3	3	4	3	2	1	3	36	2	11
19	3	4	3	3	2	3	2	2	3	3	4	3	3	2	2	3	28	1	12
20	4	5	2	3	4	3	3	4	4	4	5	4	3	2	4	1	24	3	14
21	3	3	4	4	3	2	4	3	2	3	3	3	3	1	1	4	27	5	20
22	4	2	3	3	3	4	2	2	2	3	4	4	3	2	4	2	28	1	25
23	5	5	4	4	4	3	3	5	5	4	3	4	5	2	4	2	40	2	2
24	4	4	3	3	5	4	3	3	4	4	5	4	4	1	2	2	44	3	20
25	3	3	5	4	3	2	2	3	2	5	3	3	3	2	4	1	26	4	15
26	4	4	5	3	4	4	4	4	3	3	4	3	5	1	2	5	70	2	10
27	4	4	4	4	2	3	3	3	4	4	3	3	4	2	3	1	25	1	5
28	5	5	4	3	4	3	2	2	5	3	4	4	5	1	1	2	31	4	30
29	3	3	4	3	1	4	4	4	4	3	4	3	4	2	1	3	34	1	10
30	4	5	2	3	4	4	3	2	2	4	5	4	4	1	3	1	28	5	14
31	4	4	5	5	3	3	2	4	4	4	3	3	4	1	2	4	44	2	12

Sheet1 Sheet2 Sheet3

※ 저장 위치 : C:₩SPSS통계분석₩SPSS_DATA₩2-1_manjokdo_H-병원만족도_.xlsx

〈그림 2-1〉 Excel 입력 데이터 창

1.3 [IBM SPSS 21]에서 Excel 데이터 파일 불러오기

〈그림 2-1〉 Excel 입력 데이터 파일이 [C:\SPSS통계분석\SPSS_DATA\2-1_manjokdo_H-병원만족도]에 위치할 때, [IBM SPSS 21]의 초기 지정 창에서 [파일(F)] → [열기(O)] 순으로 클릭한 뒤, Excel 데이터 파일(2-1_manjokdo_H-병원만족도.xlsx)를 찾아서 열면 〈그림 2-2〉와 같은 [IBM SPSS 21]의 [데이터 보기(V)] 창이 나타난다.

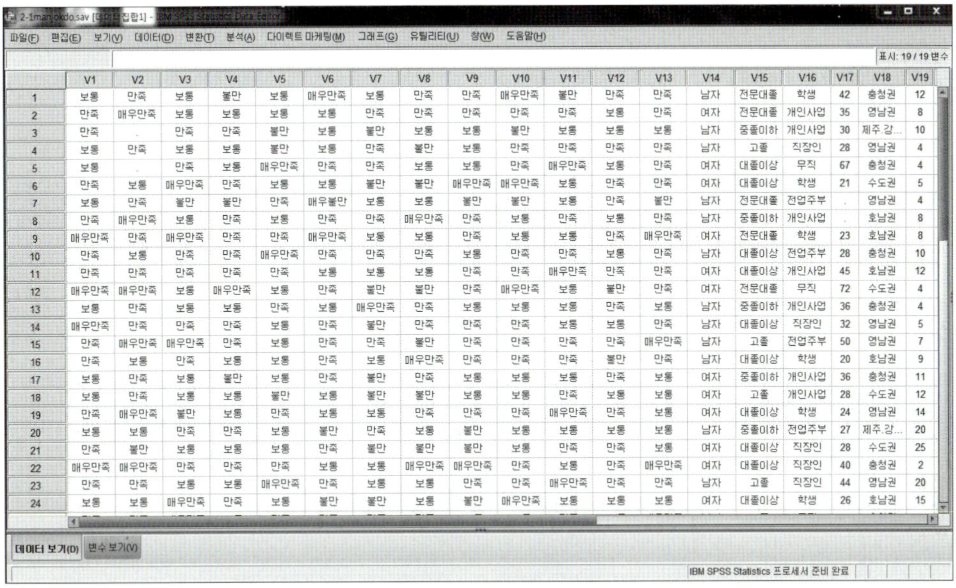

	V1	V2	V3	V4	V5	V6	V7	V8	V9	V10	V11	V12	V13	V14	V15	V16	V17	V18	V19
1	보통	만족	보통	불만	보통	매우만족	보통	만족	만족	매우만족	불만	만족	만족	남자	전문대졸	학생	42	충청권	12
2	만족	매우만족	보통	보통	보통	보통	만족	만족	만족	만족	만족	보통	만족	여자	전문대졸	개인사업	35	영남권	8
3	만족	.	만족	만족	불만	보통	불만	보통	보통	불만	보통	보통	보통	남자	중졸이하	개인사업	30	제주.강...	10
4	보통	만족	보통	보통	불만	보통	만족	불만	보통	만족	만족	만족	만족	남자	고졸	직장인	28	영남권	4
5	보통	.	만족	보통	매우만족	만족	만족	보통	보통	만족	매우만족	보통	만족	여자	대졸이상	무직	67	충청권	4
6	만족	보통	매우만족	만족	보통	보통	불만	불만	매우만족	매우만족	보통	만족	만족	여자	대졸이상	학생	21	수도권	5
7	보통	만족	불만	불만	만족	매우불만	보통	보통	불만	불만	보통	만족	불만	남자	전문대졸	전업주부	.	영남권	4
8	만족	매우만족	보통	만족	보통	만족	만족	매우만족	만족	보통	만족	보통	만족	남자	중졸이하	개인사업	.	호남권	8
9	매우만족	만족	매우만족	만족	만족	매우만족	보통	보통	만족	보통	보통	만족	매우만족	여자	전문대졸	학생	23	호남권	8
10	만족	보통	만족	만족	매우만족	만족	만족	만족	보통	만족	만족	보통	만족	남자	대졸이상	전업주부	28	충청권	10
11	만족	만족	만족	만족	만족	보통	보통	보통	만족	만족	매우만족	만족	만족	여자	대졸이상	개인사업	45	호남권	12
12	매우만족	매우만족	보통	매우만족	보통	만족	불만	불만	만족	매우만족	보통	불만	만족	여자	전문대졸	무직	72	수도권	4
13	보통	만족	보통	보통	만족	보통	매우만족	만족	보통	보통	보통	만족	보통	남자	중졸이하	개인사업	36	충청권	4
14	매우만족	만족	만족	만족	보통	만족	불만	만족	만족	만족	보통	보통	만족	남자	대졸이상	직장인	32	영남권	5
15	만족	매우만족	매우만족	만족	보통	만족	만족	불만	만족	만족	만족	만족	매우만족	남자	고졸	전업주부	50	영남권	7
16	만족	보통	만족	보통	보통	만족	보통	매우만족	만족	만족	만족	불만	만족	남자	대졸이상	학생	20	호남권	9
17	보통	만족	보통	불만	보통	만족	불만	만족	보통	보통	보통	만족	보통	여자	중졸이하	개인사업	36	충청권	11
18	보통	만족	보통	보통	불만	보통	불만	불만	보통	보통	만족	보통	보통	여자	고졸	개인사업	28	수도권	12
19	만족	매우만족	불만	보통	만족	보통	보통	만족	만족	만족	매우만족	만족	보통	여자	대졸이상	학생	24	영남권	14
20	보통	보통	만족	만족	보통	불만	만족	보통	불만	보통	보통	보통	보통	남자	중졸이하	전업주부	27	제주.강...	20
21	만족	불만	보통	보통	보통	만족	불만	불만	불만	보통	만족	만족	보통	여자	대졸이상	직장인	28	수도권	25
22	매우만족	매우만족	만족	만족	만족	보통	보통	매우만족	매우만족	만족	보통	만족	매우만족	여자	대졸이상	직장인	40	충청권	2
23	만족	만족	보통	보통	매우만족	만족	보통	보통	만족	만족	매우만족	만족	만족	남자	고졸	직장인	44	영남권	20
24	보통	보통	매우만족	만족	보통	불만	불만	보통	불만	매우만족	보통	보통	보통	여자	대졸이상	학생	26	호남권	15

※ 저장 위치 : C:₩SPSS통계분석₩SPSS_SAV₩2-1_manjokdo_H-병원만족도.sav

〈그림 2-2〉 [IBM SPSS 21]의 [데이터 보기(V)] 창

02 변수 변환

2.1 같은 변수로 코딩 변경

통계사용자는 분석을 수행할 때 변수 변환이 필요할 때가 있다. 이때 통계사용자는 [변환(T)] → [같은 변수로 코딩변경(S)] 메뉴를 선택하여 같은 변수로 코딩변경이 가능하다.

[변환(T)] → [같은 변수로 코딩변경(S)...]

예컨대 [C:\SPSS통계분석\SPSS_SAV\2-1_manjokdo_H-병원만족도.sav]에서 [열기(O)]를 실행하여 보자. [거주지역(V_{18})] 변수의 경우 1-수도권, 2-충청권, 3-영남권, 4-호함권, 5-제주 · 강원권 중 2-5까지는 비수도권이다. 만약 통계사용자가 수도권과 비수도권으로 나누어 분석하기를 원한다면 같은 변수로 코딩변경이 가능하다. [변환

(T)]을 클릭한 뒤, [같은 변수로 코딩변경(S)...]을 누르면 〈그림 2-3〉과 같이 [같은 변수로 코딩변경] 대화상자 창이 나온다.

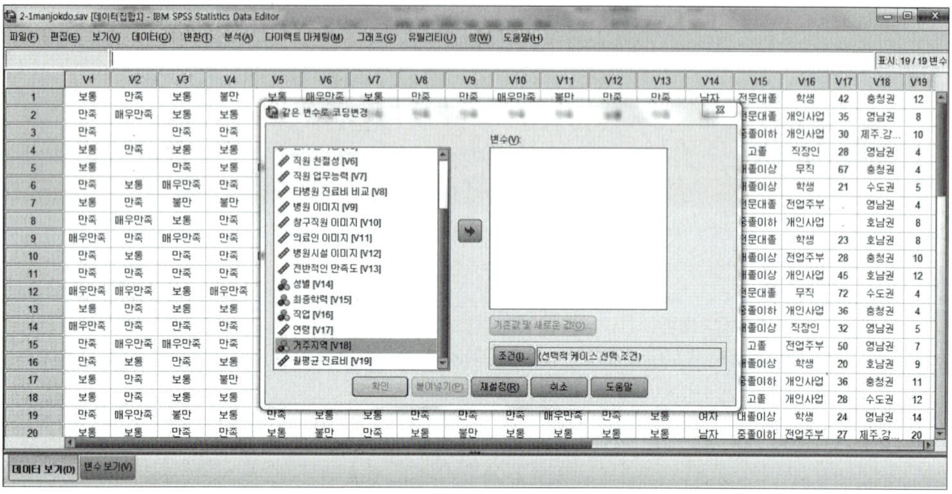

〈그림 2-3〉 [같은 변수로 코딩변경] 대화상자 창

〈그림 2-3〉의 왼쪽 창에 있는 [거주지역(V_{18})] 변수를 오른쪽 창으로 이동시킨 뒤, [기존값 및 새로운 값(O)]을 클릭하면 〈그림 2-4〉와 같은 창이 나온다.

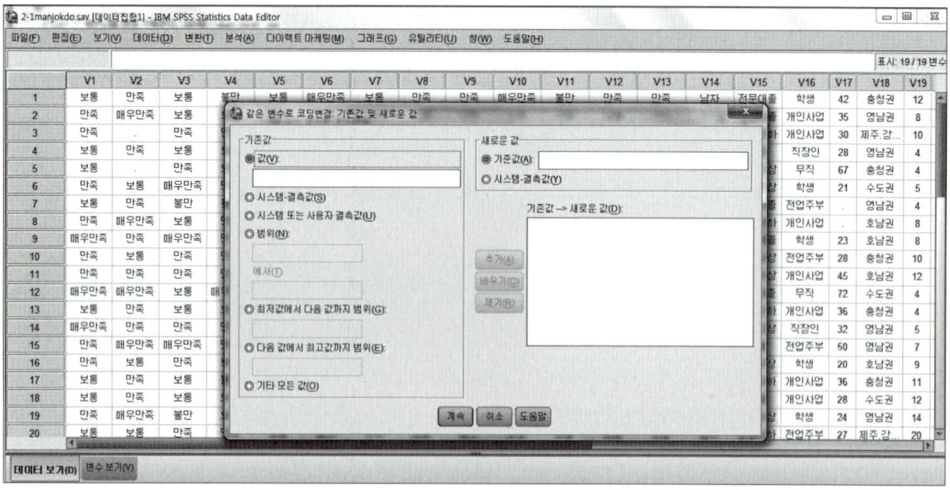

〈그림 2-4〉 [같은 변수로 코딩변경: 기존값 및 새로운 값] 대화상자 창 〈1〉

기존 V_{18}변수에서 '1-수도권'이라고 이미 값을 지정했기 때문에, 왼쪽 창에 있는 [기존값] 아래 자동 지정된 [값(V)]에는 '1'을 입력한다. 그리고 오른쪽 창에 있는 [새로운 값] 아래 자동 지정된 [기준값(A)]에도 '1'을 그대로 입력한 뒤 [추가(A)]를 누르면, 〈그림 2-5〉와 같은 창이 나온다.

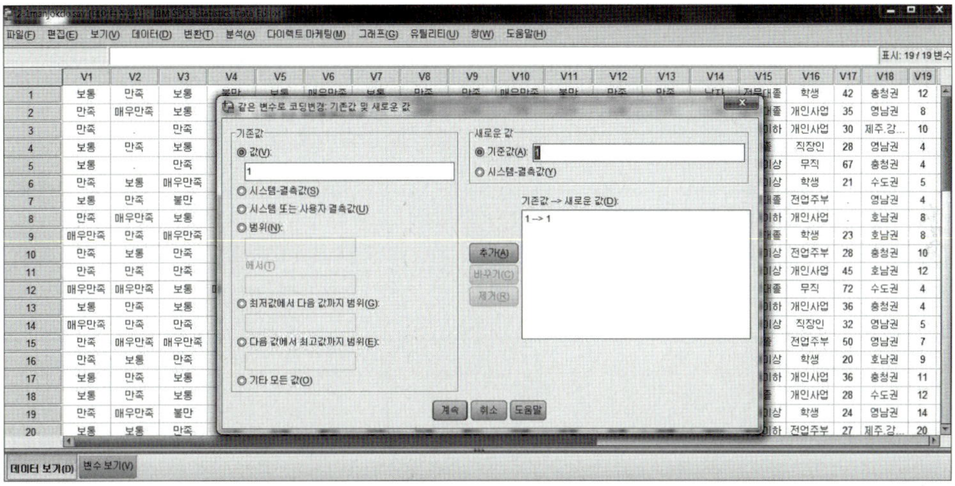

〈그림 2-5〉 [같은 변수로 코딩변경 : 기존값 및 새로운 값] 대화상자 창 〈2〉

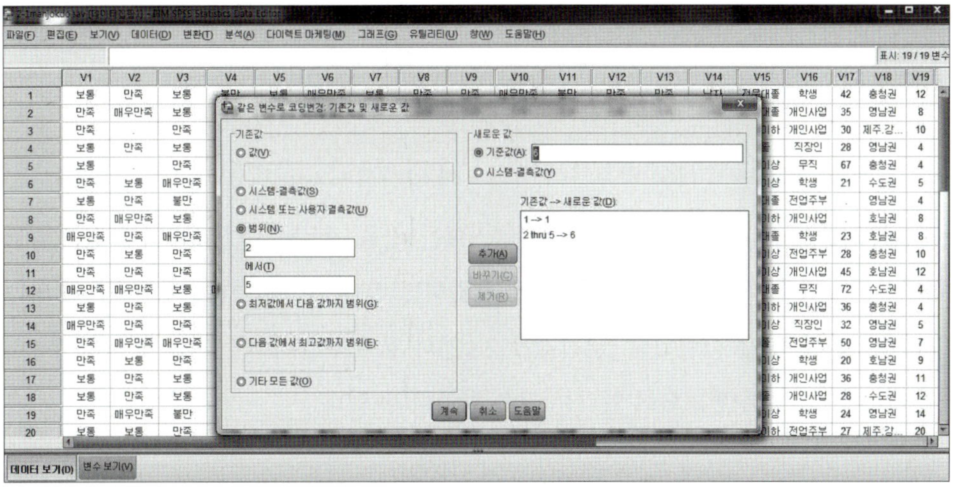

〈그림 2-6〉 [같은 변수로 코딩변경: 기존값 및 새로운 값] 대화상자 창 〈3〉

이제 비수도권 지정이 바로 코딩변경이 필요한 부분이다. 이 작업을 하기 위해서는 기존 V_{18}변수 값 지정에서 '2-충청권', '3-영남권', '4-호남권', '5-제주 · 강원권'이라고 하였기 때문에, 왼쪽 [기준값]을 [범위(N)]로 선택하고 범위 '2'에서 '5'를 입력한 뒤, 오른쪽 창 [새로운 값]에는 [기준값(A)]으로 '6'을 입력한다. 그러면 〈그림 2-6〉과 같은 창이 나타난다.

이 때 [계속]을 클릭한 뒤 [확인]을 누르면 작업이 끝나게 되며, 결과물은 [분석결과 2-1]에 V_{18}과 같은 케이스 값이 나타난다.

분석결과 2-1 [같은 변수로 코딩변경(S)] 결과물 창 〈1〉

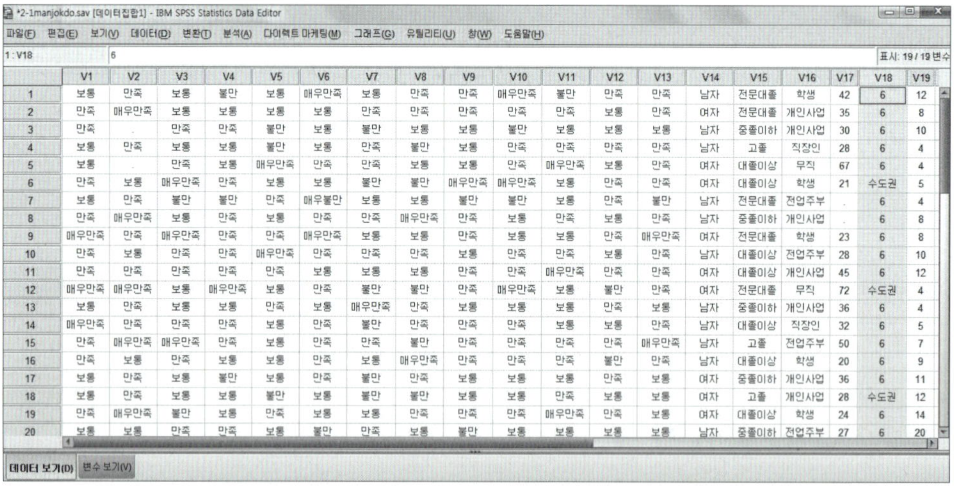

	V1	V2	V3	V4	V5	V6	V7	V8	V9	V10	V11	V12	V13	V14	V15	V16	V17	V18	V19
1	보통	만족	보통	불만	보통	매우만족	보통	만족	만족	매우만족	불만	만족	만족	남자	전문대졸	학생	42	6	12
2	만족	매우만족	보통	보통	보통	보통	만족	만족	만족	만족	만족	보통	만족	여자	전문대졸	개인사업	35	6	8
3	만족	.	만족	만족	불만	보통	불만	보통	보통	불만	보통	보통	보통	남자	중졸이하	개인사업	30	6	10
4	보통	만족	보통	보통	불만	보통	만족	불만	보통	만족	만족	만족	만족	남자	고졸	직장인	28	6	4
5	보통	.	만족	보통	매우만족	만족	만족	보통	보통	만족	매우만족	보통	만족	여자	대졸이상	무직	67	6	4
6	만족	보통	매우만족	만족	보통	보통	불만	불만	매우만족	매우만족	보통	만족	만족	여자	대졸이상	학생	21	수도권	5
7	보통	만족	불만	불만	만족	매우불만	보통	보통	불만	불만	보통	만족	불만	남자	전문대졸	전업주부	.	6	4
8	만족	매우만족	보통	만족	보통	만족	만족	매우만족	만족	보통	만족	보통	만족	남자	중졸이하	개인사업	.	6	8
9	매우만족	만족	매우만족	만족	만족	매우만족	보통	보통	만족	보통	보통	만족	매우만족	여자	전문대졸	학생	23	6	8
10	만족	보통	만족	만족	매우만족	만족	만족	만족	보통	만족	만족	보통	만족	남자	대졸이상	전업주부	28	6	10
11	만족	만족	만족	만족	만족	보통	보통	보통	만족	만족	매우만족	만족	만족	여자	대졸이상	개인사업	45	6	12
12	매우만족	매우만족	보통	매우만족	보통	만족	불만	불만	만족	매우만족	보통	불만	만족	여자	전문대졸	무직	72	수도권	4
13	보통	만족	보통	보통	만족	보통	매우만족	만족	보통	보통	보통	만족	보통	남자	중졸이하	개인사업	36	6	4
14	매우만족	만족	만족	만족	보통	만족	불만	만족	만족	만족	보통	보통	만족	남자	대졸이상	직장인	32	6	5
15	만족	매우만족	매우만족	만족	보통	만족	만족	불만	만족	만족	만족	만족	매우만족	남자	고졸	전업주부	50	6	7
16	만족	보통	만족	보통	보통	만족	보통	매우만족	만족	만족	만족	불만	만족	남자	대졸이상	학생	20	6	9
17	보통	만족	보통	불만	보통	만족	불만	만족	보통	보통	보통	만족	보통	여자	중졸이하	개인사업	36	6	11
18	보통	만족	보통	보통	불만	보통	불만	불만	보통	보통	만족	보통	보통	여자	고졸	개인사업	28	수도권	12
19	만족	매우만족	불만	보통	만족	보통	보통	만족	만족	만족	매우만족	만족	보통	여자	대졸이상	학생	24	6	14
20	보통	보통	만족	만족	보통	불만	만족	보통	불만	보통	보통	보통	보통	남자	중졸이하	전업주부	27	6	20

※ 저장 위치 : C:₩SPSS통계분석₩SPSS_SAV₩2-1_manjokdo_H-병원만족도_01_같은 변수로 코딩변경_1.sav

여기서 '6'은 새로 지정된 변수값이기 때문에 하단 [변수 보기(V)]를 클릭해서 V_{18}의 [값] 셀을 찾아 [변수값 설명]의 [기준값(A)]에는 '6'을 [설명(L)]에는 '비수도권'이라고 입력한 뒤, [추가(A)]를 누르고 [확인]을 클릭하면 된다. 이 때 나타난 창 하단에 있는 [데이터 보기(D)]를 클릭하면 [분석결과 2-2]와 같이 V_{18} 변수에 있던 '6'이 모두 '비수도권'이라는 말로 변환되어 있다는 것을 확인할 수 있다.

분석결과 2-2 [같은 변수로 코딩변경(S)] 결과물 창 〈2〉

*2-1manjokdo.sav [데이터집합1] - IBM SPSS Statistics Data Editor

파일(F) 편집(E) 보기(V) 데이터(D) 변환(T) 분석(A) 다이렉트 마케팅(M) 그래프(G) 유틸리티(U) 창(W) 도움말(H)

1 : V18 6 표시: 19 / 19 변수

	V1	V2	V3	V4	V5	V6	V7	V8	V9	V10	V11	V12	V13	V14	V15	V16	V17	V18	V19
1	보통	만족	보통	불만	보통	매우만족	보통	만족	만족	매우만족	불만	만족	만족	남자	전문대졸	학생	42	비수도권	12
2	만족	매우만족	보통	보통	보통	보통	만족	만족	만족	만족	만족	보통	만족	여자	전문대졸	개인사업	35	비수도권	8
3	만족	.	만족	만족	불만	보통	불만	보통	보통	불만	보통	보통	보통	남자	중졸이하	개인사업	30	비수도권	10
4	보통	만족	보통	보통	불만	보통	만족	불만	보통	만족	만족	만족	만족	남자	고졸	직장인	28	비수도권	4
5	보통	.	만족	보통	매우만족	만족	만족	보통	보통	만족	매우만족	보통	만족	여자	대졸이상	무직	67	비수도권	4
6	만족	보통	매우만족	만족	보통	보통	불만	불만	매우만족	매우만족	보통	만족	만족	여자	대졸이상	학생	21	수도권	5
7	보통	만족	불만	불만	만족	매우불만	보통	보통	불만	불만	보통	만족	불만	남자	전문대졸	전업주부	.	비수도권	4
8	만족	매우만족	보통	만족	보통	만족	만족	매우만족	만족	보통	만족	보통	만족	남자	중졸이하	개인사업	.	비수도권	8
9	매우만족	만족	매우만족	만족	만족	매우만족	보통	보통	만족	보통	보통	만족	매우만족	여자	전문대졸	학생	23	비수도권	8
10	만족	보통	만족	만족	매우만족	만족	만족	만족	보통	만족	만족	보통	만족	남자	대졸이상	전업주부	28	비수도권	10
11	만족	만족	만족	만족	만족	보통	보통	보통	만족	만족	매우만족	만족	만족	여자	대졸이상	개인사업	45	비수도권	12
12	매우만족	매우만족	보통	매우만족	보통	만족	불만	불만	만족	매우만족	보통	불만	만족	여자	전문대졸	무직	72	수도권	4
13	보통	만족	보통	보통	만족	보통	매우만족	만족	보통	보통	보통	만족	보통	남자	중졸이하	개인사업	36	비수도권	4
14	매우만족	만족	만족	만족	보통	만족	불만	만족	만족	만족	보통	보통	만족	남자	대졸이상	직장인	32	비수도권	5
15	만족	매우만족	매우만족	만족	보통	만족	만족	불만	만족	만족	만족	만족	매우만족	남자	고졸	전업주부	50	비수도권	7
16	만족	보통	만족	보통	보통	만족	보통	매우만족	만족	만족	만족	불만	만족	남자	대졸이상	학생	20	비수도권	9
17	보통	만족	보통	불만	보통	만족	불만	만족	보통	보통	보통	만족	보통	여자	중졸이하	개인사업	36	비수도권	11
18	보통	만족	보통	보통	불만	보통	불만	불만	보통	보통	만족	보통	보통	여자	고졸	개인사업	28	수도권	12
19	만족	매우만족	불만	보통	만족	보통	보통	만족	만족	만족	매우만족	만족	보통	여자	대졸이상	학생	24	비수도권	14
20	보통	보통	만족	만족	보통	불만	만족	보통	불만	보통	보통	보통	보통	남자	중졸이하	전업주부	27	비수도권	20

데이터 보기(D) 변수 보기(V)

※ 저장 위치 : C:\SPSS통계분석\SPSS_SAV\2-1_manjokdo_H-병원만족도_02_같은 변수로 코딩변경_2.sav

2.2 새로운 변수로 코딩변경

통계사용자는 새로운 변수로 코딩변경이 필요할 때 [같은 변수로 코딩변경(S)]과 매우 유사한 방법으로 진행하면 된다. 우선 [변환(T)] → [다른 변수로 코딩변경(R)...] 메뉴를 선택한 뒤 작업을 시작한다.

[변환(T)] → [다른 변수로 코딩변경(R)...]

통계사용자가 [연령(V_{17})] 변수를 '30세 미만'을 '청소년층', '30세 이상 65세 미만'을 '중장년층', '65세 이상'을 '노년층'으로 [다른 변수로 코딩변경(R)] 작업을 실행해 보자.

우선 [변환(T)] → [다른 변수로 코딩변경(R)...] 메뉴를 선택한 다음에 [새로운 변수로 코딩변경] 대화상자 창이 뜨면, 왼쪽 창에 있는 [연령(V_{17})]을 오른쪽 창으로 이동시키면 〈그림 2-7〉과 같은 대화상자 창이 나타난다.

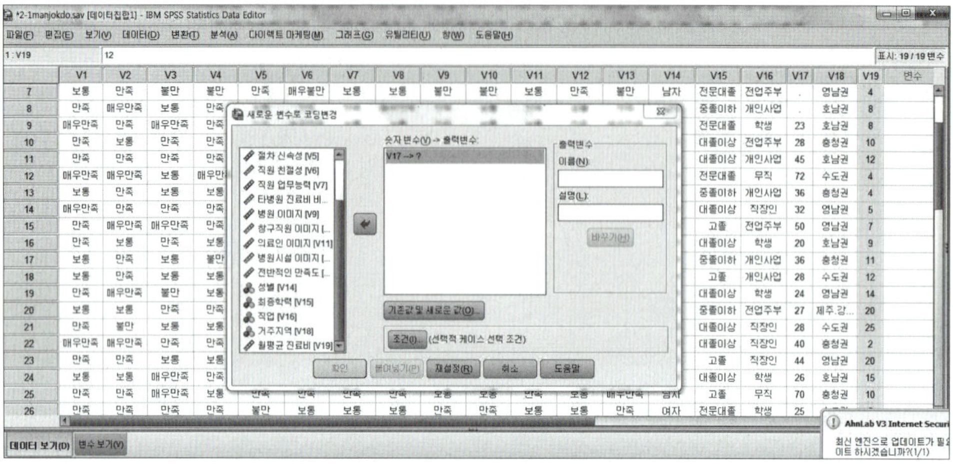

〈그림 2-7〉 [새로운 변수로 코딩변경] 대화상자 창 〈1〉

대화상자 오른쪽 창에 있는 [출력변수]의 [이름(N)]에 새로 생성될 변수 'V_{20}'을 입력한 뒤 [바꾸기(H)]를 누르면 〈그림 2-8〉과 같이 '$V_{17} \rightarrow V_{18}$'으로 [숫자변수(V)]로부터 [출력변수]를 생성하게 된다.

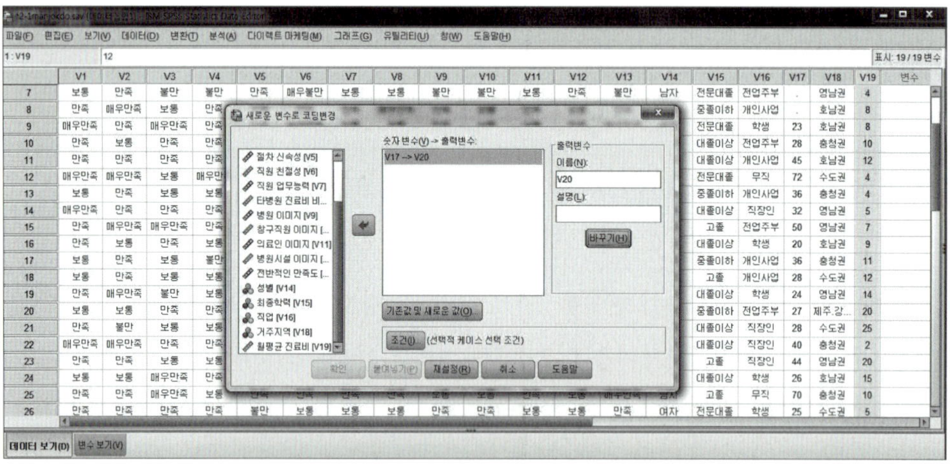

〈그림 2-8〉 [새로운 변수로 코딩변경] 대화상자 창 〈2〉

이 때 [기준값 및 새로운 값(O)]을 클릭하고 〈그림 2-9〉에서 보듯이, 왼쪽 창 [기준값]에서 [범위(N)]를 선택하여 '1'에서 '29' 범위를 입력한 뒤, 오른쪽 창 [새로운 값] 설정에서 [기준값(A)]을 '1'이라고 입력한다.

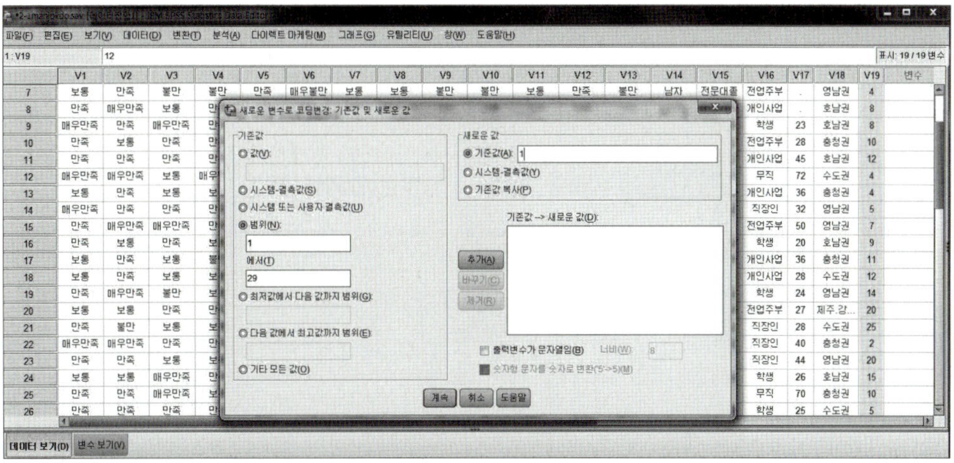

〈그림 2-9〉 [새로운 변수로 코딩변경: 기준값 및 새로운 값] 대화상자 창 〈3〉

그리고 [추가(A)]를 클릭하면 [기준값 → 새로운 값(D)] 작업 창에 '1 thru 29 → 1'라는 정보가 보인다. 같은 방법으로 '30'에서 '64' 범위를 입력한 뒤, 오른쪽 창 [기준값(A)]을 '2'이라고 입력하고 [추가(A)]를 클릭하면 '30 thru 64 → 2'라는 정보가 생성되고, 마지막으로 '65에서 100' 범위를 입력한 뒤, 오른쪽 창 [기준값(A)]을 '3'이라고 입력하고 [추가(A)]를 클릭하면 '65 thru 100 → 3'라는 정보가 생성된다. 여기까지의 작업 결과는 〈그림 2-10〉과 같이 나타난다.

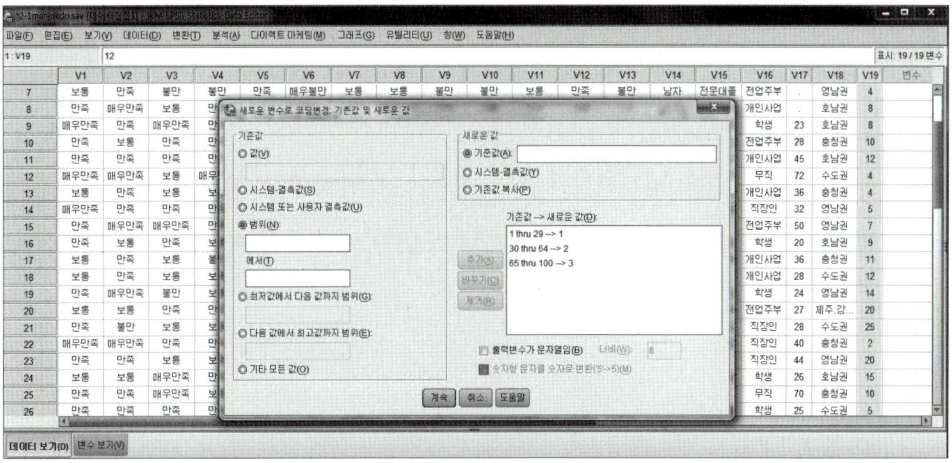

〈그림 2-10〉 [새로운 변수로 코딩변경: 기준값 및 새로운 값] 대화상자 창 〈4〉

여기서 [계속]을 누르고 이어서 [확인]을 클릭하면 [분석결과 2-3]과 같이 [데이터 보기(V)] 창에 새로운 변수 'V_{20}'이 생성된다.

분석결과 2-3 [새로운 변수로 코딩변경] 결과물 창 〈1〉

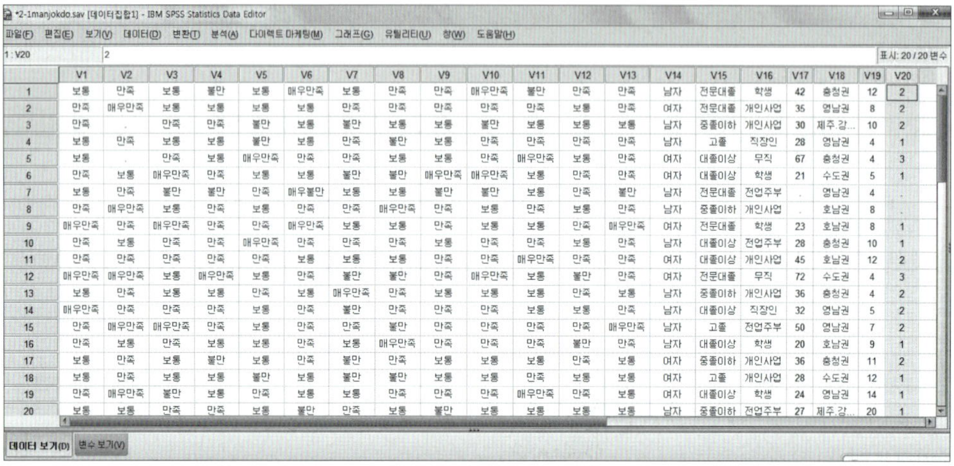

	V1	V2	V3	V4	V5	V6	V7	V8	V9	V10	V11	V12	V13	V14	V15	V16	V17	V18	V19	V20
1	보통	만족	보통	불만	보통	매우만족	보통	만족	만족	매우만족	불만	만족	만족	남자	전문대졸	학생	42	충청권	12	2
2	만족	매우만족	보통	보통	보통	보통	만족	만족	만족	만족	만족	보통	만족	여자	전문대졸	개인사업	35	영남권	8	2
3	만족	.	만족	만족	불만	보통	불만	보통	보통	불만	보통	보통	보통	남자	중졸이하	개인사업	30	제주.강...	10	2
4	보통	만족	보통	보통	불만	보통	만족	불만	보통	만족	만족	만족	만족	남자	고졸	직장인	28	영남권	4	1
5	보통	.	만족	보통	매우만족	만족	만족	보통	보통	만족	매우만족	보통	만족	여자	대졸이상	무직	67	충청권	4	3
6	만족	보통	매우만족	만족	보통	보통	불만	불만	매우만족	매우만족	보통	만족	만족	여자	대졸이상	학생	21	수도권	5	1
7	보통	만족	불만	불만	만족	매우불만	보통	보통	불만	불만	보통	만족	불만	남자	전문대졸	전업주부	.	영남권	4	.
8	만족	매우만족	보통	만족	보통	만족	만족	매우만족	만족	보통	만족	보통	만족	남자	중졸이하	개인사업	.	호남권	8	.
9	매우만족	만족	매우만족	만족	만족	매우만족	보통	보통	만족	보통	보통	만족	매우만족	여자	전문대졸	학생	23	호남권	8	1
10	만족	보통	만족	만족	매우만족	만족	만족	만족	보통	만족	만족	보통	만족	남자	대졸이상	전업주부	28	충청권	10	1
11	만족	만족	만족	만족	만족	보통	보통	보통	만족	만족	매우만족	만족	만족	여자	대졸이상	개인사업	45	호남권	12	2
12	매우만족	매우만족	보통	매우만족	보통	만족	불만	불만	만족	매우만족	보통	불만	만족	여자	전문대졸	무직	72	수도권	4	3
13	보통	만족	보통	보통	만족	보통	매우만족	만족	보통	보통	보통	만족	보통	남자	중졸이하	개인사업	36	충청권	4	2
14	매우만족	만족	만족	만족	보통	만족	불만	만족	만족	만족	보통	보통	만족	남자	대졸이상	직장인	32	영남권	5	2
15	만족	매우만족	매우만족	만족	보통	만족	만족	불만	만족	만족	만족	만족	매우만족	남자	고졸	전업주부	50	영남권	7	2
16	만족	보통	만족	보통	보통	만족	보통	매우만족	만족	만족	만족	불만	만족	남자	대졸이상	학생	20	호남권	9	1
17	보통	만족	보통	불만	보통	만족	불만	만족	보통	보통	보통	만족	보통	여자	중졸이하	개인사업	36	충청권	11	2
18	보통	만족	보통	보통	불만	보통	불만	불만	보통	보통	만족	보통	보통	여자	고졸	개인사업	28	수도권	12	1
19	만족	매우만족	불만	보통	만족	보통	보통	만족	만족	만족	매우만족	만족	보통	여자	대졸이상	학생	24	영남권	14	1
20	보통	보통	만족	만족	보통	불만	만족	보통	불만	보통	보통	보통	보통	남자	중졸이하	전업주부	27	제주.강...	20	1

※ 저장 위치 : C:₩SPSS통계분석₩SPSS_SAV₩2-1_manjokdo_H-병원만족도_03_다른 변수로 코딩변경_1.sav

여기서 V_{20} 변수의 '1', '2', '3'의 숫자는 새로 지정된 변수값이기 때문에 하단 [변수 보기(V)]를 클릭해서 V_{20}의 [값] 셀을 찾아 [변수값 설명]의 [기준값(A)]에는 '1'을 [설명(L)]에는 '청소년층'이라고 입력한 뒤 [추가(A)]를 누르고 계속해서 '2'를 '중장년층', '3'을 '노년층' 순으로 입력과 [추가(A)]를 반복한 뒤, [확인]을 누른다. 이 때 창 하단에 있는 [데이터 보기(D)]를 클릭하면 [분석결과 2-4]와 같이 변수값들이 '청소년층', 중장년층' '노년층'의 형태로 변환되어 나타난다. 물론 [변수 보기(V)]에서 [유형] → '숫자' [너비] → '12', [소숫점이하자리] → '0', [설명] → '연령대', [결측값] → '150', [열] → '6', [맞춤] → '[가운데맞춤]', [측도] → '[척도(S)]'로 조정이 필요하다.

분석결과 2-4 [새로운 변수로 코딩변경] 결과물 창 〈2〉

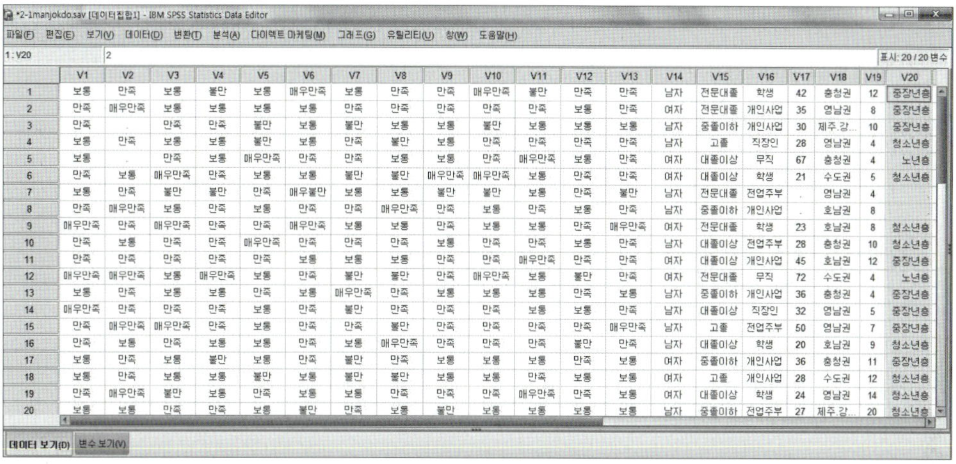

*2-1manjokdo.sav [데이터집합1] - IBM SPSS Statistics Data Editor

파일(F) 편집(E) 보기(V) 데이터(D) 변환(T) 분석(A) 다이렉트 마케팅(M) 그래프(G) 유틸리티(U) 창(W) 도움말(H)

1 : V20 2 표시: 20 / 20 변수

	V1	V2	V3	V4	V5	V6	V7	V8	V9	V10	V11	V12	V13	V14	V15	V16	V17	V18	V19	V20
1	보통	만족	보통	불만	보통	매우만족	보통	만족	만족	매우만족	불만	만족	만족	남자	전문대졸	학생	42	충청권	12	중장년층
2	만족	매우만족	보통	보통	보통	보통	만족	만족	만족	만족	만족	보통	만족	여자	전문대졸	개인사업	35	영남권	8	중장년층
3	만족	.	만족	만족	불만	보통	불만	보통	보통	불만	보통	보통	보통	남자	중졸이하	개인사업	30	제주.강...	10	중장년층
4	보통	만족	보통	보통	불만	보통	만족	불만	보통	만족	만족	만족	만족	남자	고졸	직장인	28	영남권	4	청소년층
5	보통	.	만족	보통	매우만족	만족	만족	보통	보통	만족	매우만족	보통	만족	여자	대졸이상	무직	67	충청권	4	노년층
6	만족	보통	매우만족	만족	보통	보통	불만	불만	매우만족	매우만족	보통	만족	만족	여자	대졸이상	학생	21	수도권	5	청소년층
7	보통	만족	불만	불만	만족	매우불만	보통	보통	불만	불만	보통	만족	불만	남자	전문대졸	전업주부	.	영남권	4	.
8	만족	매우만족	보통	만족	보통	만족	만족	매우만족	만족	보통	만족	보통	만족	남자	중졸이하	개인사업	.	호남권	8	.
9	매우만족	만족	매우만족	만족	만족	매우만족	보통	보통	만족	보통	보통	만족	매우만족	여자	전문대졸	학생	23	호남권	8	청소년층
10	만족	보통	만족	만족	매우만족	만족	만족	만족	보통	만족	만족	보통	만족	남자	대졸이상	전업주부	28	충청권	10	청소년층
11	만족	만족	만족	만족	만족	보통	보통	보통	만족	만족	매우만족	만족	만족	여자	대졸이상	개인사업	45	호남권	12	중장년층
12	매우만족	매우만족	보통	매우만족	보통	만족	불만	불만	만족	매우만족	보통	불만	만족	여자	전문대졸	무직	72	수도권	4	노년층
13	보통	만족	보통	보통	만족	보통	매우만족	만족	보통	보통	보통	만족	보통	남자	중졸이하	개인사업	36	충청권	4	중장년층
14	매우만족	만족	만족	만족	보통	만족	불만	만족	만족	만족	보통	보통	만족	남자	대졸이상	직장인	32	영남권	5	중장년층
15	만족	매우만족	매우만족	만족	보통	만족	만족	불만	만족	만족	만족	만족	매우만족	남자	고졸	전업주부	50	영남권	7	중장년층
16	만족	보통	만족	보통	보통	만족	보통	매우만족	만족	만족	만족	불만	만족	남자	대졸이상	학생	20	호남권	9	청소년층
17	보통	만족	보통	불만	보통	만족	불만	만족	보통	보통	보통	만족	보통	여자	중졸이하	개인사업	36	충청권	11	중장년층
18	보통	만족	보통	보통	불만	보통	불만	불만	보통	보통	만족	보통	보통	여자	고졸	개인사업	28	수도권	12	청소년층
19	만족	매우만족	불만	보통	만족	보통	보통	만족	만족	만족	매우만족	만족	보통	여자	대졸이상	학생	24	영남권	14	청소년층
20	보통	보통	만족	만족	보통	불만	만족	보통	불만	보통	보통	보통	보통	남자	중졸이하	전업주부	27	제주.강...	20	청소년층

데이터 보기(D) 변수 보기(V)

※ 저장 위치 : C:₩SPSS통계분석₩SPSS_SAV₩2-1_manjokdo_H-병원만족도_04_다른 변수로 코딩변경_2.sav

03 변수 계산

H-병원의 서비스 만족도 설문조사(〈표 2-1〉)에서 진료 신뢰성(V_c), 서비스(V_s), 이미지(V_i)는 각각 여러 개의 항목으로 측정되었다. 이 부분만 뽑아내면 〈표 2-2〉와 같다.

이 요인들은 하나의 통합 변수로 만들려면 아래와 같은 공식을 사용하면 된다. 예컨대 진료 신뢰성(V_c), 서비스(V_s), 이미지(V_i)의 공식은 다음과 같다.

$$\text{진료 신뢰성}(V_c) = \frac{1}{3}(V_1 + V_2 + V_3)$$

$$\text{서비스}(V_s) = \frac{1}{5}(V_4 + V_5 + V_6 + V_7 + V_8)$$

$$\text{이미지}(V_i) = \frac{1}{4}(V_9 + V_{10} + V_{11} + V_{12})$$

그러면 여기서는 [IBM SPSS 21]을 사용하여 새로운 변수 V_c, V_s, V_i를 만드는 방법에 대하여 설명하기로 한다. 먼저 새로운 변수 V_c를 만들기 위해서 다음과 같은 순서가 필요하다.

[변환(T)] → [변수 계산(C)...]

표 2-2 변수 계산 데이터 예시

▣ 진료 신뢰성(V_c)				
1. 사전 진료 상담(V_1)		✓		
2. 진료 결과 설명(V_2)			✓	
3. 의료장비(V_3)	✓			
▣ 서비스(V_s)				
1. 절차 편의성(V_4)	✓			
2. 절차 신속성(V_5)		✓		
3. 직원 친절성(V_6)				✓
4. 직원 업무능력(V_7)		✓		
5. 타병원 진료비 비교(V_8)			✓	
▣ 이미지(V_i)				
1. 병원 이미지(V_9)			✓	
2. 창구직원 이미지(V_{10})				✓
3. 의료인 이미지(V_{11})	✓			
4. 병원시설 이미지(V_{12})			✓	

[C:\SPSS통계분석\SPSS_SAV\2-1_manjokdo_H-병원만족도.sav]에서 분석대상 파일(2-1_manjokdo_H-병원만족도.sav)을 열고 [변환(T)] → [변수 계산(C)...] 순으로 클릭하면 〈그림 2-11〉과 같은 [변수계산] 대화상자 창이 뜬다.

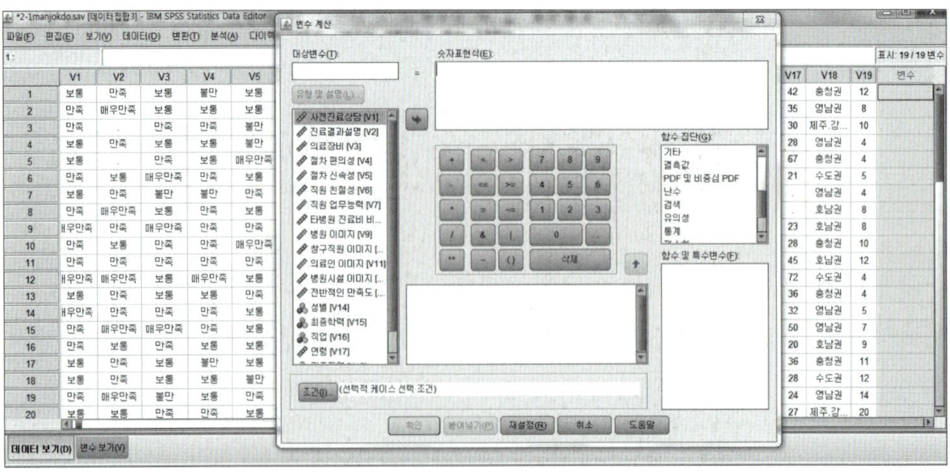

※ 저장 위치 : C:₩SPSS통계분석₩SPSS_SAV₩2-1_manjokdo_H-병원만족도.sav

〈그림 2-11〉 [변수 계산] 대화상자 창 〈1〉

이 때 왼쪽 창 [대상변수(T)]에는 새로운 변수 V_c를 입력한다. 오른쪽 창 [함수 집단(G)]에서 [통계]를 선택하고 [함수 및 특성변수(F)]에서 [Sum]을 마우스로 지정하고 [숫자표현식(E)]에 보낸다. 그리고 왼쪽 창 하단의 변수창에서 V_1을 마우스로 클릭하여 보낸다. 계속해서 콤머(,) 다음에 V_2, V_3변수를 보낸다. 이어서 나누기 / 단추를 누르고 3을 입력한다. 그러면 〈그림 2-12〉와 같이 나타난다.

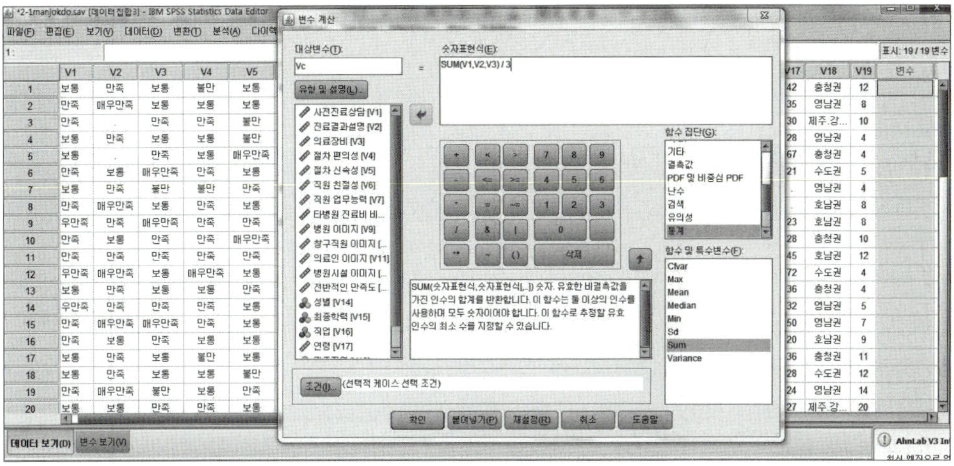

〈그림 2-12〉 [변수 계산] 대화상자 창 〈2〉

이 때 대화상자 창 하단에 있는 [확인]을 클릭하면 [분석결과 2-5]에서 보는 바와 같이 새로운 변수 'V_c'가 생성된다. 물론 결과물 창 하단에 있는 [변수 보기(V)]를 클릭해서 [유형] → '숫자', [너비] → '12', [소숫점이하자리] → '2', [설명] → '진료 신뢰성', [결측값] → '9', [열] → '6', [맞춤] → '[가운데맞춤]', [측도] → '[척도(S)]'로 조정이 필요하다.

같은 방법으로 서비스(V_s), 이미지(V_i) 변수를 계산하면 [분석결과 2-6]과 같은 결과물 창이 나타난다. 이 때 새로운 변수 V_c, V_s, V_i를 독립변수로 하고 V_{13}(전반적인 만족도)을 종속변수로 하여 회귀분석을 실시할 수 있다.

분석결과 2-5 [변수 계산] 결과물 창 〈1〉

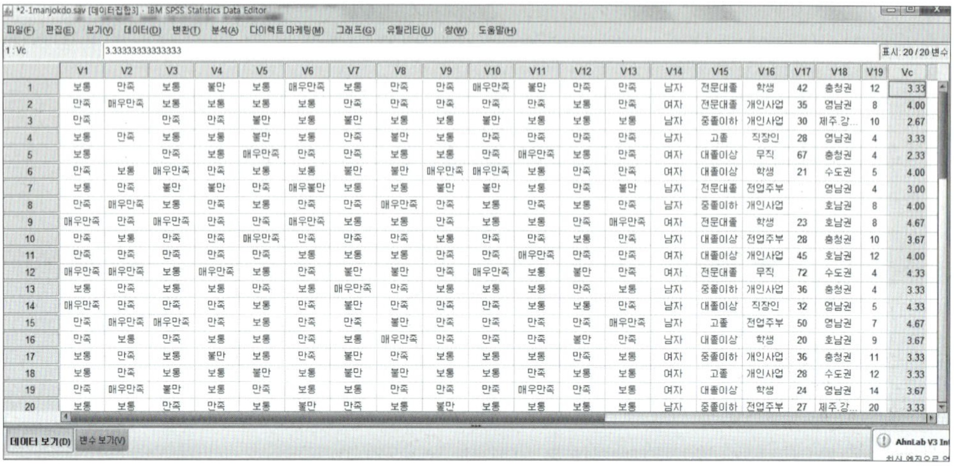

	V1	V2	V3	V4	V5	V6	V7	V8	V9	V10	V11	V12	V13	V14	V15	V16	V17	V18	V19	Vc
1	보통	만족	보통	불만	보통	매우만족	보통	만족	만족	매우만족	불만	만족	만족	남자	전문대졸	학생	42	충청권	12	3.33
2	만족	매우만족	보통	보통	보통	보통	만족	만족	만족	만족	만족	보통	만족	여자	전문대졸	개인사업	35	영남권	8	4.00
3	만족	.	만족	만족	불만	보통	불만	보통	보통	불만	보통	보통	보통	남자	중졸이하	개인사업	30	제주.강...	10	2.67
4	보통	만족	보통	보통	불만	보통	만족	불만	보통	만족	만족	만족	만족	남자	고졸	직장인	28	영남권	4	3.33
5	보통	.	만족	보통	매우만족	만족	만족	보통	보통	만족	매우만족	보통	만족	여자	대졸이상	무직	67	충청권	4	2.33
6	만족	보통	매우만족	만족	보통	보통	불만	불만	매우만족	매우만족	보통	만족	만족	여자	대졸이상	학생	21	수도권	5	4.00
7	보통	만족	불만	불만	만족	매우불만	보통	보통	불만	불만	보통	만족	불만	남자	전문대졸	전업주부	.	영남권	4	3.00
8	만족	매우만족	보통	만족	보통	만족	만족	매우만족	만족	보통	만족	보통	만족	남자	중졸이하	개인사업	.	호남권	8	4.00
9	매우만족	만족	매우만족	만족	만족	매우만족	보통	보통	만족	보통	보통	만족	매우만족	여자	전문대졸	학생	23	호남권	8	4.67
10	만족	보통	만족	만족	매우만족	만족	만족	만족	보통	만족	만족	보통	만족	남자	대졸이상	전업주부	28	충청권	10	3.67
11	만족	만족	만족	만족	만족	보통	보통	보통	만족	만족	매우만족	만족	만족	여자	대졸이상	개인사업	45	호남권	12	4.00
12	매우만족	매우만족	보통	매우만족	보통	만족	불만	불만	만족	매우만족	보통	불만	만족	여자	전문대졸	무직	72	수도권	4	4.33
13	보통	만족	보통	보통	만족	보통	매우만족	만족	보통	보통	보통	만족	보통	남자	중졸이하	개인사업	36	충청권	4	3.33
14	매우만족	만족	만족	만족	보통	만족	불만	만족	만족	만족	보통	보통	만족	남자	대졸이상	직장인	32	영남권	5	4.33
15	만족	매우만족	매우만족	만족	보통	만족	만족	불만	만족	만족	만족	만족	매우만족	남자	고졸	전업주부	50	영남권	7	4.67
16	만족	보통	만족	보통	보통	만족	보통	매우만족	만족	만족	만족	불만	만족	남자	대졸이상	학생	20	호남권	9	3.67
17	보통	만족	보통	불만	보통	만족	불만	만족	보통	보통	보통	만족	보통	여자	중졸이하	개인사업	36	충청권	11	3.33
18	보통	만족	보통	보통	불만	보통	불만	불만	보통	보통	만족	보통	보통	여자	고졸	개인사업	28	수도권	12	3.33
19	만족	매우만족	불만	보통	만족	보통	보통	만족	만족	만족	매우만족	만족	보통	여자	대졸이상	학생	24	영남권	14	3.67
20	보통	보통	만족	만족	보통	불만	만족	보통	불만	보통	보통	보통	보통	남자	중졸이하	전업주부	27	제주.강...	20	3.33

※ 저장 위치 : C:₩SPSS통계분석₩SPSS_SAV₩2-1_manjokdo_H-병원만족도_05_변수 계산_1.sav

분석결과 2-6 [변수 계산] 결과물 창 〈2〉

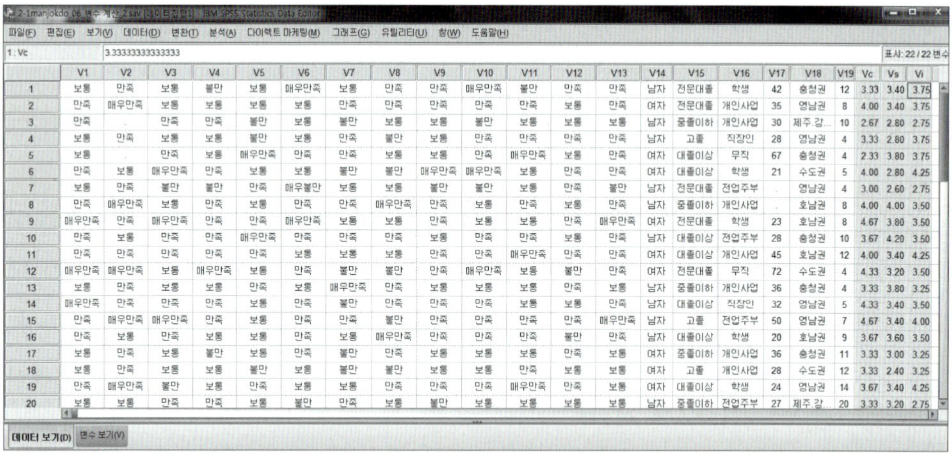

	V1	V2	V3	V4	V5	V6	V7	V8	V9	V10	V11	V12	V13	V14	V15	V16	V17	V18	V19	Vc	Vs	Vi
1	보통	만족	보통	불만	보통	매우만족	보통	만족	만족	매우만족	불만	만족	만족	남자	전문대졸	학생	42	충청권	12	3.33	3.40	3.75
2	만족	매우만족	보통	보통	보통	보통	만족	만족	만족	만족	만족	보통	만족	여자	전문대졸	개인사업	35	영남권	8	4.00	3.40	3.75
3	만족	.	만족	만족	불만	보통	불만	보통	보통	불만	보통	보통	보통	남자	중졸이하	개인사업	30	제주.강...	10	2.67	2.80	2.75
4	보통	만족	보통	보통	불만	보통	만족	불만	보통	만족	만족	만족	만족	남자	고졸	직장인	28	영남권	4	3.33	2.80	3.75
5	보통	.	만족	보통	매우만족	만족	만족	보통	보통	만족	매우만족	보통	만족	여자	대졸이상	무직	67	충청권	4	2.33	3.80	3.75
6	만족	보통	매우만족	만족	보통	보통	불만	불만	매우만족	매우만족	보통	만족	만족	여자	대졸이상	학생	21	수도권	5	4.00	2.80	4.25
7	보통	만족	불만	불만	만족	매우불만	보통	보통	불만	불만	보통	만족	불만	남자	전문대졸	전업주부	.	영남권	4	3.00	2.60	2.75
8	만족	매우만족	보통	만족	보통	만족	만족	매우만족	만족	보통	만족	보통	만족	남자	중졸이하	개인사업	.	호남권	8	4.00	4.00	3.50
9	매우만족	만족	매우만족	만족	만족	매우만족	보통	보통	만족	보통	보통	만족	매우만족	여자	전문대졸	학생	23	호남권	8	4.67	3.80	3.50
10	만족	보통	만족	만족	매우만족	만족	만족	만족	보통	만족	만족	보통	만족	남자	대졸이상	전업주부	28	충청권	10	3.67	4.20	3.50
11	만족	만족	만족	만족	만족	보통	보통	보통	만족	만족	매우만족	만족	만족	여자	대졸이상	개인사업	45	호남권	12	4.00	3.40	4.25
12	매우만족	매우만족	보통	매우만족	보통	만족	불만	불만	만족	매우만족	보통	불만	만족	여자	전문대졸	무직	72	수도권	4	4.33	3.20	3.50
13	보통	만족	보통	보통	만족	보통	매우만족	만족	보통	보통	보통	만족	보통	남자	중졸이하	개인사업	36	충청권	4	3.33	3.80	3.25
14	매우만족	만족	만족	만족	보통	만족	불만	만족	만족	만족	보통	보통	만족	남자	대졸이상	직장인	32	영남권	5	4.33	3.40	3.50
15	만족	매우만족	매우만족	만족	보통	만족	만족	불만	만족	만족	만족	만족	매우만족	남자	고졸	전업주부	50	영남권	7	4.67	3.40	4.00
16	만족	보통	만족	보통	보통	만족	보통	매우만족	만족	만족	만족	불만	만족	남자	대졸이상	학생	20	호남권	9	3.67	3.60	3.50
17	보통	만족	보통	불만	보통	만족	불만	만족	보통	보통	보통	만족	보통	여자	중졸이하	개인사업	36	충청권	11	3.33	3.00	3.25
18	보통	만족	보통	보통	불만	보통	불만	불만	보통	보통	만족	보통	보통	여자	고졸	개인사업	28	수도권	12	3.33	2.40	3.25
19	만족	매우만족	불만	보통	만족	보통	보통	만족	만족	만족	매우만족	만족	보통	여자	대졸이상	학생	24	영남권	14	3.67	3.40	4.25
20	보통	보통	만족	만족	보통	불만	만족	보통	불만	보통	보통	보통	보통	남자	중졸이하	전업주부	27	제주.강...	20	3.33	3.20	2.75

※ 저장 위치 : C:₩SPSS통계분석₩SPSS_SAV₩2-1_manjokdo_H-병원만족도_06_변수 계산_2.sav

제 3 장 빈도분석과 산점도 분석

01 빈도분석

1.1 전제적 논의

H-병원 원무과에 근무하는 홍준우 대리는 원무부장으로부터 입원 중인 환자들의 병원 서비스만족도에 대한 설문조사 결과를 분석하여 보고하라는 업무지시를 받았다. 우선적으로 그는 응답한 사람들의 연령층에 대한 분포를 조사하여 다음날까지 보고하기로 하였다.

1.2 빈도분석 실행

빈도분석(Frequency Analysis)은 도수분포나 막대그림표를 활용하여 측정 변수들이 가진 분포의 특성에 대한 기본적인 정보를 제공한다. 여기서 분포의 특성이란 데이터가 어느 쪽으로 편중되어 있는 지, 또 어느 정도 흩어져 있는 지, 정규분포를 기준으로 어느 정도 뾰족한 지의 정도 등을 나타낸다. 이러한 분포의 특성은 평균, 분산 등과 같은 통계적 용어를 사용하여 수치의 특성을 알아볼 수 있다.

[분석(A)] → [기술통계량(E)] → [빈도분석(F)...]

우선 [C:\SPSS통계분석\SPSS_SAV\2-1_manjokdo_H-병원만족도.sav]에서 H-병원의 서비스만족도 파일(2-1_manjokdo_H-병원만족도.sav)을 열면, 초기 창이 나오고 이 때 [분석(A)] → [기술통계량(E)] → [빈도분석(F)...] 순으로 클릭하면 〈그림 3-1〉과 같은 [빈도분석(F)] 대화상자 창이 나타난다.

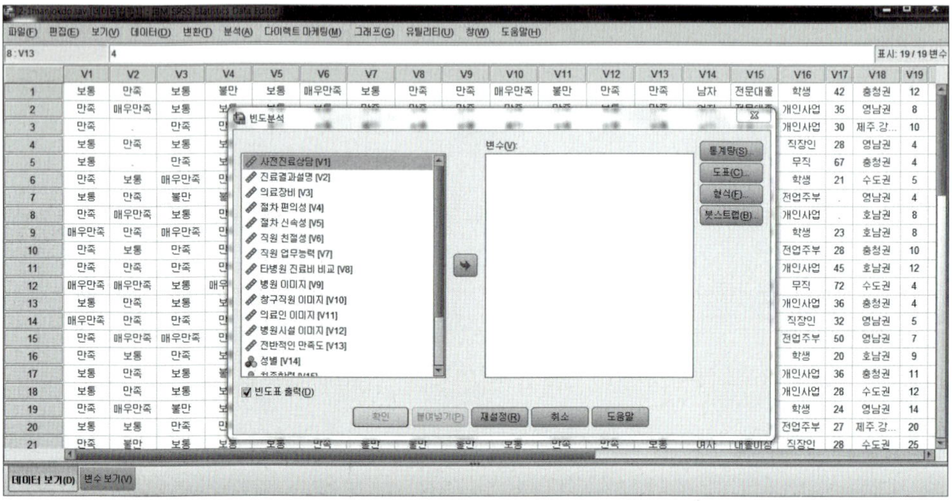

※ 저장 위치 : C:₩SPSS통계분석₩SPSS_SAV₩2-1_manjokdo_H-병원만족도sav

〈그림 3-1〉 [빈도분석] 대화상자 창 〈1〉

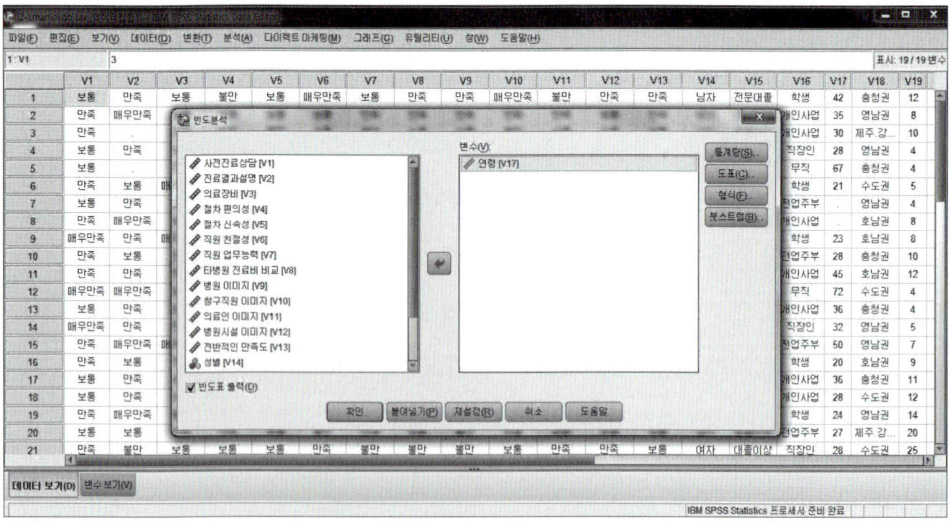

〈그림 3-2〉 [빈도분석] 대화상자 창 〈2〉

여기에서 대화상자 왼쪽 창에 입력된 변수들 중 연령(V_{17})을 지정하여 오른쪽 창에 있는 [변수(V)]로 이동시키면 〈그림 3-2〉와 같이 나타난다.

〈그림 3-2〉에서 [통계량(S)], [도표(C)], [형식(F)] 이 세 개의 분석 메뉴를 각각 클릭하여 필요한 정보를 선택한 뒤, [빈도분석(F)]을 실행한다.

1.2.1 통계량 구하기

빈도분석에서 통계량을 구하기 위해 [통계량(S)]을 클릭한 뒤, 〈그림 3-3〉 [빈도분석: 통계량] 대화상자 창에 나타난 항목에 ✓를 하고 [계속]을 누르면 〈그림 3-2〉 상태로 되돌아간다.

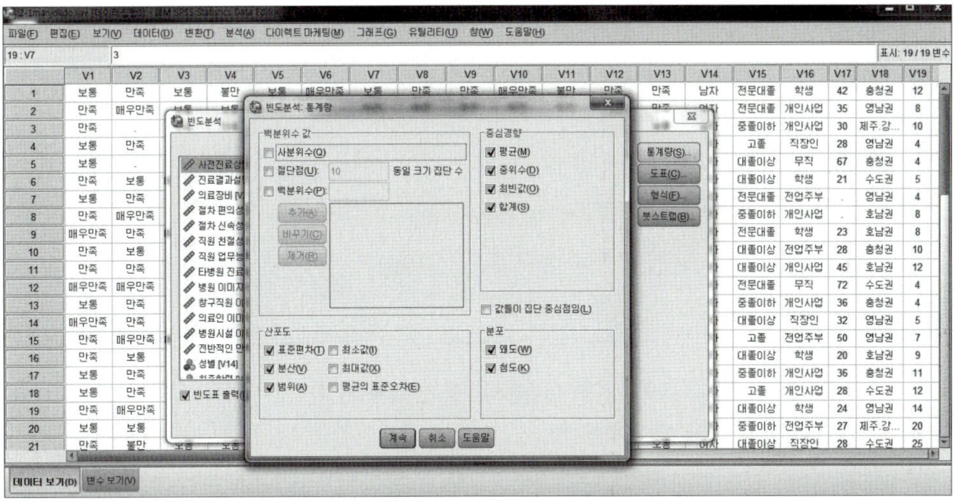

〈그림 3-3〉 [빈도분석 : 통계량] 대화상자 창

표 3-1 [빈도분석 : 통계량] 대화상자 창에 대한 키워드 설명

키 워 드	설명 내용
백분위수 값	□가 있어 2개 이상을 선택가능
□ 사분위수(Q)	사분위로서 25번째, 50번째, 75번째 비율을 출력
□ 절단점(U) □ 동일크기 집단수	전체케이스를 지정한 수만큼의 동일집단으로 나누는 기준값들 2와 10사이 크기를 입력할 수 있음.
□ 백분위수(P) :	프로그램 사용자가 0과 100사이의 값을 입력할 수 있으며, 입력후 추가 단추를 누르면 된다.
중심경향	2개 이상 선택가능
□ 평균(M)	산술평균 : 관측치 전체를 합한 후에 자료의 관측치 총개수로 나눈값
□ 중위수(D)	중앙값 : 데이터를 순서대로 배열한 상태의 정중앙값
□ 최빈값(O)	자료의 분포에서 빈도수가 가장 높은 관측치
□ 합계(S)	변수들의 총합
□ 값들이 집단 중심점임(L)	변수집단의 중앙값
산포도	
□ 표준편차(T)	분산의 제곱근
□ 분산(V)	각 편차 제곱의 합을 관측치의 수로 나눈값
□ 범위(N)	데이터의 최대값과 최소값의 차
□ 최소값(I)	데이터의 최소값
□ 최대값(X)	데이터의 최대값
□ 평균의 표준오차(E)	표본평균의 분산에 제곱근을 취한 표준편차
분포	2개 이상 선택가능
□ 왜도(W)	왜도 : 분포의 편중(치우침)
□ 첨도(K)	첨도 : 분포의 뾰족한 정도

자료 : SPSS 아카데미, 사회과학 통계분석, 2005, p.105. 참조.

1.2.2 도표 그리기

〈그림 3-2〉 상태에서 [도표(C)]를 클릭한 뒤, 〈그림 3-4〉에서 보는 바와 같이 그리고자 하는 [도표유형]을 선택한 후 [계속]을 누르면, 다시 〈그림 3-2〉 상태로 되돌아간다.

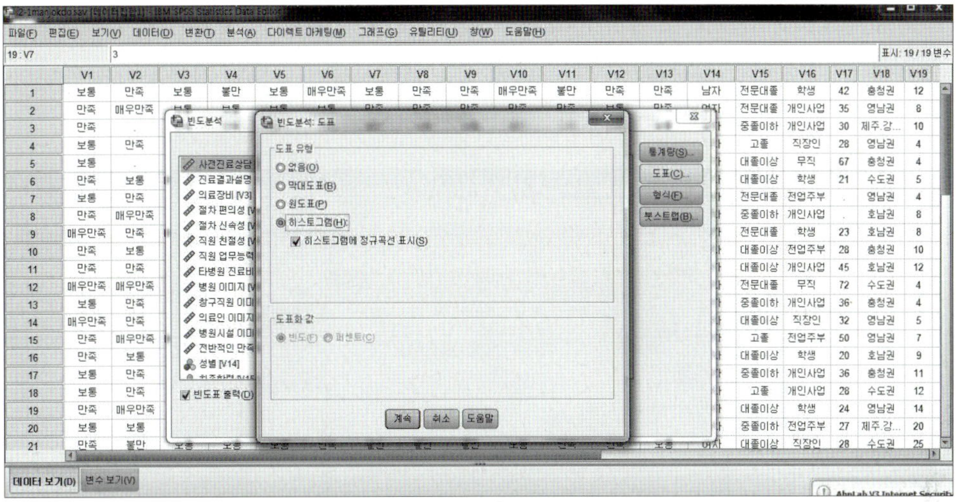

〈그림 3-4〉 [빈도분석 : 도표] 대화상자 창

〈그림 3-4〉 창에서 [⊙ 히스토그램(H)]을 선택한 뒤 [☑ 히스토그램에 정규곡선 표시(S)]를 지정하고 [계속]을 누르면 막대그림표가 나타난다.

표 3-2 [빈도분석 : 도표] 대화상자 창에 대한 키워드 설명

키 워 드	설명 내용
도표유형	□가 있어 2개 이상을 선택가능
◎ 지정하지 않음(O)	도표를 지정하지 않은 경우 디폴트(Default)
◎ 막대도표(B)	막대그림표
◎ 원도표(P)	원도표
⊙ 히스토그램(H)	막대그림표
☑ 정규분포 곡선표시(W)	막대그림표를 나타내면서 정규분포 곡선을 그린다.
도표화 값	원도표를 누르면 나타나는 도표화 값
⊙ 빈도(F)	빈도를 나타냄.
◎ 퍼센트(C)	퍼센트

자료 : SPSS 아카데미, 사회과학 통계분석, 2005, p.106. 참조.

1.2.3 형식 정하기

빈도분석의 결과를 원하는대로 출력하기 위해서는 〈그림 3-2〉의 [빈도분석(F)] 대화

상자 창에서 [형식(F)]을 클릭하여 〈그림 3-5〉와 같이 선택한 뒤, [계속]을 누르면 다시 〈그림 3-2〉의 창이 나타난다. 이 때 하단에 있는 [확인]을 클릭하면 결과물이 출력된다.

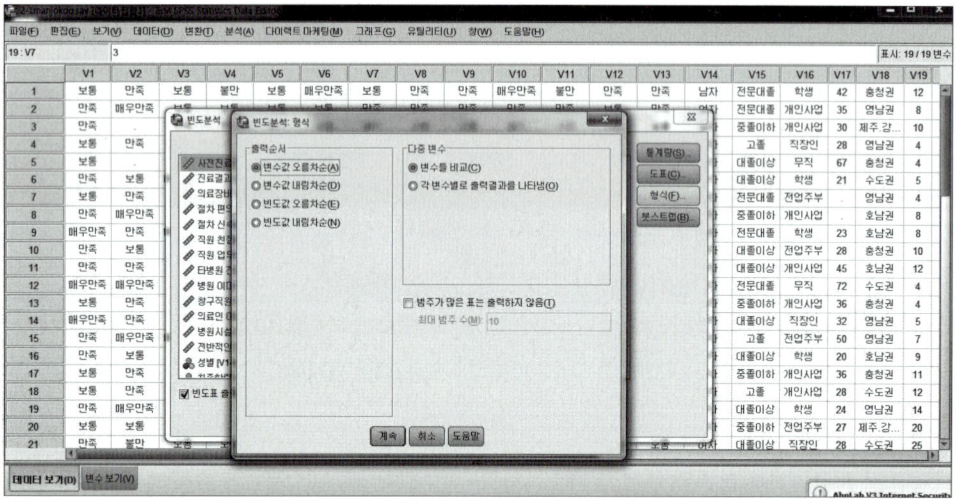

〈그림 3-5〉 [빈도분석 : 형식] 대화상자 창

표 3-3 [빈도분석 : 형식] 대화상자 창에 대한 키워드 설명

키 워 드	설명 내용
출력순서	아래 항목 중에서 한가지를 선택하면 된다.
⊙ 변수값 오름차순(A)	변수를 오름차순으로 배열
◎ 변수값 내림차순(D)	변수를 내림차순으로 배열
◎ 빈도값 오름차순(E)	빈도수에 따른 오름차순 정리
◎ 빈도값 내림차순(N)	빈도수에 따른 내림차순 정리
다중변수	여러 변수를 처리하는 방법
⊙ 변수들 비교(C)	여러 변수에 대한 통계표를 만들어 비교하는 방법
◎ 각 변수별로 출력결과를 나타냄(O)	각 변수별로 출력결과를 나타내는 방법
□ n범주 이상은 표에 출력하지 않음 출력 범주 제한(T)	□ 개에 지정된 값 이상의 변수는 표에 나타나지 않음을 나타냄. 최대 범주수는 10임.

자료 : SPSS 아카데미, 사회과학 통계분석, 2005, p.107. 참조.

이상에서와 같이 통계사용자가 [통계량(S)], [도표(C)], [형식(F)]에 관하여 각각 원하는 정보를 선택한 후, 최종적으로 [확인]을 클릭하면 분석결과물이 출력된다.

1.3 분석결과 설명

[분석결과 3-1]은 H-병원 서비스만족도 설문조사 응답자들의 연령을 [IBM SPSS 21]로 실행한 빈도분석 결과이다.

분석결과 3-1 빈도분석 결과

연 령		통계량
N	유효	28
	결측	2
평 균		36.21
중 위 수		31.50
최 빈 값		28
표 준 편 차		14.098
분 산		198.767
왜 도		1.418
왜도의 표준오차		.441
첨 도		1.468
첨도의 표준오차		.858
범 위		52
합 계		1014

연령

		빈도	퍼센트	유효 퍼센트	누적 퍼센트
유효	20	1	3.3	3.6	3.6
	21	1	3.3	3.6	7.1
	23	1	3.3	3.6	10.7
	24	1	3.3	3.6	14.3
	25	1	3.3	3.6	17.9
	26	1	3.3	3.6	21.4
	27	1	3.3	3.6	25.0
	28	5	16.7	17.9	42.9
	30	1	3.3	3.6	46.4
	31	1	3.3	3.6	50.0
	32	1	3.3	3.6	53.6
	34	1	3.3	3.6	57.1
	35	1	3.3	3.6	60.7
	36	2	6.7	7.1	67.9
	40	1	3.3	3.6	71.4
	42	1	3.3	3.6	75.0
	44	2	6.7	7.1	82.1
	45	1	3.3	3.6	85.7
	50	1	3.3	3.6	89.3
	67	1	3.3	3.6	92.9
	70	1	3.3	3.6	96.4
	72	1	3.3	3.6	100.0
	합계	28	93.3	100.0	
결측	시스템 결측값	2	6.7		
합 계		30	100.0		

※ 저장 위치 : C:\SPSS통계분석\SPSS_SPV\2-1_manjokdo_H-병원만족도_01_빈도분석.spv

1.3.1 통계량 분석결과 요약

- [N] : 설문지 응답자 수(30명)이다.
- [유효 28] : 설문지 응답자 30명 중 연령(V_{17}) 문항에 응답한 숫자가 28명이다.
- [결측 2] : 설문지 응답자 30명 중 연령(V_{17}) 문항에 무응답한 숫자가 2명이다.
- [평균 36.21] : 연령(V_{17}) 문항에 응답한 28명의 평균 연령이 36.21세이다.
- [중위수 31.50] : 중앙값은 31.5세이다.
- [최빈값 28] : 최빈값 즉 가장 응답 빈도가 높은 연령은 28세이다.
- [표준편차 14.098] : 분포의 표준편차는 14.098세이다.
- [분산 198.767] : 분포의 분산은 198.767세이다.
- [왜도 1.418] : 왜도는 분포의 편중(치우침)을 의미한다. 현재 +1.418로서 오른쪽 꼬리 분포를 보인다. 왜도의 절대값이 0에 가까울수록 정규분포와 유사한 대칭 모습을 보이고, +값 은 오른쪽꼬리 분포, -값은 왼쪽꼬리분포를 나타낸다(〈그림 3-6〉).

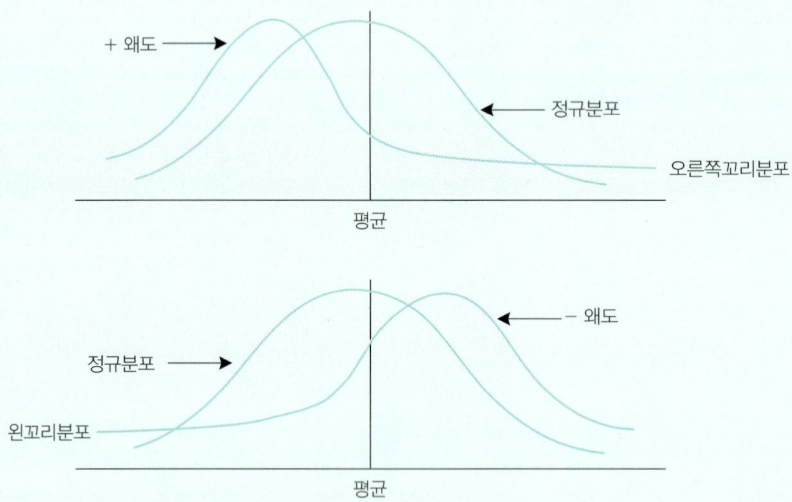

자료 : SPSS 아카데미, 사회과학 통계분석, 2005, p.110. 참조.

〈그림 3-6〉 정규분포와 왜도

- [첨도 1.468] : 첨도는 평균값을 중심으로 한 분포의 밀도를 나타낸다. 현재 1.468

로서 정규분포보다 좁고 뾰족한 형태로 되어 있음을 의미한다. 첨도의 절대값이 0에 가까울수록 정규분포와 유사한 형태를 보이며, +값은 정규분포보다 좁고 뾰족한 형태로 밀집되어 보이고, -값은 그 반대 형태의 분포를 나타낸다(〈그림 3-7〉).

• [범위 52] 최소값과 최대값의 차이는 52세이다.

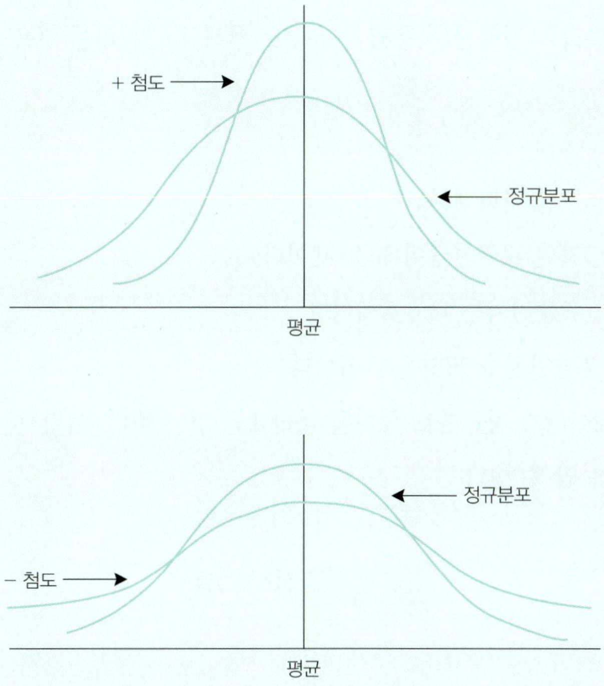

자료 : SPSS 아카데미, 사회과학 통계분석, 2005, p.109. 참조.

〈그림 3-7〉 정규분포와 첨도

1.3.2 연령 빈도분석 결과 요약

• [유효] : 연령(V_{17})의 관측치는 20세부터 72세까지 28개 관측치가 유효하다.

• [빈도] : 실제값을 나타내는 빈도 또는 도수이다. 여기서 28세는 5명으로 가장 높은 빈도를 나타내고 있다.

• [퍼센트] : 전체 관측치 중에서 28이라는 도수가 차지하는 백분율이 16.7%라는 의

미이다. 총 30명 중에서 28세는 5명이며 이를 퍼센트로 환산하면 (5/30)×100 =16.7%이다.

- [유효퍼센트] : 데이터에 결측값(무응답치)이 두 개 있으므로 전체를 28명으로 간주하여 유효한 백분율을 계산한다. 28세의 경우 (5/28)×100=17.9%이다.
- [누적퍼센트] : 누적 백분율을 의미한다. 예컨대, 28세의 17.9퍼센트는 20, 21, 23, 24, 25, 26, 27세의 각각 유효퍼센트를 합계한 백분율이다.
- [시스템 결측값] : 결측값(무응답치)은 2로 전체의 6.7%라는 것을 의미한다.

1.3.3 히스토그램 분석 결과 요약

- [빈도] : 빈도수를 나타낸다.
- [평균] : 응답자의 평균연령이 36.21세이다.
- [표준편차] : 표준편차는 14.098세이다.
- [N] : 유효 응답인원수 28명을 나타낸다.

빈도분석은 데이터가 정규분포 형태를 나타내는 것이 좋다. 여기서는 정규분포 형태를 보이고 있음을 알 수 있다.

분석결과 3-2 히스토그램

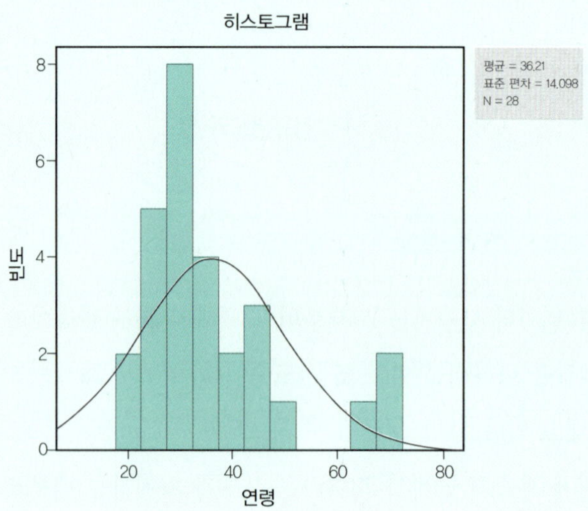

1.4 도표 편집기 활용

여기서는 프리젠테이션 제작시 도표를 강조해야 할 경우 히스토그램의 색깔이나 경계선 등을 다양하게 편집할 수 있는 기능을 소개한다. 이러한 기능을 실행하기 위해서는 [분석결과 3-2] 히스토그램에 마우스를 올려놓고 두 번 클릭하면 〈그림 3-8〉과 같은 [도표 편집기] 대화상자 창이 나온다.

[도표 편집기] 창에는 [파일(F)], [편집(E)], [보기(V)], [옵션(O)], [요소(M)], [도움말(H)]이 있다. [파일(F)]에는 [도표양식 저장(S)], [도표양식 적용(A)], [XML로 도표 내보내기] 등의 실행 단추가 있다. [편집(E)]에는 [도표 척도조정(R)], [도표 복사(H)] 등의 실행단추가 있는데, 그림을 보다 보기 좋게 디자인할 수 있게 해 준다. [보기(V)]에는 [상태표시줄]과 각종 [도구모음] 단추가 있다. [옵션(O)]에는 [격자선 보이기(G)], [범례감추기], [도표전치(R)] 등의 실행단추가 있다. 마지막으로 [요소(M)]에는 [데이터 설명 보이기(D)] 등의 실행단추가 있다. 이와 같이 [도표 편집기]를 사용하면 그림을 다양한 형태로 바꿀 수 있다.

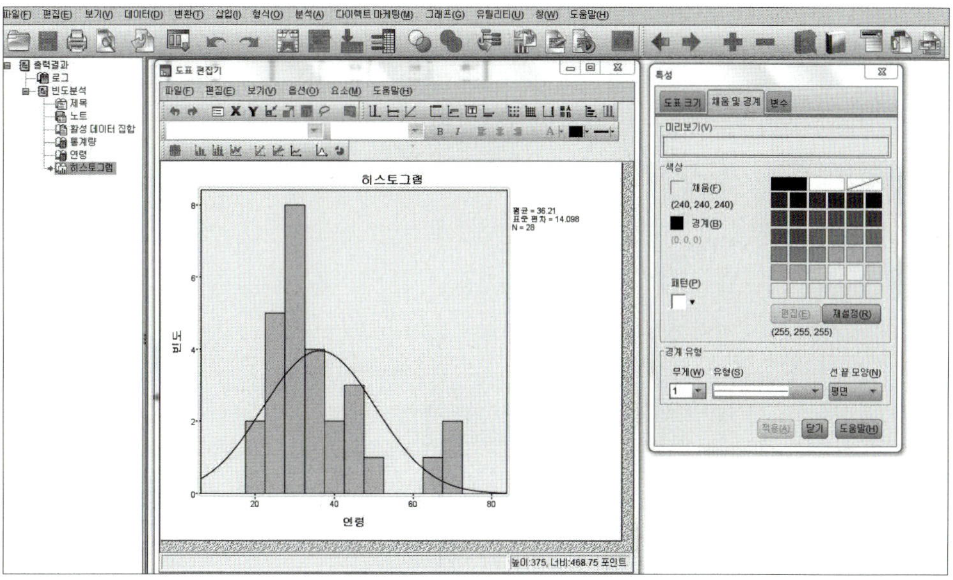

〈그림 3-8〉 도표 편집기 대화상자 창

02 산점도 분석

2.1 산점도 분석의 실행

산점도(Scatter Diagram)는 두 변수 간의 개략적인 관계를 알아보기 위해서 관측치들을 X축과 Y축 좌표 평면에 나타낸 그림이다. [IBM SPSS 21]에서 사용하고 있는 산점도라는 용어는 통계용어로 산포도에 해당한다.

[그래프(G)] → [레거시 대화상자(L)] → [산점도/점도표(S)...]

우선 [C:\SPSS통계분석\SPSS_SAV\2-1_manjokdo_H-병원만족도.sav]에서 H-병원의 서비스만족도 파일(2-1_manjokdo_H-병원만족도.sav)을 열면, 초기 창이 나오고 이 때 [그래프(G)] → [레거시 대화상자(L)] → [산점도/점도표(S)...] 순으로 클릭하면 〈그림 3-9〉와 같은 [산점도/점도표] 대화상자 창이 나타난다.

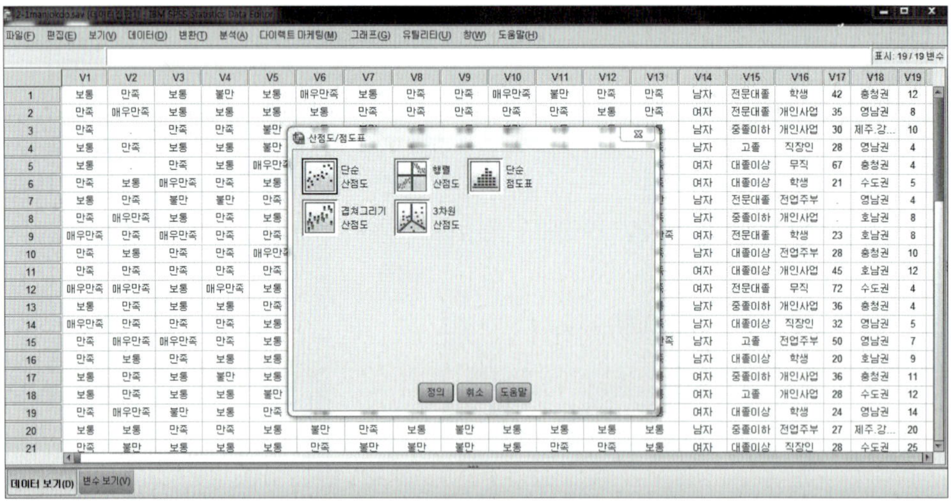

※ 저장 위치 : C:\SPSS통계분석\SPSS_SAV\2-1_manjokdo_H-병원만족도.sav

〈그림 3-9〉 [산점도/점도표] 대화상자 창

위 대화상자 창에는 5개의 산점도 종류가 있는데, 예컨대 [단순 산점도]를 선택하고 창 하단에 있는 [정의]를 클릭한다. 이 때 X-축(X)에는 변수 V_1(사전진료상담)을, Y-축(Y)에는 V_2(진료결과설명)를 지정하고, 오른쪽 대화상자 창에 있는 [제목]을 누르고 'V_1(사전진료상담)과 V_2(진료결과설명)의 산점도'를 입력하면 〈그림 3-10〉과 같은 대화상자 창이 나온다.

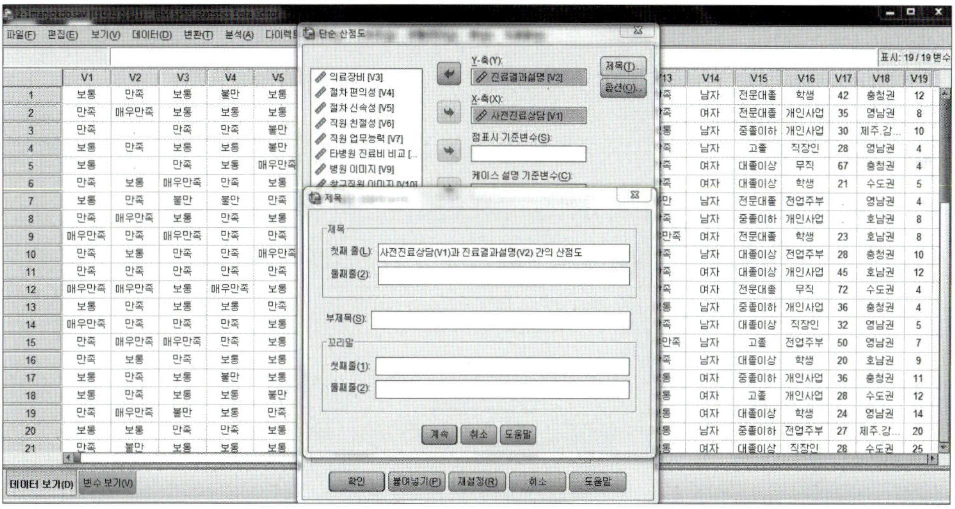

〈그림 3-10〉 [단순 산점도] 대화상자 창

분석결과 3-3 사전진료상담(V_1)과 진료결과설명(V_2) 간의 산포도

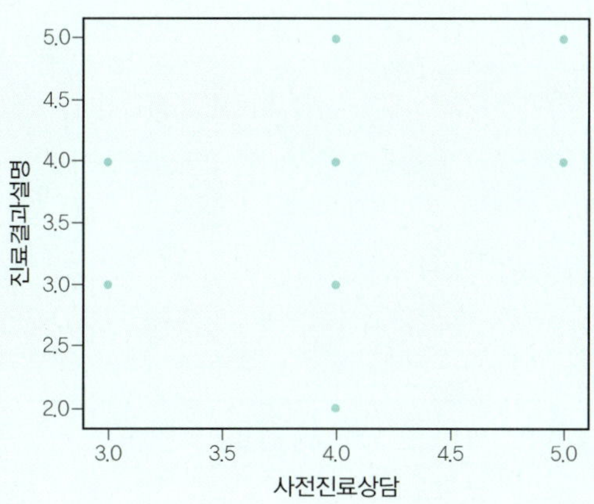

이 때 [계속]을 누른 뒤 [확인]을 클릭하면 [분석결과 3-3]과 같은 결과물이 나타난다.

2.2 분석결과 설명

2.2.1 산점도 분석결과 설명

이 산포도에서 ㅇ는 X-축(사전진료상담)과 Y-축(진료결과설명)에 대한 좌표 상의 위치를 나타낸다. 분석결과를 기초로 두 변수의 관계를 개략적으로 살펴보면, 사전진료상담(V_1)에 대하여 만족하면 할수록 진료결과설명(V_2)도 어느 정도 만족하고 있음을 알 수 있다.

산점도 그림만 보고 섣불리 개략적인 관계를 확실하게 밝히기는 아직 부족한 점이 있다. 그래서 산점도에서 추정 회귀선을 구하고, 회귀선의 설명력을 나타내는 결정계수(RSQ)에 대한 정보를 추가적으로 확보하는 것이 필요하다.

2.2.2 추정회귀선과 결정계수 구하기

분석결과 3-4 [도표 편집기] 대화상자 창

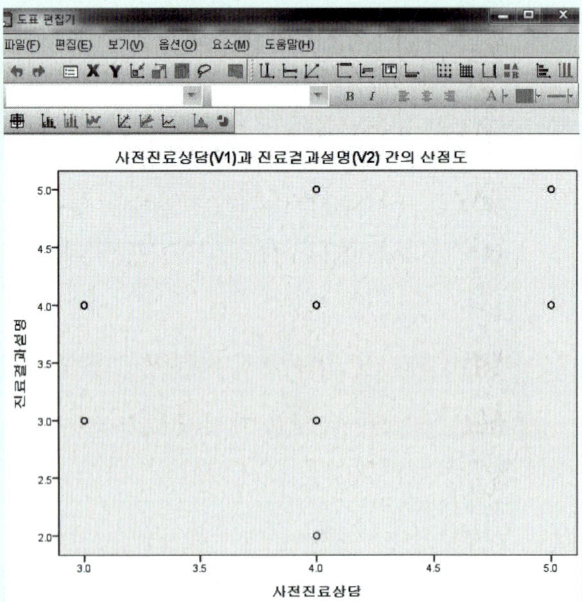

※ 저장 위치 : C:₩SPSS통계분석₩SPSS_SPV₩2-1_manjokdo_H-병원만족도_02_산점도 분석.spv

[분석결과 3-3]의 산포도에서 추정회귀선과 결정계수를 계산하려면, 다음과 같은 순서로 진행한다. 즉 [분석결과 3-3]에서 점이 나타난 곳 위에 마우스를 올려 놓고 두 번 클릭하면, [분석결과 3-4]와 같은 대화상자 창이 나타난다.

[분석결과 3-4] 대화상자 창에서 어느 한 점(ㅇ)에 마우스를 올려놓고 두 번 클릭하면 산점도 [점표시] 대화상자 창이 나오는데, 이 때 [분석결과 3-5]와 같이 안내표시 클릭 위치를 찾아 클릭한다.

분석결과 3-5 산점도 [점표시] 및 [적합선 추가] 대화상자 창

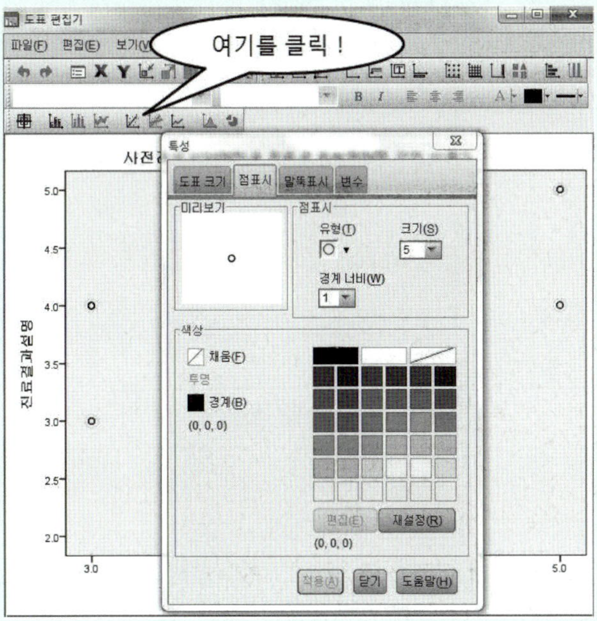

그러면 [전체 적합선 추가]가 실행되면서 [분석결과 3-6]과 같은 [회귀선 적합] 대화상자 창이 나타나는데, [적합방법]은 [선형(L)]을, [신뢰구간]은 [평균(E)]을 선택하고 신뢰구간은 95%를 설정하면 [분석결과 3-6]과 같은 창이 나타난다.

분석결과 3-6 [특성]의 [회귀선 적합] 대화상자 창

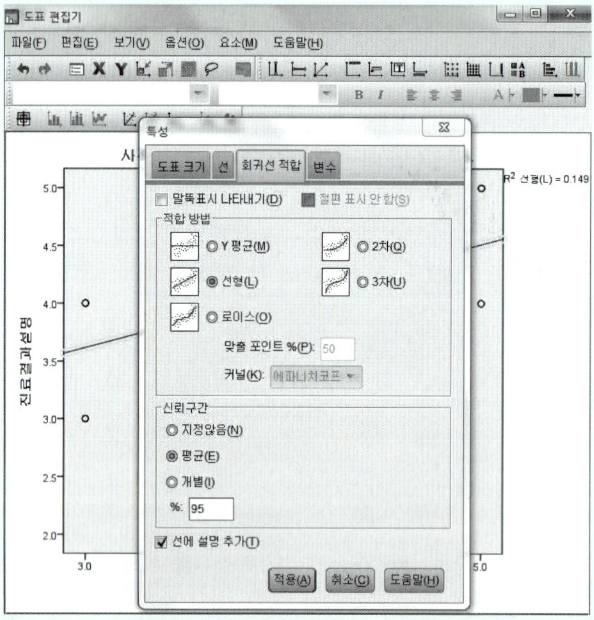

이 때 [적용(A)]을 클릭하면 [분석결과 3-7]과 같은 산점도 추정회귀선과 결정계수 값을 얻을 수 있다. 여기서 추정회귀선은 직선이며 신뢰수준이 곡선으로 나타나 있다. 또한 회귀선의 설명을 나타내는 결정계수의 값(R제곱 선형=0.149)이 나타나 있다.

분석결과 3-7 산점도 추정회귀선과 결정계수 결과물

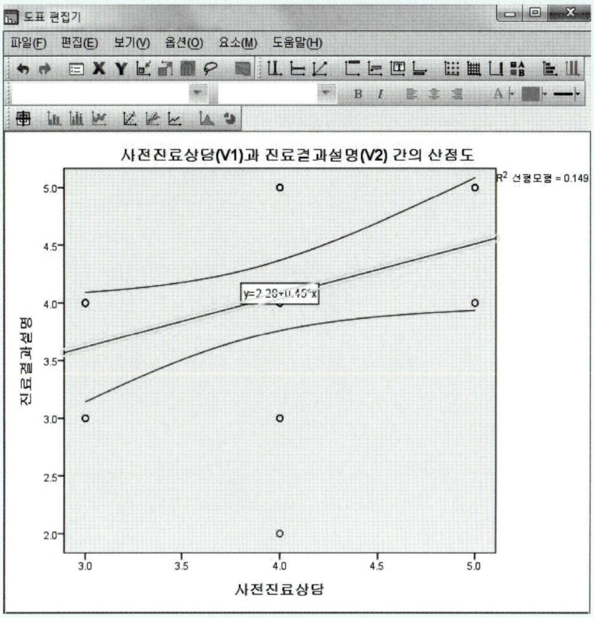

※ 저장 위치 : C:₩SPSS통계분석₩SPSS_SPV₩2-1_manjokdo_H-병원만족도_03_산점도 추정회귀선.spv

제4장 교차분석과 다중응답 분석

01 교차분석

1.1 전제적 논의

H-병원 원무과에 근무하는 홍준우 대리는 원무부장으로부터 내원 환자들의 성별(V_{14}) 직원 친절성(V_6)에 대한 설문조사 결과를 분석하여 업무보고를 하라는 지시를 받았다.

1.2 교차분석 실행

교차분석을 통해 복잡한 데이터를 일목요연하게 표로 만들어서 변수 간의 상관관계를 알아볼 수 있다. 교차분석에서 두 변수가 독립적인지 아니면 상호 관련성이 있는지를 분석하는 것이 카이제곱 검정이다.

이에 홍준우 대리는 [IBM SPSS 21] 사회통계 프로그램으로 [교차분석(C)]을 실행하기로 마음 먹었다.

[분석(A)] → [기술통계량(E)] → [교차분석(C)...]

우선 [C:\SPSS통계분석\SPSS_SAV\2-1_manjokdo_H-병원만족도.sav]에서 H-병원의 서비스만족도 파일(2-1_manjokdo_H-병원만족도.sav)을 열면, 초기 창이 나오고 이 때 [분석(A)] → [기술통계략(E)] → [교차분석(C)...] 순으로 클릭하면 〈그림 4-1〉과 같은 [교차분석(C)] 실행 창이 나타난다.

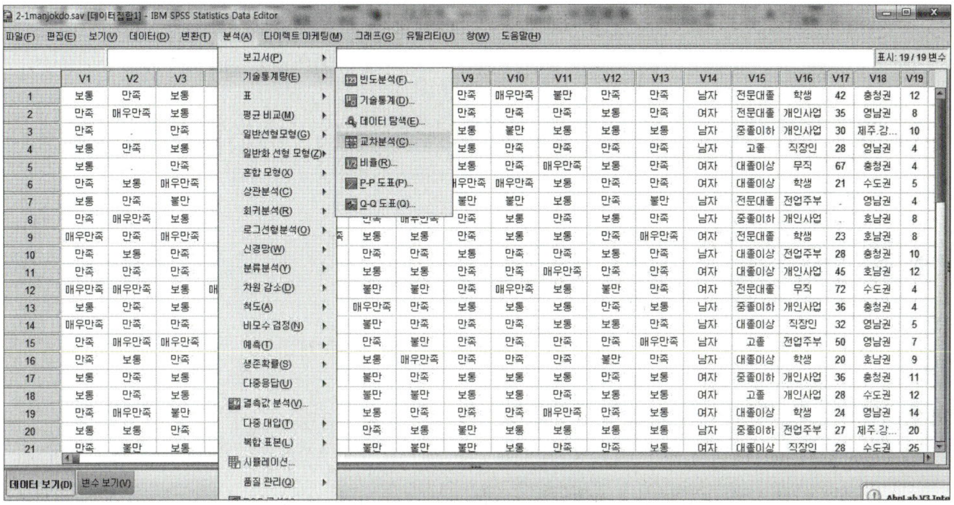

※ 저장 위치 : C:₩SPSS통계분석₩SPSS_SAV₩2-1_manjokdo_H-병원만족도.sav

〈그림 4-1〉 [교차분석(C)]의 분석절차 대화상자 창

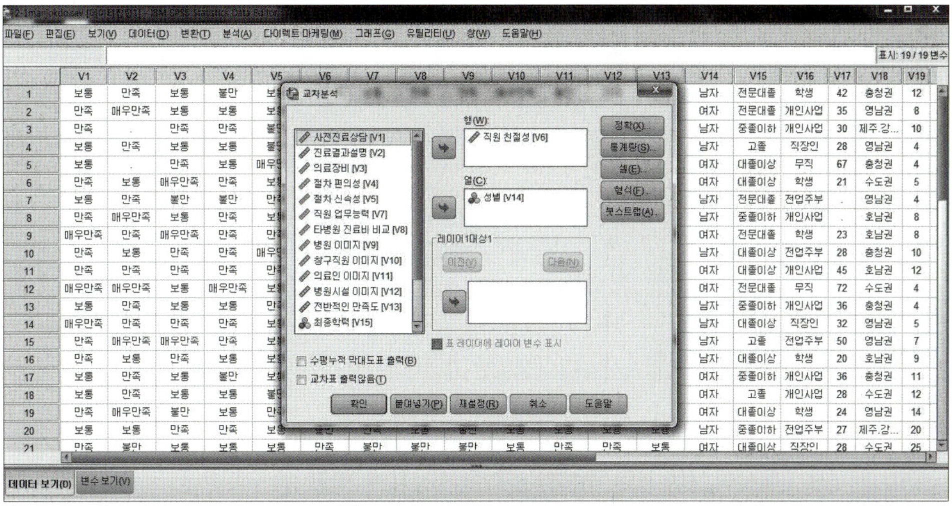

〈그림 4-2〉 [교차분석] 대화상자 창

직원의 친절성(V_6)에 대한 H-병원 환자들의 평가를 성별(V_{14})로 어떤 관련성이 있는

지를 살펴보기로 한다. 〈그림 4-1〉에서 [교차분석(C)]을 클릭한 뒤, [행(W)]에는 독립변수인 V_6, [열(C)]에는 종속변수(V_4)를 이동시키면, 〈그림 4-2〉와 같이 나타난다.

위 대화상자 창 하단에서, [□ 수평누적 막대도표 출력(B)]을 선택하면 수평누적 막대도표 결과를 얻을 수 있고, [□ 교차표 출력 않음(T)]을 선택하면 교차분석표가 출력되지 않으며, 반대로 선택하지 않으면 교차분석표가 출력된다. 여기서는 디폴트 상태로 두고 교차분석표를 출력하기로 한다. [정확(X)], [통계량(S)], [셀(E)], [형식(F)] 등에 대해 각각 분석을 실행해 보자.

1.2.1 [정확(X)] 검정

[교차분석(C)]의 정확한 검정을 위하여 [정확(X)]을 클릭한다. 그러면 〈그림 4-3〉과 같은 [정확한 검정] 대화상자 창이 나타난다.

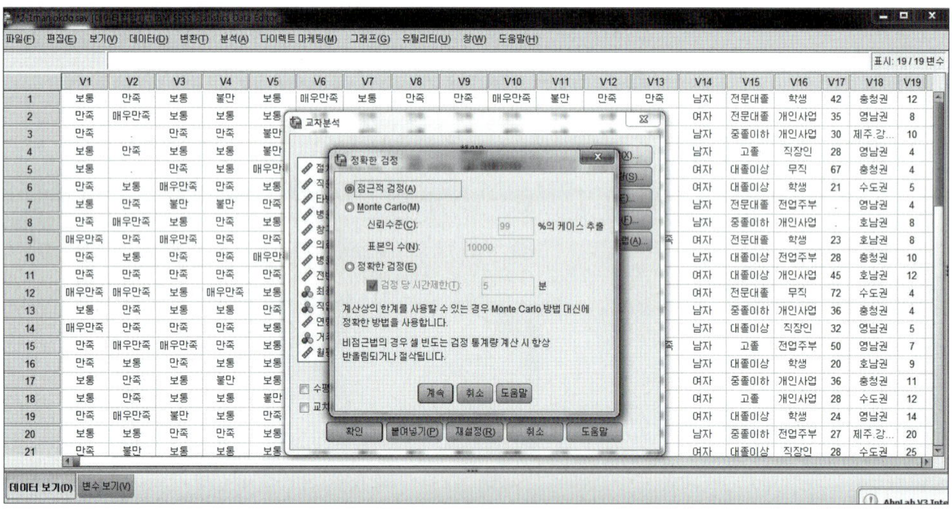

〈그림 4-3〉 [정확한 검정] 대화상자 창

〈표 4-1〉은 [교차분석(C)]에서 [정확한 검정(E)]에 대한 구체적인 설명을 나타낸 것이다.

표 4-1 [정확한 검정] 대화상자 창에 대한 키워드 설명

키워드	설명 내용
점근적 검정(A)	검정통계량의 점근적 분포, 데이터가 많음을 가정한다.
Monte Carlo(M)	점근적 방법 가정에 관계없이 데이터 군이 큰 경우, Monte Carlo(M)단추를 누르면, 원하는 [신뢰수준(C)], [표본의 수(N)]를 지정할 수 있다.
정확(E)	관측결과의 확률 또는 더 많은 극단값의 출현확률을 정확하게 계산하는데, 이 키워드를 누르면 검정당 제한 시간을 얻을 수 있다.

자료 : SPSS 아카데미, 사회과학 통계분석, 2005, p.118. 참조.

1.2.2 [통계량] 구하기

〈그림 4-3〉과 같은 [정확한 검정] 대화상자 창에서 [계속]을 클릭하면 〈그림 4-2〉 상태로 되돌아간다. 이 때 [교차분석(C)]의 [통계량(S)]을 구하기 위해 [통계량(S)]을 클릭한 뒤, [통계량(S)] 대화상자 창이 나타날 때 상단에 [카이제곱(H)]과 [상관관계(R)]를 선택하면 〈그림 4-4〉와 같은 [교차분석 : 통계량] 대화상자 창이 나타난다.

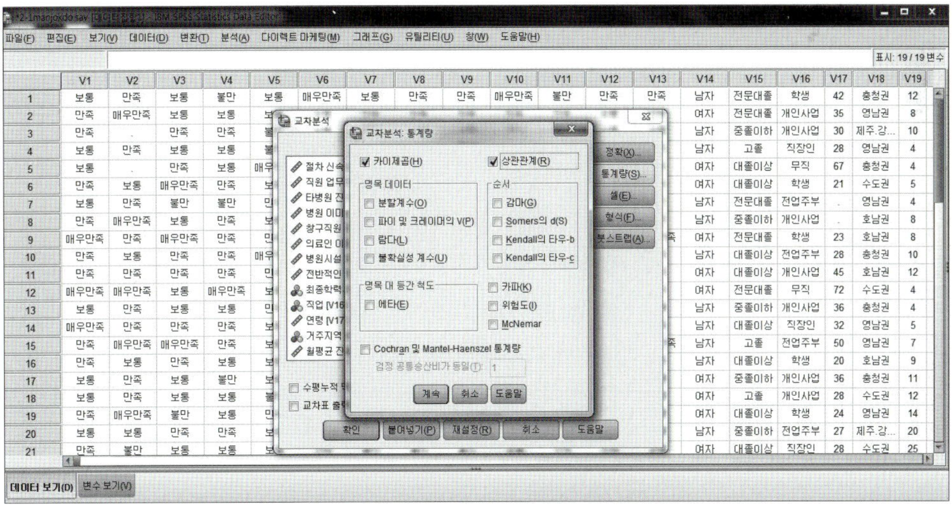

〈그림 4-4〉 [교차분석 : 통계량] 대화상자 창

〈그림 4-4〉에서는 [☑ 카이제곱(H)]과 [☑ 상관관계(R)]를 선택하고 있음을 보여주고 있다. 다음의 〈표 4-2〉는 교차분석 통계량을 설명한 것이다.

표 4-2 [교차분석 : 통계량] 대화상자 창에 대한 키워드 설명

키 워 드	설명 내용
□ 카이제곱(H)	Pearson 카이제곱, 우도비카이제곱, 선형대결합 카이제곱값을 제시한다.
□ 상관관계(R)	두 변수간의 선형결합을 나타내는Pearson 상관계수 및 두 변수의 등간척도의 Spearman 상관계수를 제시한다.
명목 데이터	명목자료의 통계량인 경우 아래의 하나를 선택하면 된다.
□ 분할계수(O)	카이제곱을 기초로 한 결합값(0과 1사이에 존재)
□ 파이 및 Cramer의 V(P)	카이제곱의 값을 표본의 수로 나눈 다음, 제곱을 취한 경우의 값
□ 람다(L)	독립변수를 통해 종속변수를 예측하는 정도로 1은 완전한 예측을 나타내고, 0은 독립변수가 종속변수를 전혀 예측 못하는 것을 나타낸다.
□ 불확실성계수(U)	첫 번째 변수를 통한 두 번째 변수의 정보를 얻는 정도로 상한값 1에 가까울수록 첫 번째 변수 값에 대한 정보를 더 많이 예측한 것이 되고, 0에 가까울수록 두 번째 변수에 대한 정보를 얻지 못하는 경우를 말한다.
명목 대 구간데이터	명목척도와 구간척도일 경우 다음과 같은 통계량을 사용한다.
□ 에타(E)	구간척도(등간척도)에 대해 측정된 종속변수와 범주데이터(명목척도)를 가지는 독립변수에 대한 적합한 결합 측정값, 두 개의 Eta값이 계산된다. 하나는 열의 명목변수에 관한 것이며, 다른 하나는 행의 명목변수에 관한 것이다.
순서데이터	변수가 서열척도인 경우 아래의 통계량에서 하나 이상을 선택한다.
□ 감마(G)	카이제곱 검정을 마친 후에 쓰이는 보충 설명 자료
□ Sommers의 d(S)	독립변수에 대한 대응변수가 비대칭을 이루는 분포
□ Kendall의 타우-b(B)	동률을 고려한 비모수통계의 상관계수
□ kedall's 타우-c(C)	동률을 고려하지 않은 비모수통계 상관계수
□ 카파(K)	같은 개체에 대해 평가를 내린 평가자의 동의를 나타내는 값으로, 1은 완전동의, 0은 동의가 없음.
□ 위험도(I)	요인의 존재와 사건의 발생 간 결합강도의 측정값
□ McNemar(M)	명목변수와 순위변수로 되어 있는 두 변수 간의 분포차이 검정
□ Cochran 및 Mantel-Haenzel 통계량(A)	한 개 이상의 레이어(통제)변수를 정의되는 공변량 방법에 따라, 이분형 요인변수와 이분형 응답변수 간의 독립성을 검정, 한 레이어에 한해서 계산가능

자료 : SPSS 아카데미, 사회과학 통계분석, 2005, p.119. 참조.

앞의 〈그림 4-4〉 하단에 있는 [계속]을 클릭하면, 〈그림 4-2〉가 다시 나타난다. 이 창에서 [셀(E)]을 클릭하면, 〈그림 4-5〉와 같은 셀형식을 표기하는 [교차분석 : 셀 출력] 대화상자 창이 나타난다.

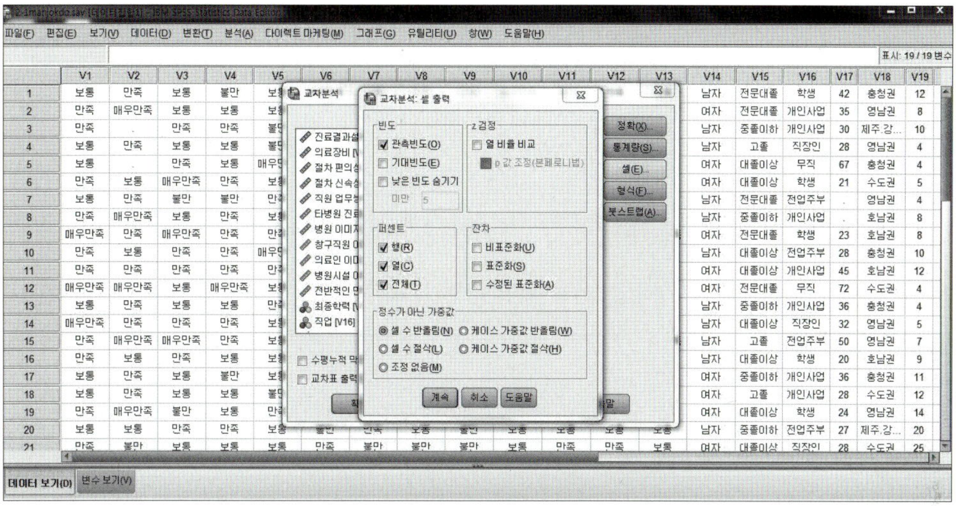

〈그림 4-5〉 [교차분석 : 셀 출력] 대화상자 창

〈표 4-3〉은 [교차분석 : 셀 출력] 대화상자 창의 셀 형식에 대한 키워드 설명을 나타낸 것이다.

표 4-3 [교차분석 : 셀 출력] 대화상자 창에 대한 키워드 설명

키 워 드	설명 내용
빈도	빈도수 표시를 나타내는 것이다.
☑ 관측빈도(D)	실제 관측된 사례의 빈도수(기본 설정됨)
□ 기대빈도(E)	행변수와 열변수가 통계적으로 독립되어 있으며, 서로 관련되어 있지 않은 경우, 셀에 기대되는 케이스 수
퍼센트	백분율 표시를 다음 중 하나 이상 선택 가능
□ 행(R)	행의 퍼센트를 나타냄.
□ 열(C)	열의 퍼센트를 나타냄.
□ 전체(T)	각셀의 총합 퍼센트를 나타냄.
잔차	잔차표시로 다음 중 하나 이상 선택할 수 있다.
□ 표준화하지 않음(U)	표준화되지 않은 잔차
□ 표준화(S)	표준화된 잔차
□ 수정되 표준화 잔차(A)	수정된 표준화 잔치

자료 : SPSS 아카데미, 사회과학 통계분석, 2005, p.120. 참조.

교차분석의 셀 출력은 각 셀에 속한 사례수, 기대빈도, 백분율(%), 잔차 등을 나타내도록 한다.

1.2.4 교차분석 표 형식

〈그림 4-5〉에서 [계속]을 누르고 다시 [확인]을 클릭하면, 앞의 〈그림 4-2〉가 다시 나타난다. 이 대화상자 창에서 [형식]을 클릭하면, 〈그림 4-6〉의 [교차분석 : 표 형식] 대화상자 창이 나온다.

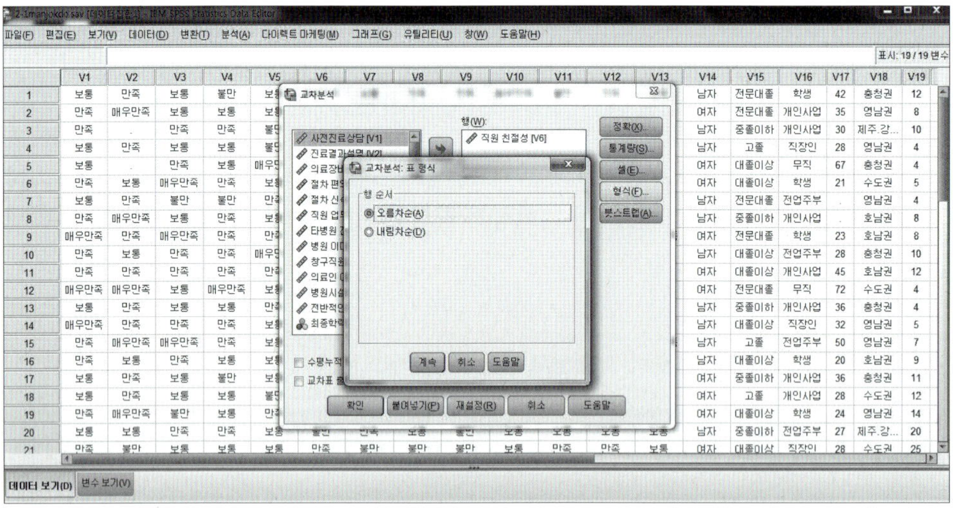

〈그림 4-6〉 [교차분석 : 표 형식] 대화상자 창

출력 형식은 교차분석 결과의 표 형식을 결정해 준다. 〈표 4-4〉는 [교차분석 : 표 형식] 대화상자 창에 대한 키워드 설명이다.

표 4-4 [교차분석 : 표 형식] 대화상자 창에 대한 키워드 설명

키 워 드	설명 내용
행의 순서	다음 중 하나를 선택하면 된다.
⊙ 오름차순(A)	열변수값의 오름차순으로 출력한다(기본설정).
◎ 내림차순(D)	열변수값의 내림차순으로 출력한다.

자료 : SPSS 아카데미, 사회과학 통계분석, 2005, p.121. 참조.

1.3 교차분석의 결과

〈그림 4-6〉에서 [계속]을 클릭하면, 〈그림 4-2〉가 다시 나타난다. 여기서 [확인]을 클릭하면 교차분석의 결과물을 얻게 된다.

분석결과 4-1 직원친절성 * 성별 교차표

			성별		전체
			남자	여자	
직원 친절성	매우 불만	빈도	1	0	1
		직원 친절성 중 %	100.0%	0.0%	100.0%
		성별 중 %	6.3%	0.0%	3.3%
		전체 %	3.3%	0.0%	3.3%
	불 만	빈도	1	1	2
		직원 친절성 중 %	50.0%	50.0%	100.0%
		성별 중 %	6.3%	7.1%	6.7%
		전체 %	3.3%	3.3%	6.7%
	보 통	빈도	5	7	12
		직원 친절성 중 %	41.7%	58.3%	100.0%
		성별 중 %	31.3%	50.0%	40.0%
		전체 %	16.7%	23.3%	40.0%
	만 족	빈도	8	5	13
		직원 친절성 중 %	61.5%	38.5%	100.0%
		성별 중 %	50.0%	35.7%	43.3%
		전체 %	26.7%	16.7%	43.3%
	매우 만족	빈도	1	1	2
		직원 친절성 중 %	50.0%	50.0%	100.0%
		성별 중 %	6.3%	7.1%	6.7%
		전체 %	3.3%	3.3%	6.7%
전 체		빈도	16	14	30
		직원 친절성 중 %	53.3%	46.7%	100.0%
		성별 중 %	100.0%	100.0%	100.0%
		전체 %	53.3%	46.7%	100.0%

※ 저장 위치 : C:₩SPSS통계분석₩SPSS_SPV₩2-1_manjokdo_H-병원만족도_04_교차분석.spv

각 셀의 통계 수치는 위에서부터 빈도수, 행 백분율, 열 백분율, 전체 백분율 순으로 나타내고 있다. 각 행의 우측 [전체]에는 종속변수(V_{14})의 그룹별 합계가 표시되며, 각 열의 최하단 [전체]에는 독립변수(V_6)의 그룹별 합계가 표시된다. 예컨대 표의 첫 번째 셀을 보면 '남자'이면서 '직원의 친절성' 측면에서 '매우 불만'을 느끼고 있는 사람은 1명이다. 이 1명은 '직원의 친절성' 측면에서 '매우 불만'을 느끼고 있는 행의 전체 1명 중 1명이 되어 100% 임을 나타내고, 최하단의 16명 중 1명(6.3%)이 직원의 친절성에 대해 '매우 불만'을 느끼고 있음을 나타낸다. 그리고 이 셀에 속하는 1명은 전체 응답인원 30명의 3.3%에 해당된다.

분석결과 4-2 카이제곱 검정

	값	자유도	점근 유의확률(양측검정)
Pearson 카이제곱	1.901[a]	4	.754
우도비	2.286	4	.683
선형 대 선형 결합	.001	1	.977
유효 케이스 수	30		

a. 6 셀 (60.0%)은(는) 5보다 작은 기대 빈도를 가지는 셀입니다. 최소 기대빈도는 .47입니다.

※ 저장 위치 : C:₩SPSS통계분석₩SPSS_SPV₩2-1_manjokdo_H-병원만족도_04_교차분석.spv

피어슨(Pearson)의 카이제곱 값은 1.901고 자유도가 4일 때 유의확률이 0.754로 유의수준 5%에서 유의하지 않다. 따라서 두 변수(V_6과 V_{14})가 상호 독립적이라는 귀무가설이 채택된다. 즉 '성별'에 따른 '직원의 친절성' 만족 의견 사이에는 관련성이 없다고 말할 수 있다. 또한 우도비도 동일한 결과를 보여 주고 있다.

분석결과 4-3 대칭적 측도

		값	점근 표준오차[a]	근사 T 값[b]	근사 유의확률
등간척도대 등간척도	Pearson의 R	-.005	.180	-.028	.978[c]
순서척도대 순서척도	Spearman 상관	-.071	.184	-.376	.709[c]
유효 케이스 수		30			

a. 영가설을 가정하지 않음.
b. 영가설을 가정하는 점근 표준오차 사용
c. 정규 근사법 기초
※ 저장 위치 : C:₩SPSS통계분석₩SPSS_SPV₩2-1_manjokdo_H-병원만족도_04_교차분석.spv

두 변수가 등간척도로 측정되었을 경우에 나타내는 피어슨 상관계수(Pearson's R)는 −0.005이다. 이 때 유의확률이 0.978이므로 두 변수 간에 상관관계가 없다는 귀무가설이 채택된다. 그리고 두 변수가 순위척도로 측정되었을 경우에 나타내는 스피어만 상관계수(Spearman 상관)는 −0.071이다. 이 경우에도 마찬가지로 유의확률이 0.709이므로 두 변수 간에 상관관계가 없다는 귀무가설이 채택된다.

02 다중응답 분석

2.1 상황 설정

1. 당신이 좋아하는 스포츠경기를 하나만 선택하시오.
   ① 축구 ② 야구 ③ 농구 ④ 배구
2. 당신이 좋아하는 스포츠경기 2개만 선택하시오.
   ① 축구 ② 야구 ③ 농구 ④ 배구
3. 스포츠경기 중에서 좋아하는 순서를 기록하시오.
   ① 축구( ) ② 야구( ) ③ 농구( ) ④ 배구( )
4. 당신이 좋아하는 스포츠경기를 모두 선택하시오.
   ① 축구( ) ② 야구( ) ③ 농구( ) ④ 배구( )

분석자가 스포츠경기의 인기 순위, 즐겨 보는 스포츠경기의 종류 등을 조사하기 위해서 다중응답 설문을 이용하는 경우가 있다. 다중응답되는 데이터는 설문방식에 따라 다중응답 이분형과 다중응답 범주형으로 구분되고, 입력하는 방식도 각각 다르다. 여러 종류의 다중응답 설문 중 어느 것을 택할 것인가는 분석자의 분석의도에 따라 달라진다. 예컨대 아래 설명에 대해 분석해 보자. 지금부터 2개 이상의 응답을 우선순위 없이 결정하는 다중응답 설문결과에 대한 데이터 처리와 분석방법을 알아보기로 하자.

표 4-5 다중응답 설문결과

1	김실원 성별	① 남자		② 여자	✓				
	스포츠경기	① 축구	✓	② 야구		③ 농구	✓	④ 배구	
2	김영호 성별	① 남자	✓	② 여자					
	스포츠경기	① 축구	✓	② 야구	✓	③ 농구		④ 배구	
3	김원호 성별	① 남자	✓	② 여자					
	스포츠경기	① 축구	✓	② 야구		③ 농구	✓	④ 배구	
4	김혜지 성별	① 남자		② 여자	✓				
	스포츠경기	① 축구		② 야구	✓	③ 농구		④ 배구	✓
5	박혜령 성별	① 남자		② 여성	✓				
	스포츠경기	① 축구	✓	② 야구		③ 농구	✓	④ 배구	
6	서홍엽 성별	① 남자	✓	② 여자					
	스포츠경기	① 축구		② 야구	✓	③ 농구		④ 배구	✓
7	이혜정 성별	① 남자		② 여자	✓				
	스포츠경기	① 축구	✓	② 야구	✓	③ 농구		④ 배구	
8	김휘향 성별	① 남자		② 여자	✓				
	스포츠경기	① 축구		② 야구	✓	③ 농구	✓	④ 배구	
9	박수영 성별	① 남자		② 여자	✓				
	스포츠경기	① 축구		② 야구	✓	③ 농구	✓	④ 배구	

2.2 다중응답 이분형 분석

2.2.1 분석 절차

다중응답 이분형 분석은 각 응답자에 대한 다중응답처리 방법 중의 하나인데, 각 응답자가 선택한 변수에는 값 '1'을 부여하고 선택하지 않은 변수에는 '0'을 부여하는 방법이다. 위 설문의 응답 데이터를 입력하기 위해서는 데이터 초기 창 하단에 있는 [변수 보기(V)]를 클릭하여 [이름]에 성별, 축구, 야구, 농구, 배구 순으로 입력하고, [값]에는 '1-남자', '2-여자'로 지정하며, [측도]는 모두 [명목(N)]으로 지정하면 〈그림 4-7〉과 같이 된다.

그리고 [데이터 보기(D)]를 클릭하여, 〈표 4-5〉의 데이터를 해당 Cell에 숫자로 입력하되, 응답자가 선택한 스포츠경기 해당 Cell에는 '1'을 기록하고 나머지는 '0'을 기록해야 하며 그렇게 하고나면 〈그림 4-8〉과 같은 [데이터 보기(D)] 데이터 입력 창이 나타난다.

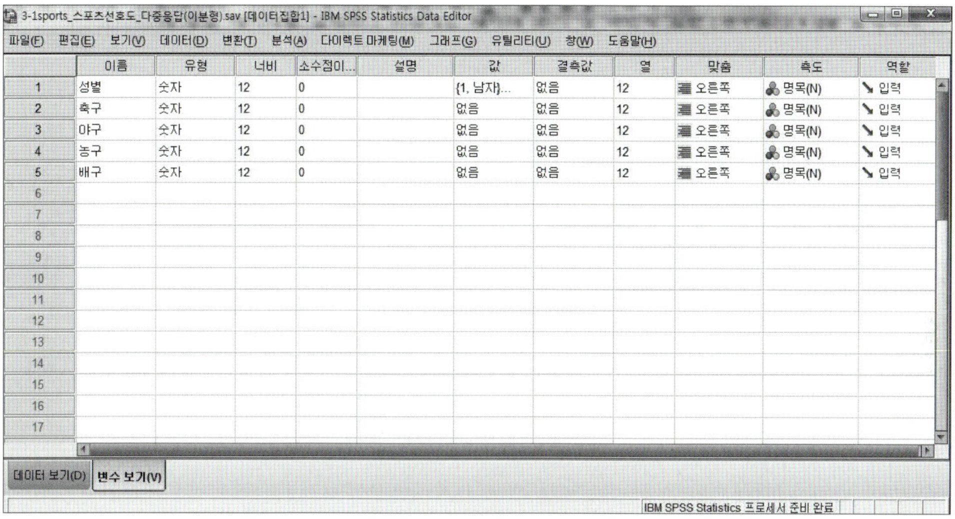

〈그림 4-7〉 [다중응답(이분형)]의 [변수 보기(V)] 입력 창

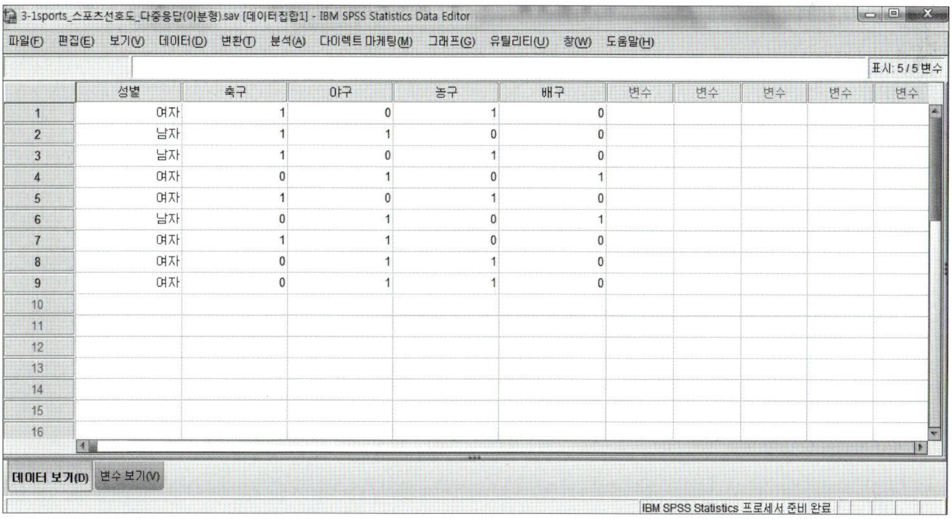

※ 저장 위치 : C:\SPSS통계분석\SPSS_SAV\3-1_sports_스포츠선호도_다중응답(이분형).sav

〈그림 4-8〉 [다중응답(이분형)]의 [데이터 보기(D)] 입력 창

각각 변수에 대하여 응답자가 선호하는 스포츠경기에 '1'을 입력하고, 선택하지 않은

경우 '0'을 입력한 후, 다중응답 처리를 위해서 변수를 통합해야만, 다중응답(이분형)에서 [빈도분석(F)] 및 [교차분석(C)]을 할 수 있다. 이때 변수에 대한 응답자 합계라는 임시변수 NEWSPORTS를 만들어야 한다. 〈그림 4-7〉에서 [데이터 보기(D)]를 클릭한 뒤, 아래와 같은 순서에 따라 진행하면 된다.

[분석(A)] → [다중응답(U)] → [변수군 정의(E)...]

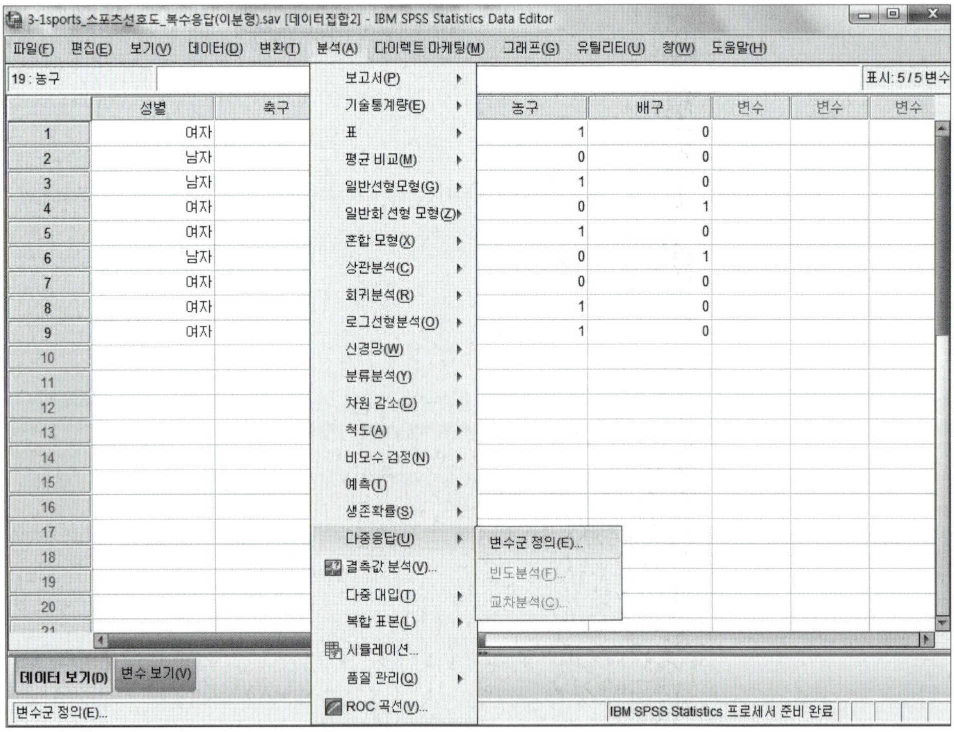

〈그림 4-9〉 다중응답(이분형) [변수군 정의(E)]의 분석절차 대화상자 창

〈그림 4-9〉와 같이 [다중응답(U)]에 마우스를 올리면 다중응답에서 임시변수를 만들기 위한 다중응답 [변수군 정의(E)] 창이 보인다. 이 때 [변수군 정의(E)]를 클릭한 뒤, 왼쪽 상자의 변수군 정의에서 축구, 야구, 농구, 배구 변수를 오른쪽 상자의 [변수군에 포함된 변수(V)]로 옮기고 변수들의 코딩형식에서 [⊙ 이분형(D) 빈도화 값(O): 1]을 입력한다. 그리고 하단 [이름(N)]에 NEWSPORTS를 입력하면 〈그림 4-10〉과 같이 된다.

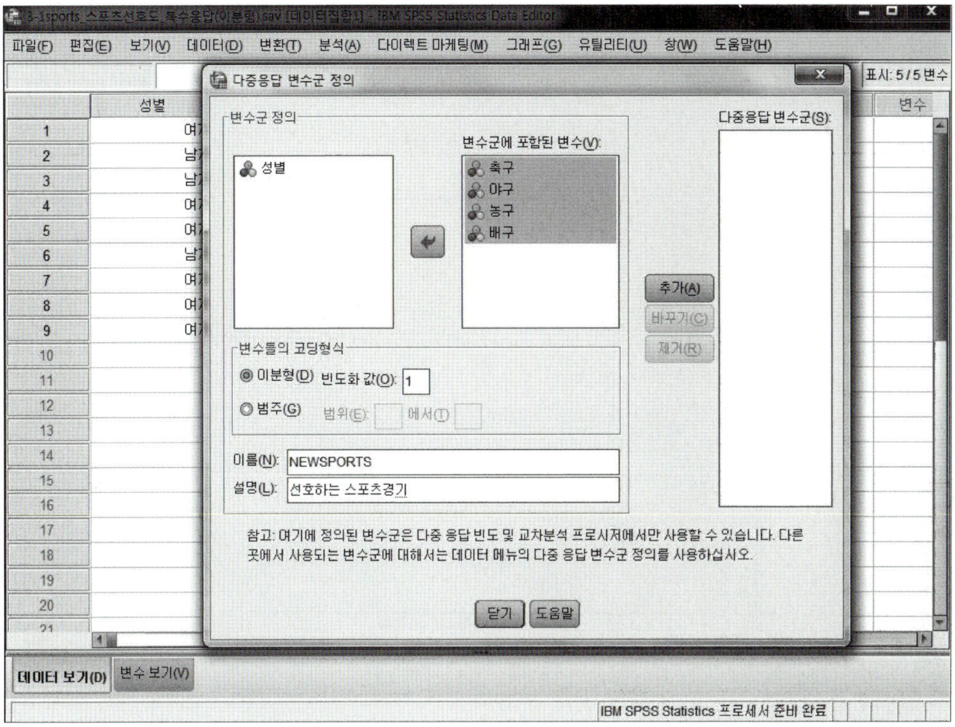

〈그림 4-10〉 [다중응답(이분형)] 임시변수 만들기 〈1〉

이 때 [추가(A)]를 클릭하면 〈그림 4-11〉과 같이 다중응답변수군에 임시변수인 'NEWS-PORTS'가 나타난다.

〈그림 4-11〉에서 [닫기]를 클릭하면 새로운 변수 만들기 작업이 완료된다. 이제 다중응답의 빈도분석을 실행하기 위해서 다음과 같은 절차에 따르면 된다. [빈도분석(F)]을 클릭하면 [다중응답 빈도분석] 대화상자 창이 나타나는데, [다중응답 변수군(M):]에 있는 $NEWSPORTS를 [표작성 응답군(T)]으로 이동시키고 [결측값]에 [☑ 이분형 결측데이터 목록별 제외(E)]에 체크를 하면 〈그림 4-12〉와 같이 나타난다.

[분석(A)] → [다중응답(U)] → [빈도분석(F)...]

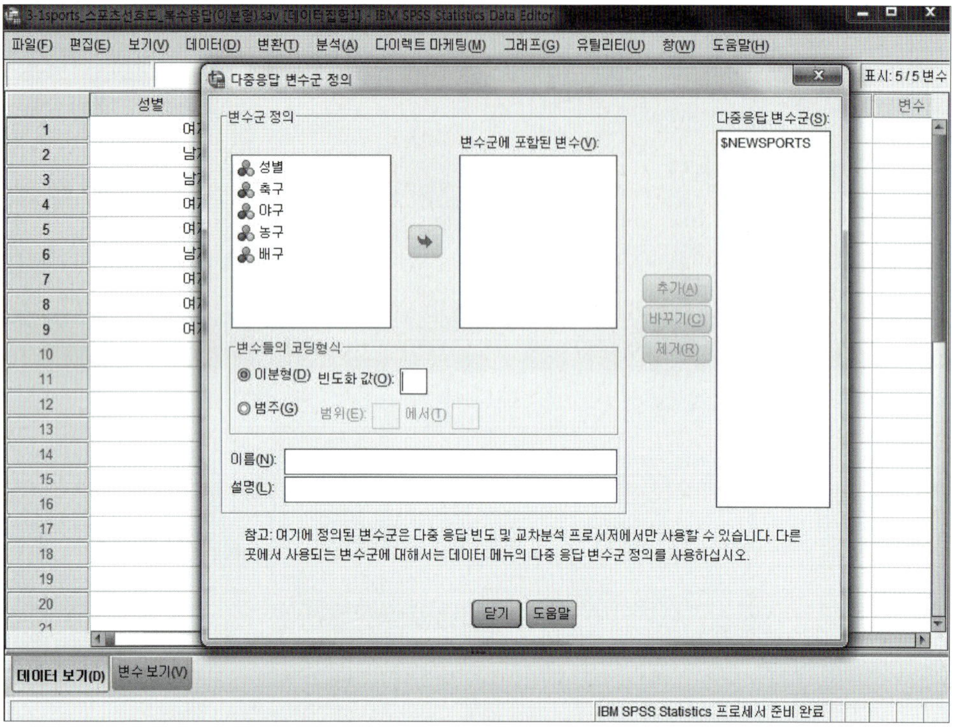

〈그림 4-11〉 [다중응답(이분형)] 임시변수 만들기 〈2〉

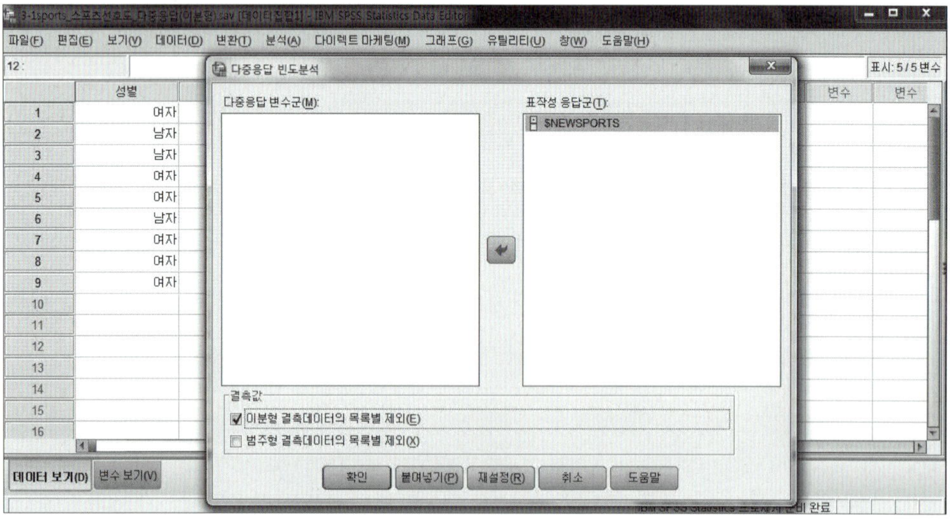

〈그림 4-12〉 [다중응답 빈도분석] 대화상자 창

〈그림 4-12〉의 [다중응답 빈도분석]에 관한 키워드를 설명한 것이 〈표 4-6〉이다.

표 4-6 [다중응답 빈도분석] 대화상자 창에 대한 키워드 설명

키 워 드	설명 내용
다중응답 변수군(M) :	다중응답 변수군이 나열되는 공간
표작성 응답군(T) :	선택한 다중응답군의 빈도통계표가 생성될 공간
결측값	다음 해당사항이 있으면 선택
ㅁ 이분형 결측데이터의 목록별 제외	이분형 데이터 중에서 결측값이 있는 케이스는 제외
ㅁ 범주형 결측데이터의 목록별 제외	범주형 데이터 중에서 결측값이 있는 케이스는 제외

자료 : SPSS 아카데미, 사회과학 통계분석, 2005, p.128, 참조.

2.2.2 분석결과

〈그림 4-12〉에서 [확인]을 클릭하면 [분석결과 4-4]와 같은 다중응답(이분형) 빈도분석에 대한 결과물이 출력된다.

분석결과 4-4 다중응답(이분형) 빈도분석 결과

		응 답		케이스 퍼센트
		N	퍼센트	
$NEWSPORTS[a]	축 구	5	27.8%	55.6%
	야 구	6	33.3%	66.7%
	농 구	5	27.8%	55.6%
	배 구	2	11.1%	22.2%
합 계		18	100.0%	200.0%

a. 값 1에서 표로 작성된 이분형 집단입니다.

※ 저장 위치 : C:₩SPSS통계분석₩SPSS_SPV₩3-1_sports_스포츠선호도_다중응답(이분형)_빈도분석.spv

2.3 다중응답 범주형 분석

2.3.1 분석 절차

다중응답 범주형 분석은 다중응답 이분형 분석과는 달리 해당 질문번호를 그대로 입력한다. 그리고 [변수 보기(V)]를 클릭하여 [이름]에 성별, 선호스포츠1, 선호스포츠2 순

으로 입력하고, 성별의 경우 [값]을 '1-남자', '2-여자'로 지정한다. 또한 선호스포츠1과 선호스포츠2의 경우 [값]을 '1-축구', '2-야구', '3-농구', '4—배구'로 각각 지정한 뒤, [데이터 보기(D)]를 클릭하면 〈그림 4-13〉과 같이 나타난다. 여기서 첫 번째 응답자는 선호스포츠1에 '축구', 선호스포츠2에 '농구'를 선택하였음을 나타낸다.

이는 설문지 상에 요구하는 선택 개수와 동일한 수의 변수(예컨대, 선호스포츠1과 선호스포츠2)를 만들어 처리하는 방법이다. 다음은 범주형 응답처리 초기화면이다.

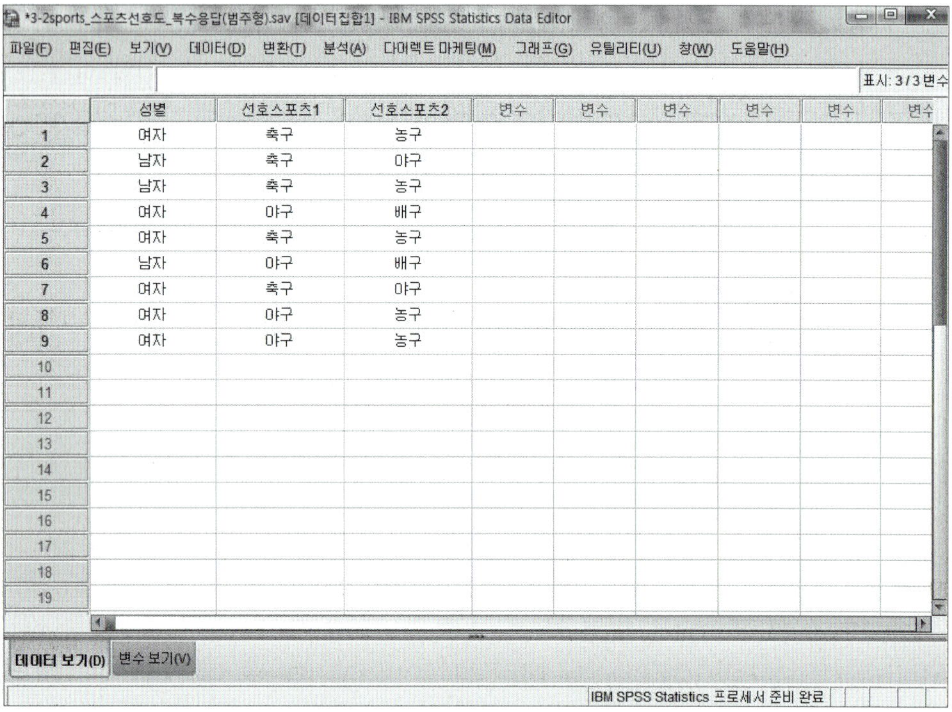

	성별	선호스포츠1	선호스포츠2	변수	변수	변수	변수	변수	변수
1	여자	축구	농구						
2	남자	축구	야구						
3	남자	축구	농구						
4	여자	야구	배구						
5	여자	축구	농구						
6	남자	야구	배구						
7	여자	축구	야구						
8	여자	야구	농구						
9	여자	야구	농구						
10									
11									
12									
13									
14									
15									
16									
17									
18									
19									

※ 저장 위치 : C:₩SPSS통계분석₩SPSS_SAV₩3-2_sports_스포츠선호도_다중응답(범주형).sav

〈그림 4-13〉 [다중응답(범주형)]의 [데이터 보기(D)] 입력 창

다중응답(범주형) 처리를 위해서는 변수에 대한 응답자 합계라는 임시변수 NEWS-PORTS를 만들어야 한다. 응답자를 통합하기 위해서 아래와 같은 절차가 필요하다.

[분석(A)] → [다중응답(U)] → [변수군 정의(E)...]

다중응답(이분형) 분석에서와 마찬가지로 〈그림 4-9〉와 같이 [다중응답(U)]에 마우스를 올리면 다중응답에서 임시변수를 만들기 위한 다중응답 [변수군 정의(E)] 창이 보인다. 이 때 [변수군 정의(E)]를 클릭한 뒤, 왼쪽상자의 변수군 정의에서 선호스포츠1, 선호스포츠2를 오른쪽 상자의 [변수군에 포함된 변수(V)]로 옮기고 [변수들의 코딩형식]에서 [⊙ 범주형(G)]에 [범위(E): 1에서(T) 4]를 입력하고, [이름(N)]에 NEWSPORTS, [설명(L)]에 '선호하는 스포츠경기'라고 입력하면 〈그림 4-14〉와 같이 된다.

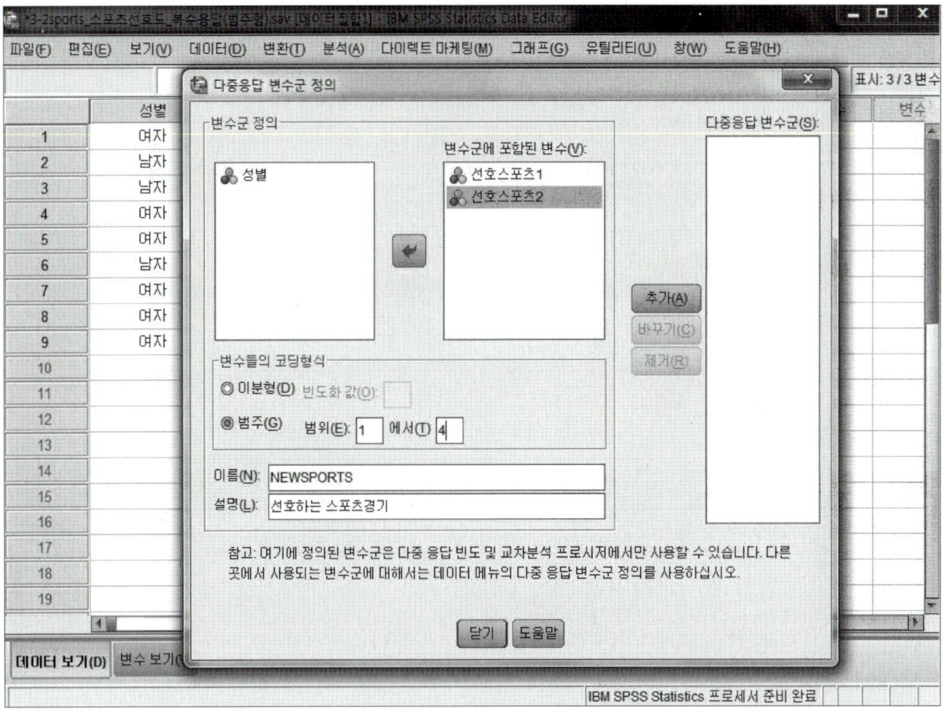

〈그림 4-14〉 [다중응답(범주형)] 임시변수 만들기 〈1〉

이 때 [추가(A)]를 클릭하면 〈그림 4-15〉와 같이 [다중응답변수군(S)]에 임시변수인 '$NEWSPORTS'가 나타난다.

〈그림 4-15〉에서 [닫기]를 클릭하면 새로운 변수 만들기 작업이 완료된다. 이제 다중응답의 교차분석을 실행하기 위해서 다음과 같은 절차에 따르면 된다.

[분석(A)] → [다중응답(U)] → [교차분석(C)...]

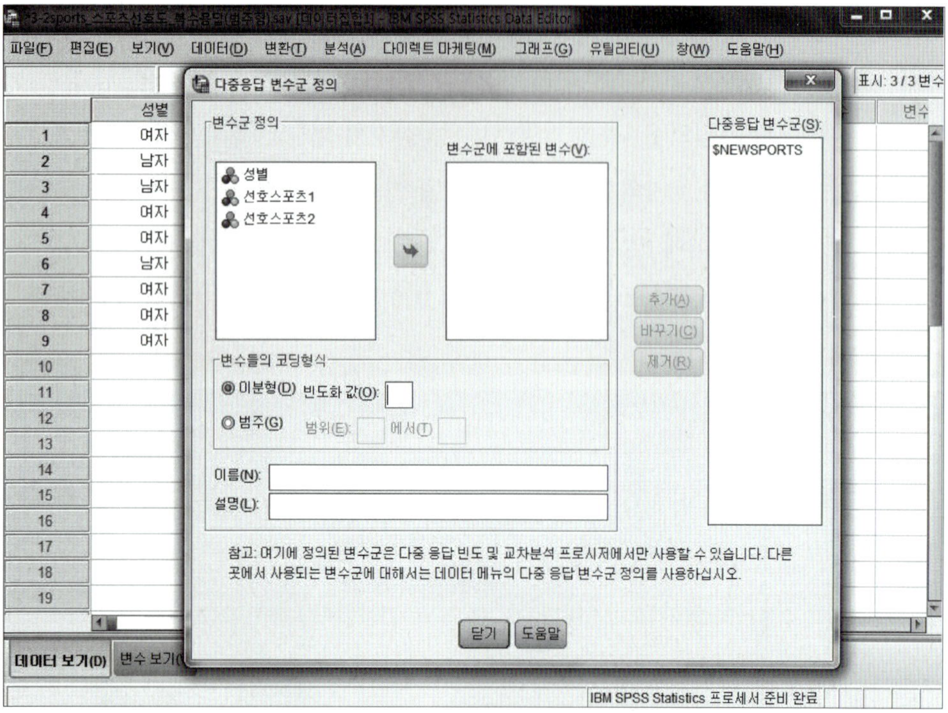

〈그림 4-15〉 [다중응답(범주형)] 임시변수 만들기 〈2〉

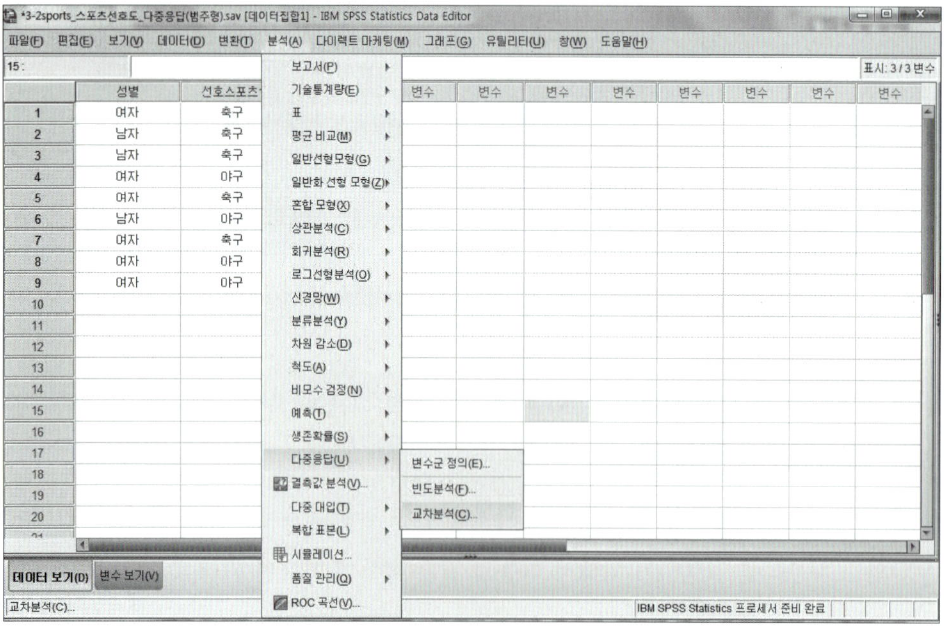

〈그림 4-16〉 다중응답(범주형) [교차분석(C)]의 분석절차 대화상자 창

〈그림 4-16〉에서 [교차분석(C)...]을 클릭하여 교차분석 초기 창이 나타나면 [다중응답변수군(M)] 상자의 [$NEWSPORTS]를 [행(W)] 상자로 옮기고, 왼쪽의 변수 상자로부터 [성별]을 [열(C)] 상자로 이동시키면 〈그림 4-17〉과 같이 나타난다.

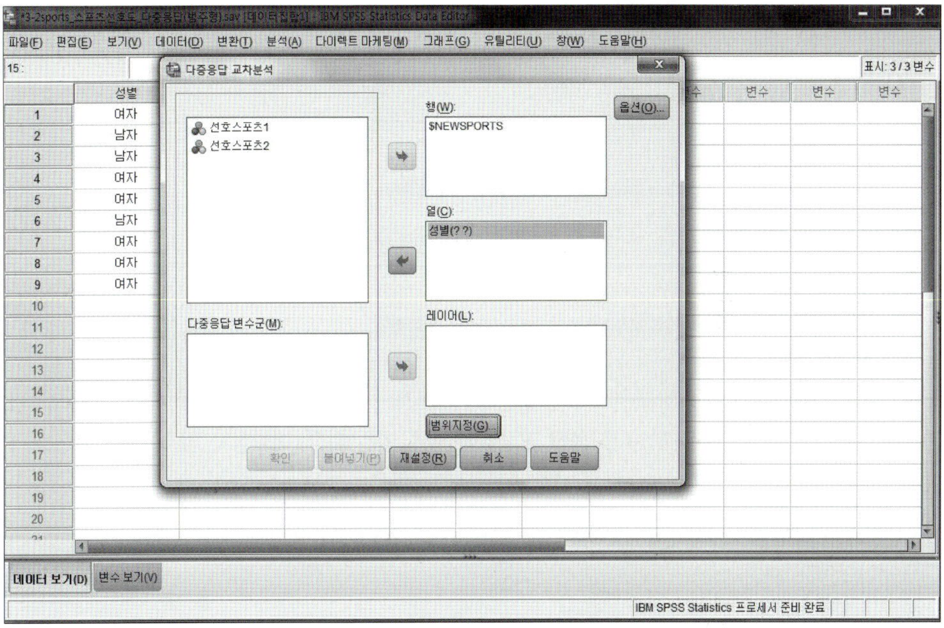

〈그림 4-17〉 [다중응답 교차분석] 대화상자 창

〈그림 4-17〉에서 하단에 [범위지정(G)]을 클릭하면 [다중응답 교차분석: 변수 범위지정] 대화상자 창이 뜨는데, 이 때 [최소값(N)]에는 1, [최대값(X)]에는 2를 입력하여 변수의 범위를 정의하면 〈그림 4-18〉과 같이 나타난다.

〈그림 4-18〉에서 [계속]을 클릭하고 나서 [옵션(O)]을 클릭하면, [다중응답 교차분석: 옵션] 대화상자 창이 나타나는데 〈그림 4-19〉와 같이 해당 부분에 체크(✓)를 한다.

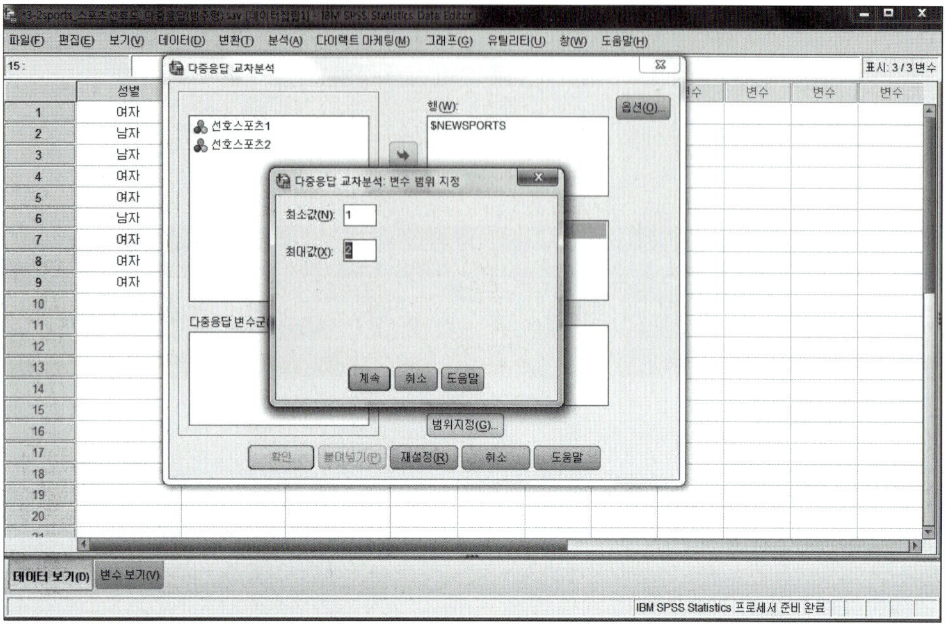

〈그림 4-18〉 [다중응답 교차분석: 변수 범위 지정] 대화상자 창

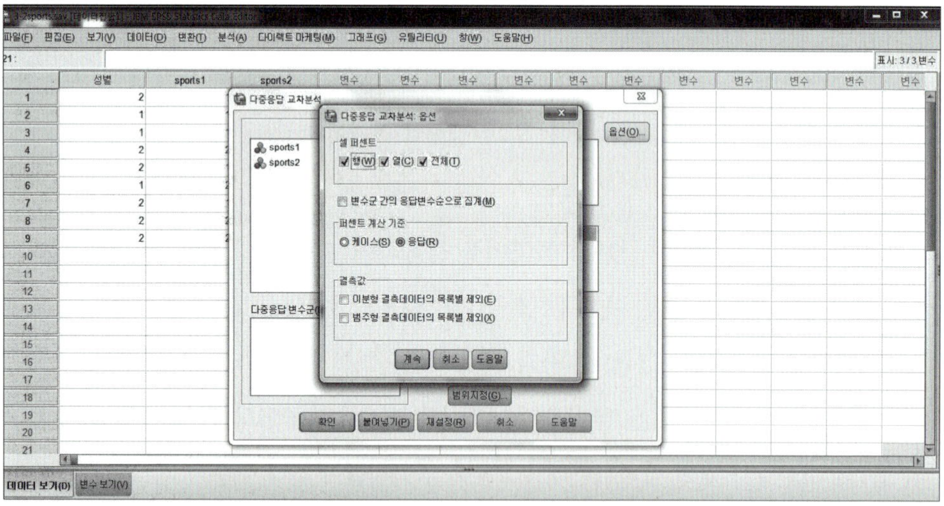

〈그림 4-19〉 [다중응답 교차분석: 옵션] 대화상자 창

〈그림 4-19〉의 [다중응답 교차분석: 옵션]에 관한 키워드를 설명한 것이 〈표 4-7〉이다.

표 4-7 [다중응답 교차분석] 대화상자 창에 대한 키워드 설명

키 워 드	설명 내용
셀퍼센트	백분율 표시를 다음 중 하나 이상 선택 가능
☑ 행(R)	행의 퍼센트를 나타냄.
☑ 열(C)	열의 퍼센트를 나타냄.
☑ 전체(T)	각셀 총합의 퍼센트를 나타냄.
☑ 변수군 간의 응답변수 순으로 집계(M)	응답자 합계인 변수와 서로 조합을 이루도록 함.
퍼센트 계산	퍼센트는 다음에 기초한다.
◎ 케이스(C)	사례수에 기초한 백분율
⊙ 응답(R)	응답자에 기초한 백분율
결측값	무응답(결측값) 처리 방법
□ 이분형으로 결측데이터의 목록별 제외(D)	분류형 데이터에서 무응답치는 제외
□ 범주형으로 결측데이터의 목록별 제외(G)	범주형 데이터에서 무응답치는 제외

자료 : SPSS 아카데미, 사회과학 통계분석, 2005, p.133. 참조.

2.3.2 분석결과

〈그림 4-19〉에서 [계속]을 클릭하면 〈그림 4-17〉로 되돌아간다. 이 때 [확인]을 누르면 분석결과를 얻을 수 있다.

[분석결과 4-5]에서 셀의 통계수치는 빈도수, 행 백분비율, 열 백분비율, 전체 백분비율 순으로 제시된다. 오른쪽으로는 종속변수 그룹별 합계가 제시되며 아래쪽으로는 독립변수 그룹별 합계가 제시된다. 표의 상단 왼쪽 상단칸을 보면 남자이면서 축구를 선호하는 사람은 2명이다. 이 2명이 오른쪽 끝에 나타나 있는 축구를 좋아하고 있는 전체 5명 중에 2명(40%)을 나타내고 있다. 아래쪽 끝에 나타나 있는 남자 응답자 6명 중 2명(33%)이 축구를 선호하는 것을 나타낸다. 또한 이는 전체 응답인원 18명 중에서 2명으로 11.1%에 해당된다. 남녀 모두 야구(2)를 가장 좋아하며 남자는 축구, 야구를 동일하게 좋아하나 여자는 야구와 농구를 동일하게 좋아하며 배구를 가장 덜 선호한다. 참고로 셀의 백분율을 응답자수(Case)에 근거하여 계산하면 다른 결과가 나타난다.

분석결과 4-5 $NEWSPORTS*성별 교차표

$NEWSPORTS*성별 교차표

			성별		합계
			남자	여자	
선호하는 스포츠 경기[a]	축구	총계	2	3	5
		$NEWSPORTS 중 %	40.0%	60.0%	
		성별 중 %	33.3%	25.0%	
		전체 중 %	11.1%	16.7%	27.8%
	야구	총계	2	4	6
		$NEWSPORTS 중 %	33.3%	66.7%	
		성별 중 %	33.3%	33.3%	
		전체 중 %	11.1%	22.2%	33.3%
	농구	총계	1	4	5
		$NEWSPORTS 중 %	20.0%	80.0%	
		성별 중 %	16.7%	33.3%	
		전체 중 %	5.6%	22.2%	27.8%
	배구	총계	1	1	2
		$NEWSPORTS 중 %	50.0%	50.0%	
		성별 중 %	16.7%	8.3%	
		전체 중 %	5.6%	5.6%	11.1%
합계		총계	6	12	18
		전체 중 %	33.3%	66.7%	100.0%

퍼센트 및 합계는 응답을 기준으로 합니다.

a. 집단 설정

※ 저장 위치 : C:₩SPSS통계분석₩SPSS_SPV₩3-2_sports_스포츠선호도_다중응답(범주형).spv

2.4 다중응답 순위형 분석(명령문창)

분석자는 응답자를 대상으로 선호하는 순서로 질문지를 작성할 수 있다. 다음의 설문지는 선호하는 스포츠의 종류를 순서로 응답한 설문데이터이다.

표 4-8 다중응답(순위형) 설문결과

김실원 (여자)	:	축구(1)	야구(2)	농구(3)	배구(4)
김영호 (남자)	:	축구(1)	야구(3)	농구(2)	배구(4)
김원호 (남자)	:	축구(2)	야구(3)	농구(4)	배구(1)
김혜지 (여자)	:	축구(3)	야구(1)	농구(2)	배구(4)
박혜령 (여자)	:	축구(1)	야구(4)	농구(2)	배구(3)
서홍엽 (남자)	:	축구(2)	야구(1)	농구(4)	배구(3)
이혜정 (여자)	:	축구(3)	야구(2)	농구(1)	배구(4)
김휘향 (여자)	:	축구(1)	야구(4)	농구(3)	배구(2)
박수영 (여자)	:	축구(2)	야구(3)	농구(1)	배구(4)

이 데이터는 [IBM SPSS 21] 데이터 입력창에 데이터를 입력하기 위해서 우선 [변수 보기(V)]를 클릭한 뒤, [이름]에 변수이름(V_1, V_2, V_3, V_4, V_5)를 입력하고 [설명]에 순서대로 변수설명을 입력한다. 그리고 [값]에서 V_1의 경우 '성별' 집단변수이기 때문에 '1-남자', '2-여자'라는 변수값을 부여하고 [맞춤]은 가운데 맞춤으로, 측도는 V_1-[명목(N)], 나머지 변수-[순서(O)]로 입력한다. 그러면 〈그림 4-20〉과 같은 창을 얻을 수 있다.

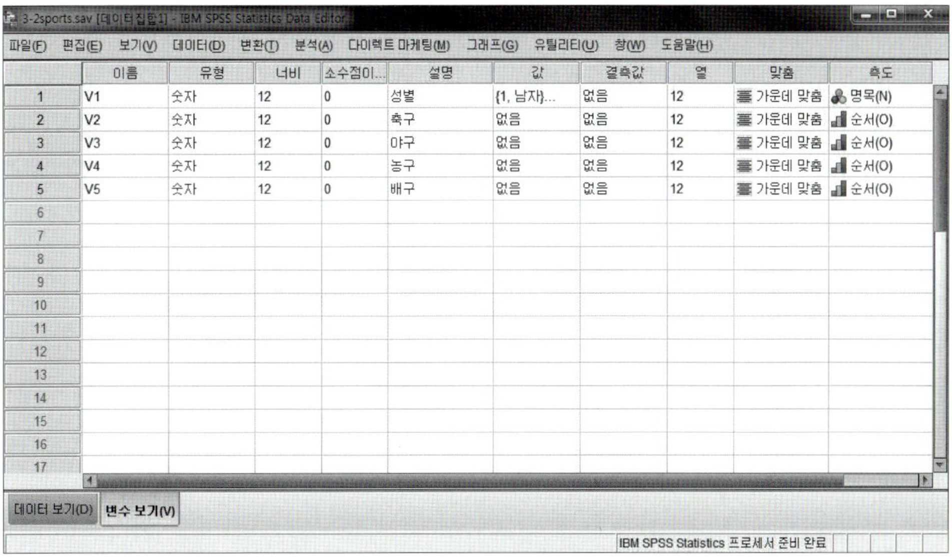

〈그림 4-20〉 [변수 보기(V)] 입력 창

이제 [데이터 보기(D)]를 클릭한 뒤, 각 변수의 실제 데이터를 입력하면 〈그림 4-21〉과 같은 창이 나타난다.

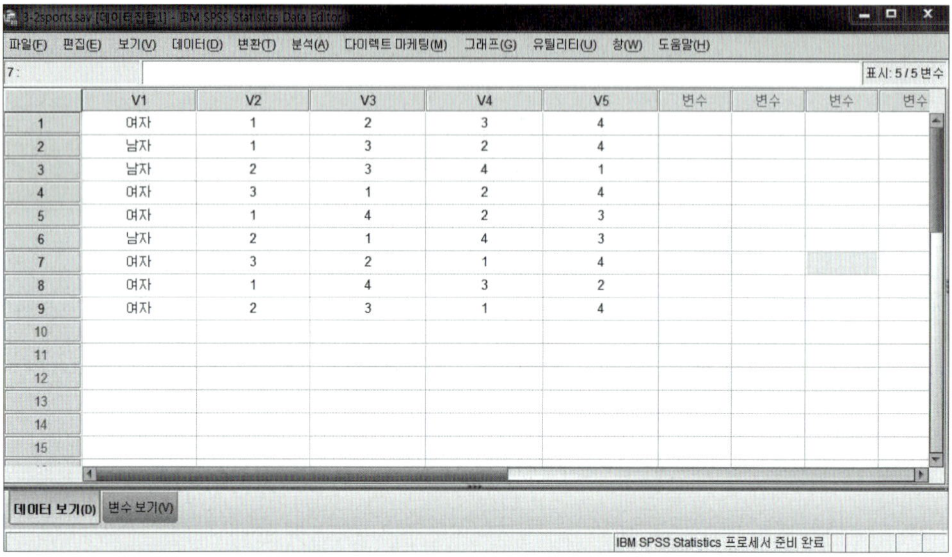

	V1	V2	V3	V4	V5	변수	변수	변수	변수
1	여자	1	2	3	4				
2	남자	1	3	2	4				
3	남자	2	3	4	1				
4	여자	3	1	2	4				
5	여자	1	4	2	3				
6	남자	2	1	4	3				
7	여자	3	2	1	4				
8	여자	1	4	3	2				
9	여자	2	3	1	4				
10									
11									
12									
13									
14									
15									

※ 저장 위치 : C:₩SPSS통계분석₩SPSS_SAV₩3-3_sports_스포츠선호도_다중응답(순위형).sav

〈그림 4-21〉 [데이터 보기(D)] 입력 창

위와 같은 데이터를 분석하기 위해서 다음과 같은 순서에 의해서 명령문창을 불러온다.

[파일(F)] → [새파일(N)] → [명령문(S)...]

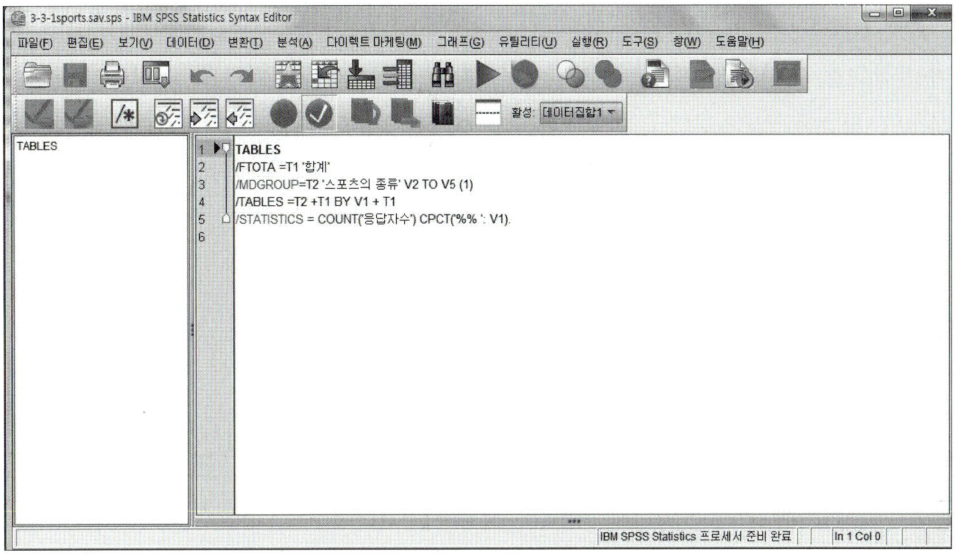

※ 저장 위치 : C:₩SPSS통계분석₩SPSS_SAV₩3-3_sports_스포츠선호도_다중응답(순위형)_01_명령문.sav

〈그림 4-22〉 [명령문(S)] 입력 창

여기서, 마우스로 입력한 명령문의 전체범위를 지정하고 [실행(R)] ⇒ [모두(A)]를 누르면 [분석결과 4-6]이 나타난다.

분석결과 4-6 스포츠 선호 순서 분석결과

		성 별				합 계	
		남 자		여 자		응답자수	%
		응답자수	%	응답자수	%		
스포츠의 종류	축 구	1	33.3	3	50.0	4	44.4
	야 구	1	33.3	1	16.7	2	22.2
	농 구			2	33.3	2	22.2
	배 구	1	33.3			1	11.1
합 계		3	100.0	6	100.0	9	100.0

※ 저장 위치 : C:₩SPSS통계분석₩SPSS_SPV₩3-3_sports_스포츠선호도_다중응답(순위형)_01_명령문.spv

선호하는 스포츠 종류를 분석한 결과 남자 3명 중 축구(1명), 야구(1명), 배구(1명)를 가장 선호하고, 여자 6명 중 축구(3명), 야구(1명), 농구(2명)를 가장 선호하는 것으로 나타났다. 전체적으로는 축구(44.4%)를 가장 선호하였고, 배구(11.1%)를 가장 적게 선호하였다.

[IBM SPSS 21]의 중급 활용단계

Part 02

제5장 평균(차이) 검정

이 장에서는 우선 단일모집단 평균검정과 두 모집단 평균차이를 검정하는 방법을 살펴본다. 그리고 동일표본에 대해 어떤 프로그램 실시 전 · 후를 비교하여 그 효과를 분석하는 대응표본 t검정분석도 알아보기로 한다.

01 단일모집단 일표본 평균검정

1.1 일표본 평균 T검정

평균검정은 일정한 기준에서 평균에 대한 가설을 채택할 것인가 혹은 기각할 것인가를 결정하는 절차이다. 가설이란 모집단의 특성을 잠정적으로 설정한 것으로서 이것을 검정하는 절차가 가설검정이다. 통계적 추론의 목적은 표본에서 확보한 정보를 바탕으로 모수에 대하여 유추하는 데 있다. 따라서 가설검정은 모수를 유추하는 방법이라고 할 수 있다.

단일모집단 일표본 평균검정은 단일모집단에서 추출된 단일표본의 평균을 검정하는 것이다.

예컨대 2013년 H-병원의 환자들의 평균연령이 30세였다. 2014년 환자들의 평균연령도 대체로 30세 정도 될 것으로 받아들여진다. 이를 검정하기 위해 실제로 2014년 이 병원을 찾는 환자 30명을 표본추출하여 수집한 설문결과를 분석하였을 때, 이들의 평균연령이 30세가 아니라고 말할 수 있는가?

이 경우 그 동안 기정 사실로 받아들여진 경우의 가설을 영가설(Zero Hypothesis) 또는 귀무가설(H_0)이라고 하며 분석자가 논리적인 근거를 토대로 어떤 현상에 대해 '~일 것이다'라고 추측하는 경우를 연구가설(Research Hypothesis) 또는 대립가설(H_1)이라고 한다.

지금부터 단일모집단 일표본 평균 T검정을 실시해 보기로 하자. 이를 위해 [C:\SPSS통계분석\SPSS_SAV\2-1_manjokdo_H-병원 만족도.sav]에 있는 [2-1_

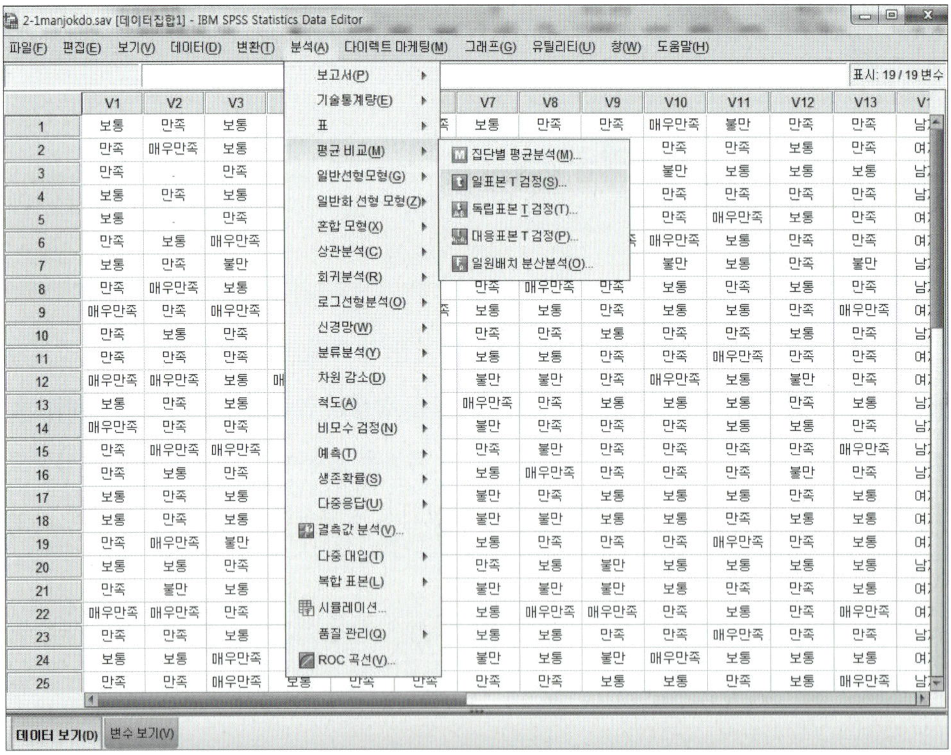

※ 저장 위치 : C:₩SPSS통계분석₩SPSS_SAV₩2-1_manjokdo_H-병원만족도.sav

〈그림 5-1〉 [일표본 T검정(S)] 분석절차 대화상자 창

manjokdo_H-병원 만족도.sav] 파일을 불러와서 V_{17}(연령)에 대한 것을 예로 들어 보자. 분석자가 응답자의 평균연령이 30세인지 여부를 검정하려면, 다음과 같이 가설을 세운다.

$$H_0 : \mu_1 = 30$$

$$H_1 : \mu_1 \neq 30$$

이 가설을 검정하기 위해서는 아래와 같은 절차에 따라 실시하면 〈그림 5-1〉과 같이 된다.

[분석(A)] → [평균비교(M)] → [일표본 T검정(S)...]

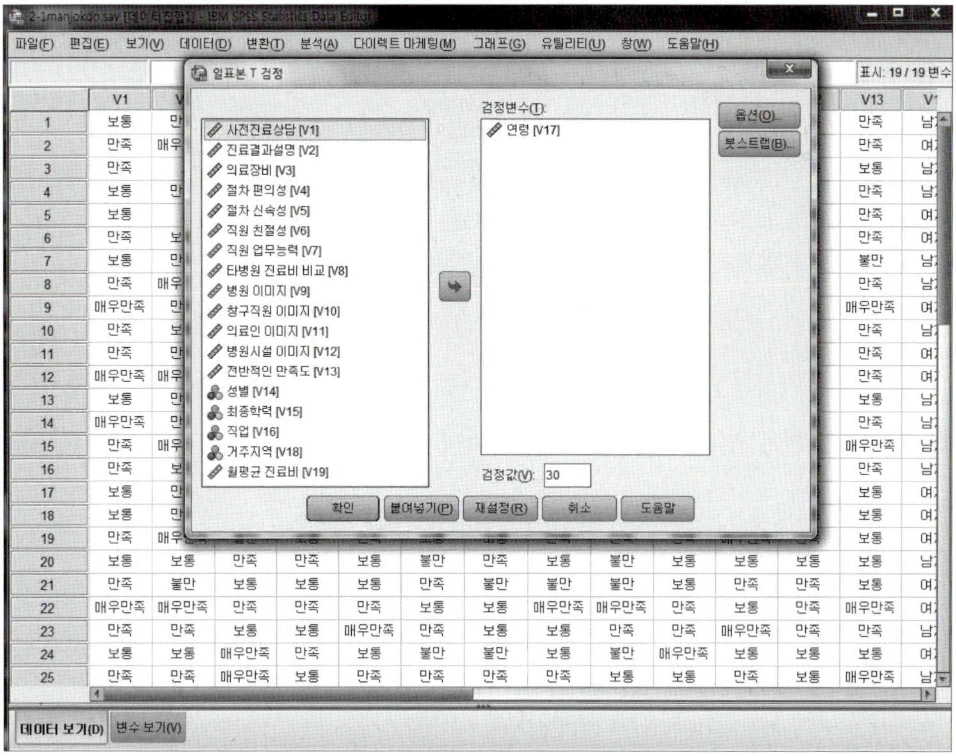

〈그림 5-2〉 [일표본 T검정] 대화상자 창

〈그림 5-1〉의 [일표본 T검정(S)...]을 클릭하면 일표본 T검정 대화상자 창이 나타나는데, 여기서 V_{17}을 오른쪽 [검정변수(T)] 창으로 이동시킨 후 하단에 있는 [검정값(V)] 란에 30을 입력하면 〈그림 5-2〉와 같이 된다.

〈그림 5-2〉에서 [옵션(O)...]을 클릭하면 〈그림 5-3〉과 같이 [일표본 T검정 : 옵션] 대화상자 창이 초기 지정값으로 나타난다.

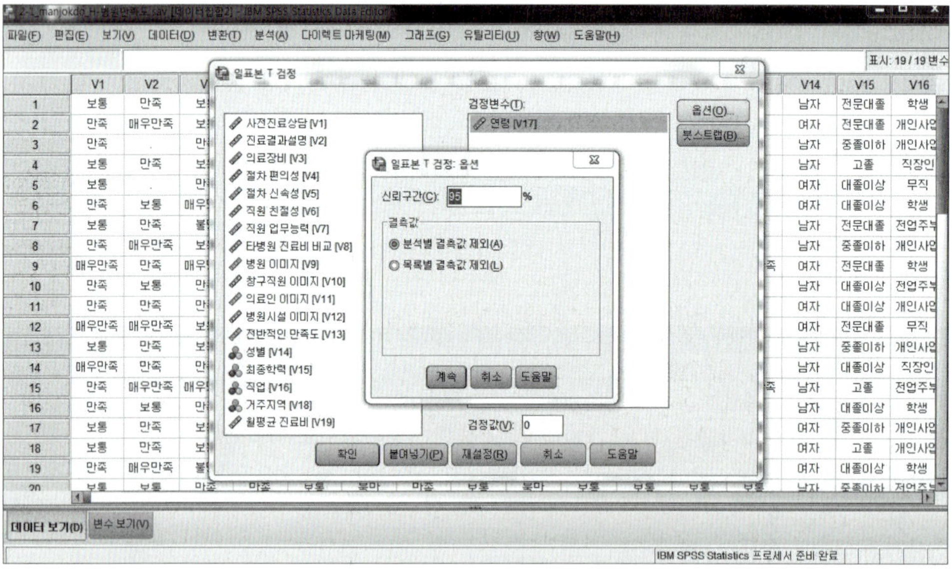

〈그림 5-3〉 [일표본 T검정: 옵션] 대화상자 창

〈그림 5-3〉에서는 [옵션(O)]을 클릭 후 디폴트로 95%의 신뢰구간을 나타내고 있으며, 구체적인 키워드 설명은 〈표 5-1〉에 나타나 있다.

표 5-1 [일표본 T검정 : 옵션] 대화상자 창에 대한 키워드 설명

키 워 드	설명 내용
신뢰구간(C) : 95%	95%의 신뢰구간이 기본으로 설정되었다. 연구자가 임의로 신뢰수준을 입력할 수 있다.
결측값	아래 항목 중에서 하나를 선정하면 된다.
⊙ 분석별 결측값 제외(A)	해당검정과 관련된 변수에 대해 결측값이 있는 케이스를 제외시킴.
◎ 목록별 결측값 제외(L)	분석시 변수에 대한 결측값이 있는 케이스 제외시킴.

자료 : SPSS 아카데미, 사회과학 통계분석, 2005, p.158. 참조.

1.2 일표본 평균 T검정의 분석결과

분석결과 5-1 일표본 평균 T검정

일표본 통계량

	N	평균	표준편차	평균의 표준오차
연령	28	36.21	14.098	2.664

일표본 검정

검정값 = 30

	t	자유도	유의확률(양쪽)	평균차	차이의 95% 신뢰구간	
					하 한	상 한
연령	2.332	27	.027	6.214	.75	11.68

※ 저장 위치 : C:₩SPSS통계분석₩SPSS_SPV₩2-1_manjokdo_H-병원만족도_05_일표본 평균 T검정.spv

여기서 유의확률(양쪽)이 0.027〈0.05이므로, 귀무가설은 기각된다. 따라서 표본 응답자의 평균연령은 30세라고 할 수 없다. 그리고 귀무가설의 수치(30)와 표본평균(36.21) 간의 차이에 대한 95% 신뢰구간은 0.75~11.68이 된다. 이 신뢰구간이 0을 포함하고 있지 않으므로 귀무가설이 기각된 셈이다.

02 두 모집단 독립표본 평균차이 검정

2.1 두 모집단 독립표본 T검정

두 모집단의 표본 평균차이 검정은 서로 다른 두 모집단에서 추출된 두 개의 표본을 비교하는 문제이다. 예컨대 수도권 소재병원과 비수도권 소재병원에서 병원들의 평균 의료수익이나 임금의 차이를 비교하는 문제를 생각해 볼 수 있다.

두 모집단 독립표본의 T검정 대화상자를 열기 위해서 다음과 같은 분석절차가 필요하다.

[분석(A)] → [평균비교(M)] → [독립표본 T검정(T)...]

위와 같은 실행순서를 그림으로 나타내면 〈그림 5-4〉와 같다.

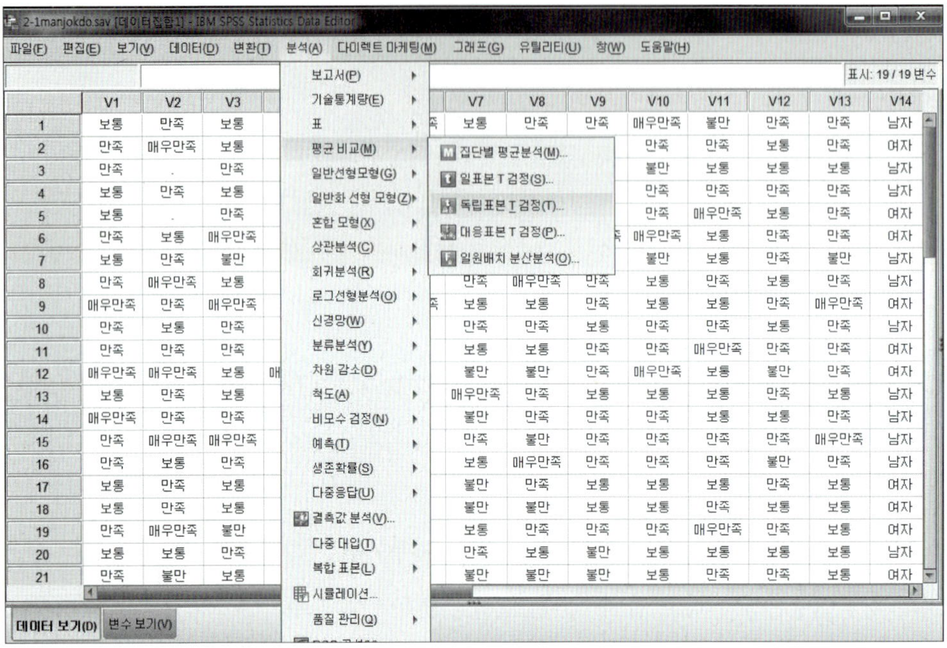

※ 저장 위치 : C:₩SPSS통계분석₩SPSS_SAV₩2-1_manjokdo_H-병원만족도.sav

〈그림 5-4〉 [독립표본 T검정]의 분석절차 대화상자 창

여기서는 성별(V_{14})에 따른 병원이미지(V_9)의 차이를 분석하고자 한다.

〈그림 5-5〉에서 보는 바와 같이, 왼쪽의 변수 상자에서 검정할 변수 V_9(병원 이미지)를 선정하여, 오른쪽의 [검정변수(T)]에 이동시킨다. 그 다음 [집단변수(G)]에는 명목변수인 V_{14}(성별)를 지정한다.

이 때 [집단정의(D)]를 클릭하여 [⊙ 지정값 사용(U)]의 [집단1]에 1, [집단2]에 2를 입력하면 〈그림 5-6〉과 같이 나타난다. 여기서 1은 남자, 2는 여자를 나타내는 집단변수이다.

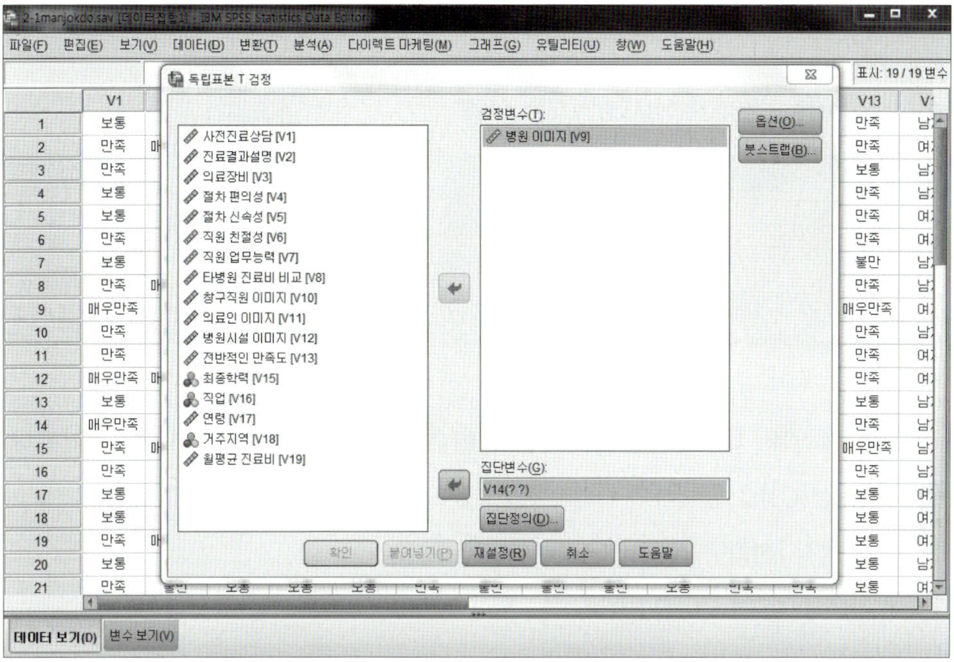

〈그림 5-5〉 [독립표본 T검정] 대화상자 창

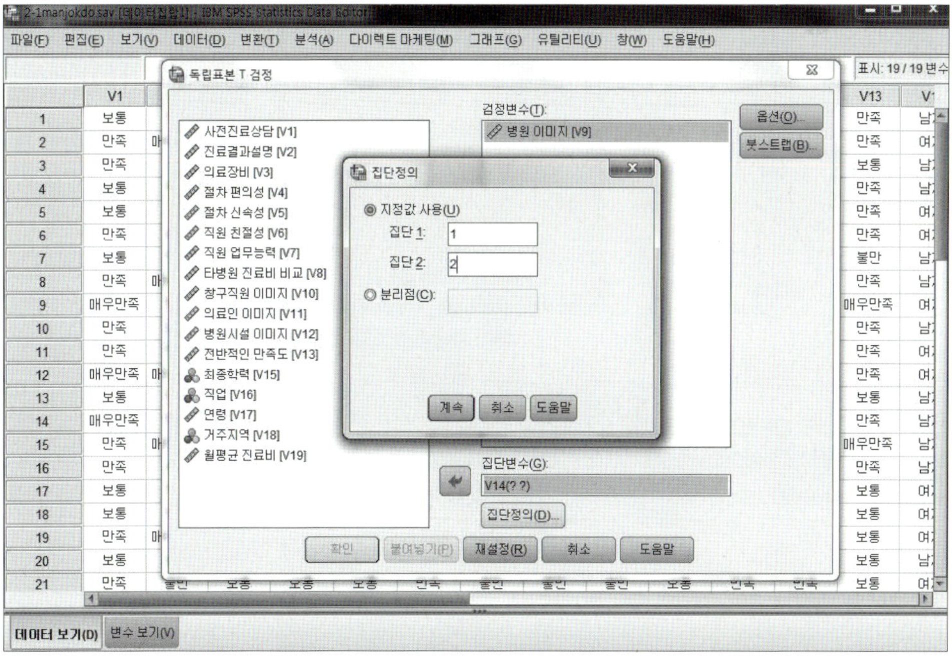

〈그림 5-6〉 [집단정의] 대화상자 창

〈표 5-2〉는 〈그림 5-6〉의 [집단정의] 대화상자 창에 대한 키워드 내용을 설명한 것이다.

표 5-2 [집단정의] 대화상자 창에 대한 키워드

키 워 드	설명 내용
⊙ 지정값 사용(U)	사용자정의 기본설정으로 집단화한 변수 집단1과 집단2의 값을 입력한다.
◎ 분리점(C)	분리값을 지정하면, 분리값보다 작은 코드가 한 집단에, 분리점보다 크거나 같은 코드는 다른 집단에 속하게 된다.

자료 : SPSS 아카데미, 사회과학 통계분석, 2005, p.160. 참조.

〈그림 5-6〉에서 [계속]을 클릭하면 [집단변수(G)]의 V_{14}(??)가 V_{14}(12)로 반전된다. 이어서 [옵션(O)]을 클릭하면 디폴트로 〈그림 5-7〉과 같이 [독립표본 T검정: 옵션] 대화상자 창에서 [신뢰구간(C)] 95%가 설정된다.

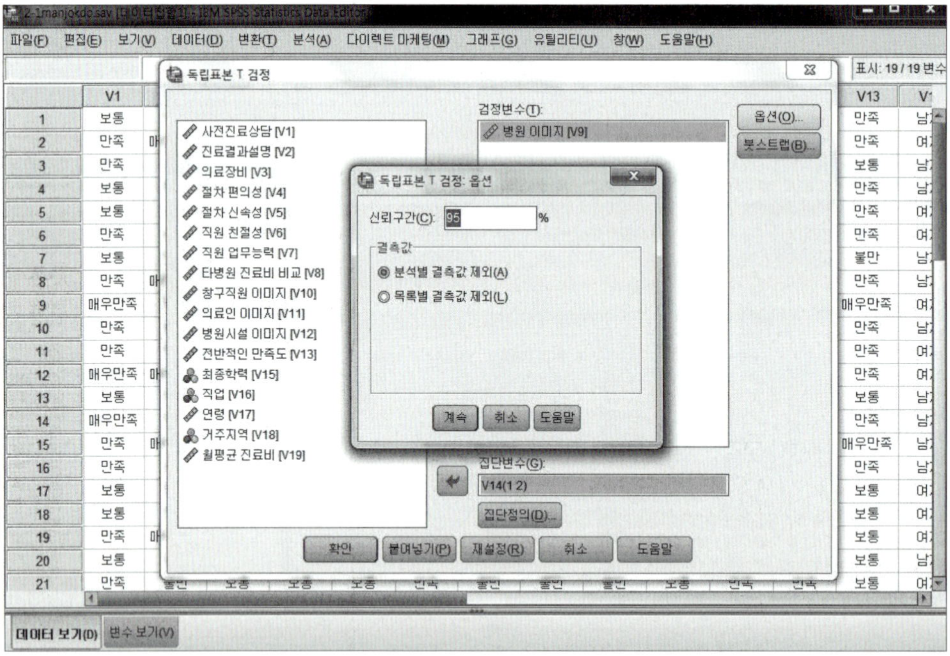

〈그림 5-7〉 [독립표본 T검정: 옵션] 대화상자 창

〈그림 5-7〉의 [독립표본 T검정: 옵션]에 대한 키워드 설명은 〈표 5-3〉과 같다.

표 5-3 [독립표본 T검정 : 옵션] 대화상자 창에 대한 키워드 설명

키 워 드	설명 내용
신뢰구간(C) 95%	95% 신뢰구간이 기본으로 설정되었다. 연구자가 임의로 신뢰수준을 입력할 수 있다.
결측값	아래 항목 중에서 하나를 선정하면 된다.
⊙ 분석별 결측값 제외(A)	해당검정과 관련된 변수에 대해 결측값이 있는 케이스를 제외시킴.
◎ 목록별 결측값 제외(L)	분석시 변수에 대한 결측값이 있는 케이스를 제외시킴.

자료 : SPSS 아카데미, 사회과학 통계분석, 2005, p.161. 참조.

2.2 두 모집단 독립표본 T검정의 분석결과

〈그림 5-6〉에서 [계속]을 클릭하한 뒤, [확인]을 누르면 원하는 분석 결과물이 출력된다.

분석결과 5-2 독립표본 T검정

집단통계량

	성별	N	평 균	표준편차	평균의 표준오차
병원 이미지	남자	16	3.38	.885	.221
	여자	14	3.64	.929	.248

독립표본 검정

		Levene의 등분산 검정		평균의 동일성에 대한 t-검정						
		F	유의확률	t	자유도	유의확률 (양쪽)	평균차	차이의 표준오차	차이의 95% 신뢰구간 하한	차이의 95% 신뢰구간 상한
병원 이미지	등분산이 가정됨	.001	.977	-.808	28	.426	-.268	.331	-.947	.411
	등분산이 가정되지 않음			-.806	27.060	.428	-.268	.333	-.950	.414

※ 저장 위치 : C:₩SPSS통계분석₩SPSS_SPV₩2-1_manjokdo_H-병원만족도_06_독립평균 T검정.spv

[집단통계량] 결과에서 [남자 N 16, 평균 3.38 표준편차 0.885, 평균의 표준오차 .221]의 의미는 [집단1]인 남자 16명의 병원이미지에 대한 만족도 평균은 3.38이며 표준편차는 0.885, 평균의 표준오차는 0.221이다. 여기서 표준오차는 표준편차를 관측치의

제곱근, 즉 $\sqrt{16}$으로 나눈 값이다. 여자의 경우도 동일한 방법으로 설명할 수 있다.

[독립표본 검정] 결과에서 [Levene 등분산 검정 : F=.001 유의확률=.977]의 경우 독립표본 t검정을 위해서는 먼저, 두 집단의 분산의 동질성 가정을 검정하여야 한다. 이러한 분산의 동질성 여부는 Levene의 검정, 즉 F값을 이용한다.

$$H_0 : \sigma_1^2 = \sigma_2^2$$
$$H_1 : \sigma_1^2 \neq \sigma_2^2$$

F값이 0.001이고 유의확률(P)이 0.977〉0.05이므로 두 모집단의 분산이 동일하다는 귀무가설(H_0)이 채택되어 등분산이 가정된 하에서 t 검정을 실시한다. 만약, 유의확률(P)〈0.05이면 등분산이 가정되지 않은 하에서 실시한다.

[평균차 = -.268]은 제시된 통계량에서 남자의 평균 병원이미지와 여자의 평균 병원이미지 차이가 -0.268(3.38-3.64)이라는 것을 의미한다. 유의확률(양쪽)이 0.426〉0.05이므로, 아래의 귀무가설은 채택된다.

$$H_0 : \mu_1 - \mu_2 = 0$$
$$H_1 : \mu_1 - \mu_2 \neq 0$$

따라서 남자(1)와 여자(2) 간의 평균 병원이미지의 차이 -0.268은 통계적으로 유의하지 않다. 그리고 이 평균차이의 95% 신뢰구간을 계산하면 [-0.947, 0.411]이다. 신뢰구간이 0을 포함하고 있으므로 귀무가설이 채택되었음을 알 수 있다.

03 동일 모집단 대응표본 평균차이 검정

3.1 동일 모집단 대응표본 T검정

앞에서 설명한 두 모집단 추론 문제는 두 표본이 독립적이라고 가정하였다. 즉 한 표본의 관측치는 다른 표본의 관측치와 관련이 없다는 점이다. 여기서는 두 표본이 독립적이지 아니하고 먼저 추출한 표본의 통계량과 나중에 추출한 표본의 통계량이 서로 관련이 있는 경우를 가정하여 분석한다. 이것은 동일한 사람(사물)에 대하여 일정한 시간을 두고 두 번의 표본을 추출하는 경우이다.

G-보건소의 식이요법 프로그램 효과 추정 사례

G-보건소에서는 지역 주민 중 당뇨병 환자들을 대상으로 3개월 간의 식이요법 프로그램이 효과가 있는지 여부를 분석하기로 하였다. 식이요법 프로그램에 참가한 10명의 당뇨병 환자의 공복 시 혈당수치가 다음과 같다고 하였을 때, 이 식이요법은 효과가 있다고 할 수 있는가?

표 5-4 식이요법 프로그램 효과 설문결과

대상자	1	2	3	4	5	6	7	8	9	10
식이요법 전	120	140	115	124	110	116	120	108	116	112
식이요법 후	112	120	106	120	112	110	118	110	112	110

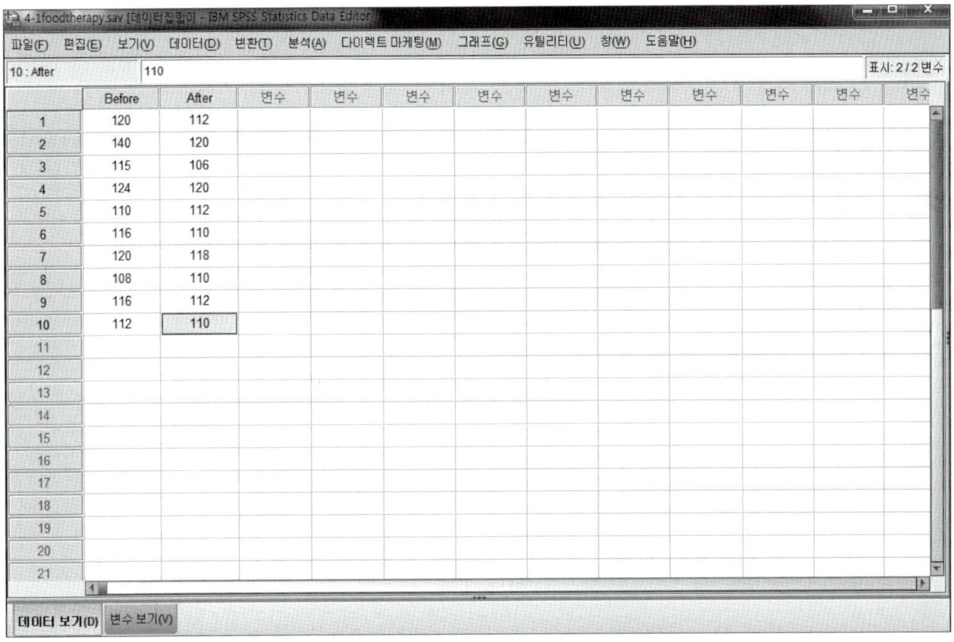

※ 저장 위치 : C:₩SPSS통계분석₩SPSS_SAV₩4-1_foodtherapy_G-보건소_대응표본 T검정.sav

〈그림 5-8〉 동일 모집단 대응표본 [데이터 보기(D)] 입력 창

이 프로그램이 효과가 있는지 여부를 판단하기 위해서 열 명을 표본 추출하여 프로그

램 실시 전의 혈당수치와 실시 석달 후의 혈당수치를 측정하여 비교하였다. 이 경우에 두 평균 차이가 통계적으로 유의한지 여부를 분석하기 위해서는 [독립표본 T검정] 대신 [대응표본의 T검정](Paired Samples T-test)을 이용해야 한다.

G-보건소의 식이요법 프로그램 효과 추정 사례를 [IBM SPSS 21]의 [변수 보기(V)] 창에 먼저 변수 정의를 입력해 보자. 이 때 변수 [이름]에 '*Before*'라는 변수와 '*After*'라는 변수를 연속으로 입력하고 변수 [설명]에서 *Before*변수는 '식이요법 전'과 *After*변수는 '식이요법 후'라고 입력한다. [측도]는 [척도(S)]로 설정한다.

이어서 [데이터 보기(D)]를 클릭한 뒤, 〈표 5-4〉의 데이터를 *Before*와 *After*에 입력하면〈그림 5-8〉과 같은 [데이터 보기(D)] 창이 나타난다.

동일 모집단으로부터 얻어진 두 표본을 검정하기 위해 다음과 같은 순서로 진행하면 〈그림 5-9〉와 같은 창이 나타난다.

[분석(A)] → [평균비교(M)] → [대응표본 T검정(P)...]

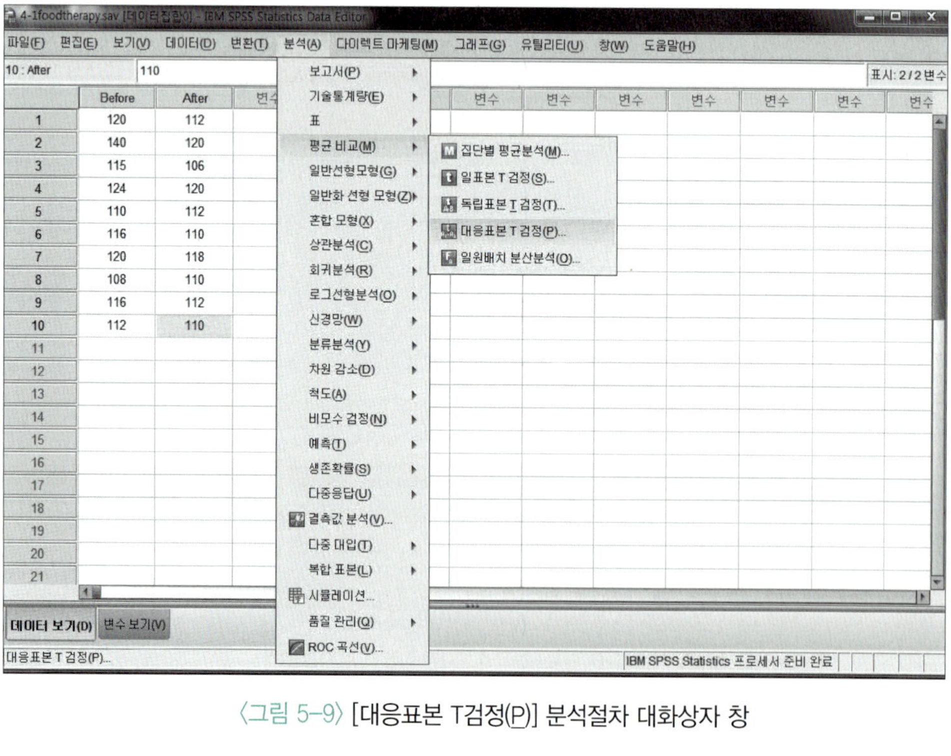

〈그림 5-9〉 [대응표본 T검정(P)] 분석절차 대화상자 창

왼쪽 변수상자에서 분석하려는 대응변수인 *Before*와 *After* 중 *Before*를 오른쪽 [대응변수(V)]의 [변수1]에, *After*를 [변수2]에 각각 이동시키면 〈그림 5-10〉과 같이 [변수1]에 '*Before*' [변수2]에는 '*After*'가 나타난다.

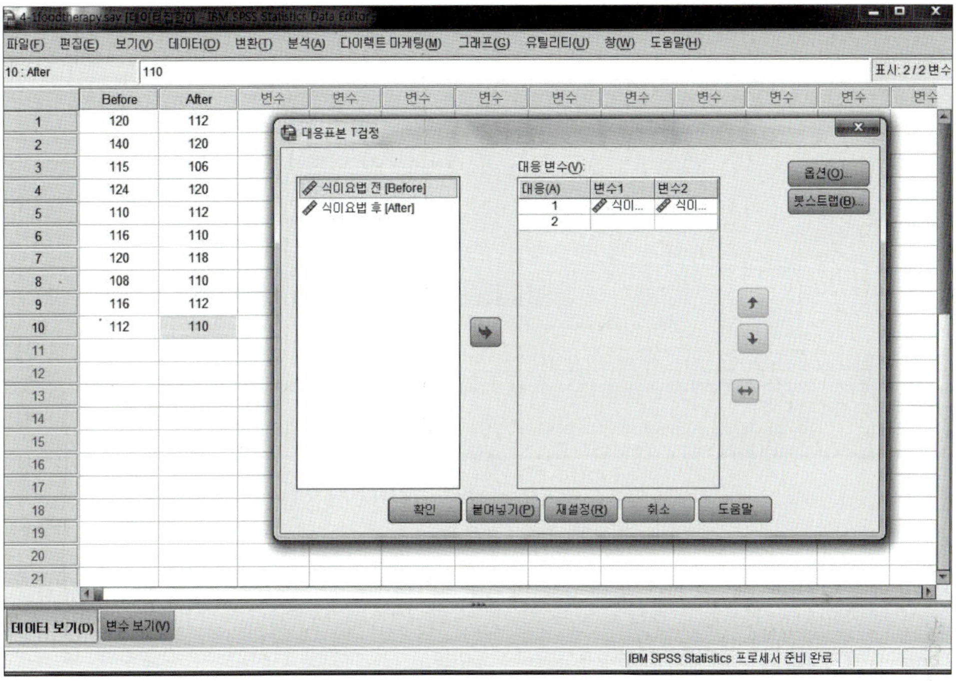

〈그림 5-10〉 [대응표본 T검정] 대화상자 창

이어서 [옵션(O)]을 클릭하면 디폴트로 〈그림 5-11〉에서 나타난 바와 같이 [대응표본 T검정 : 옵션] 대화상자 창에서 [신뢰구간(C)] 95%가 설정된다.

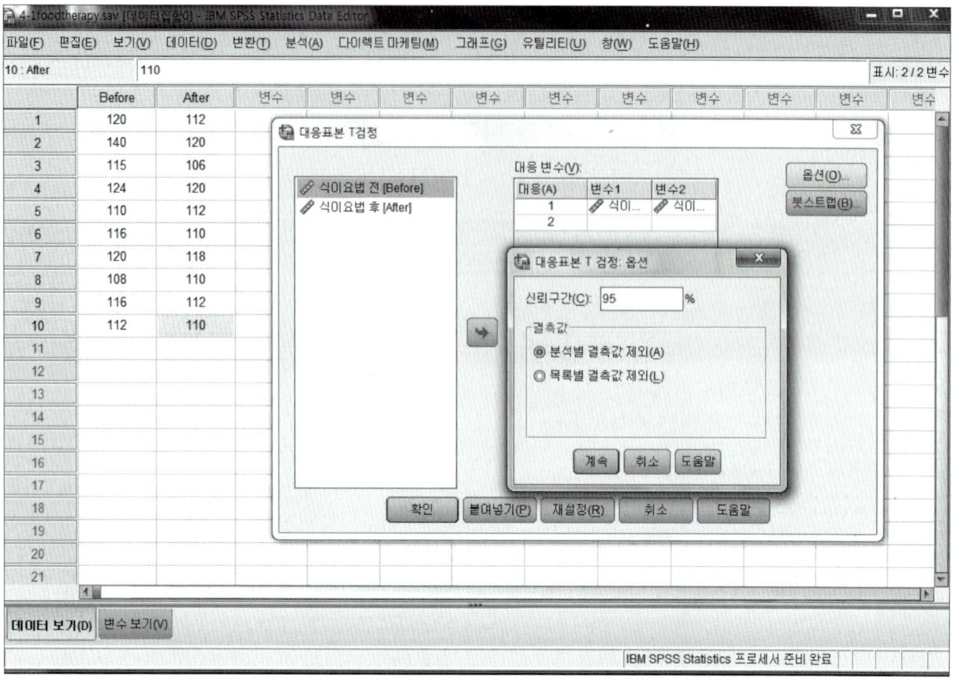

〈그림 5-11〉 [대응표본 T검정: 옵션] 대화상자 창

〈그림 5-11〉 [대응표본 T검정 : 옵션]에 대한 키워드 설명은 〈표 5-5〉와 같다.

표 5-5 [대응표본 T검정: 옵션] 대화상자 창에 대한 키워드 설명

키 워 드	설명 내용
신뢰구간(C) : 95%	95%의 신뢰구간이 기본으로 설정되었다. 연구자가 임의로 신뢰수준을 입력할 수 있다.
결측값	아래 항목 중에서 하나를 선정하면 된다.
⊙ 분석별 결측값 제외(A)	해당검정과 관련된 변수에 대해 결측값이 있는 케이스를 제외시킴.
◎ 목록별 결측값 제외(L)	분석시 변수에 대한 결측값이 있는 케이스를 제외시킴.

자료 : SPSS 아카데미, 사회과학 통계분석, 2005, p.166. 참조.

3.2 단일모집단 대응표본 T검정의 분석결과

〈그림 5-11〉에서 [계속]을 클릭한 뒤 [확인]을 누르면 분석 결과물이 출력된다.

분석결과 5-3 대응표본 T검정

대응표본 통계량

		평균	N	표준편차	평균의 표준오차
대응 1	식이요법 전	118.10	10	9.098	2.877
	식이요법 후	113.00	10	4.738	1.498

대응표본 상관계수

		N	상관계수	유의확률
대응 1	식이요법 전 & 식이요법 후	10	.745	.013

대응표본 검정

		대응차					t	자유도	유의확률 (양쪽)
		평균	표준편차	평균의 표준오차	차이의 95% 신뢰구간				
					하한	상한			
대응 1	식이요법 전 - 식이요법 후	5.100	6.402	2.025	.520	9.680	2.519	9	.033

※ 저장 위치 : C:₩SPSS통계분석₩SPSS_SPV₩4-1_foodtherapy_G-보건소_대응표본 T검정.spv

두 변수의 대응표본 상관계수는 0.745로 대체로 높게 나타났고 식이요법 이전의 평균 혈당수치와 이후의 평균 혈당수치의 차이가 5.1mg/dL(118.10-113.00)이며 표준편차는 6.402mg/dL, 평균의 표준오차는 2.025이다. 이 평균차이의 95% 신뢰구간은 [0.520~9.680]이며, 이것은 0을 포함하고 있지 않으므로 귀무가설이 기각되어 식이요법의 효과는 있는 것으로 나타났다. 그리고 T검정을 하여 보면, 유의확률(P)이 0.033〈0.05이므로, 유의수준 95%에서 두 대응표본 간의 평균차이는 통계적으로 유의하다고 할 수 있다. 따라서 식이요법 프로그램은 효과가 있다고 결론을 내릴 수 있다.

[대응표본 T검정]은 매우 유용한 통계기법이다. 일반적으로 두 표본의 평균차이 문제에서는 두 표본이 독립적이라는 것을 반드시 가정하여야 한다. 여기서는 이것을 가정할 필요도 없으며, 아울러 모분산이 같다고 가정하지 않아도 된다. [대응표본 T검정]에서 유의할 것은 두 표본 간의 대응관계를 맞추는 일이다. 동일한 대상을 계속해서 측정하는 경우에는 별문제가 없으나 대응되는 대상이 다른 경우에는 유의하여야 한다. 예컨대 두 종류의 치료법을 개발하여 환자를 두 집단으로 나누어 실험하였다고 가정하자. 한 치료

법을 받은 환자 그룹의 평균치가 다른 치료법을 받은 환자그룹보다 더 젊거나 건강하다면 두 치료법의 효과는 불명확하다. 따라서 연령과 건강상태가 같은 두 집단을 한 명씩 차례로 대응시켜 실험하여야 한다. 이렇게 하여 여러 쌍에 대하여 실험을 계속하면 연령이나 건강과 같은 외생효과를 제거할 수 있을 것이다.

제6장 분산분석

이 장에서는 단일변량과 양적인 종속변수와의 관계를 분석하는 일원분산분석을 먼저 살펴보고, 이원분산분석에 대해서도 알아보기로 한다. 그리고 마지막으로 공변량을 이용하여 실험오차의 변동량을 줄여 나가는 공분산 분석에 대하여 이해하도록 하자.

01 단일 분산분석

1.1 단일 분산분석의 개요

두 개 이상의 여러 모집단을 동시에 비교하는 경우 분산분석이 활용된다. 예컨대 최종학력을 중졸이하, 고졸, 전문대졸, 대졸이상 등으로 구분한 뒤에 각 집단별로 인지하고 있는 창구직원 이미지를 비교 · 연구하기 위해서는 단일변량 분산분석(Analysis of Variance : ANOVA)기법을 활용할 수 있다. 이 기법은 두 개 이상의 모집단 평균차이를 동시에 검정할 수 있는 장점이 있다.

ANOVA는 최종학력이라는 하나의 독립변수와 창구직원 이미지라는 하나의 종속변수 사이의 관계를 연구하는 기법이다. 반면에 두 개 이상의 독립변수와 두 개 이상의 종속변수 사이의 관계를 동시에 관찰하는 기법을 다변량 분산분석(Multivariate Analysis of Variance : MANOVA)이라고 한다.

단일변량 분산분석은 독립변수에 대한 효과를 분석하는데 기본적으로 이용된다. 예컨대 최종학력은 독립변수가 되며 창구직원 이미지는 종속변수가 된다. 여기서 독립변수를 요인(Factor)이라고 부르며, 한 요인 내에서 실험개체에 영향을 미치는 여러 가지 특별한 형태를 요인수준(Factor Level) 또는 처리(Treatment)라고 한다. 교육수준을 요인이라고 한다면 중졸 이하, 고졸, 전문대졸, 대졸 이상은 한 요인 내에서 요인수준 또는 처리가 된다.

그런데 단일변량 분산분석은 독립변수의 종류에 따라서 여러 종류로 나눌 수 있다. 예컨대 최종학력이라는 단일요인과 창구직원 이미지 사이의 관계를 분석하는 것을 일원분산분석(One-way ANOVA)이라고 한다. 그런데 이 모형에 최종학력뿐만 아니라 남녀라는 성별요인을 추가하여 두 요인이 창구직원 이미지에 미치는 영향을 조사한다면 이원분산분석(Two-way ANOVA)이 된다.

1.2 분석방법

분산분석의 귀무가설은 여러 모집단의 평균들이 동일하다는 것이다. 분산분석에서 평균차이는 사실상 처리효과를 뜻하며, 따라서 서로 다른 처리에 대한 평균치에 초점을 맞춘다. 각 요인 수준의 확률분포로부터 얻어진 표본 자료의 분석은 다음의 두 단계를 거친다.

먼저 모든 요인수준의 평균들이 같은지를 결정한다.

$$H_0 : \mu_1 = \mu_2 = \mu_3$$
$$H_1 : \mu_1 \neq \mu_2 \neq \mu_3$$

검정통계량(F = MSE/MSW)이 임계치보다 작으면 귀무가설을 채택하고, 평균들이 같다고 결론을 내린다. 반대로 F값이 임계치보다 크면 귀무가설을 기각시키고 대립가설이 채택된다. 대립가설이 채택되어 모평균값이 서로 다르면, 신뢰구간을 이용하여 얼마나 다른가를 조사하고 그 차이가 의미하는 것은 무엇인가를 규명한다.

02 일원배치 분산분석

2.1 일원배치 분산분석의 실행

H-병원 환자들의 최종학력(V_{15})에 따라 창구직원 이미지(V_{10})에 대한 데이터값 평균에 차이가 있는지 여부에 대하여 알아보자. 이를 위해 일원배치 분산분석을 실시하기 위해서는 다음과 같은 순서에 따르면 된다.

[분석(A)] → [평균비교(M)] → [일원배치 분산분석(O)...]

이 실행과정에 따르면 〈그림 6-1〉과 같은 분석절차 대화상자 창이 나타난다.

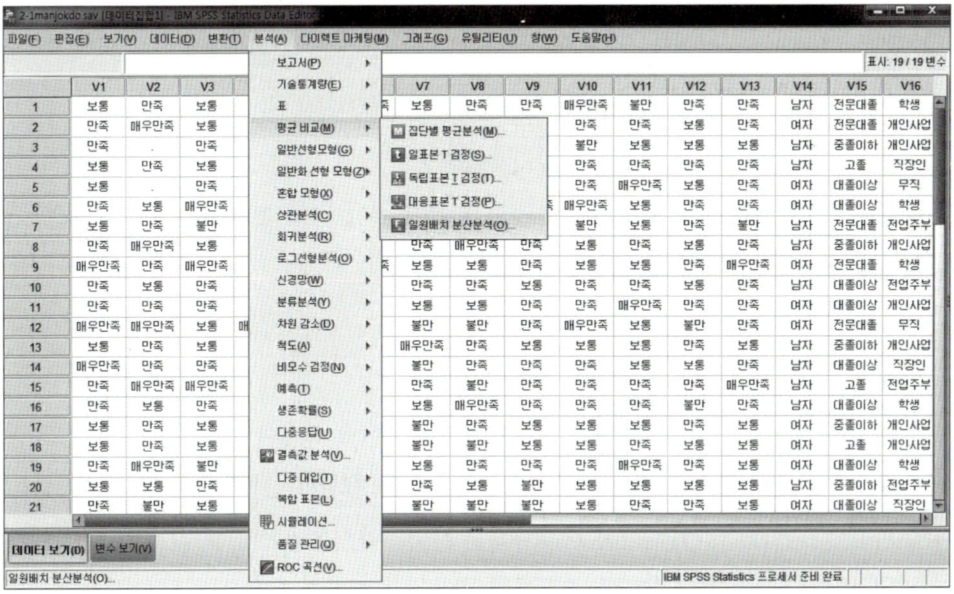

※ 저장 위치 : C:₩SPSS통계분석₩SPSS_SAV₩2-1_manjokdo_H-병원만족도.sav

〈그림 6-1〉 [일원배치 분산분석] 분석절차 대화상자 창

위와 같은 순서에 의해 실행하면 [일원배치 분산분석] 대화상자 창이 뜨는데, 이 때 왼쪽 변수상자에 있는 V_{10}(창구직원 이미지)을 오른쪽 [종속변수(E)]에 이동시키고, 독립

변수인 V_{15}(최종학력)를 오른쪽 [요인(F)]에 이동시키면, 〈그림 6-2〉와 같은 [일원배치 분산분석]과 같은 대화상자 창이 나타난다.

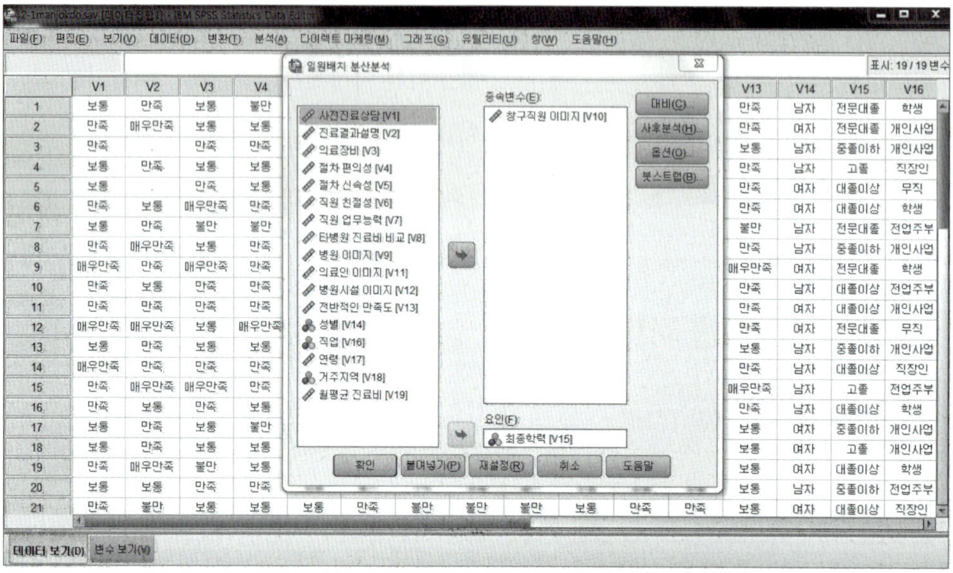

〈그림 6-2〉 [일원배치 분산분석] 대화상자 창

〈그림 6-2〉 대화상자 창 오른쪽 상단에는 [대비(C)...], [사후분석(H)...], [옵션(O)...] 등이 있는데, 이들을 차례로 설명하여 보자.

2.1.1 대비

대비(Contrast)란 두 요인수준의 평균 차이($\mu_i - \mu_j$)를 검정하는 것을 의미하며, 쌍대비교라고도 일컬어진다. 〈그림 6-2〉 대화상자 창에서 [대비(C)]를 누른 뒤, [☑ 다항식(P)]로 체크하고 [차수(D)]에 1차 선형관계로 선택하면, 〈그림 6-3〉과 같은 대화상자 창이 뜬다.

〈그림 6-3〉은 대비를 이용하여 두 집단의 평균차이를 비교한 것이다. 이것은 사후검정(Post Hoc Test)과 유사한 방법이나, 대비는 전체분석을 행하면서 특정 평균치들에 대하여 사전에 계획한 비교를 실행한다는 점에서 차이가 있다. 여기서, [☑ 다항식(P)]과 [차수(D)]는 1차 선형관계로 선택하고 있다. [상관계수(O): □]는 사전분석에 대비

할 집단의 가중치를 말한다. 〈표 6-1〉은 〈그림 6-3〉의 [일원배치 분산분석: 대비] 대화상자 창에 대한 키워드 설명이다.

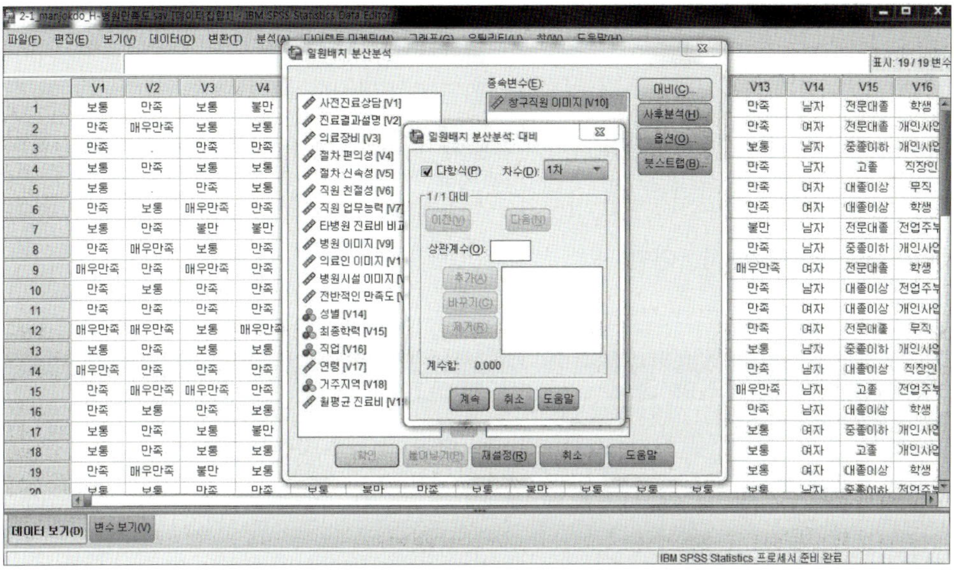

〈그림 6-3〉 [일원배치 분산분석: 대비] 대화상자 창

표 6-1 [일원배치 분산분석: 대비] 대화상자 창에 대한 키워드 설명

키 워 드	설명 내용
☑ 다 항 식 (P)	집단간 제곱합을 다항식 추세 성분으로 분할할 수 있다. 다항식을 선택한 후 모형화할 다항식의 최고 차수를 선택한다. 차수를 5차까지 선택할 수 있다.
차 수 (D)	1~5차 중에서 다항식 정도에 따라 지정한다.
1 / 1 대 비	대비변수군을 10개까지 지정할 수 있다. 다음이나 이전을 사용하여 대비변수군간을 이동할 수 있음.
상 관 계 수 (O) : □	요인변수의 각 집단(범주)에 대해 숫자 계수값을 입력하고 추가를 누른다. 적절한 단추를 선택하여 목록에 값을 추가한 다음 계수를 바꾸거나 제거할 수 있다. 계수의 수는 집단의 수와 같아야 하며 그렇지 않으면 분석이 수행되지 않는다.

자료 : SPSS 아카데미, 사회과학 통계분석, 2005, p.174. 참조.

2.1.2 사후분석

〈그림 6-3〉 대화상자 창에서 [계속]을 누르면, 〈그림 6-2〉와 같은 대화상자 창이 재등장한다. 여기서 [사후분석(H)]을 클릭한 뒤, [일원배치: 사후분석-다중비교] 대화상자 창이 나타날 때 등분산 가정으로 Scheffe 방법을 선택하고 [유의수준(V)]은 95%의 신뢰수준을 설정하면, 〈그림 6-4〉와 같은 [일원배치 분산분석: 사후분석-다중비교] 대화상자 창과 같이 보인다. [일원배치: 사후분석-다중비교] 대화상자 창에서는 어느 요인 수준들이 평균차이를 보이는지를 사후검정하는 방법으로 일반적으로 Scheffe, Tukey, Duncan 등이 많이 사용된다.

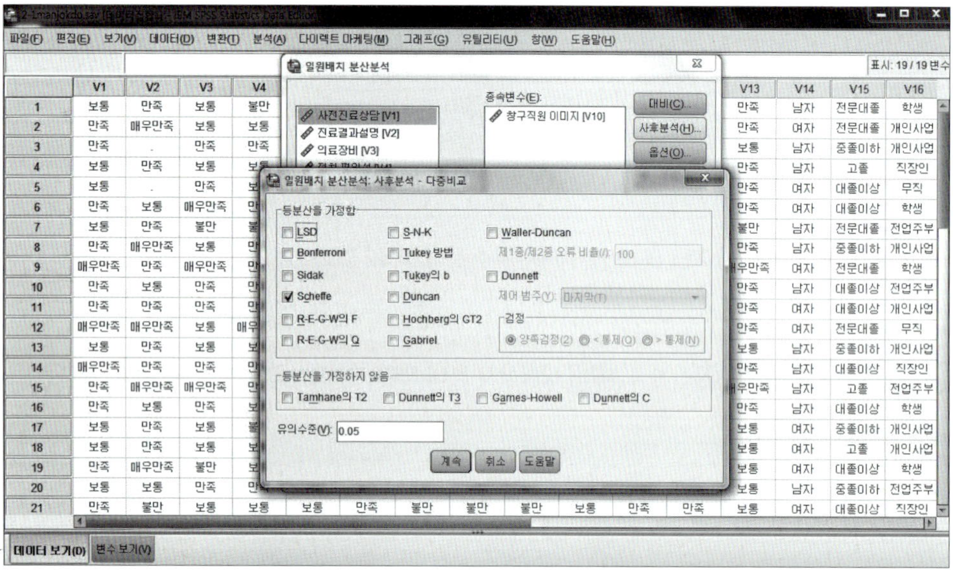

〈그림 6-4〉 [일원배치 분산분석: 사후분석-다중비교] 대화상자 창

2.1.3 옵션

〈그림 6-4〉에서 [계속]을 클릭하면 〈그림 6-2〉의 대화상자 창이 재등장하고, 계속해서 [옵션(O)]을 클릭하면 [일원배치 분산분석: 옵션] 대화상자 창이 나타나는데, 여기서 [기술통계(D)]와 [분산동질성 검정(H)]을 선택하면 〈그림 6-5〉와 같은 대화상자 창이 나타난다.

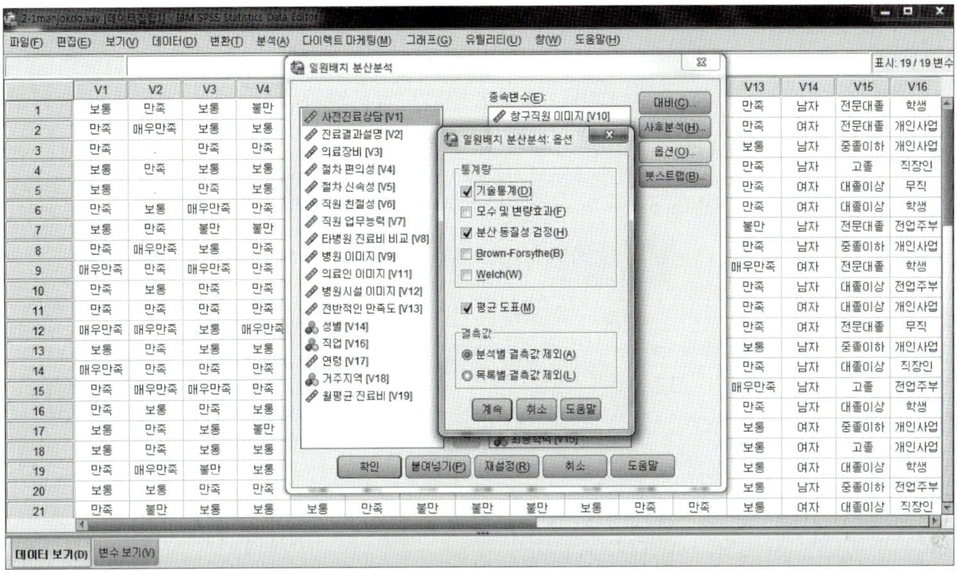

〈그림 6-5〉 [일원배치 분산분석: 옵션] 대화상자 창

〈표 6-2〉는 [일원배치 분산분석: 옵션] 대화상자 창에 대한 키워드 설명이다.

표 6-2 [일원배치 분산분석: 옵션] 대화상자 창에 대한 키워드 설명

키 워 드	설명 내용
통계량	
☑ 기술통계(D)	사례수, 평균, 표준편차, 표준오차, 최소치, 최대치, 집단별 각 종속변수의 95% 신뢰구간
☐ 모수 및 변량효과(F)	고정효과 모형에 대한 표준편차, 표준오차, 그리고 95% 신뢰구간과 변량효과 모형에 대한 표준오차와 95% 신뢰구간과 요인간 분산 추정량을 나타냄.
☑ 분산의 동질성(H)	분산의 동일성 여부를 검정(Levene 통계량을 계산)
☐ Brown-Forythe(B)	Brown-Forythe통계량은 집단평균이 동일한지 검정하는 통계량
☐ Welch(W)	Welch통계량은 집단평균이 동일한지 검정하는 통계량
☑ 평균 도표	요인변수의 값으로 정의된 각 집단에 대한 평균을 도표로 나타냄.
결측값	
⊙ 분석별 결측값 제외(A)	요인(독립변수) 내지 종속변수 중 어느 하나의 무응답치를 지닌 사례는 사용되지 않는다.
◎ 목록별 결측값 제외(L)	요인변수(독립변수) 내지 종속변수 중 무응답치를 지닌 사례는 모든 분석으로부터 제외된다.

자료 : SPSS 아카데미, 사회과학 통계분석, 2005, p.176. 참조.

2.2 일원분산분석의 분석결과

〈그림 6-5〉에서 [계속]을 누르면, 〈그림 6-2〉가 재등장한다. 여기서 [확인]을 클릭하면 분석 결과물이 출력된다.

분석결과 6-1 요인수준의 기술통계량

창구직원 이미지

	N	평균	표준편차	표준오차	평균에 대한 95% 신뢰구간		최소값	최대값
					하한값	상한값		
중졸이하	7	2.86	.378	.143	2.51	3.21	2	3
고 졸	6	3.67	.516	.211	3.12	4.21	3	4
전문대졸	7	3.86	1.069	.404	2.87	4.85	2	5
대졸이상	10	4.10	.568	.180	3.69	4.51	3	5
합 계	30	3.67	.802	.146	3.37	3.97	2	5

※ 저장 위치 : C:₩SPSS통계분석₩SPSS_SPV₩2-1_manjokdo_H-병원만족도_07_일원분산분석.spv

이 결과치는 각 집단의 관측치, 평균, 표준편차, 표준오차, 95% 신뢰구간을 나타내고 있다.

분석결과 6-2 분산의 동일성 검정

창구직원 이미지

Levene 통계량	df1	df2	유의확률
2.002	3	26	.138

※ 저장 위치 : C:₩SPSS통계분석₩SPSS_SPV₩2-1_manjokdo_H-병원만족도_07_일원분산분석.spv

분산분석이 유용하게 활용되기 위해서는 표본이 무작위로 추출되었으며 모집단은 동일한 분산을 가지고 있다는 가정을 충족시켜야 한다. 현재 분석하고 있는 데이터가 이러한 가정을 충족시키는지를 알아보기 위해 일반적으로 Levene통계량을 이용한다. Levene통계량 값이 2.002로서 충분히 크며 유의수준(P)이 0.138〉0.05이므로 모집단의 분산이 동일하다는 귀무가설이 채택된다. 따라서 후속 분석이 가능하다.

분석결과 6-3 일원배치 분산분석

창구직원 이미지

			제곱합	df	평균 제곱	F	유의확률
집단-간	(조합됨)		6.719	3	2.240	4.874	.008
	선형 항	가중되지 않음	6.155	1	6.155	13.395	.001
		가 중 됨	6.036	1	6.036	13.134	.001
		편 차	.684	2	.342	.744	.485
집단-내			11.948	26	.460		
합계			18.667	29			

※ 저장 위치 : C:₩SPSS통계분석₩SPSS_SPV₩2-1_manjokdo_H-병원만족도_07_일원분산분석.spv

분석결과 6-4 분산분석의 사후검정-다중비교

종속 변수 : 창구직원 이미지

Scheffe

(I) 최종학력	(J) 최종학력	평균차(I-J)	표준오차	유의확률	95% 신뢰구간	
					하한값	상한값
중졸이하	고 졸	-.810	.377	.229	-1.94	.32
	전문대졸	-1.000	.362	.078	-2.08	.08
	대졸이상	-1.243*	.334	.010	-2.24	-.24
고 졸	중졸이하	.810	.377	.229	-.32	1.94
	전문대졸	-.190	.377	.968	-1.32	.94
	대졸이상	-.433	.350	.678	-1.48	.61
전문대졸	중졸이하	1.000	.362	.078	-.08	2.08
	고 졸	.190	.377	.968	-.94	1.32
	대졸이상	-.243	.334	.912	-1.24	.76
대졸이상	중졸이하	1.243*	.334	.010	.24	2.24
	고 졸	.433	.350	.678	-.61	1.48
	전문대졸	.243	.334	.912	-.76	1.24

*. 평균차는 0.05 수준에서 유의합니다.

※ 저장 위치 : C:₩SPSS통계분석₩SPSS_SPV₩2-1_manjokdo_H-병원만족도_07_일원분산분석.spv

일원배치 분산분석의 결과를 이해하기 위해서는 [분석결과 6-3]에서 제시된 각 통계값이 산출되는 과정을 알아야 한다. 집단-간(Between Groups) 자유도는 3(요인수준의 수-1)으로 구해지며, 집단-내(Within Groups) 자유도는 26(전체관측수-요인수준의 수)이다. 평균제곱은 각각 제곱합을 각 원천별 자유도로 나눈 값이 되며, F통계량은 그룹간 평균제곱을 그룹내 평균제곱으로 나눈 값이다.

F분포에서 F(3, 26, 0.05)의 임계치는 2.98인데, F통계량이 4.874>2.98이므로, 4요인수준의 평균이 동일하다는 귀무가설이 기각된다. 이것을 F분포의 확률로 설명해도 마찬가지인데, F유의도(P)가 0.008<0.05이므로 귀무가설이 기각된다. 따라서 평균차이는 통계적으로 유의한 차이가 있다고 할 수 있다. 우리는 1단계 분석에서 최종학력 수준별로 창구직원 이미지에는 통계적으로 유의한 차이가 있다는 것을 알았다. 이것은 사후분석을 통해 재확인할 수 있다.

Scheffe의 통계량으로 계산된 사후검정을 보면 유의수준 0.05에서 중졸이하와 대졸이상 간의 창구직원 이미지의 평균차이가 통계적으로 유의하다는 것을 알 수 있다. 따라서 최종학력 수준에 따라 창구직원 이미지에는 일부 차이가 있다는 결론을 내릴 수 있다.

분석결과 6-5 동일 집단군의 분류

창구직원 이미지

Scheffe[a,b]

최종학력	N	유의수준 = 0.05에 대한 부집단	
		1	2
중졸이하	7	2.86	
고졸	6	3.67	3.67
전문대졸	7	3.86	3.86
대졸이상	10		4.10
유의확률		.072	.690

동일 집단군에 있는 집단에 대한 평균이 표시됩니다.

a. 조화평균 표본 크기 7.241을(를) 사용합니다.

b. 집단 크기가 동일하지 않습니다. 집단 크기의 조화평균이 사용됩니다. I 유형 오차 수준은 보장되지 않습니다.

※ 저장 위치 : C:₩SPSS통계분석₩SPSS_SPV₩2-1_manjokdo_H-병원만족도_07_일원분산분석.spv

[분석결과 6-5]에서 제1 Subsets에서는 요인수준 1(중졸이하), 요인수준 2(고졸), 요인수준 3(전문대졸)이 통계적으로 창구직원 이미지에 대한 평균차이가 없는 동일 집

단군으로 분류되었지만 대졸이상은 이 집단군에서 제외되었다. 제2 Subset에서는 요인수준 2(고졸), 요인수준 3(전문대졸), 요인수준 4(대졸이상)이 창구직원 이미지에 대한 차이가 없는 동일 집단군으로 분류되었지만 중졸이하는 제외되었다.

분석결과 6-6 평균도표

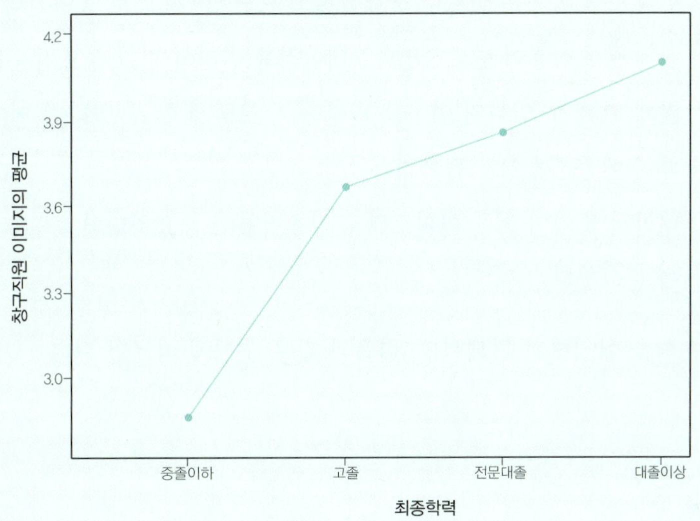

최종학력 수준에 따른 창구직원 이미지를 그래프로 나타내 주고 있다. 이 그래프에서는 최종 학력 수준이 높아질수록 창구직원 이미지도 높아지는 것을 알 수 있다.

03 이원분산분석

3.1 이원분산분석의 실행

이원분산분석(Two-way ANOVA)은 2개 이상의 요인(독립변수)을 활용하여 집단별로 평균 차이를 알아보는 통계분석기법이다. 이원분산분석은 일원분산분석과는 달리 다음과 같은 몇 가지 점에서 차이가 있다. ① 요인(독립변수)의 수가 두 개이다. ② 독립변수 간의 상호작용 유무를 밝혀내야 한다. ③ 이 상호작용을 고려하여 동시에 설명할 것인지 아니면 통제할 것인지 여부를 결정하여야 한다.

이원분산분석을 위해 다음과 같은 5단계에 따라 데이터를 분석하면 된다.

[단계 1] : 두 요인(독립변수)에 상호작용이 있는가를 조사한다.

[단계 2] : 이 때 상호작용이 없으면 두 요인(독립변수)을 별도로 분석하여 하나씩 조사한다.

[단계 3] : 만약 상호작용은 있으나 중요하지 않으면 [단계 2]로 돌아간다.

[단계 4] : 만약 상호작용이 중요하면, 그 데이터를 변환하여 그 상호작용을 중요하지 않게 만들 수 있는지 여부를 결정한다. 그렇게 할 수 있다면 데이터를 변환한 후에 [단계 2]로 돌아간다.

[단계 5] : 데이터의 의미 있는 변환으로도 상호작용이 중요하다면, 두 요인효과와 함께 분석한다.

이원분산분석을 실시하기 위해서는 다음과 같은 순서에 따르면 된다.

[분석(A)] → [일반선형모형(G)] → [일변량(U)...]

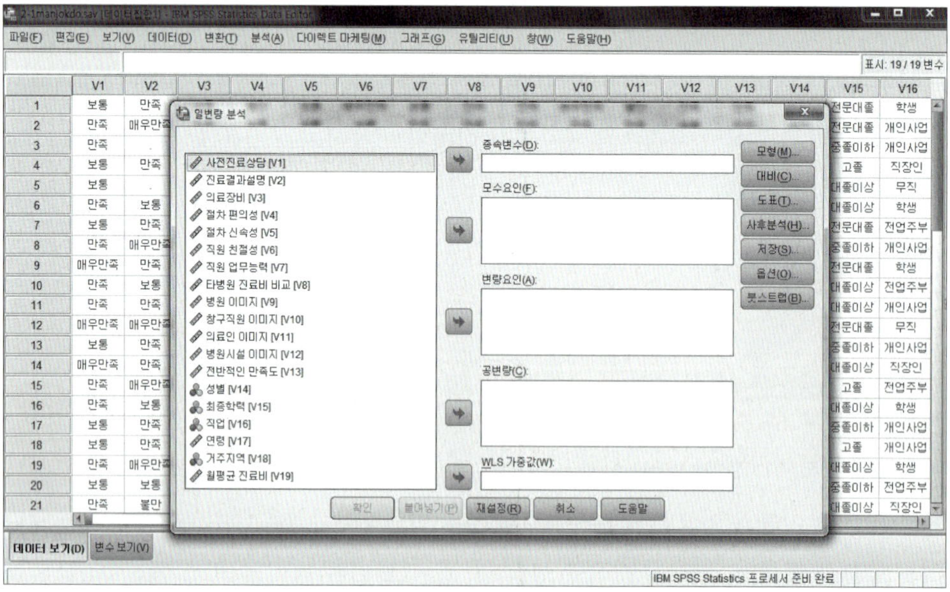

※ 저장 위치 : C:\SPSS통계분석\SPSS_SAV\2-1_manjokdo_H-병원만족도.sav

〈그림 6-6〉 [일변량 분석] 대화상자 창 〈1〉

〈그림 6-6〉에서 [종속변수(D):]에는 종속변수인 V_{10}(창구직원 이미지)을 선택하고, [모수요인(F):]에는 V_{14}(성별)와 V_{15}(최종학력)를 선택하면 〈그림 6-7〉과 같이 나타난다.

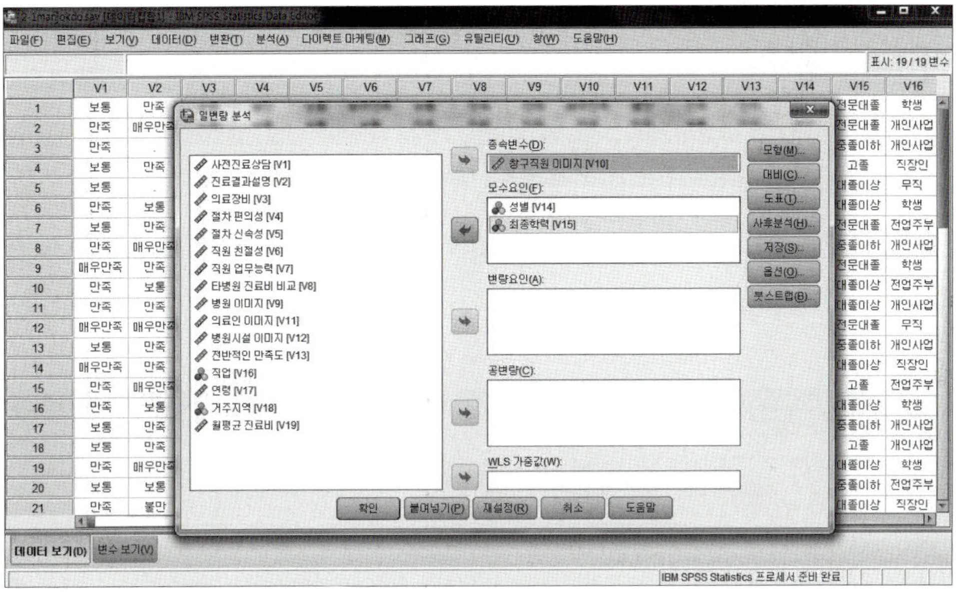

〈그림 6-7〉 [일변량 분석] 대화상자 창 〈2〉

요인선택 창에 대한 내용은 〈표 6-3〉과 같이 설명할 수 있다.

표 6-3 [일변량 분석] 대화상자 창에 대한 키워드 설명

키 워 드	설명 내용
종속변수(D)	해당 값을 예측하거나 요약하려는 변수
모수요인(F)	모수요인의 수준에는 해당결과를 구하려는 모든 수준, 기술적으로 미리 정해진 대부분의 요인
변량요인(A)	변량요인의 수준들은 결과를 구하려는 가능한 수준들의 확률표본에 해당됨. 수준의 선택이 무작위로 이루어지기 때문에 기술적인 의미가 없음.
공변량(C)	공변량은 분산분석의 효과를 확실히 하기 위한 양적인 독립변수
WLS가중값(W)	가중된 최소자승분석에 대한 가중값이 있는 숫자변수를 나열한다. 가중값이 0, 음수, 결측값 등일 때는 분석케이스에서 제외됨.

자료 : SPSS 아카데미, 사회과학 통계분석, 2005, p.184. 참조.

〈표 6-3〉에 나타난 선택 키워드 중 여기서는 [모형(M)...], [도표(T)...], [사후분석(H)...], [옵션(O)...]을 이용하여 분석을 하기로 한다.

3.1.1 모형

[모형(M)]을 선택한 뒤 [모형설정]에서 [⊙ 사용자 정의(C)]를 선택한다. 왼쪽의 [요인 및 공변량(F):] 대화상자로부터 V_{14}(성별), V_{15}(최종학력)를 선택하여 오른쪽 [모형(M)] 창에 보낸다. 그리고 [항 설정]의 ▶를 클릭하여 [주효과]를 선정하고 [제곱합(Q)]에서는 [제 I 유형]을 선택한다. 또한 [☑ 모형에 절편 포함(I)]을 선택하면 〈그림 6-8〉과 같이 나타난다.

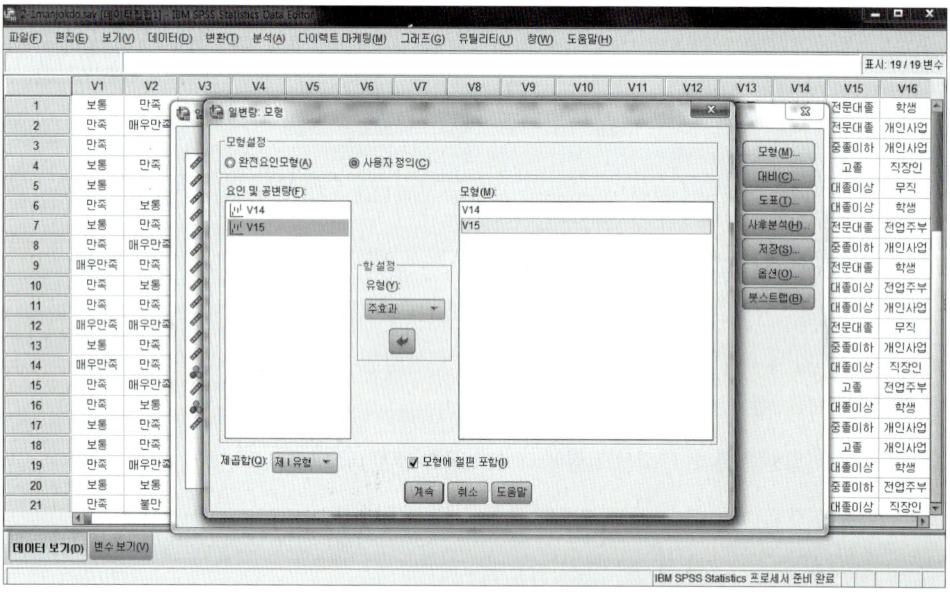

〈그림 6-8〉 [일변량: 모형] 대화상자 창

3.1.2 도표

〈그림 6-8〉의 하단에 [계속]을 클릭하면 〈그림 6-7〉로 되돌아간다. 여기서 [도표(T)]를 누른 뒤, 'V_{14}(성별),' 변수를 선택하여 [수평축 변수(H):]로 이동시키고 같은 방법으로 'V_{15}(최종학력)'를 선택하여 [선구분 변수(S):]에 이동시키면, 〈그림 6-9〉와 같은 대화상자 창이 나온다.

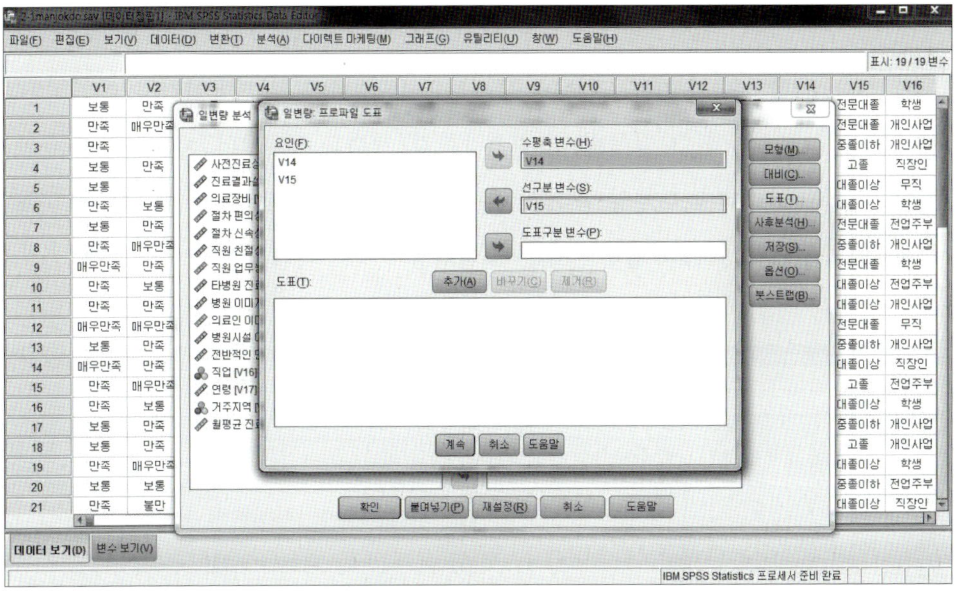

〈그림 6-9〉 [일변량: 프로파일 도표] 대화상자 창 〈1〉

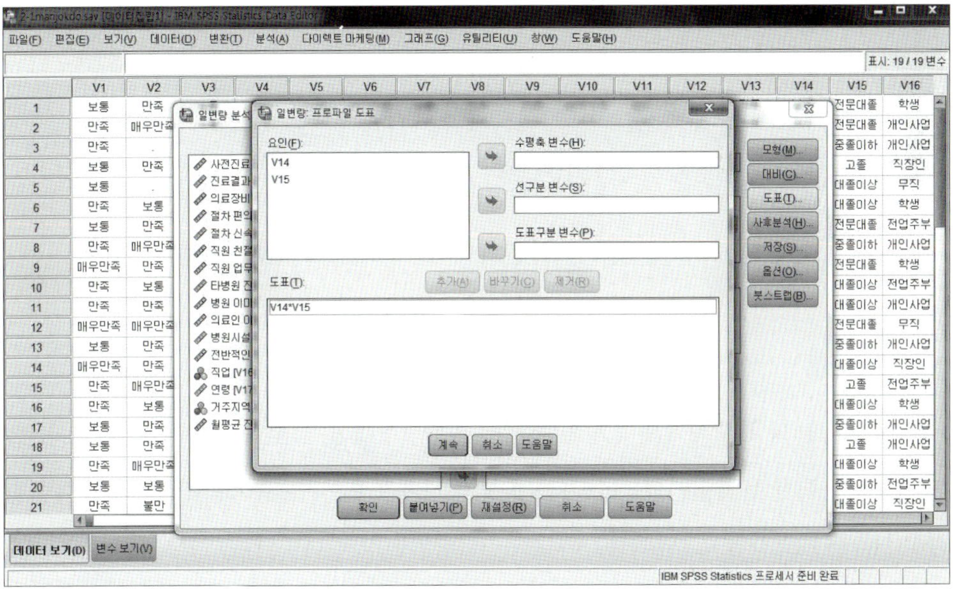

〈그림 6-10〉 [일변량: 프로파일 도표] 대화상자 창 〈2〉

〈그림 6-9〉의 대화상자 창에서 [추가(A)]를 클릭하면 〈그림 6-10〉과 같은 대화상자 창이 나타난다.

3.1.3 사후분석

〈그림 6-10〉의 하단에 있는 [계속]을 클릭하면 〈그림 6-7〉로 되돌아간다. 여기서 [사후분석(H)]을 클릭한 뒤, V_{14}(성별), V_{15}(최종학력) 변수를 선택하여 [사후검정변수(P)]로 이동시키고 다중비교 통계량 중 LSD(Least Significant Different, 최소유의차)를 체크하면 〈그림 6-11〉과 같은 사후분석 대화상자 창이 나타난다.

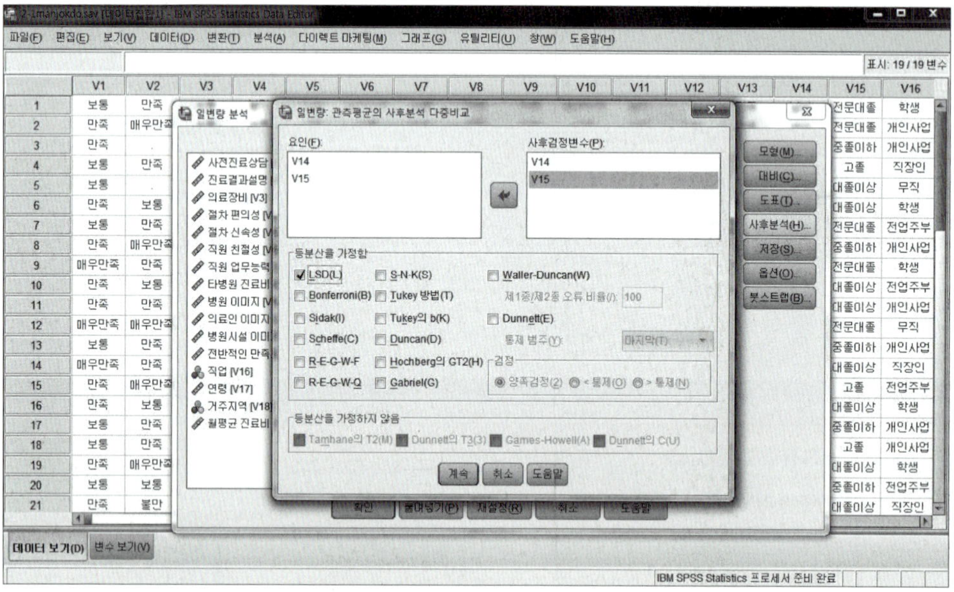

〈그림 6-11〉 [일변량: 관측평균의 사후분석 다중비교] 대화상자 창

3.1.4 옵션

〈그림 6-11〉의 하단에 있는 [계속]을 클릭하면 〈그림 6-7〉로 되돌아간다. 여기서 [옵션(O)]을 클릭한 뒤, [일변량: 옵션] 대화상자 창에서 [☑ 기술통계량(D)]과 [☑ 동질성검정(H)]을 체크하면 〈그림 6-12〉와 같은 대화상자 창이 나타난다.

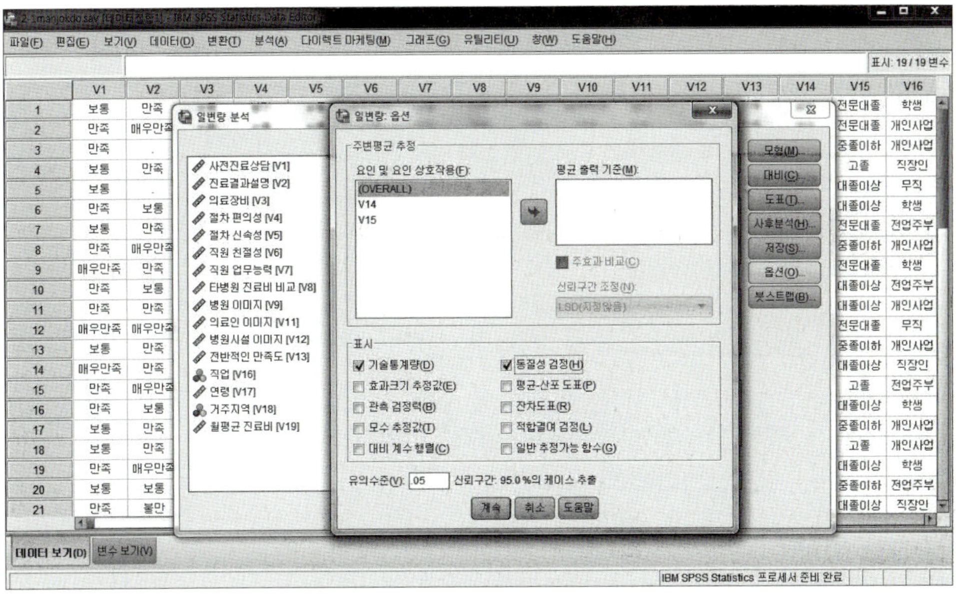

〈그림 6-12〉 [일변량: 옵션] 대화상자 창

3.2 이원분산분석의 결과

〈그림 6-12〉의 하단에 있는 [계속]을 클릭하면 〈그림 6-7〉로 되돌아간다. 이 때 [확인]을 클릭하면 이원분산분석의 결과물이 출력된다.

전체 표본의 평균 창구직원 이미지는 3.67이며 분석대상은 30명이다. V_{14}(성별)의 기준으로 볼 때 요인1(남자)의 평균 창구직원 이미지는 3.50이며, 요인2(여자)의 평균 창구직원 이미지는 3.86이다. 또한 V_{15}(최종학력)를 기준으로 보면 중졸이하가 2.86, 고졸이 3.67, 전문대졸이 3,86, 대졸이상이 4.10이다.

분석결과 6-7 기술통계량

종속 변수: 창구직원 이미지

성 별	최 종 학 력	평 균	표준편차	N
남 자	중 졸 이 하	2.80	.447	5
	고 졸	3.80	.447	5
	전 문 대 졸	3.67	1.528	3
	대 졸 이 상	4.00	.000	3
	합 계	3.50	.816	16
여 자	중 졸 이 하	3.00	.000	2
	고 졸	3.00	.	1
	전 문 대 졸	4.00	.816	4
	대 졸 이 상	4.14	.690	7
	합 계	3.86	.770	14
합 계	중 졸 이 하	2.86	.378	7
	고 졸	3.67	.516	6
	전 문 대 졸	3.86	1.069	7
	대 졸 이 상	4.10	.568	10
	합 계	3.67	.802	30

※ 저장 위치 : C:₩SPSS통계분석₩SPSS_SPV₩2-1_manjokdo_H-병원만족도_08_이원분산분석.spv

분석결과 6-8 오차 분산의 동질성에 대한 Levene의 검정

오차 분산의 동일성에 대한 Levene의 검정[a]

종속 변수 : 창구직원 이미지

F	df1	df2	유의확률
1.760	7	22	.147

여러 집단에서 종속변수의 오차 분산이 동일한 영가설을 검정합니다.

a. Design : 절편 + V_{14} + V_{15}

※ 저장 위치 : C:₩SPSS통계분석₩SPSS_SPV₩2-1manjokdo_H-병원만족도_08_이원분산분석.spv

분산분석의 유용성이 확보되기 위해서는 무작위적인 추출이 전제된 표본과 동일한 분산을 전제로 한 모집단 가정을 충족시켜야 한다. 현재 분석하고 있는 데이터가 이러한 가정을 충족시키고 있는지를 알아보기 위해서 Levene통계량 값이 1.760으로서 충분히 크며 유의확률(P)이 0.147>0.05이므로 모집단의 분산이 동일하다는 귀무가설이 채택된다. 따라서 다음과 같은 분석을 계속 진행할 수 있다.

분석결과 6-9 개체-간 효과 검정

종속 변수 : 창구직원 이미지

소스	제 I 유형 제곱합	자유도	평균 제곱	F	유의확률
수정 모형	6.759[a]	4	1.690	3.547	.020
절 편	403.333	1	403.333	846.768	.000
V14	.952	1	.952	1.999	.170
V15	5.806	3	1.935	4.063	.018
오 차	11.908	25	.476		
합 계	422.000	30			
수정 합계	18.667	29			

a. R 제곱 = .362 (수정된 R 제곱 = .260)

※ 저장 위치 : C:₩SPSS통계분석₩SPSS_SPV₩2-1manjokdo_H-병원만족도_08_이원분산분석.spv

V_{14}(성별)에 따른 창구직원 이미지의 차이는 F=1.999, 유의확률=0.170으로 유의하지 않고 V_{15}(최종학력)에 따른 창구직원 이미지의 차이는 F=4.063, 유의확률=0.018로 유의한 것으로 나타났다. 즉 성별에 따른 창구직원 이미지는 귀무가설(H_0)을 채택하여 통계적으로 유의한 차이가 없는 것으로 나타났지만, 최종학력에 따른 창구직원 이미지는 귀무가설(H_0)이 기각되어 통계적으로 유의한 차이가 있는 것으로 나타났다.

R제곱(R^2)은 회귀분석에서 결정계수와 같은 것으로 실험요소에 의해서 설명되어질 수 있는 종속변수의 총변동비율을 의미한다. 앞의 결과를 이용하여 계산하면

$$\frac{0.952+5.806}{18.667}=0.362$$이다.

분석결과 6-10 사후검정-다중비교

종속 변수 : 창구직원 이미지

LSD

(I) 최종학력	(J) 최종학력	평균차(I-J)	표준오차	유의확률	95% 신뢰구간	
					하한값	상한값
중졸이하	고졸	-.81*	.384	.045	-1.60	-.02
	전문대졸	-1.00*	.369	.012	-1.76	-.24
	대졸이상	-1.24*	.340	.001	-1.94	-.54
고졸	중졸이하	.81*	.384	.045	.02	1.60
	전문대졸	-.19	.384	.624	-.98	.60
	대졸이상	-.43	.356	.235	-1.17	.30
전문대졸	중졸이하	1.00*	.369	.012	.24	1.76
	고졸	.19	.384	.624	-.60	.98
	대졸이상	-.24	.340	.482	-.94	.46
대졸이상	중졸이하	1.24*	.340	.001	.54	1.94
	고졸	.43	.356	.235	-.30	1.17
	전문대졸	.24	.340	.482	-.46	.94

관측평균을 기준으로 합니다.
오류 조건은 평균 제곱(오류) = .476입니다.
*. 평균차는 .05 수준에서 유의합니다.
※ 저장 위치 : C:₩SPSS통계분석₩SPSS_SPV₩2-1manjokdo_H-병원만족도_08_이원분산분석.spv

종속변수인 창구이미지에 대한 (I) 최종학력 (J) 최종학력 간의 평균차(I-J)에서 중졸이하와 고졸의 평균차이는 -0.81이다. 이는 유의확률이 P=0.045로서 귀무가설(H_0)이 기각되어 통계적으로 유의한 차이가 있다. 또한 중졸이하와 전문대졸의 평균차이는 -1.00이다. 이는 유의확률이 P=0.012로서 역시 귀무가설(H_0)이 기각되어 통계적으로 유의한 차이가 있다. 한편 중졸이하와 대졸이상의 평균차이는 -1.24이다. 이는 유의확률이 P=0.001로서 역시 귀무가설(H_0)이 기각되어 통계적으로 유의한 차이가 있다.

상호작용은 독립변수 간의 상호작용 즉 V_{14}(성별), V_{15}(최종학력)의 상호작용효과(Two-way Interaction)를 살펴보면, 분석 결과물에서 독립변수들 간의 상호작용결과는 산출되지 않았다. 만약 유의확률이 0.05보다 작으면 상호작용 효과가 있는 것이고, 유의확률이 0.05보다 크면 상호작용효과는 없다고 할 수 있다.

분석결과 6-11 프로파일 도표

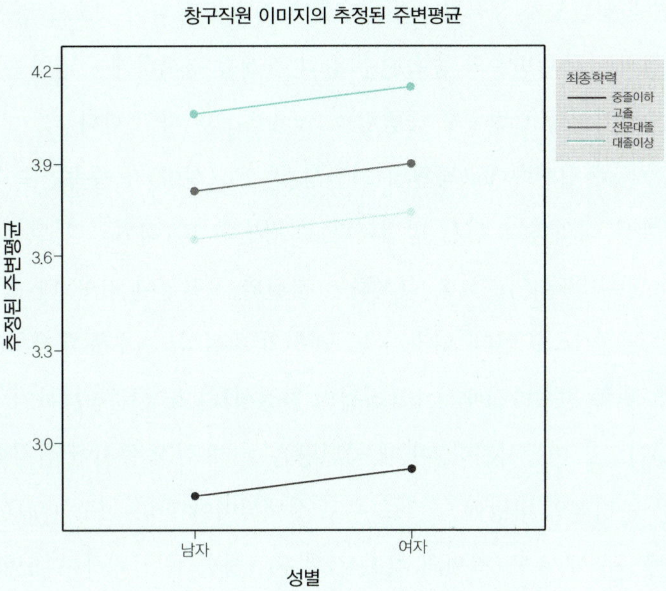

프로파일 도표 분석결과에 의하면 성별과 최종학력의 그래프는 교차하거나 일정한 값에 수렴하지 않아 성별과 최종학력은 상호작용이 존재하지 않는 것으로 나타났다.

만약 프로파일 상에서 규칙적으로 일정한 점에 수렴하는 서열상호작용(Ordinal Interaction)을 나타낸다면 분석결과에 대하여 체계적인 해석이 요구된다. 그러나 무서열상호작용(Disordinal Interaction)을 나타내면 주효과를 설명할 수 없기 때문에 실험계획이 재설계되어야 할 것이다.

04 공분산 분석

4.1 공변량 활용

앞에서의 분석방법은 두 독립변수 간에 상호작용이 존재하지 않는 것을 전제로 하고 있다. 만약 종속변수가 두 독립변수의 복합적인 관계에 의하여 영향을 받을 때에는, 한 요인을 통제하고 다른 한 요인의 효과를 분석하는 경우가 있다. 이 경우, 회귀분석의 변형된 기법인 공분산분석(ANCOVA : Analysis of Covariance)을 활용한다. 공분산분석은 질적인 독립변수와 양적인 독립변수를 동시에 분석하는 것으로 양적인 독립변수를 통제하고 질적인 독립변수와 종속변수 간의 관계를 명확하게 규명하는 방법이다. 여기서 통제되는 양적인 독립변수를 공변량(Covariate)이라고 한다.

〈그림 6-13〉은 독립변수 V_6(직원의 친절성)과 V_{14}(성별)가 종속변수 V_{13}(전반적인 만족)과의 관계를 파악하기 위한 방법이다. 독립변수 V_6(직원의 친절성)과 종속변수 V_{13}(전반적인 만족)의 회귀분석을 실시하면 직원의 친절성이 전반적인 만족에 유의한 영향을 미치는 것을 알 수 있다. 따라서 V_6(직원의 친절성) 변수를 통제할 필요가 있다. 〈그림 6-13〉은 왼쪽 변수박스에서 V_6(직원의 친절성)의 효과를 통제하기 위해, 이 변수를 [공변량(C):]으로 이동시킨다. 이 때 공변량은 한 개 이상 동시에 선정할 수 있다. 그러나 공변량은 논리적인 바탕에 근거를 두고 선택되어야 한다. [모형(M)]을 클릭한 뒤, [요인 및 공변량(F)]에서 V_6(직원의 친절성)과 V_{14}(성별)를 선택하여 [모형(M)]으로 이동시키고 [계속]을 클릭하면 〈그림 6-13〉으로 되돌아온다.

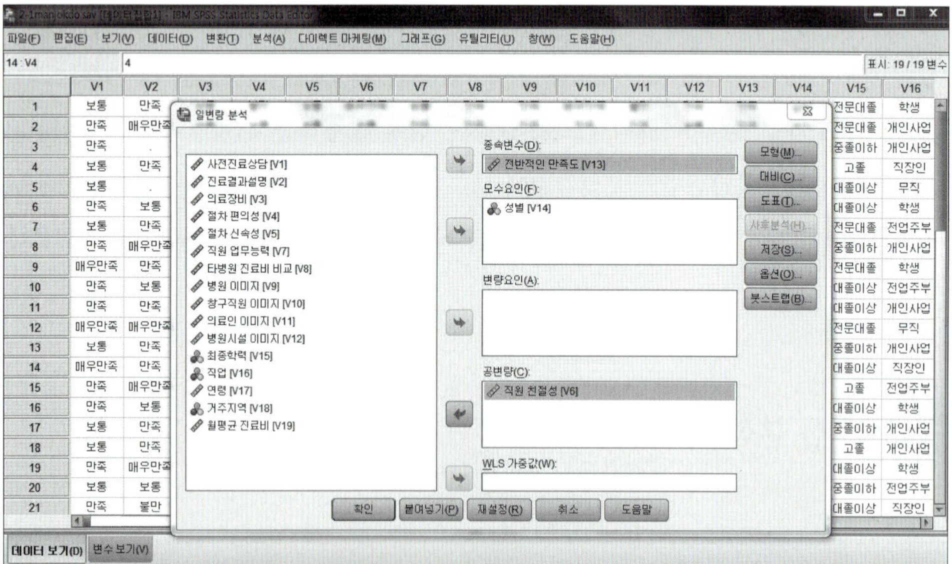

※ 저장 위치 : C:₩SPSS통계분석₩SPSS_SAV₩2-1_manjokdo_H-병원만족도.sav

〈그림 6-13〉 특정변수의 영향을 통제하는 [공변량(C):] 선택

4.2 공분산분석 결과

〈그림 6-13〉의 하단에 있는 [확인]을 클릭하면 [분석결과 6-12]와 같은 공분산분석 결과를 얻을 수 있다.

분석결과 6-12 개체-간 효과 검정-통제변수가 있는 분산분석표

종속 변수 : 전반적인 만족도

소스	제 I 유형 제곱합	자유도	평균 제곱	F	유의확률
수정 모형	4.891[a]	2	2.446	5.857	.008
절편	440.833	1	440.833	1055.637	.000
V6	4.837	1	4.837	11.584	.002
V14	.054	1	.054	.129	.722
오차	11.275	27	.418		
합계	457.000	30			
수정 합계	16.167	29			

a. R 제곱 = .303 (수정된 R 제곱 = .251)

※ 저장 위치 : C:₩SPSS통계분석₩SPSS_SPV₩2-1_manjokdo_H-병원만족도_09_공변량분석.spv

V_6(직원의 친절성)의 영향을 통제하고 V_{14}(성별)만의 효과를 분석한 결과, 유의확률(P)이 0.722〉0.05이므로 성별이 전반적인 만족도에 미치는 영향력은 통계적으로 유의하지 않은 것으로 나타났다. 공변량 V_6(직원의 친절성)은 유의확률(P)이 0.002〈0.05에서 통계적으로 유의한 것으로 나타났다.

분산분석을 하기 전에 적합한 실험계획법의 선정이 중요하다. 알맞은 실험계획이 있어야만 통계분석의 정확성을 높일 수 있기 때문이다.

05 다변량 분산분석

5.1 다변량 분산분석의 개요

5.1.1 분석의 개념

다변량 분산분석(MANOVA)은 독립변수가 명목척도이고, 종속변수가 2개 이상의 양

적 변수의 경우에 여러 모집단의 평균 벡터를 동시에 비교 · 분석하는 기법이다. 예컨대 양방병원과 한방병원에 속한 여러 병원들의 병원경영실태를 분석하기 위하여 유동비율, 부채비율, 총자산회전율 등을 비교 · 분석할 때 MANOVA를 사용할 수 있다. MANOVA에서는 대부분의 경우 종속변수들은 서로 상관관계가 있기 때문에 종속변수의 조합에 대한 효과의 동시검정을 중요시한다.

ANOVA와 MANOVA는 실험개체를 대상으로 한 종속변수가 하나인가 아니면 여러 개인가에 그 차이가 있다. 벡터변수인 종속변수는 각 모집단에 대하여 같은 공분산행렬을 가지며 다변량 정규분포를 하고 있다고 가정한다. MANOVA 분석의 핵심은 모집단의 중심(평균백터) 간에 차이가 있는지 여부에 대한 것이다.

5.1.2 분석절차

다변량 분산분석에서 귀무가설은 여러 모집단의 평균백터가 같다는 것을 전제로 한다. 이에 대한 분석절차는 다음과 같이 4단계를 거친다.

[1단계] : 우선 종속변수 간의 상관관계가 있는지 여부를 조사한다. 만약 상관관계가 없다면 변수들을 개별적으로 ANOVA 검정을 실시한다. 그러나 상관관계가 존재하는 경우에는 MANOVA를 실시하면 된다.

[2단계] : 변수들의 기본 가정인 다변량 정규분포성과 등공분산성 등을 조사한다.

[3단계] : 모든 요인수준의 평균벡터들이 차이가 있는지를 검정한다.

[4단계] : 만약 모든 평균백터들이 동일하다는 귀무가설이 채택되면 검정은 여기서 끝나지만, 귀무가설이 기각되어 모든 평균벡터들이 반드시 같지 않다면, 변수들을 개별적으로 조사하여 어떤 변수가 얼마나 다른가를 조사한다. 그리고 그 차이가 시사하는 바를 규명한다.

5.2 다변량 분산분석의 실행

중부스포츠센터 본사의 손지연 홍보기획팀장은 새로운 홍보촉진 활동을 계획하고 있다. 손 팀장은 회원가입비와 스포츠센터 체인점이 신규 회원가입자수에 미치는 영향에 대한 차이를 알아보고자 한다. 체인점마다 회원가입비를 차등 적용하여 2주간 동안 회원가입자수를 조사하였다. 데이터가 〈표 6-4〉와 같다고 할 때 P=0.05에서 검정해 보기로 한다.

표 6-4 회원가입비와 체인점 장소에 따른 신규 회원가입자수

구 분			중부스포츠센터		
			체인점 A	체인점 B	체인점 C
			1	2	3
회원가입비	상	1	(21,25) (25,22)	(31,31) (31,36)	(18,17) (17,19)
	중	2	(27,28) (25,25)	(37,35) (39,38)	(18,17) (17,20)
	하	3	(30,37) (30,31)	(37,39) (38,44)	(23,25) (23,22)

주 : ( )는 (1주차 조사시 신규 회원가입자수, 2주차 조사시 신규 회원가입자수)를 의미한다.

〈표 6-4〉의 데이터를 [IBM SPSS 21]의 [변수 보기(V)] 초기 창에서 데이터를 입력하면 〈그림 6-14〉와 같다.

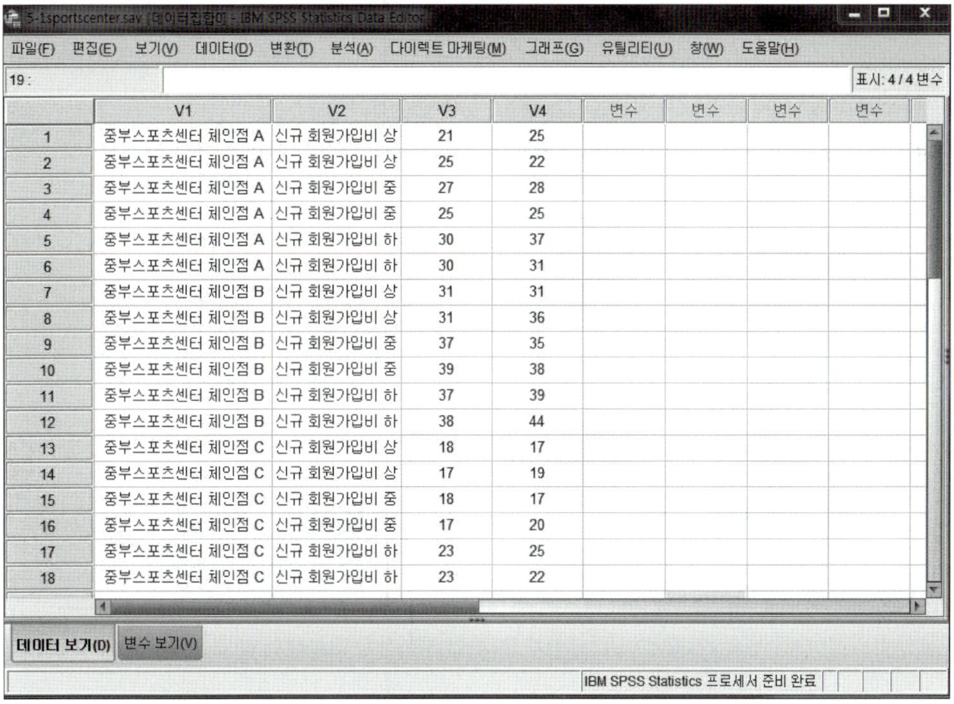

	V1	V2	V3	V4	변수	변수	변수	변수
1	중부스포츠센터 체인점 A	신규 회원가입비 상	21	25				
2	중부스포츠센터 체인점 A	신규 회원가입비 상	25	22				
3	중부스포츠센터 체인점 A	신규 회원가입비 중	27	28				
4	중부스포츠센터 체인점 A	신규 회원가입비 중	25	25				
5	중부스포츠센터 체인점 A	신규 회원가입비 하	30	37				
6	중부스포츠센터 체인점 A	신규 회원가입비 하	30	31				
7	중부스포츠센터 체인점 B	신규 회원가입비 상	31	31				
8	중부스포츠센터 체인점 B	신규 회원가입비 상	31	36				
9	중부스포츠센터 체인점 B	신규 회원가입비 중	37	35				
10	중부스포츠센터 체인점 B	신규 회원가입비 중	39	38				
11	중부스포츠센터 체인점 B	신규 회원가입비 하	37	39				
12	중부스포츠센터 체인점 B	신규 회원가입비 하	38	44				
13	중부스포츠센터 체인점 C	신규 회원가입비 상	18	17				
14	중부스포츠센터 체인점 C	신규 회원가입비 상	17	19				
15	중부스포츠센터 체인점 C	신규 회원가입비 중	18	17				
16	중부스포츠센터 체인점 C	신규 회원가입비 중	17	20				
17	중부스포츠센터 체인점 C	신규 회원가입비 하	23	25				
18	중부스포츠센터 체인점 C	신규 회원가입비 하	23	22				

※ 저장 위치 : C:₩SPSS통계분석₩SPSS_SAV₩5-1_jbscenter1_중부스포츠센터1_다변량 분산분석_신규회원가입효과.sav

〈그림 6-14〉 회원가입비와 체인점 장소에 따른 신규 회원가입자수

V_1(체인점 A,B,C)에 중부스포츠센터 체인점 A는 1, 체인점 B는 2, 체인점 C는 3을 입력하였고, V_2(회원가입비 상,중,하)에 각 회원가입비 수준별로 상은 1, 중은 2, 하는 3으로 입력하였다. 그리고 V_3(신규회원가입자수1)에는 1주차 신규 회원가입자수를, V_4(신규회원가입자수2)에는 새로운 홍보촉진 전략 실시 후 2주차 신규 회원가입자수를 각각 입력하였다.

이제 다변량 분산분석을 실시하기 위해서는 다음과 같은 순서에 따르면 된다.

[분석(A)] ⟶ [일반선형모형(G)] ⟶ [다변량(M)...]

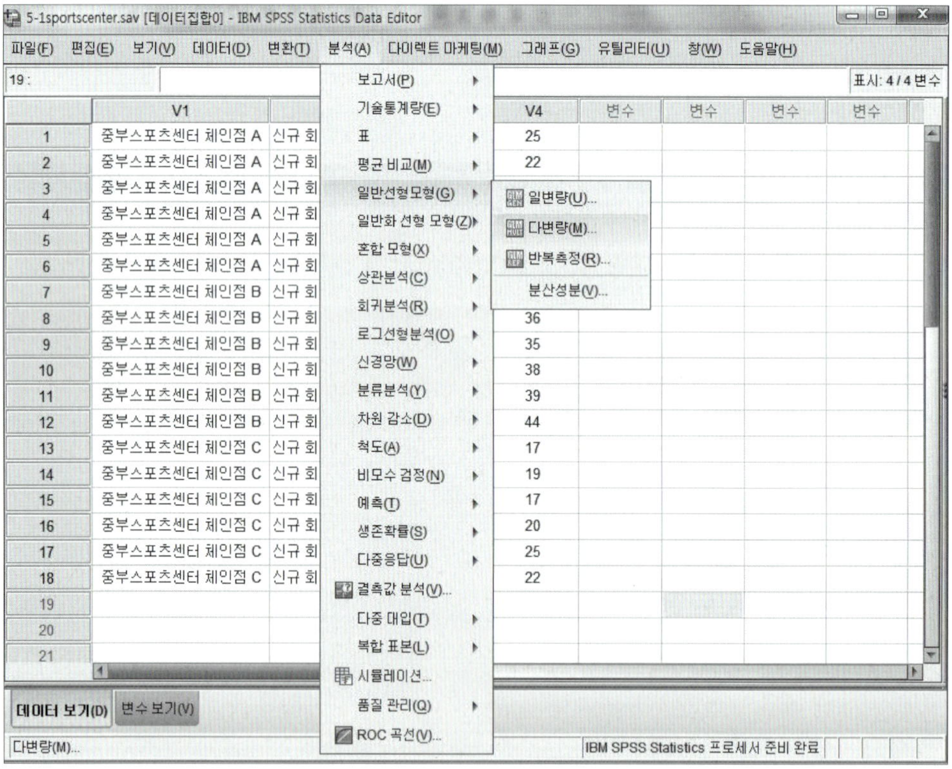

〈그림 6-15〉 [다변량 분석]의 분석절차 대화상자 창

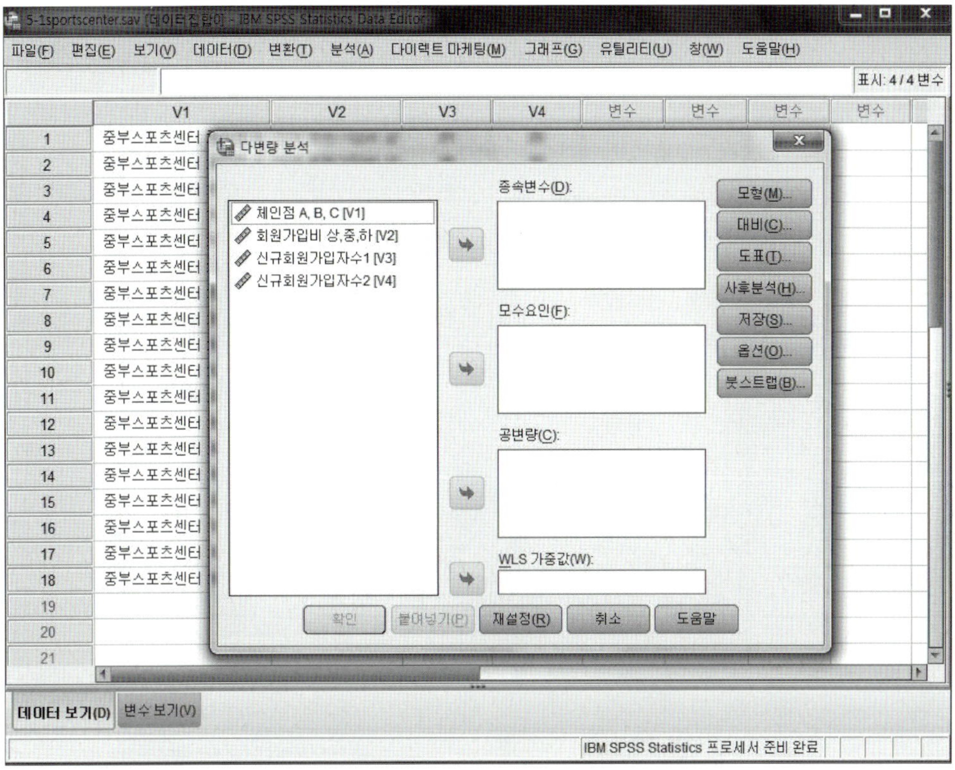

〈그림 6-16〉 [다변량 분석]의 대화상자 창 〈1〉

〈그림 6-16〉의 왼쪽 창에서 '신규회원가입자수1'과 '신규회원가입자수2'를 선택한 후 오른쪽의 [종속변수(D):]로 이동시킨다. [모수요인(F)]에는 V_1(체인점 A,B,C)과 V_2(회원가입비 상,중,하)를 이동시킨다. 이것을 그림으로 나타내면 〈그림 6-17〉과 같다.

〈그림 6-17〉에서 [공변량(C):]은 양적인 통계변수를 선택하는 상자이며, [WLS 가중값(W):]은 가중된 최소자승분석에 대한 가중값이 있는 숫자변수를 나열한다. 여기서 가중값이 0, 음수, 결측값이 있을 때는 분석에서 사례가 제외된다.

〈그림 6-17〉의 다변량분석 대화상자 오른쪽 창에 있는 [모형(M)...], [대비(C)...], [도표(T)...], [사후분석(H)...], [저장(S)...], [옵션(O)...] 등을 순서대로 설명하기로 한다.

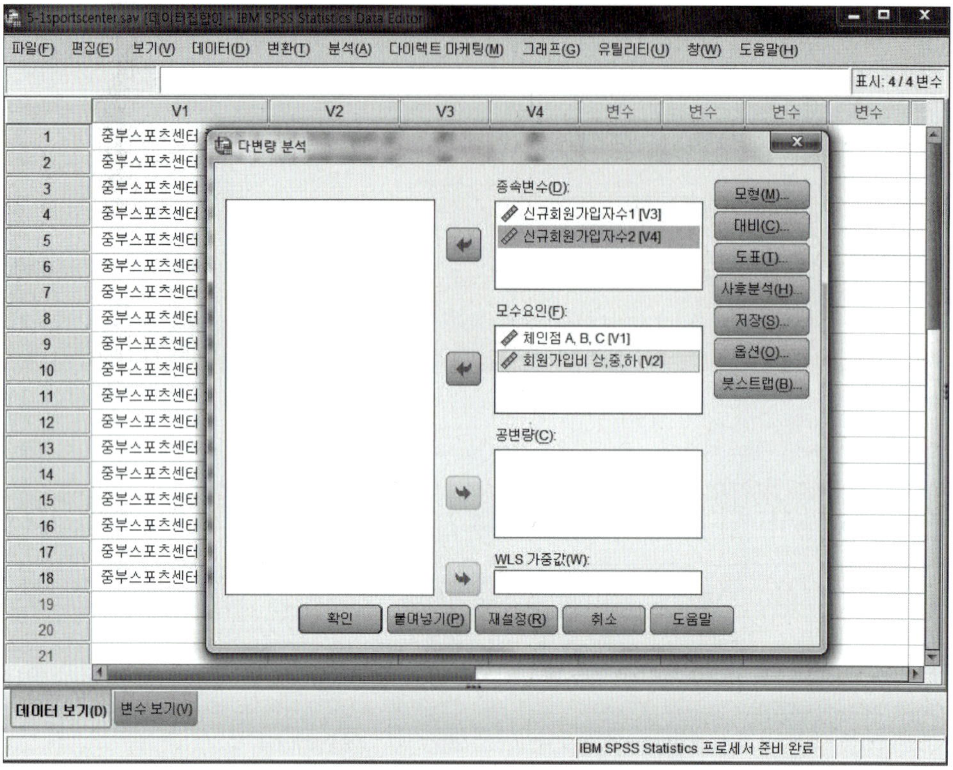

〈그림 6-17〉 [다변량 분석]의 대화상자 창 〈2〉

5.2.1 모형

[모형(M)...]을 클릭한 뒤, [모형설정]에는 [⊙ 완전 요인 모형(A)]을 선택하고 [제곱합(Q)]에서는 [제Ⅲ유형]을 선택한다. 또한 [☑ 모형에 절편 포함(I)]을 선택하면 〈그림 6-18〉과 같이 나타난다.

〈그림 6-18〉 [다변량: 모형] 대화상자 창에 나타난 키워드를 설명하면 〈표 6-5〉와 같다.

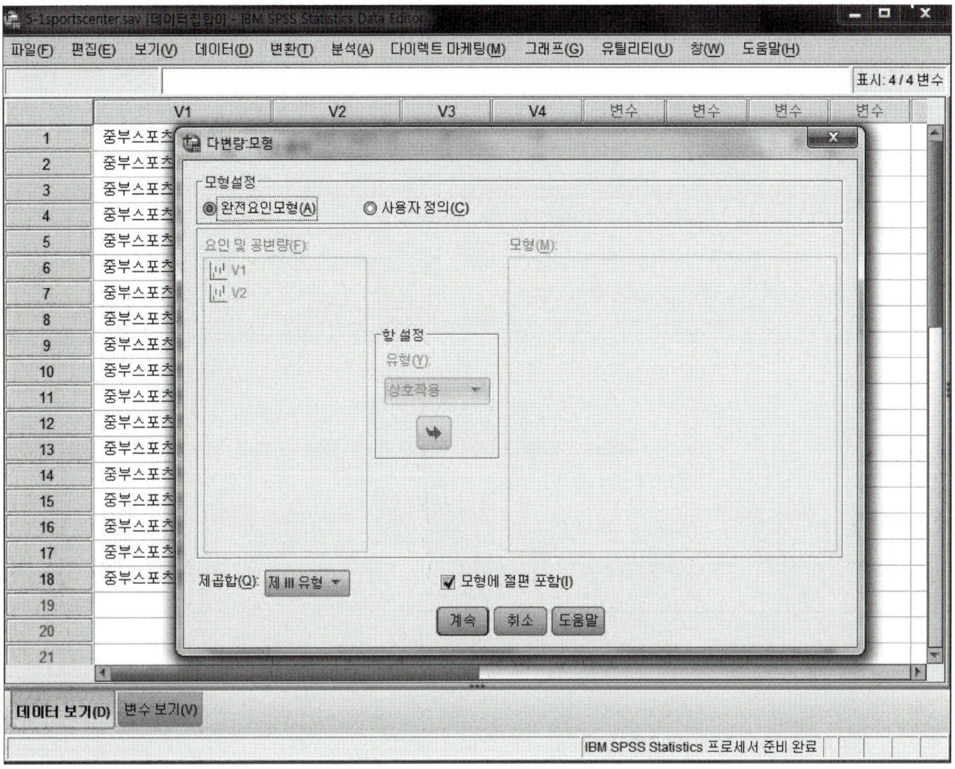

〈그림 6-18〉 [다변량 : 모형] 대화상자 창

표 6-5 [다변량: 모형] 대화상자 창에 대한 키워드 설명

키 워 드	설명 내용
모형설정	다음에서 선택가능
⊙ 완전요인 모형(A)	모든 요인과 공분산의 주효과, 모든 요인간의 상호작용 효과를 구한다(기본설정). 통제변수간의 상호작용은 제외된다.
◎ 사용자 정의(C)	요인-대-공변량 상호작용이나 가능한 요인-대요인 상호작용의 집단군을 포함하는 모형을 정의할 수 있게 한다. 모형에 포함시키려는 항을 지시해야 한다.
요인 및 공변량(F)	다변량 일반요인에서 이들은 모수요인(F), 변량요인(R) 및 공변량(C)으로 설명된다. ◎ 사용자 정의(C) 모형에서 분석하고자 하는 통제요인(F)은 통제변수(C)로 표기
모형(M)	◎ 사용자 정의(C) 모형에서 분석하고자 하는 통제요인과 통제변수의 결합을 지정한다. 설정은 ▶를 누르면 된다.
항 설정 ▶	주효과, 상호작용을 지정
상호작용	상호작용효과 분석
주효과	주효과 분석
모든 2원배치	2원 상호작용 분석
모든 3원배치	3원 상호작용 분석
모든 4원배치	4원 상호작용 분석
모든 5원배치	5원 상호작용 분석
제곱합(Q)	제곱합 형태 결정
제 I 유형	제1유형
제 II 유형	제2유형
제 III 유형	제3유형
제 VI 유형	제4유형
☑ 모형에 절편 포함(I)	모형에 절편을 포함한다.

자료 : SPSS 아카데미, 사회과학 통계분석, 2005, p.208. 참조.

5.2.2 대비

〈그림 6-18〉의 하단에 있는 [계속]을 클릭하면 〈그림 6-17〉로 되돌아간다. 여기서 [대비(C)...]를 클릭한 뒤, [대비(C): 없음 ▼]을 지정하면 〈그림 6-19〉와 같은 대화상자 창이 나타난다.

〈그림 6-19〉 [다변량: 대비] 대화상자 창에 나타난 키워드를 설명하면 〈표 6-6〉과 같다.

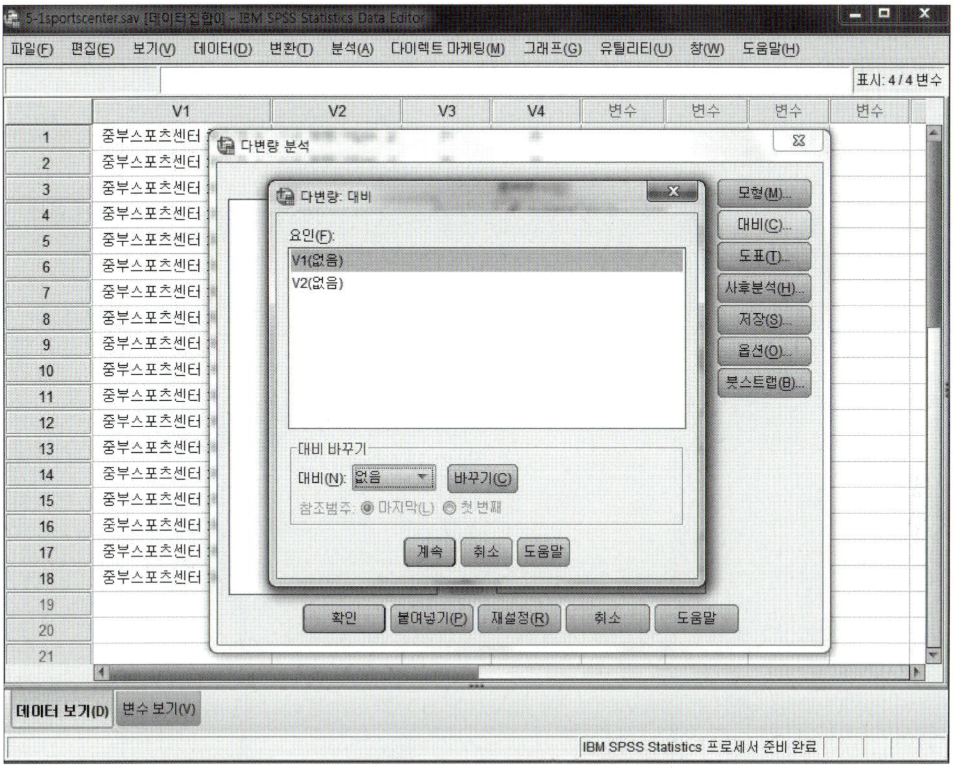

〈그림 6-19〉 [다변량: 대비] 대화상자 창

표 6-6 [다변량: 대비] 대화상자 창에 대한 키워드 설명

키 워 드	설명 내용
요인(F)	선택한 요인을 나열
대비(N) ▼	선형변환 방법
지정없음	지정하지 않는 경우
편차	변환되는 변수들의 평균에 대한 표준편차 제공
단순	각 종속변수들을 마지막 종속변수와 비교
차분	Difference or Reverse Helmert Transefomation
Helmert	Helmert Transfomation
반복	각 종속변수들을 마지막 종속변수와 비교
다항	종속변수의 수에 따라 요인들이 선형, 2차, 3차 효과로 나눔
참조변수 ⊙ 마지막(L) ◎ 처음(R)	대비(N)에서 편차 또는 단순을 지정하는 경우, 대비에서 제외될 종속변수를 제외 종속변수 중에서 참조변수로 처음과 마지막을 지정

자료 : SPSS 아카데미, 사회과학 통계분석, 2005, p.209. 참조.

5.2.3 도표

〈그림 6-19〉의 하단에 있는 [계속]을 클릭하면 〈그림 6-17〉로 되돌아간다. 여기서 [도표(T)...]를 클릭하면 〈그림 6-20〉과 같이 나타난다.

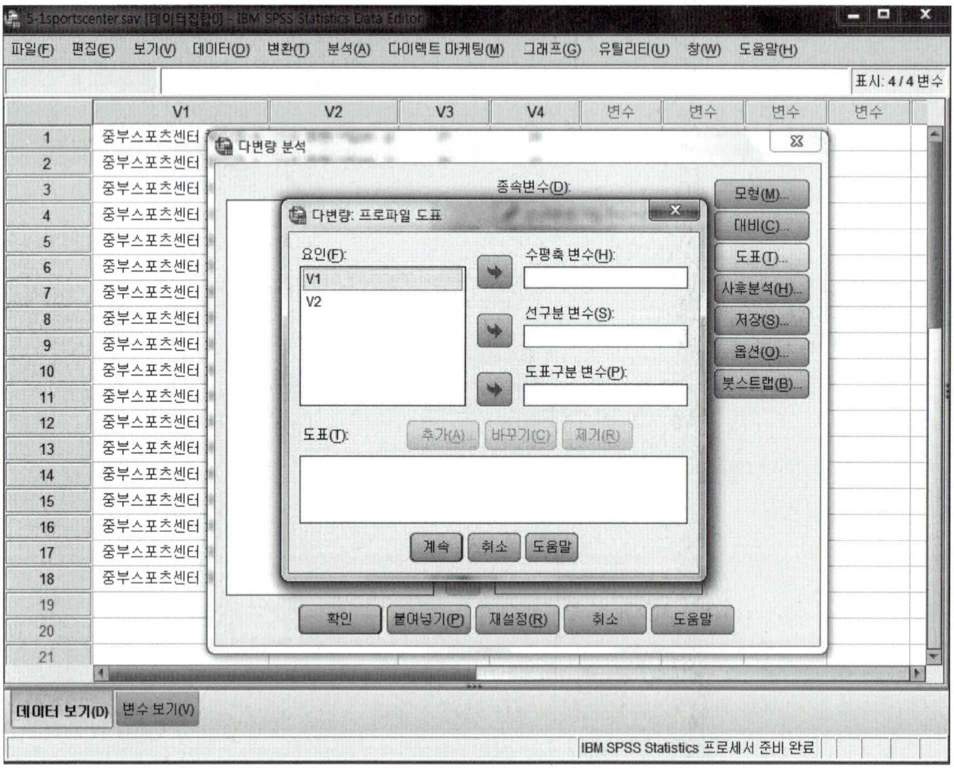

〈그림 6-20〉 [다변량: 프로파일 도표] 대화상자 창

〈그림 6-20〉 [다변량: 프로파일 도표] 대화상자 창에 나타난 키워드를 설명하면 〈표 6-7〉과 같다.

표 6-7 [다변량: 프로파일 도표] 대화상자 창에 대한 키워드 설명

키 워 드	설명 내용
요인(F)	선택한 요인을 나열
수평축 변수(H)	요인을 선택하고 수평축 정의
선구분 변수(S)	요인을 선택하고 개별 선을 정의
도표구분 변수(P)	요인을 선택하고 개별 도표를 정의
도표(T)	정의된 도표를 나열

자료 : SPSS 아카데미, 사회과학 통계분석, 2005, p.210. 참조.

5.2.4 사후분석

〈그림 6-20〉의 하단에 있는 [계속]을 클릭하면 〈그림 6-17〉로 되돌아간다. 여기서 [사후분석(H)...]을 클릭하면 [다변량: 관측평균의 사후분석 다중비교] 대화상자 창이 나타나는데 이 때 왼쪽 [요인(F)] 상자에 있는 V_1과 V_2를 선택하여 오른쪽 [사후검정변수(P)]로 이동시킨 뒤, [등분산을 가정함]에서 [☑ Scheffe(C)] 검정 방법을 체크하면 〈그림 6-21〉과 같이 나타난다.

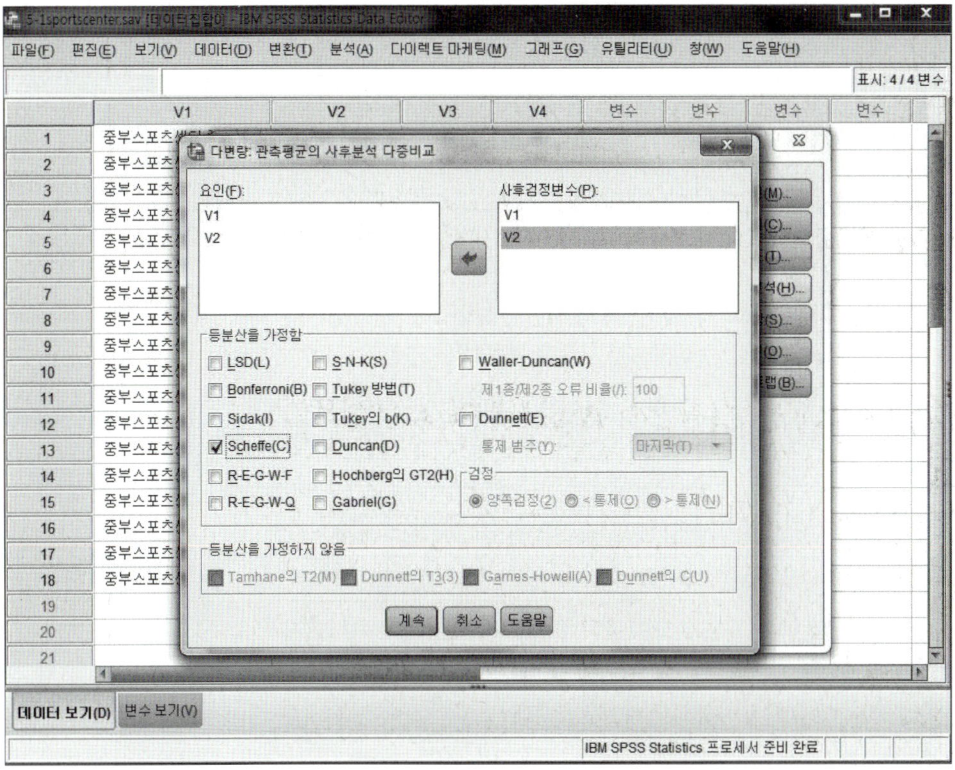

〈그림 6-21〉 [다변량: 관측평균의 사후분석 다중비교] 대화상자 창

〈그림 6-21〉 [다변량: 관측평균의 사후분석 다중비교] 대화상자 창에 나타난 키워드를 설명하면 〈표 6-8〉과 같다.

표 6-8 [다변량: 관측평균의 사후분석 다중비교] 대화상자 창에 대한 키워드 설명

키 워 드	설명 내용
등분산을 가정함	집단간의 다중비교를 산출, 집단평균은 오름차순에 의해 정렬된다. 행렬에서 별표(*)는 5%의 유의수준에서 유의적인 집단간의 차이를 나타냄.
□ 최소유의차(L)	이 검정은 집단의 모든 대응별 다중 t검정을 하는데 사용
□ Benferroni(B)	최소유의차 검정의 수정
□ Seidak(I)	Sidak의 다중비교검정
□ R-E-G-W의 F(R)	Ryan-Einot-Gabriel-W단초 F검정
□ R-E-G-W의 Q(Q)	Ryan-Einot-Gabriel-Welsch 범위검정
□ Duncan(D)	던킨의 다중범위 검정
□ Tukey 방법(T)	스튜던트 범위통계량을 사용, 집단간 대응별 비교를 수행하여 오차율을 대응별 비교집합의 오차비율을 선정
□ Tukey의 b(K)	투키의 통계량
☑ Scheffe(C)	이 검정은 평균의 대응비교에 대한 부수적인 것이며, 다른 다중 비교 검정보다도 유의도에 있어서 평균간 더 큰 차이를 필요로 한다.
□ Dunnett(E)	Dunnett의 대응별 다중비교
□ Gabriel(G)	Gabriel의 대응별 비교검정
□ Hochberg의 GT2(H)	Hochberg의 GT2는 스튜던트화 최대계수를 사용
등분산을 가정하지 않음	분산이 동일하지 않은 경우 다음 중 하나를 선정하면 된다.
□ Tamhane T2(M)	T검정을 기준으로 하는 보존성 대응별 비교, 분산이 동일하지 않을 때 적용
□ Dunnett T3(3)	스튜던트화 최대 계수를 기초로 한 대응별 비교검정
□ Games-Howll(A)	경우에 따라 자유롭게 수행되는 대응별 비교검정
□ Dunnett의 C(U)	스튜던트화 범위를 기준으로 하는 대응별 비교검정

자료 : SPSS 아카데미, 사회과학 통계분석, 2005, p.212. 참조.

5.2.5 저장

〈그림 6-21〉의 하단에 있는 [계속]을 클릭하면 〈그림 6-17〉로 되돌아간다. 여기서 [저장(S)...]을 클릭하면 〈그림 6-22〉와 같은 [다변량: 저장] 대화상자 창이 나타난다.

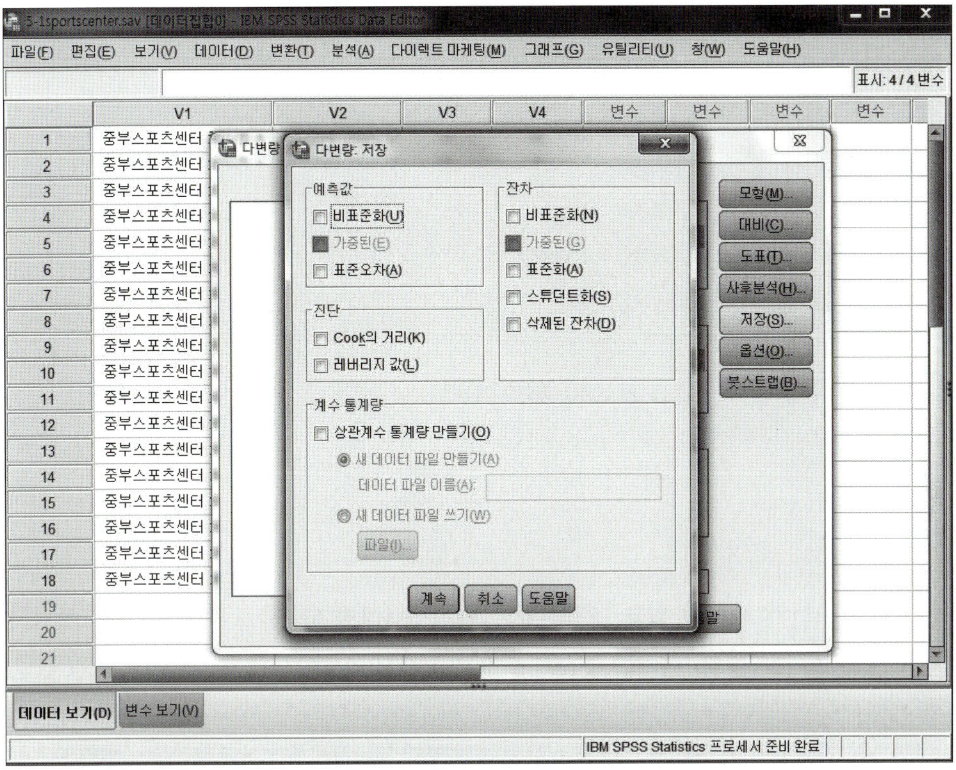

〈그림 6-22〉 [다변량: 저장] 대화상자 창

〈그림 6-22〉 [다변량: 저장] 대화상자 창에 나타난 키워드를 설명하면 〈표 6-9〉와 같다.

표 6-9 [다변량: 저장] 대화상자 창에 대한 키워드 설명

키 워 드	설명 내용
예측값	모형의 예측값으로 다음 중의 하나를 선택하면 된다.
□ 표준화하지 않음(U)	표준화하지 않은 예측값
□ 가중값(E)	가중 예측값
□ 표준오차(T)	표준오차
진단	다음 중에서 하나를 선택하면 된다.
□ Cook의 거리(K)	쿡 거리
□ 레버리지 값(V)	중심화하지 않은 레버리지 값

키 워 드	설명 내용
잔차	다음 중에서 하나를 선택할 수 있다.
□ 표준화하지 않은(N)	종속변수의 실제값에서 모형에 의해 예측된 값을 뺀 것
□ 가중값(G)	가중잔차
□ 표준화(A)	표준화 잔차
□ 스튜던트화(S)	스튜던트화 잔차
□ 삭제된 잔차(D)	삭제된 잔차
새파일로 저장	
□ 계수통계량(D)	SPSS 데이터 파일로 저장

자료 : SPSS 아카데미, 사회과학 통계분석, 2005, p.213. 참조.

5.2.6 옵션

〈그림 6-22〉의 하단에 있는 [계속]을 클릭하면 〈그림 6-17〉로 되돌아간다. 여기서 [옵션(O)...]을 클릭하면 [다변량: 옵션] 대화상자 창이 나타나는데, 이 때 대화상자 창 하

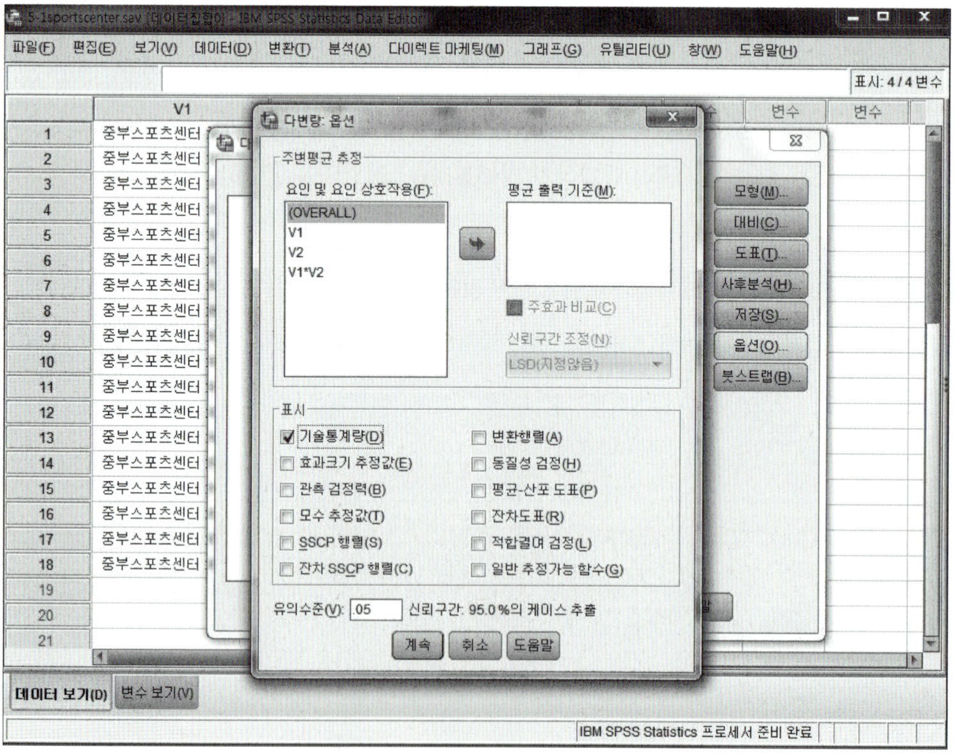

〈그림 6-23〉 [다변량: 옵션] 대화상자 창

단 [표시]에서 [☑ 기술통계량(D)] 검정 방법을 체크하면 〈그림 6-23〉과 같이 나타난다.

〈그림 6-23〉 [다변량: 옵션] 대화상자 창에 나타난 키워드를 설명하면 〈표 6-10〉과 같다.

표 6-10 [다변량: 옵션] 대화상자 창에 대한 키워드 설명

키 워 드	설명 내용
주변평균 추정 요인 및 요인 상호작용(F)	셀(Cell)내의 모집단 주변 평균들의 추정값이 필요한 경우 해당요인과 상호작용을 선택
□ 주효과 비교(O)	개체간 요인과 개체내 요인 모두에 모형내 주효과의 추정된 주변평균간 수정되지 않은 대응별 비교를 제시
표시	다음에서 하나를 선택하면 됨
□ 기술통계량(D)	모든 셀의 종속변수에 대한 평균, 표준편차, 빈도 등
□ 효과크기 추정값(E)	각 효과와 각 모수 추정값에 대한 부분 에타-제곱값을 제시
□ 모수 추정값(T)	각 검정에 대한 모수 추정값, 표준오차, T검정, 신뢰구간 등을 제시
□ SSCP 행렬(Y)	가설 및 오차 SSCP행렬을 제시
□ 잔차 SSCP 행렬(C)	잔차 SSCP행렬을 제시
□ 변환행렬(A)	변환행렬 정보 제시
□ 동질성 검정(H)	분산의 동질성에 대한 Levene 검정
□ 평균-산포 도표(P)	데이터에 대한 가정을 진단
□ 잔차도표(R)	각 종속변수에 대한 관측-예측-표준화잔차도표를 제시
□ 적합결여 검정(L)	적합결여 검정 결과 제시
유의수준(V): .05 신뢰구간 95.0%의 케이스 추출	유의수준은 0.05 95%의 신뢰수준에서 케이스 추출

자료 : SPSS 아카데미, 사회과학 통계분석, 2005, p.215. 일부 참조.

5.3 다변량 분산분석의 결과

〈그림 6-23〉에서 [계속]을 클릭하면 〈그림 6-17〉로 되돌아가는데, 여기서 [확인]을 누르면 다음과 같은 분석결과를 얻을 수 있다.

분석결과 6-13 개체-간 요인

		변수값 설명	N
체인점 A, B, C	1	중부스포츠센터 체인점A	6
	2	중부스포츠센터 체인점B	6
	3	중부스포츠센터 체인점C	6
회원가입비 상,중,하	1	신규 회원가입비 상	6
	2	신규 회원가입비 중	6
	3	신규 회원가입비 하	6

※ 저장 위치 : C:₩SPSS통계분석₩SPSS_SPV₩5-1jbscenter1_중부스포츠센터1_신규회원가입효과_다변량 분산분석.spv

[분석결과 6-13]에는 스포츠센터 체인점과 회원가입비에서 신규회원가입자수의 차이를 측정한 결과가 나타나 있다. 체인점(A, B, C)와 회원가입비(상, 중, 하)의 경우 케이스의 수가 각각 6개임을 의미한다.

분석결과 6-14 기술통계량

	체인점 A, B, C	회원가입비 상,중,하	평균	표준편차	N
신규회원가입자수1	중부스포츠센터 체인점 A	신규 회원가입비 상	23.00	2.828	2
		신규 회원가입비 중	26.00	1.414	2
		신규 회원가입비 하	30.00	.000	2
		합계	26.33	3.445	6
	중부스포츠센터 체인점 B	신규 회원가입비 상	31.00	.000	2
		신규 회원가입비 중	38.00	1.414	2
		신규 회원가입비 하	37.50	.707	2
		합계	35.50	3.564	6
	중부스포츠센터 체인점 C	신규 회원가입비 상	17.50	.707	2
		신규 회원가입비 중	17.50	.707	2
		신규 회원가입비 하	23.00	.000	2
		합계	19.33	2.875	6
	합계	신규 회원가입비 상	23.83	6.210	6
		신규 회원가입비 중	27.17	9.261	6
		신규 회원가입비 하	30.17	6.494	6
		합계	27.06	7.487	18
신규회원가입자수2	중부스포츠센터 체인점 A	신규 회원가입비 상	23.50	2.121	2
		신규 회원가입비 중	26.50	2.121	2
		신규 회원가입비 하	34.00	4.243	2
		합계	28.00	5.367	6
	중부스포츠센터 체인점 B	신규 회원가입비 상	33.50	3.536	2
		신규 회원가입비 중	36.50	2.121	2
		신규 회원가입비 하	41.50	3.536	2
		합계	37.17	4.355	6
	중부스포츠센터 체인점 C	신규 회원가입비 상	18.00	1.414	2
		신규 회원가입비 중	18.50	2.121	2
		신규 회원가입비 하	23.50	2.121	2
		합계	20.00	3.098	6
	합계	신규 회원가입비 상	25.00	7.294	6
		신규 회원가입비 중	27.17	8.232	6
		신규 회원가입비 하	33.00	8.509	6
		합계	28.39	8.304	18

※ 저장 위치 : C:₩SPSS통계분석₩SPSS_SPV₩5-1_jbscenter1_중부스포츠센터1_신규회원가입효과_다변량 분산분석.spv

[분석결과 6-14]에는 스포츠센터 체인점과 회원가입비에 따른 홍보판촉 전략 실시 1주일 전의 신규회원가입자수와 실시 후 신규회원가입자수가 나타나 있다.

분석결과 6-15 회원가입비와 중부스포츠센터 체인점 효과분석

다변량 검정[a]

효과		값	F	가설 자유도	오차 자유도	유의확률
절편	Pillai의 트레이스	.999	4763.674[b]	2.000	8.000	.000
	Wilks의 람다	.001	4763.674[b]	2.000	8.000	.000
	Hotelling의 트레이스	1190.919	4763.674[b]	2.000	8.000	.000
	Roy의 최대근	1190.919	4763.674[b]	2.000	8.000	.000
V1	Pillai의 트레이스	1.001	4.513	4.000	18.000	.011
	Wilks의 람다	.014	30.328[b]	4.000	16.000	.000
	Hotelling의 트레이스	71.546	125.205	4.000	14.000	.000
	Roy의 최대근	71.530	321.886[c]	2.000	9.000	.000
V2	Pillai의 트레이스	1.080	5.278	4.000	18.000	.005
	Wilks의 람다	.066	11.580[b]	4.000	16.000	.000
	Hotelling의 트레이스	11.965	20.940	4.000	14.000	.000
	Roy의 최대근	11.778	53.001[c]	2.000	9.000	.000
V1 * V2	Pillai의 트레이스	.831	1.599	8.000	18.000	.194
	Wilks의 람다	.263	1.899[b]	8.000	16.000	.131
	Hotelling의 트레이스	2.444	2.139	8.000	14.000	.102
	Roy의 최대근	2.288	5.149[c]	4.000	9.000	.019

a. Design : 절편 + V1 + V2 + V1 * V2

b. 정확한 통계량

c. 해당 유의수준에서 하한값을 발생하는 통계량은 F에서 상한값입니다.

※ 저장 위치 : C:₩SPSS통계분석₩SPSS_SPV₩5-1_jbscenter1_중부스포츠센터1_신규회원가입효과_다변량 분산분석.spv

다변량 분산분석에서는 분석자의 연구목적에 따라 Pillais의 트레이스, Wilks의 람다, Hotelling의 트레이스, Roy의 최대근 등을 사용한다. 종속변수와 독립변수 간의 함수관계를 설정할 필요가 있다. 여기서는 Wilks통계량값을 사용하며, 각 판별함수 변량들로 설명되지 않은 분산의 적(積)으로 윌크스 람다(Wilks Λ)는 다음과 같이 계산된다.

$$\Lambda = \frac{\text{그룹내분산}}{\text{총분산}}$$

만일 Λ 값이 작으면 귀무가설은 기각된다. 위 결과에서, 체인점의 Λ 값은 0.014이고, 이것을 F값으로 환산하면 30.328이 된다. 이 때 유의확률 p=0.000이므로 평균벡터가 동일하다는 귀무가설은 기각된다.

그러므로 스포츠센터 체인점에 따라 신규회원가입자수는 통계적으로 유의한 차이가 있으며(p=0.000〈0.05), 또한 회원가입비에 따른 차이도 존재한다(p=0.000〈0.05).

상호작용효과를 검정하기 위하여 Wilks Λ 값의 F확률을 살펴보면, 유의수준(P)이 0.131〉0.05이므로 스포츠센터 체인점과 회원가입비 간의 상호작용효과(V_1*V_2)는 없다는 것을 의미한다.

분석결과 6-16 개체-간의 효과 검정

소 스	종속 변수	제Ⅲ유형 제곱합	자유도	평균 제곱	F	유의확률
수정모형	신규회원가입자수1	39.444[a]	8	117.431	78.287	.000
	신규회원가입자수2	104.778[b]	8	138.097	18.413	.000
절 편	신규회원가입자수1	13176.056	1	13176.056	8784.037	.000
	신규회원가입자수2	14506.722	1	14506.722	1934.230	.000
V1	신규회원가입자수1	788.778	2	394.389	262.926	.000
	신규회원가입자수2	885.444	2	442.722	59.030	.000
V2	신규회원가입자수1	120.444	2	60.222	40.148	.000
	신규회원가입자수2	205.444	2	102.722	13.696	.002
V1 * V2	신규회원가입자수1	30.222	4	7.556	5.037	.021
	신규회원가입자수2	13.889	4	3.472	.463	.762
오 차	신규회원가입자수1	13.500	9	1.500		
	신규회원가입자수2	67.500	9	7.500		
합 계	신규회원가입자수1	14129.000	18			
	신규회원가입자수2	15679.000	18			
수정합계	신규회원가입자수1	952.944	17			
	신규회원가입자수2	1172.278	17			

a. R 제곱 = .986 (수정된 R 제곱 = .973)

b. R 제곱 = .942 (수정된 R 제곱 = .891)

※ 저장 위치 : C:₩SPSS통계분석₩SPSS_SPV₩5-1_jbscenter1_중부스포츠센터1_신규회원가입효과_다변량 분산분석.spv

개체-간 효과검정에서 수정모형은 회원가입스포츠센터 체인점과 회원가입비에 답변한 케이스가 적은 경우 이를 수정하게 되는 경우를 의미한다. 스포츠센터 체인점과 회원가입비 간의 1주전 신규회원가입자수와 홍보판촉 실시 후 신규회원가입자수에는 통계적으로 유의한 차이가 있는 것으로 나타났다(유의확률 $p=0.000<a=0.05$).

결정계수(R^2)는 독립변수의 실험요소로 설명되어지는 종속변수의 분산비율을 의미한다. 신규회원가입자수1(홍보판촉 실시전 신규회원가입자수) 결정계수는 다음과 같이 계산할 수 있다.

$$\frac{788.778+120.444+30.222}{952.944}=0.986$$

여기서 결정계수 0.986은 체인점, 회원가입비, 체인점과 회원가입비의 상호작용에 의해서 설명되어지는 비율이다.

마찬가지로 신규회원가입자수2(홍보판촉 실시후 신규회원가입자수) 결정계수는 다음과 같이 계산된다.

$$\frac{885.444+205.444+13.889}{1172.278}=0.942$$

분석결과 6-17 사후검정-체인점

다중 비교

Scheffe

종속 변수	(I) 체인점 A, B, C	(J) 체인점 A, B, C	평균차(I-J)	표준오차	유의확률	95% 신뢰구간	
						하한값	상한값
신규회원 가입자수1	중부스포츠센터 체 인 점 A	중부스포츠센터 체 인 점 B	-9.17*	.707	.000	-11.23	-7.10
		중부스포츠센터 체 인 점 C	7.00*	.707	.000	4.94	9.06
	중부스포츠센터 체 인 점 B	중부스포츠센터 체 인 점 A	9.17*	.707	.000	7.10	11.23
		중부스포츠센터 체 인 점 C	16.17*	.707	.000	14.10	18.23
	중부스포츠센터 체 인 점 C	중부스포츠센터 체 인 점 A	-7.00*	.707	.000	-9.06	-4.94
		중부스포츠센터 체 인 점 B	-16.17*	.707	.000	-18.23	-14.10

종속 변수	(I) 체인점 A, B, C	(J) 체인점 A, B, C	평균차(I-J)	표준오차	유의확률	95% 신뢰구간	
						하한값	상한값
신규회원 가입자수2	중부스포츠센터 체 인 점 A	중부스포츠센터 체 인 점 B	-9.17*	1.581	.001	-13.78	-4.55
		중부스포츠센터 체 인 점 C	8.00*	1.581	.002	3.39	12.61
	중부스포츠센터 체 인 점 B	중부스포츠센터 체 인 점 A	9.17*	1.581	.001	4.55	13.78
		중부스포츠센터 체 인 점 C	17.17*	1.581	.000	12.55	21.78
	중부스포츠센터 체 인 점 C	중부스포츠센터 체 인 점 A	-8.00*	1.581	.002	-12.61	-3.39
		중부스포츠센터 체 인 점 B	-17.17*	1.581	.000	-21.78	-12.55

관측평균을 기준으로 합니다.
오류 조건은 평균 제곱(오류) = 7.500입니다.
*. 평균차는 .05 수준에서 유의합니다.
※ 저장 위치 : C:₩SPSS통계분석₩SPSS_SPV₩5-1_jbscenter1_중부스포츠센터1_신규회원가입효과_다변량 분산분석.spv

[분석결과 6-17]의 체인점에 대한 사후검정은 어느 독립변수의 평균이 서로 차이가 존재하는 지를 확인하는 과정을 의미한다. Scheffe의 통계량으로 계산된 사후검정을 보면 유의수준 0.05에서 홍보판촉 실시 전 신규회원가입자수와 홍보판촉 실시 후 신규회원가입자수가 체인점에 따라 통계적으로 유의한 차이가 있는 것으로 나타났다.

분석결과 6-18 동일 집단군 분류

신규회원가입자수1

Scheffe[a,b,c]

체인점 A, B, C	N	집단군		
		1	2	3
중부스포츠센터 체인점 C	6	19.33		
중부스포츠센터 체인점 A	6		26.33	
중부스포츠센터 체인점 B	6			35.50
유의확률		1.000	1.000	1.000

동일 집단군에 있는 집단에 대한 평균이 표시됩니다.
관측평균을 기준으로 합니다.
오류 조건은 평균 제곱(오류) = 1.500입니다.
a. 조화평균 표본 크기 6.000을(를) 사용합니다.
b. 집단 크기가 동일하지 않습니다. 집단 크기의 조화평균이 사용됩니다. I 유형 오차 수준은 보장되지 않습니다.
c. 유의수준 = .05.

신규회원가입자수2

Scheffe[a,b,c]

체인점 A, B, C	N	집단군		
		1	2	3
중부스포츠센터 체인점 C	6	20.00		
중부스포츠센터 체인점 A	6		28.00	
중부스포츠센터 체인점 B	6			37.17
유의확률		1.000	1.000	1.000

동일 집단군에 있는 집단에 대한 평균이 표시됩니다.
관측평균을 기준으로 합니다.
오류 조건은 평균 제곱(오류) = 7.500입니다.
a. 조화평균 표본 크기 6.000을(를) 사용합니다.
b. 집단 크기가 동일하지 않습니다. 집단 크기의 조화평균이 사용됩니다. I 유형 오차 수준은 보장되지 않습니다.
c. 유의수준 = .05.
※ 저장 위치 : C:₩SPSS통계분석₩SPSS_SPV₩5-1_jbscenter1_중부스포츠센터1_신규회원가입효과_다변량 분산분석.spv

[분석결과 6-18]의 동일 집단군 분류표에서는 동일한 집단 내에서 평균을 나타내고 있다. 홍보판촉 실시 전의 신규회원가입자수는 각 요인수준 내에서 동일하다는 것을 알 수 있다. 회원가입자수에 대한 사후검정도 같은 방법으로 확인이 가능하다.

06 반복측정 분산분석

6.1 반복측정 분산분석의 개요

반복측정(Repeated Measure)은 사회과학 분야나 의학 분야에서 많이 이용되는 방법이다. 분석자는 실험대상이나 실험동물에게 실시한 실험효과를 특정 시점마다 결과치를 확인할 수 있는데 반복측정분석은 이 경우에 적합한 분석방법이다. [대응표본 T검정]의 경우는 동일 집단에 대하여 실험전 · 후의 차이만을 확인할 수 있지만 반복측정분석법은 두 집단 이상과 여러 시점별로 실험효과를 분석할 수 있다는 점이 특징이다. 분석자는 반복측정분석에서 분석결과를 보고 다음과 같은 내용을 확인할 필요가 있다. ① 개체 간 효과 : 측정결과가 실험수준에 따라 어떤 차이가 존재하는가? ② 개체 내 효과 : 측정결과는 관측시점에 따라 어떤 차이가 있는가? ③ 상호작용효과의 존재 유무 : 실험수준과 관측시점에 따른 상호작용효과는 존재하는가? ④ 프로파일 도표분석 : 시간에 따른 실험수준의 효과 변화 상황은 어떠한가?

6.2 반복측정 분산분석의 실행

표 6-11 중부스포츠센터의 반복측정 데이터

구 분	몸무게변화(Weight loss)			자기 효능감(Self esteem)		
	1개월	2개월	3개월	1개월	2개월	3개월
통제집단 (Control Group)	5	4	4	16	15	17
	4	4	3	14	15	18
	5	4	2	19	14	18
	4	3	2	13	13	14
	6	4	3	18	17	15
	7	6	5	19	20	20
	7	6	5	19	18	21
	6	5	2	15	17	17
	6	5	2	16	16	17
	4	4	3	16	17	15
	5	4	4	18	19	14
	6	3	2	18	15	18
다이어트 (Diet Group)	7	4	3	14	13	16
	5	4	1	14	15	16
	8	7	4	19	13	20
	7	5	3	18	17	20
	4	3	2	18	19	17
	6	6	5	15	13	17
	5	4	2	14	13	16
	5	3	2	14	13	13
	7	6	4	19	18	21
	8	7	5	21	21	21
	5	5	4	17	18	18
	8	5	4	18	16	20
다이어트와 운동 (Diet+Exercise Group)	9	5	3	18	14	18
	3	6	3	20	20	17
	8	8	5	17	13	21
	5	8	2	18	14	20
	10	8	4	15	14	19
	3	5	2	18	15	19
	4	6	2	15	15	18
	7	6	3	17	14	20
	7	7	4	17	15	20
	10	6	3	18	16	19
	8	11	6	17	19	22
	7	7	2	19	19	20

중부스포츠센터에서는 회원들을 세 그룹(1=Control Group, 2=Diet Group, 3=Diet+Exercise Group)으로 분류하여, 체중변화(Weight Loss)와 자기효능감(Self Esteem)의 변화를 각각 3개월 동안 조사하였다. 스포츠센터 운영팀장은 세 그룹간 체중변화와 자기효능감의 차이 여부를 알아보고자 한다. 분석결과를 해석하고 95% 신뢰수준(p=0.05)에서 검정하여 보자.

〈표 6-11〉의 데이터를 [IBM SPSS 21]의 [변수 보기(V)] 초기 창에서 데이터를 입력하면 〈그림 6-24〉와 같다.

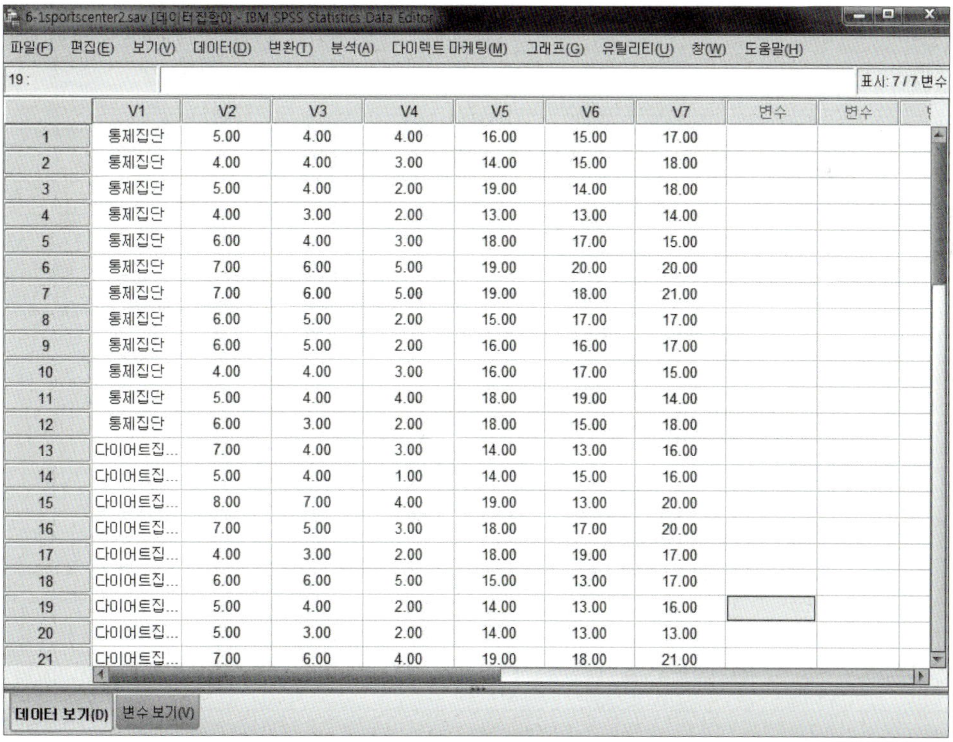

	V1	V2	V3	V4	V5	V6	V7	변수	변수
1	통제집단	5.00	4.00	4.00	16.00	15.00	17.00		
2	통제집단	4.00	4.00	3.00	14.00	15.00	18.00		
3	통제집단	5.00	4.00	2.00	19.00	14.00	18.00		
4	통제집단	4.00	3.00	2.00	13.00	13.00	14.00		
5	통제집단	6.00	4.00	3.00	18.00	17.00	15.00		
6	통제집단	7.00	6.00	5.00	19.00	20.00	20.00		
7	통제집단	7.00	6.00	5.00	19.00	18.00	21.00		
8	통제집단	6.00	5.00	2.00	15.00	17.00	17.00		
9	통제집단	6.00	5.00	2.00	16.00	16.00	17.00		
10	통제집단	4.00	4.00	3.00	16.00	17.00	15.00		
11	통제집단	5.00	4.00	4.00	18.00	19.00	14.00		
12	통제집단	6.00	3.00	2.00	18.00	15.00	18.00		
13	다이어트집...	7.00	4.00	3.00	14.00	13.00	16.00		
14	다이어트집...	5.00	4.00	1.00	14.00	15.00	16.00		
15	다이어트집...	8.00	7.00	4.00	19.00	13.00	20.00		
16	다이어트집...	7.00	5.00	3.00	18.00	17.00	20.00		
17	다이어트집...	4.00	3.00	2.00	18.00	19.00	17.00		
18	다이어트집...	6.00	6.00	5.00	15.00	13.00	17.00		
19	다이어트집...	5.00	4.00	2.00	14.00	13.00	16.00		
20	다이어트집...	5.00	3.00	2.00	14.00	13.00	13.00		
21	다이어트집...	7.00	6.00	4.00	19.00	18.00	21.00		

※ 저장 위치 : C:₩SPSS통계분석₩SPSS_SAV₩6-1_jbscenter2_반복측정 분산분석_중부스포츠센터2_다이어트효과.sav

〈그림 6-24〉 중부스포츠센터의 반복측정 데이터 입력 창

V_1(집단변수)의 경우 1은 통제집단(Control Group), 2는 다이어트집단(Diet Group), 3은 다이어트와 운동 집단(Diet+Exercise Group)을 의미하고 체중변수의 경우 V_2(체중1)는 1월차 체중변화, V_3(체중2)은 2월차 체중변화, V_4(체중3)는 3월차 체중변화를 나타낸다. 자기효능감(Self Esteem) 변수의 경우 V_5(자기효능감1)는 1월차 자기효

능감, V_6(자기효능감2)은 2월차 자기효능감, V_7(자기효능감3)은 3월차 자기효능감을 각각 의미한다.

이제 반복측정분석을 실시하기 위해서는 다음과 같은 순서에 따르면 〈그림 6-25〉와 같은 [반복측정(R)] 대화상자 창이 열린다.

[분석(A)] → [일반선형모형(G)] → [반복측정(R)...]

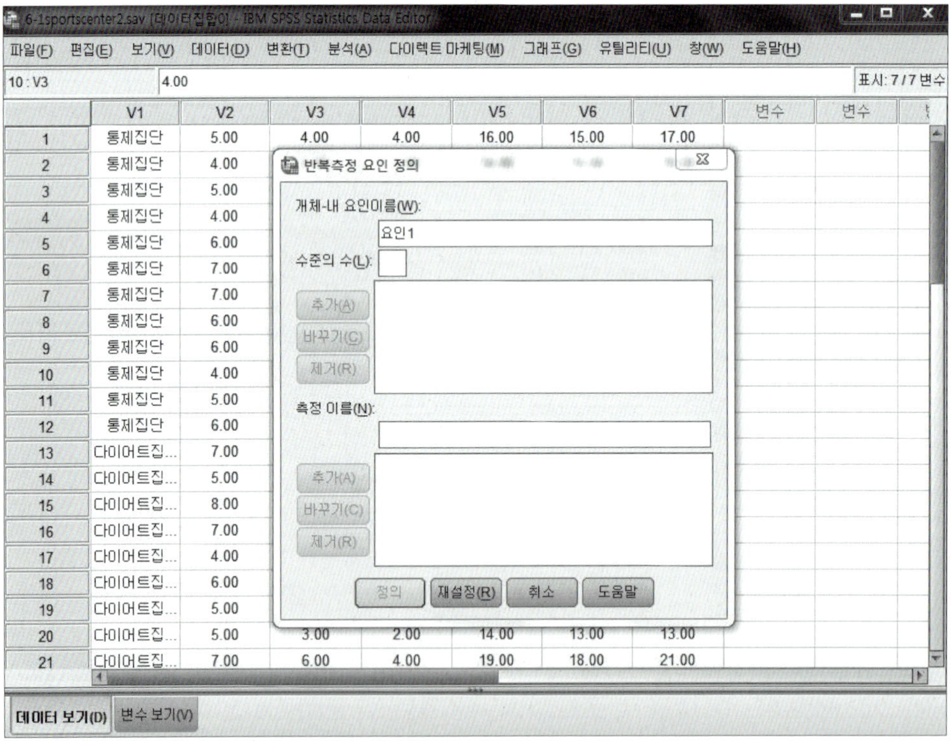

〈그림 6-25〉 [반복측정 요인 정의] 대화상자 창

〈그림 6-25〉에서 [개체-내 요인이름(W):]의 [요인1]을 지우고 'Month'라고 입력한 뒤, [수순의 수(L):]를 3이라고 입력하고 [추가(A)]를 클릭한다. 그리고 [측정이름(N)]에 '체중'을 입력하고 [추가(A)]를 클릭한 뒤, 동일한 방법으로 '자기효능감'이라고 다시 입력하고 [추가(A)]를 클릭하면 〈그림 6-26〉과 같은 대화상자 창이 나타난다.

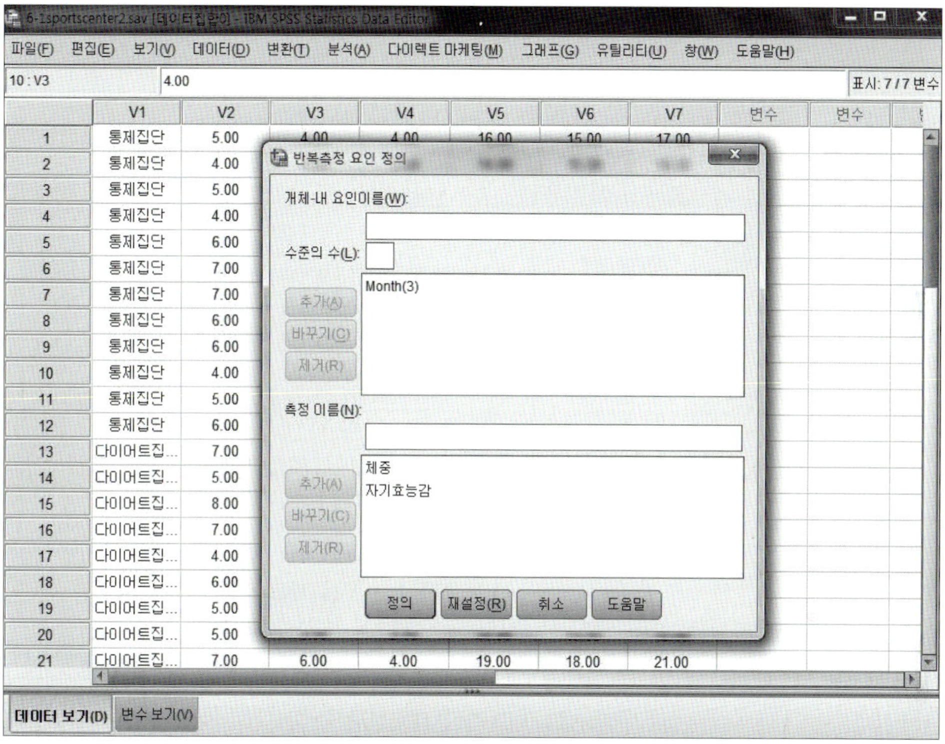

〈그림 6-26〉 [반복측정 요인 정의] 대화상자 창

〈그림 6-26〉 하단에 있는 [정의]를 클릭하면 〈그림 6-27〉과 같은 대화상자 창이 나타난다.

'집단구분(V_1)'을 [개체-간 요인(B)]에 이동시키고 '체중변화1', '체중변화2', '체중변화3'을 각각 _?_(1.체중), _?_(2.체중), _?_(3.체중)에 이동시킨다. 마찬가지로 자기효능감1, 자기효능감2, 자기효능감3도 각각 _?_(1.자기효능감), _?_(2.자기효능감), _?_(3.자기효능감)에 이동시킨다. 그러면 〈그림 6-28〉과 같은 대화상자 창이 나타난다.

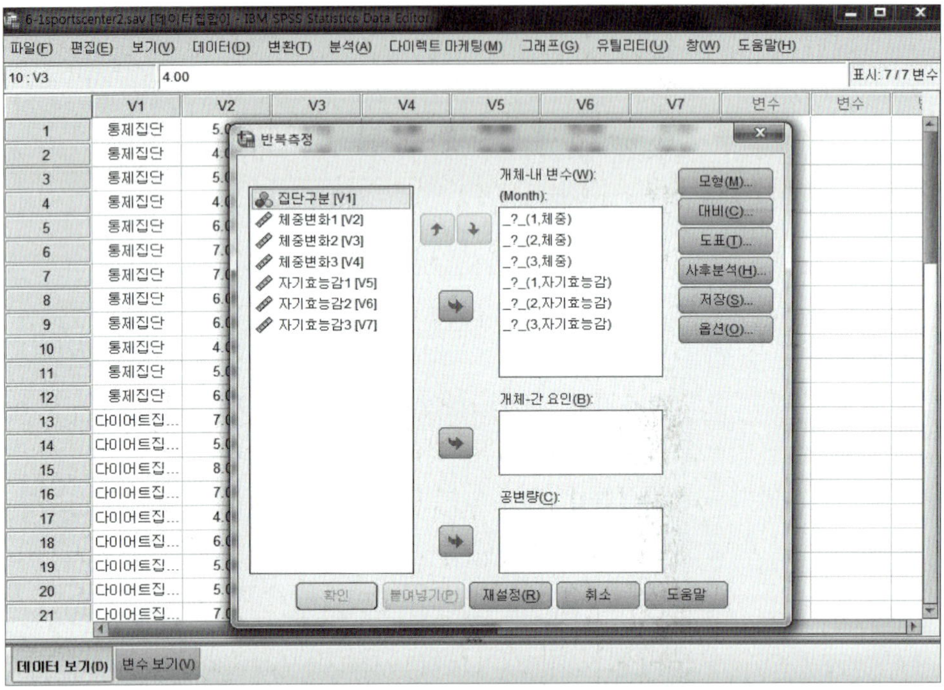

〈그림 6-27〉 [반복측정] 대화상자 창 〈1〉

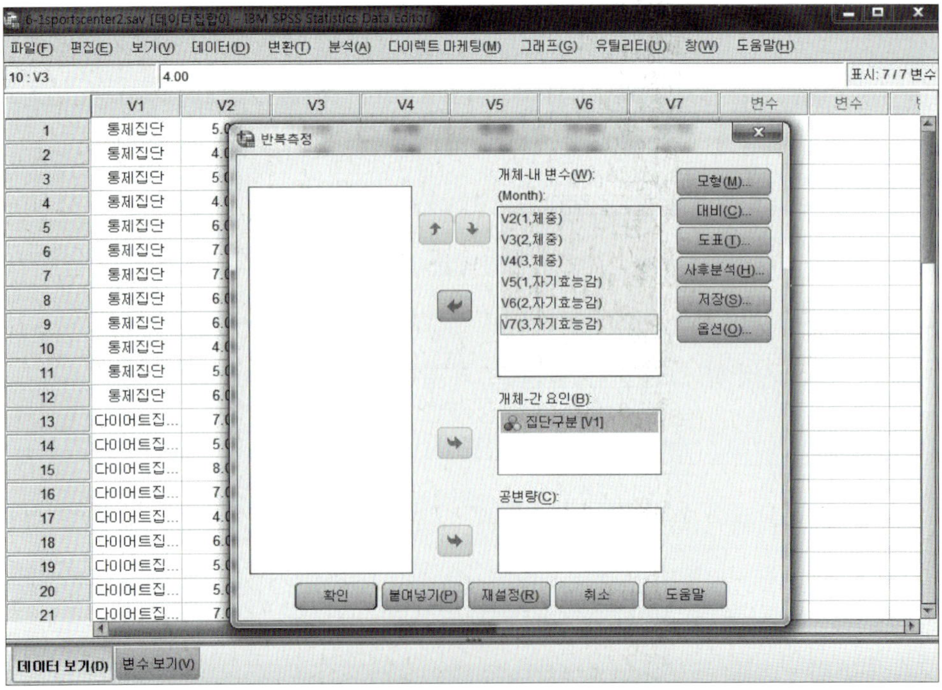

〈그림 6-28〉 [반복측정] 대화상자 창 〈2〉

[모형(M...)]과 [대비(N)...]는 초기 지정을 유지하고 [도표(T)...]를 클릭하면 〈그림 6-29〉와 같은 대화상자 창이 나타난다.

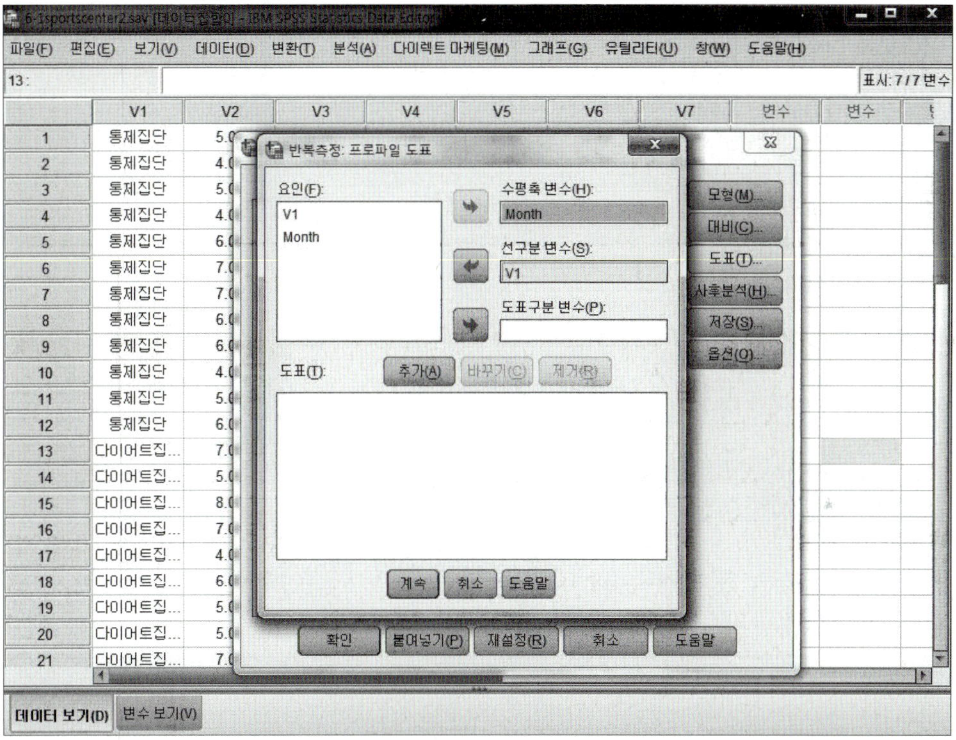

〈그림 6-29〉 [반복측정: 프로파일 도표] 대화상자 창 〈1〉

[수평측 변수(H):]에는 Month를, [선구분 변수(S):]에는 V_1(집단구분)을 선택하여 이동시킨다. [반복측정: 프로파일 도표]에서 [추가(A)]를 클릭하면 〈그림 6-30〉과 같이 [도표(T)]에 'Month*V_1'이 나타난다.

〈그림 6-30〉의 하단에 있는 [계속]을 클릭하면 〈그림 6-28〉 대화상자 창으로 돌아온다. 여기서 [사후분석(H)]을 클릭한 뒤, [요인(F)] 창의 V_1을 선택하여 [사후검정변수(P)] 창으로 이동시키고, [등분산을 가정함]에서 사후검정방법으로 주로 사용되고 있는 [던컨(Duncan)] 방식을 체크하면, 〈그림 6-31〉과 같이 나타난다.

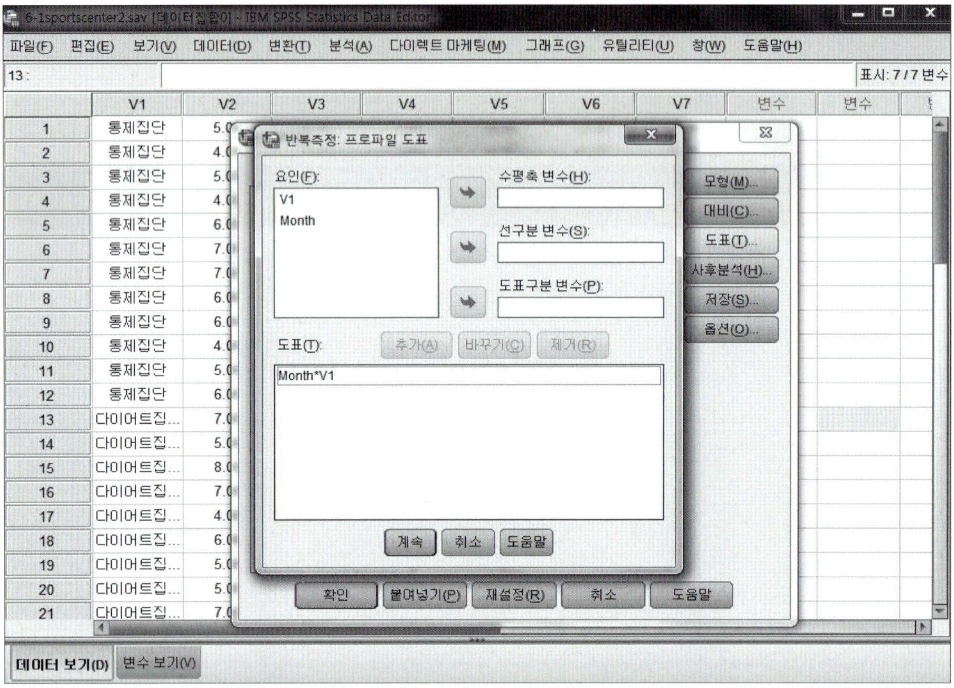

〈그림 6-30〉 [반복측정: 프로파일 도표] 대화상자 창 〈2〉

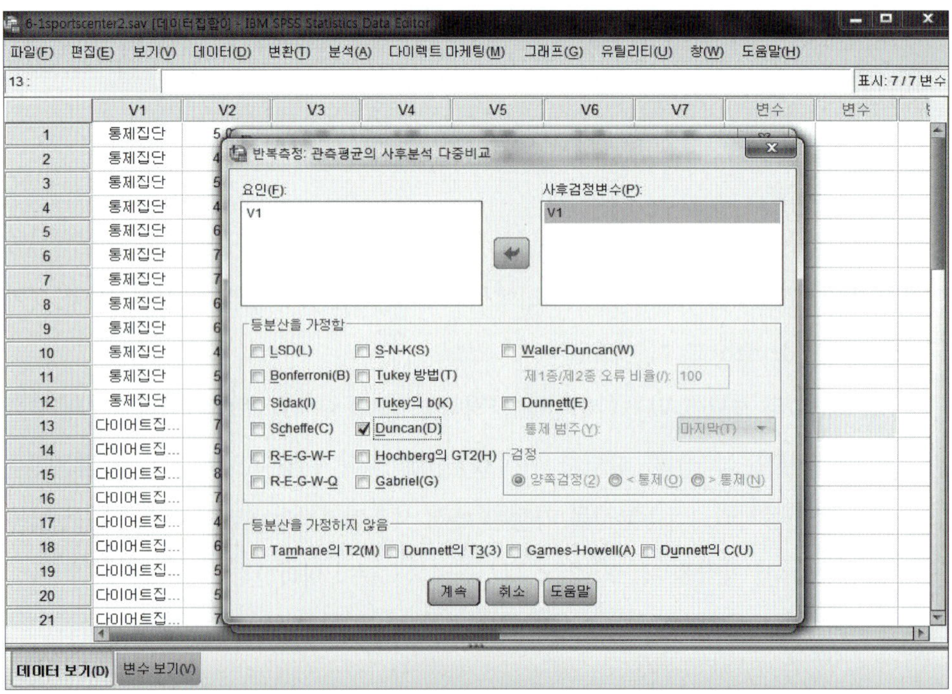

〈그림 6-31〉 [반복측정: 관측평균의 사후분석 다중비교] 대화상자 창

〈그림 6-31〉에서 [계속]을 클릭하면 〈그림 6-28〉 대화상자 창으로 돌아온다. [저장]은 초기 지정을 유지한다. [옵션(O)]을 클릭한 뒤 [표시]에서 [☑ 기술통계량(D)]을 체크하면, 〈그림 6-32〉와 같이 나타난다.

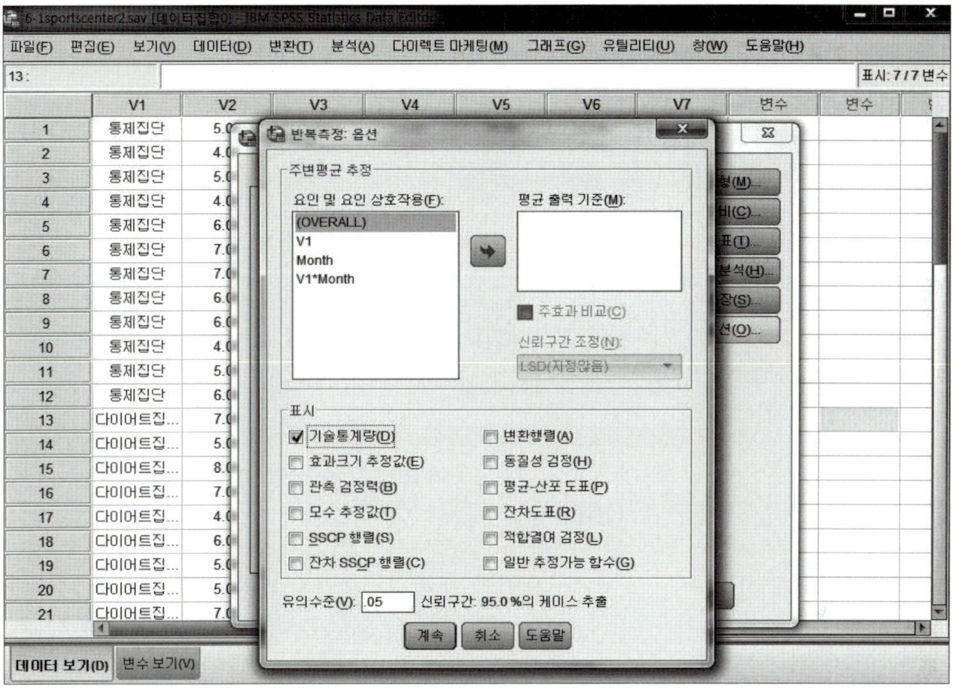

〈그림 6-32〉 [반복측정: 옵션] 대화상자 창

6.3 반복측정 분산분석의 결과

〈그림 6-32〉에서 하단에 있는 [계속]을 클릭한 뒤 [확인]을 누르면 다음과 같이 반복측정 분산분석의 결과물이 출력된다.

분석결과 6-19 개체-내 요인과 개체-간 요인

개체-내 요인

측 도	Month	종속 변수
체 중	1	V2
	2	V3
	3	V4
자 기 효 능 감	1	V5
	2	V6
	3	V7

개체-간 요인

		변 수 값 설 명	N
집단구분	1	통 제 집 단	12
	2	다 이 어 트 집 단	12
	3	다 이 어 트 와 운 동 집 단	12

※ 저장 위치 : C:₩SPSS통계분석₩SPSS_SPV₩6-1_jbscenter2_중부스포츠센터2_다이어트효과_반복측정 분산분석.spv

[분석결과 6-19]에서는 개체-내 요인과 개체-간 요인에 대한 변수 구분을 나타내 주고 있다.

[분석결과 6-20]에는 통제집단(Control Group), 다이어트집단(Diet Group), 다이어트와 운동집단(Diet & Exercise Group)을 병행한 각각의 집단 간의 체중변화와 자기효능감의 평균이 나타나 있다.

분석결과 6-20 기술통계량

	집단구분	평균	표준편차	N
체중변화1	통제집단	5.4167	1.08362	12
	다이어트집단	6.2500	1.42223	12
	다이어트와운동집단	6.7500	2.49089	12
	합계	6.1389	1.80717	36
체중변화2	통제집단	4.3333	.98473	12
	다이어트집단	4.9167	1.37895	12
	다이어트와운동집단	6.9167	1.67649	12
	합계	5.3889	1.74483	36
체중변화3	통제집단	3.0833	1.16450	12
	다이어트집단	3.2500	1.28806	12
	다이어트와운동집단	3.2500	1.28806	12
	합계	3.1944	1.21466	36
자기효능감1	통제집단	16.7500	2.05050	12
	다이어트집단	16.8333	2.51661	12
	다이어트와운동집단	17.4167	1.44338	12
	합계	17.0000	2.01424	36
자기효능감2	통제집단	16.3333	2.05971	12
	다이어트집단	15.7500	2.83244	12
	다이어트와운동집단	15.6667	2.34844	12
	합계	15.9167	2.38298	36
자기효능감3	통제집단	17.0000	2.21565	12
	다이어트집단	17.9167	2.50303	12
	다이어트와운동집단	19.4167	1.37895	12
	합계	18.1111	2.26499	36

※ 저장 위치 : C:₩SPSS통계분석₩SPSS_SPV₩6-1_jbscenter2_중부스포츠센터2_다이어트효과_반복측정 분산분석.spv

[분석결과 6-21]의 다변량 검정 결과를 보면, 개체-내 Month의 Wilks 통계량값은 유의확률(P)이 0.000<0.05이므로 평균벡터가 동일하다는 귀무가설을 기각하여 통제집단(Control Group), 다이어트집단(Diet Group), 다이어트와 운동집단(Diet & Exercise Group)을 병행한 효과는 통계적으로 유의한 차이가 있다는 것을 알 수 있다. 또한 Month와 집단구분 간에는 상호작용이 존재한다는 것을 알 수 있다(유의확률 p=0.000<0.05).

분석결과 6-21 다변량 검정

다변량 검정[a]

효과			값	F	가설 자유도	오차 자유도	유의확률
개체-간	절편	Pillai의 트레이스	.990	1578.002[b]	2.000	32.000	.000
		Wilks의 람다	.010	1578.002[b]	2.000	32.000	.000
		Hotelling의 트레이스	98.625	1578.002[b]	2.000	32.000	.000
		Roy의 최대근	98.625	1578.002[b]	2.000	32.000	.000
	V1	Pillai의 트레이스	.189	1.718	4.000	66.000	.157
		Wilks의 람다	.812	1.756[b]	4.000	64.000	.149
		Hotelling의 트레이스	.231	1.789	4.000	62.000	.142
		Roy의 최대근	.228	3.762[c]	2.000	33.000	.034
개체-내	Month	Pillai의 트레이스	.885	57.838[b]	4.000	30.000	.000
		Wilks의 람다	.115	57.838[b]	4.000	30.000	.000
		Hotelling의 트레이스	7.712	57.838[b]	4.000	30.000	.000
		Roy의 최대근	7.712	57.838[b]	4.000	30.000	.000
	Month * V1	Pillai의 트레이스	.624	3.512	8.000	62.000	.002
		Wilks의 람다	.399	4.372[b]	8.000	60.000	.000
		Hotelling의 트레이스	1.448	5.250	8.000	58.000	.000
		Roy의 최대근	1.408	10.911[c]	4.000	31.000	.000

a. Design : 절편 + V1

개체-내 계획 : Month

b. 정확한 통계량

c. 해당 유의수준에서 하한값을 발생하는 통계량은 F에서 상한값입니다.

※ 저장 위치 : C:₩SPSS통계분석₩SPSS_SPV₩6-1_jbscenter2_중부스포츠센터2_다이어트효과_반복측정 분산분석.spv

분석결과 6-22 일변량 검정

일변량 검정

소스	측도		제Ⅲ유형 제곱합	자유도	평균 제곱	F	유의확률
Month	체중	구형성 가정	168.574	2	84.287	82.414	.000
		Greenhouse-Geisser	168.574	1.554	108.506	82.414	.000
		Huynh-Feldt	168.574	1.715	98.296	82.414	.000
		하한값	168.574	1.000	168.574	82.414	.000
	자기효능감	구형성 가정	86.685	2	43.343	17.960	.000
		Greenhouse-Geisser	86.685	1.681	51.576	17.960	.000
		Huynh-Feldt	86.685	1.868	46.404	17.960	.000
		하한값	86.685	1.000	86.685	17.960	.000
Month * V1	체중	구형성 가정	21.259	4	5.315	5.197	.001
		Greenhouse-Geisser	21.259	3.107	6.842	5.197	.003
		Huynh-Feldt	21.259	3.430	6.198	5.197	.002
		하한값	21.259	2.000	10.630	5.197	.011
	자기효능감	구형성 가정	28.704	4	7.176	2.973	.025
		Greenhouse-Geisser	28.704	3.361	8.539	2.973	.034
		Huynh-Feldt	28.704	3.736	7.683	2.973	.029
		하한값	28.704	2.000	14.352	2.973	.065
오차(Month)	체중	구형성 가정	67.500	66	1.023		
		Greenhouse-Geisser	67.500	51.269	1.317		
		Huynh-Feldt	67.500	56.594	1.193		
		하한값	67.500	33.000	2.045		
	자기효능감	구형성 가정	159.278	66	2.413		
		Greenhouse-Geisser	159.278	55.464	2.872		
		Huynh-Feldt	159.278	61.646	2.584		
		하한값	159.278	33.000	4.827		

※ 저장 위치 : C:₩SPSS통계분석₩SPSS_SPV₩6-1_jbscenter2_중부스포츠센터2_다이어트효과_반복측정 분산분석.spv

[분석결과 6-22]의 일변량 검정 결과를 보면, 통제집단(Control Group), 다이어트집단(Diet Group), 다이어트와 운동집단(Diet & Exercise Group)을 병행한 집단 간에 각각 체중변화와 자기효능감의 평균은 통계적으로 유의한 차이가 있다는 것을 알 수 있다(유의확률 0.000<0.05).

분석결과 6-23 체중 프로파일 도표

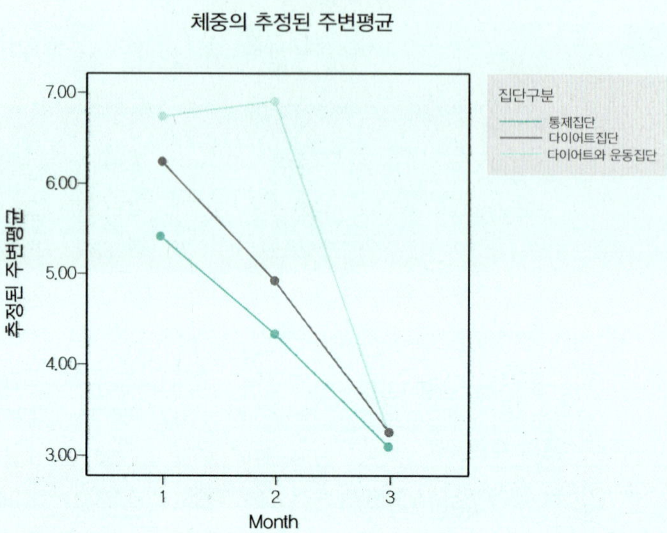

분석결과 6-24 자기효능감 프로파일 도표

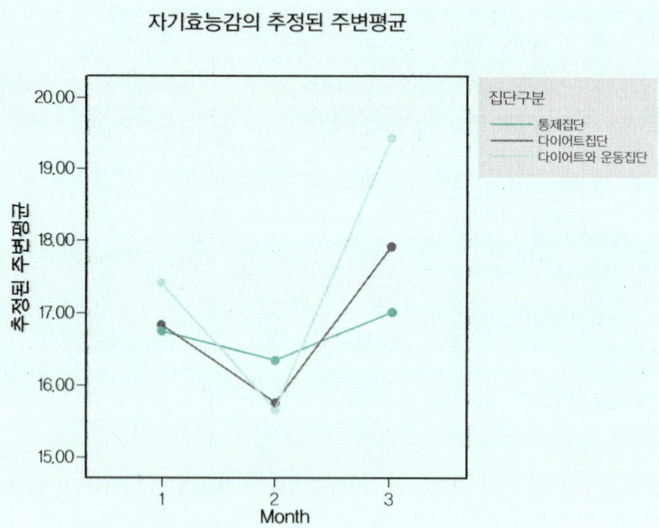

[분석결과 6-23]에서 보면 알 수 있듯이, 월별로 통제집단(Control Group), 다이어트집단(Diet Group), 다이어트와 운동집단(Diet & Exercise Group)을 병행한 효과를 프로파일로 나타낸 결과 1월차와 2월차에는 체중변화 평균 차이가 크지만 3월차에는 평균 차이가 거의 없는 것으로 나타났다.

[분석결과 6-24]에서 보면, 월별로 통제집단(Control Group), 다이어트집단(Diet Group), 다이어트와 운동집단(Diet & Exercise Group)을 병행한 집단 간 효과를 프로파일로 나타낸 결과, 3월차 자기효능감은 평균 차이가 크지만 1월차와 2월차에는 평균 차이가 거의 없는 것으로 나타났다.

6.4 반복측정 분석에서 고려사항

우선 반복측정의 실험계획에서는 이월효과(Carry-over Effect)가 나타나지 않도록 각 처리의 간격을 충분히 하거나 이월효과 자체를 직접 측정할 수 있는 실험방법을 강구해야 한다. 또한 실험을 실시할 때에는 나타나지 않았던 효과가 그 다음 실험할 시점에 나타나 실험효과가 중복되어 나타나는 경우가 있는데 이러한 현상이 예측되는 경우에는 반복측정법을 적용해서는 안된다.

제 7 장 상관분석

상관분석은 변수 간의 관계가 어느 정도 밀접한가를 측정하는 분석기법이다. 변수 간의 관계를 규명하기 위해서 우선 산포도를 알아본다. 그 다음 공분산을 계산하여 상관계수를 통해서 변수 간의 관련성을 규명할 수 있다.

01 상관분석의 개요

1.1 상관분석의 개념과 종류

어떤 두 변수 간의 관계를 안다면 한 변수의 값에 대한 정보를 가지고 있으면 다른 변수의 값을 추정할 수 있다. 예컨대 의료광고비의 지출이 늘어나면 의료수익은 증가할 것이고, 내원환자의 수가 많으면 많을수록 재료비는 늘어날 것이다. 이와 같이 상관분석(Correlation Analysis)은 두 변수 간의 관계가 어느 정도 밀접한가를 측정하는 분석기법이다.

상관관계의 종류에는 세 가지가 있다. ① 두 변수 간의 상관관계를 나타내는 단순상관관계(Simple Correlation), ② 하나의 변수와 두 변수 이상의 변수 간의 상관관계를 나타내는 다중상관관계(Multiple Correlation), ③ 다른 변수들의 상관관계를 통제하고 나머지 두 변수 간의 상관관계를 나타내는 편상관관계(Patial Correlation)가 있다.

1.2 상관분석의 해석

상관계수는 두 변수 간의 일차적인 관계가 얼마나 강한가를 측정해주는 지수이다. 상관분석계수를 정확하게 구하기 전에 먼저 산포도를 그려봄으로써 두 변수 간의 개략적인 관계를 감각적으로 이해할 수 있다. 그 다음, 공식을 이용하여 상관계수를 계산하고 해석을 한다.

상관계수(ρ)	관련성 정도
$\|0.7\| \le \rho \le \|1.0\|$	매우 관련성이 강함.
$\|0.4\| \le \rho < \|0.7\|$	상당히 관련성이 있음.
$\|0.2\| \le \rho < \|0.4\|$	약간 관련성이 있음.
$\|0.0\| \le \rho < \|0.2\|$	관련성이 거의 없음.

1.3 상관계수의 가설검정

두 변수들의 상관계수를 계산한 후에는 두 변수 간의 선형관계가 통계적으로 유의한지 여부를 검정할 필요가 있다. 표본상관계수 γ에 근거하여, 모집단의 상관계수 ρ에 대한 가설을 검정한다. 이 가설을 검정하기 위해서는 두 변수 모두 정규분포에 따른 확률표본이 추출되었다는 기본가정이 전제되어야 한다.

상관계수의 가설설정은 다음과 같다.

$$H_0 : \rho_{xy} = 0, \text{ 상관관계가 없다.}$$
$$H_1 : \rho_{xy} \neq 0, \text{ 상관관계가 있다.}$$

검정절차에 의하여 귀무가설이 기각되면, 두 변수 간에 통계적으로 유의한 상관관계가 있다고 판단할 수 있다. 이 때 통계적으로 유의한 상관관계라고 해서 반드시 중요한 상관관계라는 뜻은 아니다. 일반적으로 통계적으로 유의한 상관관계란 단지 두 변수에 상관관계가 존재하며 모집단에 대한 상관계수가 0이 아니라는 것을 의미한다.

02 상관분석의 실행

2.1 단순상관분석

2.1.1 단순상관분석의 실행

상관관계는 인과관계와는 다르다. 즉 상관분석은 종속변수와 독립변수 간의 인과관계를 반영하는 분석이 아니라, 상호 동등한 위치에서 변수들 상호 간의 변화의 방향과 정도를 파악하는 분석방법이다.

병원부설연구원의 안정민 연구위원은 연봉 만족도(V_1), 복지 만족도(V_2) 등이 근무년수(V_3)와 관련이 있다는 가정에 따라, 대전지역 대학병원 직원 15명을 대상으로 설문조사하여 다음의 결과를 얻었다.

표 7-1 상관분석을 위한 데이터

응답자	연봉 만족도(V_1)	복지 만족도(V_2)	근무년수(V_3)
1	4	2	8
2	5	5	11
3	5	4	12
4	2	1	3
5	5	5	12
6	3	1	5
7	3	4	7
8	1	2	2
9	5	5	14
10	5	5	10
11	5	4	16
12	1	3	1
13	4	5	13
14	2	1	4
15	5	3	9

〈표 7-1〉의 데이터를 [IBM SPSS 21]의 [변수 보기(V)] 초기 창에서 데이터를 입력하면 〈그림 7-1〉과 같다.

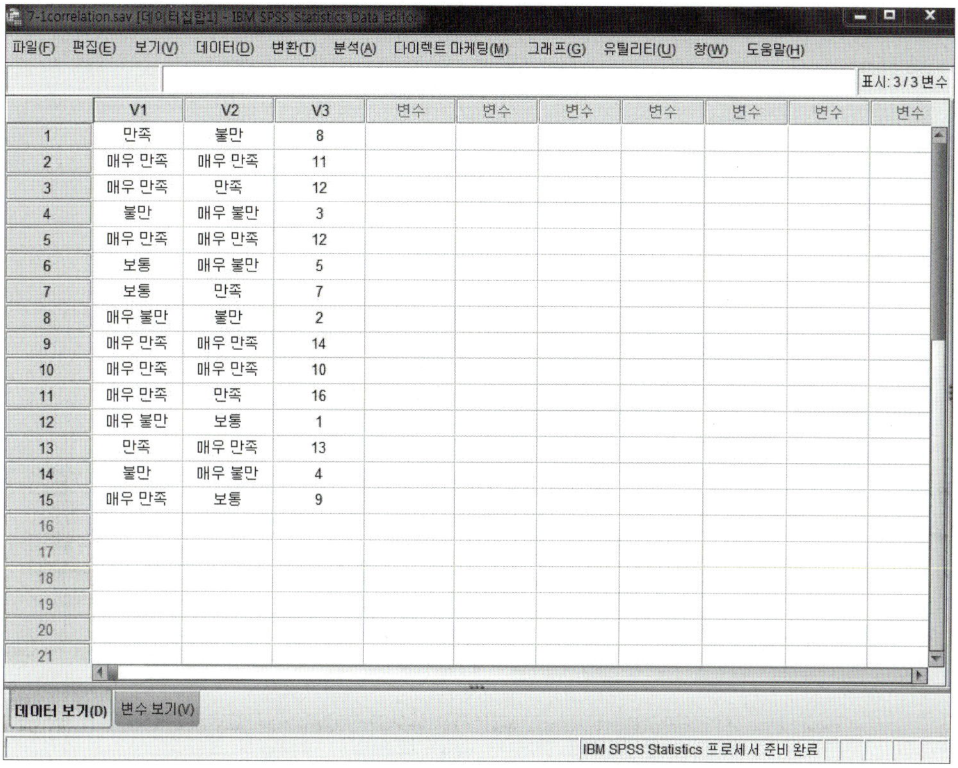

	V1	V2	V3
1	만족	불만	8
2	매우 만족	매우 만족	11
3	매우 만족	만족	12
4	불만	매우 불만	3
5	매우 만족	매우 만족	12
6	보통	매우 불만	5
7	보통	만족	7
8	매우 불만	불만	2
9	매우 만족	매우 만족	14
10	매우 만족	매우 만족	10
11	매우 만족	만족	16
12	매우 불만	보통	1
13	만족	매우 만족	13
14	불만	매우 불만	4
15	매우 만족	보통	9

※ 저장 위치 : C:\SPSS통계분석\SPSS_SAV\7-1_correlation_병원부설연구원_상관분석.sav

〈그림 7-1〉 [상관분석] 데이터 입력 창

〈그림 7-1〉의 데이터를 활용하여 단순상관분석을 실행하기 위해서 다음과 같은 순서로 진행하면 〈그림 7-2〉와 같은 [이변량 상관계수(B)...] 초기 창이 열린다.

[분석(A)] → [상관분석(C)] → [이변량 상관계수(B)...]

〈그림 7-2〉에서 [이변량 상관계수(B)...]를 클릭하면 [이변량 상관계수] 대화상자 창이 열리게 되는데, 이 때 왼쪽 변수상자의 V_1(연봉에 대한 만족도), V_2(복지에 대한 만족도), V_3(근무년수) 변수를 모두 선택하여 오른쪽 [변수(V)]로 이동시키면 〈그림 7-3〉과 같은 대화상자 창을 얻을 수 있다.

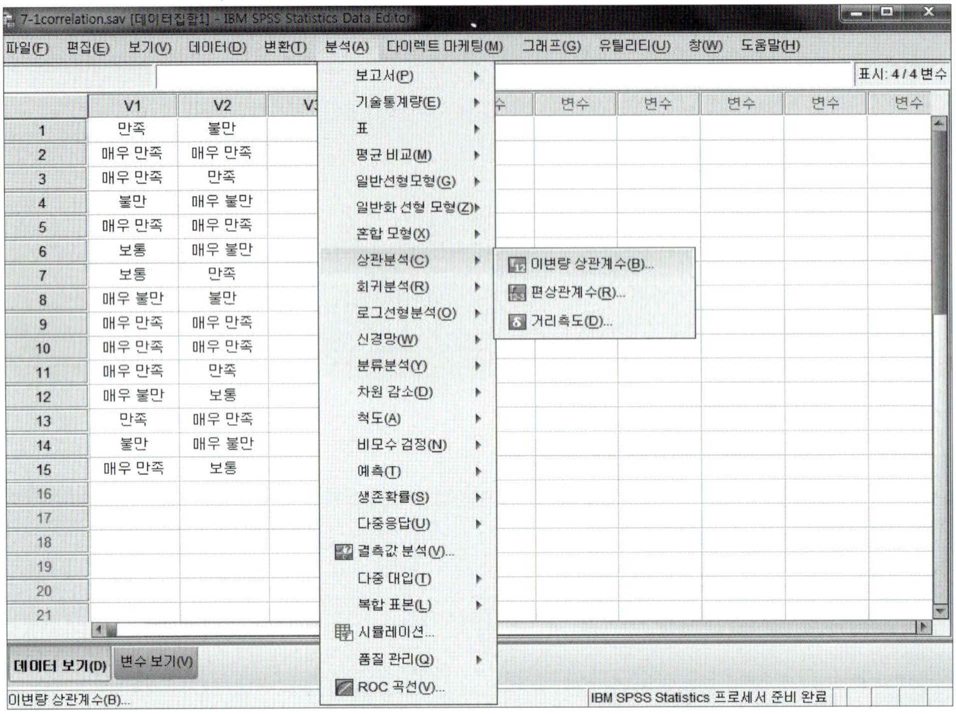

〈그림 7-2〉 [이변량 상관계수(B)]의 분석절차 대화상자 창

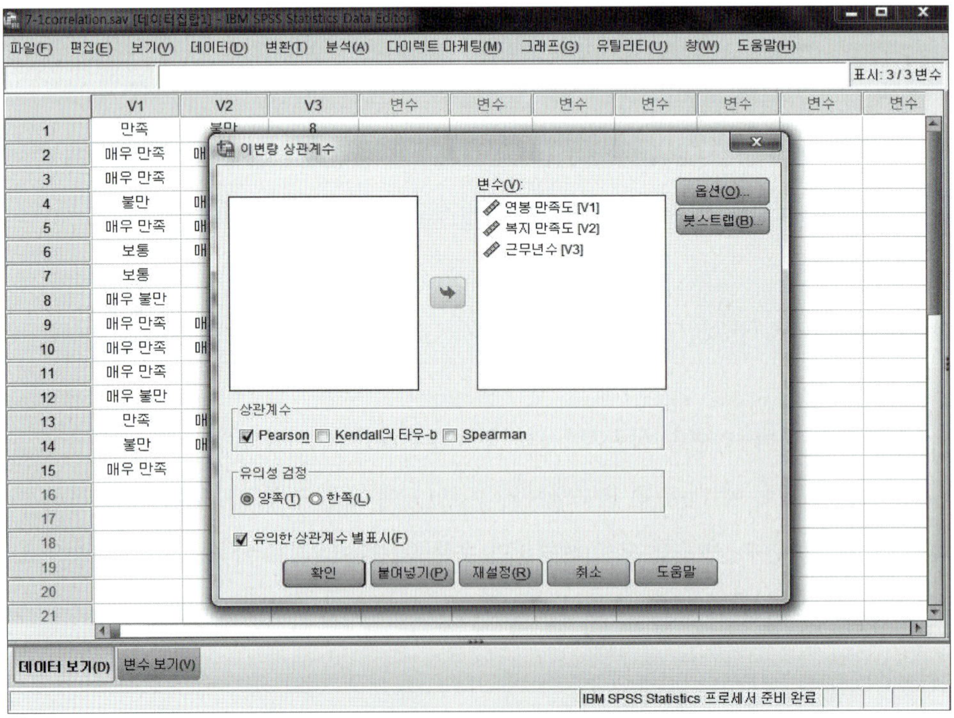

〈그림 7-3〉 [이변량 상관계수] 대화상자 창

〈그림 7-3〉에서 [상관계수]는 [☑ Pearson]이, [유의성 검정]에서는 [⊙ 양쪽(T)]이 이미 초기 지정으로 선택되어 있다. 〈표 7-2〉는 [이변량 상관계수] 대화상자 창에 대한 키워드 설명이다.

표 7-2 [이변량 상관계수] 대화상자 창에 대한 키워드 설명

키 워 드	설명 내용
상관계수	상관계수를 말하며 다음 3가지 종류 중에서 한 가지 이상을 선택할 수 있다.
☑ Pearson(N)	피어슨 상관계수(두 변수 간 선형결합의 측도, 상관계수 값의 범위는 –1부터 1까지이다. 계수의 부호는 관계의 방향을 가리키고 절대값은 강도를 나타내는데 절대값이 클수록 강한 관계가 있음을 나타낸다)
☐ Kendall의 타우b(K)	켄달 상관계수(동률을 고려하는 보통 변수나 순위 변수에 대한 상관계수의 비모수 측도 계수의 부호는 관계의 방향을 나타내고 절대값은 강도를 나타내는데 절대값이 클수록 강한 관계가 있음을 의미한다. 가능한 값 범위는 –1부터 +1까지이지만 –1이나 +1 값은 정방향의 표면에서만 볼 수 있다.)
☐ Spearman(S)	스피어만 상관계수(Pearson 상관계수의 비모수 버전으로서 실제 값보다 데이터 서열척도를 기초로 한다. 순서 데이터나 정규성 가설이 맞지 않는 구간 데이터에 적합하며 계수 값의 범위는 –1부터 +1까지이다. 계수 부호는 관계의 방향을 나타내고 절대값은 강도를 나타내므로 절대값이 클수록 관계가 강함을 나타낸다.)
유의성검정	검정방법
⊙ 양쪽(T)	양측검정
◎ 한쪽(L)	단측검정
☑ 유의한 상관계수 별표시	상관계수의 유의수준 0.05에서 별표(*)로 0.01의 유의수준에서는 두 개 별표(**)로 나타낸다.

자료 : SPSS 아카데미, 사회과학 통계분석, 2005, p.243. 참조.

〈그림 7-3〉 [이변량 상관계수]에서 [옵션(O)]을 클릭하면 [이변량 상관계수: 옵션] 대화상자 창이 열리는데, 이 때 [통계량]에서 [☑ 평균과 표준편차(M)], [☑ 교차곱 편차와 공분산(C)]을 체크하면 〈그림 7-4〉와 같은 대화상자 창이 나타난다.

〈표 7-3〉은 [이변량 상관계수: 옵션] 대화상자 창에 대한 키워드 설명이다.

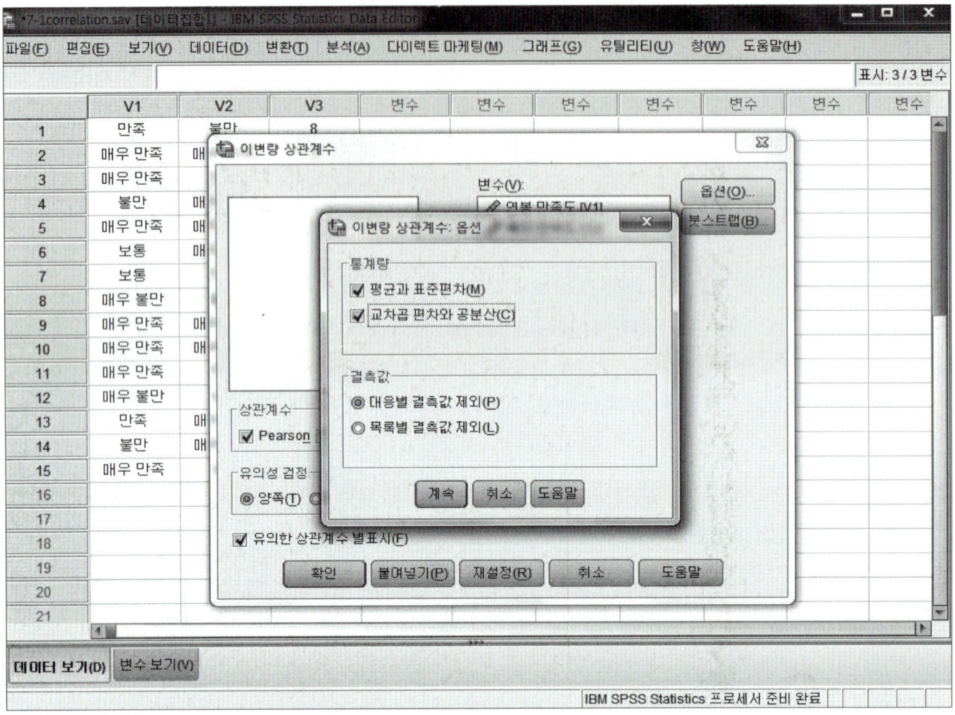

〈그림 7-4〉 [이변량 상관계수: 옵션] 대화상자 창

표 7-3 [이변량 상관계수: 옵션] 대화상자 창에 대한 키워드 설명

키 워 드	설명 내용
통계량	기본적인 통계량을 나타낸다.
☑ 평균과 표준편차(M)	각 변수에 대한 평균, 표준편차, 비결측(무응답)케이스 수 등을 표시한다.
☑ 교차곱 편차와 공분산(C)	각 대응 변수에 대해 교차곱 편차와 공분산을 표시한다.
결측값	무응답치 처리방법을 나타낸다.
⊙대응별 결측값 제외(P)	특정 통계량 계산시 대응 변수 중 하나나 둘 모두에 대해 결측값이 있는 케이스를 분석에서 제외시킨다.
◎ 목록별 결측값 제외(L)	분석시 사용되는 변수에 대한 결측값이 있는 케이스를 제외시킨다.

자료 : SPSS 아카데미, 사회과학 통계분석, 2005, p.244. 참조.

2.1.2 단순상관분석의 결과

〈그림 7-4〉에서 [계속]을 클릭하면, 〈그림 7-3〉과 같은 대화상자 창으로 되돌아온다.

여기서 다시 [확인]을 클릭하면, 단순상관분석의 결과물을 얻을 수 있다.

분석결과 7-1 기술통계량

	평균	표준편차	N
연 봉 만 족 도	3.67	1.543	15
복 지 만 족 도	3.33	1.589	15
근 무 년 수	8.47	4.658	15

※ 저장 위치 : C:₩SPSS통계분석₩SPSS_SPV₩7-1_correlation_병원부설연구원_01_단순상관분석.spv

[분석결과 7-1]에서는 연봉 만족도(V_1), 복지 만족도(V_2), 근무년수(V_3)에 대한 평균과 표준편차를 알 수 있다.

분석결과 7-2 상관계수

		연봉 만족도	복지 만족도	근무년수
연봉만족도	Pearson 상관계수	1	.690**	.908**
	유의확률(양쪽)		.004	.000
	제곱합 및 교차곱	33.333	23.667	91.333
	공 분 산	2.381	1.690	6.524
	N	15	15	15
복지만족도	Pearson 상관계수	.690**	1	.759**
	유의확률(양쪽)	.004		.001
	제곱합 및 교차곱	23.667	35.333	78.667
	공 분 산	1.690	2.524	5.619
	N	15	15	15
근 무 년 수	Pearson 상관계수	.908**	.759**	1
	유의확률(양쪽)	.000	.001	
	제곱합 및 교차곱	91.333	78.667	303.733
	공 분 산	6.524	5.619	21.695
	N	15	15	15

**. 상관계수는 0.01 수준(양쪽)에서 유의합니다.

※ 저장 위치 : C:₩SPSS통계분석₩SPSS_SPV₩7-1_correlation_병원부설연구원_01_단순상관분석.spv

연봉 만족도(V_1)와 복지 만족도(V_2)는 정(+)의 방향으로 상당한 상관관계(0.690**)를 가지고 있으며 통계적으로 유의하다. 또한 연봉 만족도(V_1)와 근무년수(V_3)는 매우 강한 상관관계(0.908**)를 가지며 통계적으로 매우 유의하다. 그리고 결과물에는 제곱합 및 교차곱, 공분산(Covariance)값이 나타나 있다.

2.2 편(부분)상관분석

2.2.1 편(부분)상관분석의 실행

편(부분)상관분석(Partial Correlations)은 단순상관분석과 같이 두 변수 간의 관계를 분석한다는 점에서 비슷하지만, 두 변수에 영향을 미치는 제3의 변수를 통제한다는 점에서 차이가 있다. 단순(이변량) 상관분석에서 사용된 예제를 이용해서 편(부분)상관분석을 설명하기로 한다. 안정민 연구위원은 복지 만족도(V_2) 변수를 통제한 상태에서 연봉 만족도(V_1)와 근무년수(V_3) 간의 관계를 파악하고자 한다.

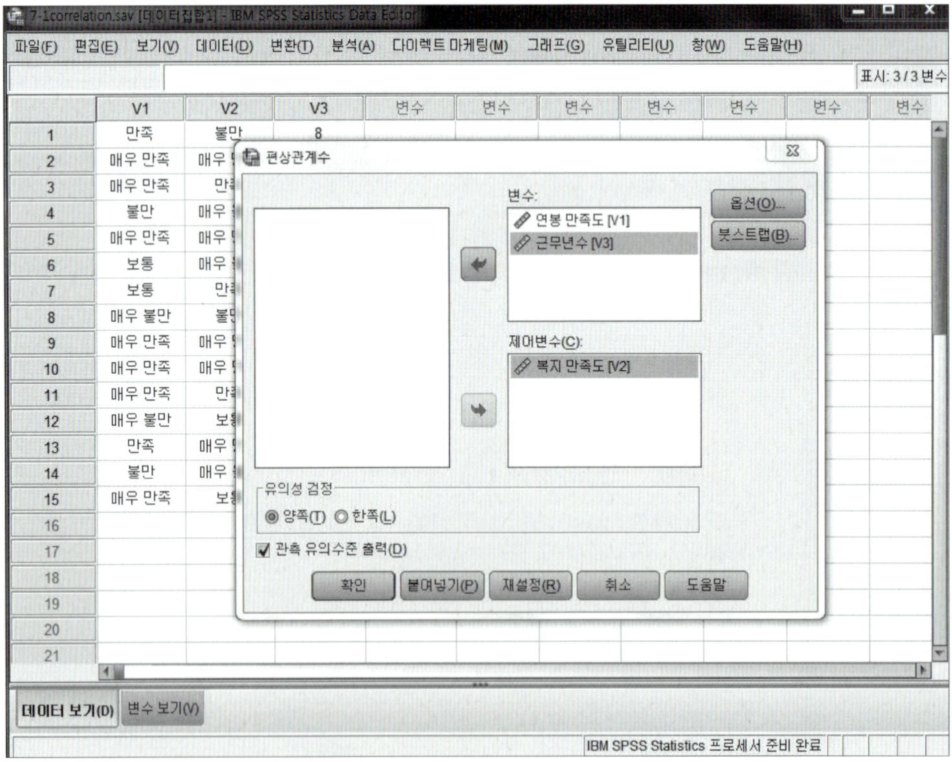

※ 저장 위치 : C:₩SPSS통계분석₩SPSS_SAV₩7-1_correlation_병원부설연구원_상관분석.sav

〈그림 7-5〉 [편상관계수] 대화상자 창

〈그림 7-1〉의 데이터를 활용하여 편상관분석을 실행하기 위해서 다음과 같은 순서로 진행하면 된다.

[분석(A)] → [상관분석(C)] → [편상관계수(R)...]

초기 창에서 [편상관계수(R)...]를 클릭하면 [편상관계수(R)...] 대화상자 창이 열리는데, 이 때 왼쪽 변수상자에 있는 복지 만족도(V_2)를 선택하여 오른쪽 하단에 있는 [제어변수(C)]로 이동시키고, 연봉 만족도(V_1)와 근무년수(V_3)를 선택하여 오른쪽 [변수]로 이동시키면 〈그림 7-5〉와 같은 [편상관계수] 대화상자 창이 나타난다.

〈그림 7-5〉 [편상관계수]에서 [옵션(O)]을 클릭하면 [편상관계수: 옵션] 대화상자 창이 열리는데, 이 때 [통계량]에서 [☑ 평균과 표준편차(M)], [☑ 0차 상관(Z)]을 체크하면 〈그림 7-6〉과 같은 대화상자 창이 나타난다.

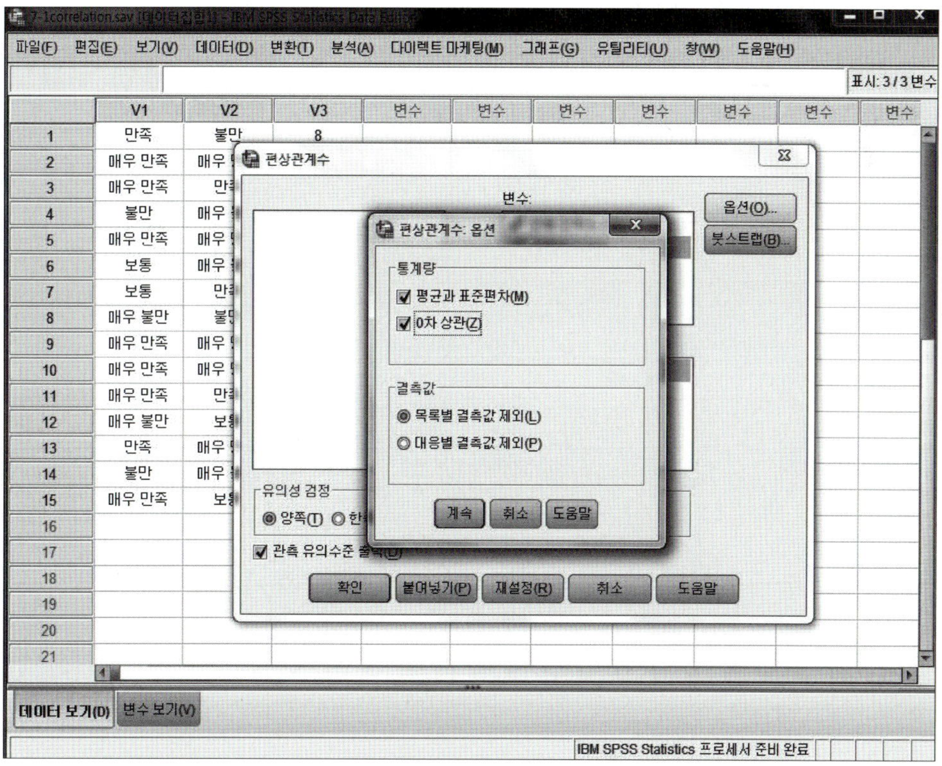

〈그림 7-6〉 [편상관계수: 옵션] 대화상자 창

〈표 7-4〉는 [편상관계수: 옵션] 대화상자 창에 대한 키워드 설명이다.

표 7-4 [편상관분석: 옵션] 대화상자 창에 대한 키워드 설명

키 워 드	설명 내용
통계량	기본적인 통계량을 나타낸다.
☑ 평균과 표준편차(M)	평균과 표준편차
☑ 0차상관(Z)	통제변수가 없는 순서 상관계수로서 상관계수 값의 범위는 −1부터 1까지이다. 계수의 부호는 관계의 방향을 가리키고 절대값은 강도를 가리키므로 절대값이 클수록 관계가 강함을 나타낸다.
결측값	
⊙ 목록별 결측값 제외(L)	특정 통계량 계산시 대응 변수 중 하나나 둘 모두에 대해 결측값이 있는 케이스를 분석에서 제외시킨다.
◎ 대응별 결측값 제외(P)	분석시 사용되는 변수에 대한 결측값이 있는 케이스를 제외시킨다.

자료 : SPSS 아카데미, 사회과학 통계분석, 2005, p.247. 참조.

2.2.2 편(부분)상관분석의 결과

〈그림 7-6〉 [편상관계수: 옵션] 대화상자 창에서 [계속]을 클릭하면, 〈그림 7-5〉가 다시 나타난다. 이 때 [확인]을 클릭하면 편상관분석의 결과물이 출력된다.

분석결과 7-3 기술통계량

	평균	표준 편차	N
연 봉 만 족 도	3.67	1.543	15
근 무 년 수	8.47	4.658	15
복 지 만 족 도	3.33	1.589	15

※ 저장 위치 : C:₩SPSS통계분석₩SPSS_SPV₩7-1_correlation_병원부설연구원_02_편상관분석.spv

[분석결과 7-3]에는 각 변수들에 대한 평균 및 표준편차가 나타나 있다.

분석결과 7-4 통제변수가 지정되지 않은 이변량 상관계수와 지정된 편상관계수

통제변수			연봉 만족도	근무년수	복지 만족도
-지정않음-[a]	연봉 만족도	상관	1.000	.908	.690
		유의수준(양측)	.	.000	.004
		df	0	13	13
	근무년수	상관	.908	1.000	.759
		유의수준(양측)	.000	.	.001
		df	13	0	13
	복지 만족도	상관	.690	.759	1.000
		유의수준(양측)	.004	.001	.
		df	13	13	0
복지 만족도	연봉 만족도	상관	1.000	.815	
		유의수준(양측)	.	.000	
		df	0	12	
	근무년수	상관	.815	1.000	
		유의수준(양측)	.000	.	
		df	12	0	

a. 셀에 0차 (Pearson) 상관이 있습니다.

※ 저장 위치 : C:₩SPSS통계분석₩SPSS_SPV₩7-1_correlation_병원부설연구원_02_편상관분석.spv

[분석결과 7-4]에는 통제변수가 없는 경우, 세 변수의 상관계수는 앞에서 분석한 단순(이변량) 상관계수의 실행결과와 동일한 값을 갖는다는 점을 알 수 있다. 그러나 복지 만족도(V_2)변수를 통제한 상태에서 연봉 만족도(V_1)와 근무년수(V_3) 간의 편상관계수는 0.815로서 정(+)의 방향으로 매우 강한 상관관계를 가지고 있으며 통계적으로 매우 유의하다는 것을 알 수 있다.

편상관계수를 [분석결과 7-4]에 나타난 값에 근거한 공식을 활용하여 검산하여 보면 다음과 같다.

$$\gamma_{v1v3}=0.908$$

$$\gamma_{v1v2}=0.690$$

$$\gamma_{v3v2}=0.759$$

$$\gamma_{v1v3\cdot v2}=0.759$$

$$\frac{0.908-(0.690)(0.759)}{\sqrt{1-(0.690)^2}\sqrt{1-(0.759)^2}}=0.815$$

제8장 회귀분석

01 회귀분석의 개요

1.1 회귀분석의 개념

회귀분석은 독립변수가 종속변수에 어떻게 영향을 미치는 지를 알아보기 위한 분석방법이다. 예컨대 연구결과 의료광고액이 의료수익에 영향을 미친다면, 여기서 영향을 주는 변수를 독립변수(Independent Variable)라고 하고 영향을 받는 변수를 종속변수(Dependent Variable)라고 한다. 만약 독립변수가 명목척도라면 변수 더미화를 통한 회귀분석을 실행할 수 있다.

여러 변수들 간의 관계를 분석하기 위하여 사용되는 회귀분석은 세 가지 목적 즉 기술목적, 통제 목적, 예측 목적을 가지고 분석에 이용된다. 예컨대 첫째, 의료광고액과 의료수익 간의 관계를 기술하는 목적으로 회귀분석을 할 수 있다. 둘째, 의료비용과 의료수익 간의 관계를 조사하여 병원경영관리를 효율적으로 통제하기 위해 회귀분석을 사용할 수 있다. 셋째, 회귀분석 결과를 통해 의료광고예산액에 따른 향후 의료수익을 예측할 수 있다.

회귀분석은 단순회귀분석(Simple Regression Analysis)과 다중회귀분석(Multiple Regression Analysis)으로 구분할 수 있다. 이 구분은 독립변수의 수에 달려 있다. 종속변수는 하나이지만, 독립변수가 하나이면 단순회귀분석이고, 독립변수가 여러 개인 경우를 다중회귀분석이라고 한다.

1.2 회귀분석 절차

회귀분석을 실시하기 위해서는 우선 산포도(산점도)를 그려보는 것이 좋다. 왜냐하면 산포도를 살펴봄으로써 회귀모형을 직선으로 나타낼 것인지 아니면 곡선으로 나타낼 것인지를 결정할 수 있다.

그 다음에는 회귀계수를 계산한다. 예컨대 회귀모형이 직선이라면 모형으로부터 기울기와 절편을 계산하여 해석한다.

$$\widehat{Y}=b_0+b_1X$$

b_1 : 기울기, b_0 : 절편

이 때 추정의 표준오차 또는 표본결정계수를 통해 회귀선이 관측데이터를 어느 정도로 설명하는지를 추정할 수 있다.

이제 회귀모형을 통계적으로 검정절차도 거쳐야 한다. 분산분석표를 사용하여 회귀선이 통계적으로 유의한지 여부를 검정한다.

귀무가설 $H_0 : \beta_1 = 0$

대립가설 $H_1 : \beta_1 \neq 0$

검정통계량(F=MSR/MSE)이 임계치보다 크면 귀무가설을 기각하고 회귀선은 통계적으로 유의하다고 해석한다. 이 때 회귀선이 통계적으로 유의하다고 하면 회귀계수에 대하여 통계적 추론을 실시한다.

1.3 회귀모형의 타당성

회귀분석을 본격적으로 실시하기 전에 데이터 분석을 위한 회귀모형의 타당성을 검토하는 것은 매우 중요하다. 검토방법은 네 가지가 있다. ① 결정계수 R^2이 0에 가까울 정도로 너무 작으면 회귀선은 부적합하다. ② 분산분석에서 회귀식이 통계적으로 유의하다는 가설이 기각된 경우에는 다른 모형으로 대체해야 한다. ③ 적합결여검정(Lack-of-Fit Test)을 통하여 모형의 타당성을 조사한다. ④ 잔차(Residual)를 검토하여 회귀모형의 타당성을 조사한다.

02 단순회귀분석

중부병원 홍보기획팀에서는 대전지역 의료기관을 대상으로 의료수익에 영향을 주는 주요 변수들을 알아보기 위해 〈표 8-1〉과 같은 데이터를 확보했다. 의료광고액(X_1), 의료진의 근무년수(X_2)와 1일 콜센터 전화건수(X_3)가 의료수익(Y)에 영향을 미칠 것이라는 가정 하에서 회귀분석을 실시하였다.

표 8-1 의료수익에 영향을 주는 변수 데이터

(단위 : 억원, 년, 건)

의료광고액(X_1)	의료진의 근무년수(X_2)	1일 콜센터 전화건수(X_3)	의료수익(Y)
30	10	45	98
45	10	30	104
40	12	26	112
46	10	34	116
45	12	28	122
47	10	26	110
52	11	28	126
56	8	22	114
62	12	34	144
64	10	24	140
35	9	40	100
46	12	36	118

〈표 8-1〉의 데이터를 [IBM SPSS 21]의 [변수 보기(V)] 초기 창에서 데이터를 입력하면 〈그림 8-1〉과 같다.

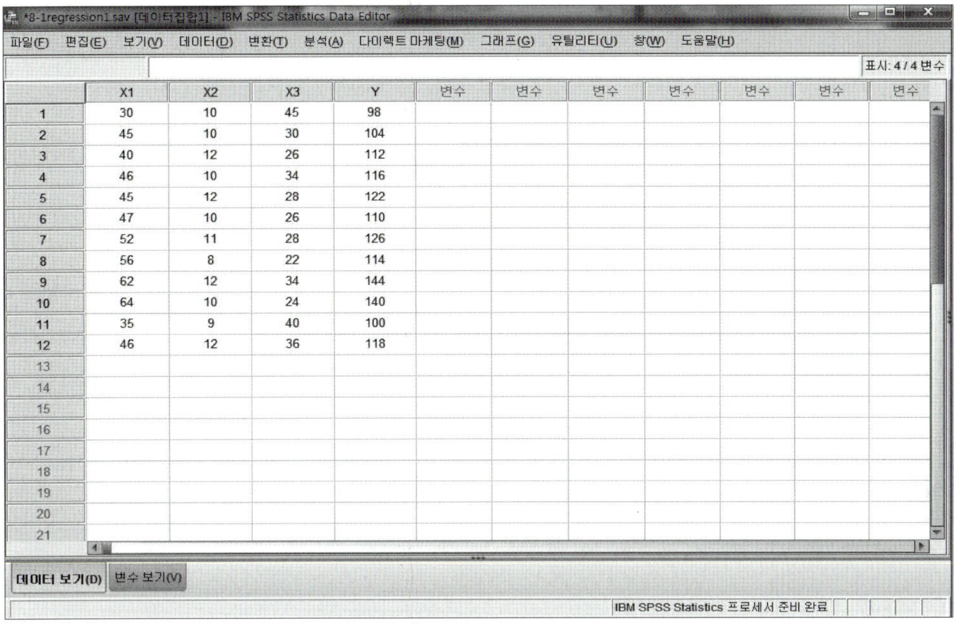

	X1	X2	X3	Y
1	30	10	45	98
2	45	10	30	104
3	40	12	26	112
4	46	10	34	116
5	45	12	28	122
6	47	10	26	110
7	52	11	28	126
8	56	8	22	114
9	62	12	34	144
10	64	10	24	140
11	35	9	40	100
12	46	12	36	118

※ 저장 위치 : C:₩SPSS통계분석₩SPSS_SAV₩8-1_regression_중부병원_회귀분석.sav

〈그림 8-1〉 의료수익에 영향을 주는 변수 데이터 입력 창

2.1 산점도(산포도) 분석

2.1.1 산점도 분석의 실행

산점도(산포도) 분석은 회귀분석을 실시하기 전 단계 과정으로서 의미가 있다. 왜냐하면 산포도를 미리 관측함으로써 회귀모형을 선형으로 나타낼 것인지 비선형으로 나타낼 것인지를 결정하게 되기 때문이다.

〈그림 8-1〉의 데이터를 활용하여 산점도(산포도) 실행 창을 열기 위해서는 다음과 같은 절차를 밟으면 〈그림 8-2〉와 같은 산점도 대화상자 창이 열린다.

[그래프(G)] → [레거시 대화 상자(L)] → [산점도/점도표(S)...]

〈그림 8-1〉에서 의료광고액(X_1)이 의료수익(Y)에 미치는 영향을 단순회귀분석을 하기 위해 우선 산포도를 그려보면 〈그림 8-3〉과 같이 나타난다.

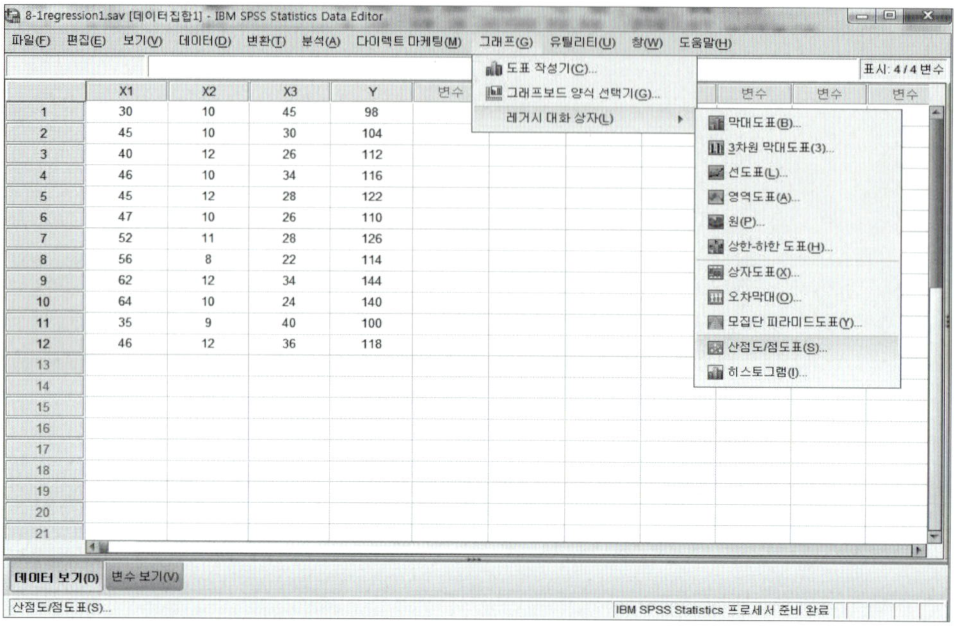

〈그림 8-2〉 [산점도/점도표(S)] 분석절차 대화상자 창

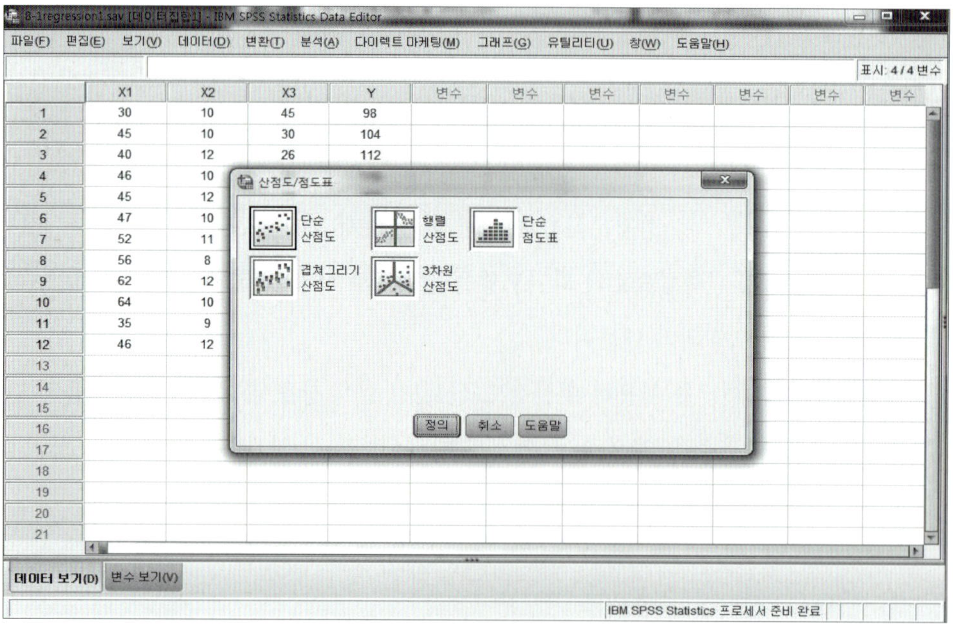

〈그림 8-3〉 [산점도/점도표] 대화상자 창

〈그림 8-3〉의 [산점도/점포도]의 종류 중에서 [단순 산점도]를 선택한 뒤 [정의]를 클릭하면 [단순 산점도] 대화상자 창이 열리는데, 이 때 왼쪽 변수상자 창에서 의료수익(Y)을 선택하여 오른쪽 [Y-축(Y):]으로 이동시키고, 의료광고액(X_1)을 선택하여 [X-축(X):]으로 이동시키면, 〈그림 8-4〉와 같은 대화상자 창이 나타난다.

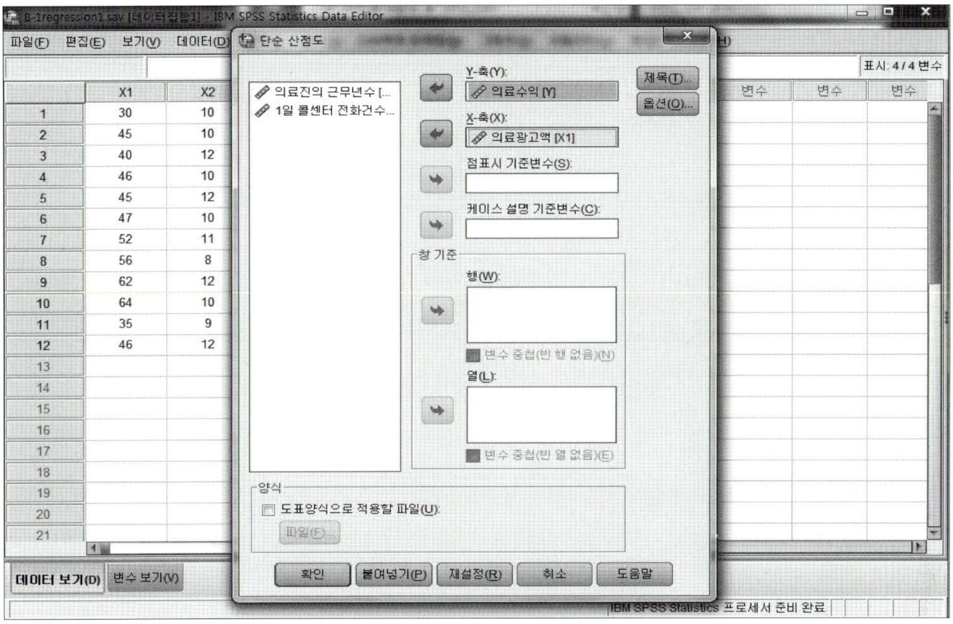

〈그림 8-4〉 [단순 산점도] 대화상자 창

〈그림 8-4〉에서 Y축에는 종속변수인 의료수익(Y)이, X축에는 독립변수인 의료광고액(X_1)이 지정되어 있다. 여기서 [제목(T)...]을 클릭하면 [제목] 대화상자 창이 열리는데, [첫째줄(L)]에 '의료광고액이 의료수익에 미치는 영향'을 입력하면 〈그림 8-5〉와 같이 나타난다.

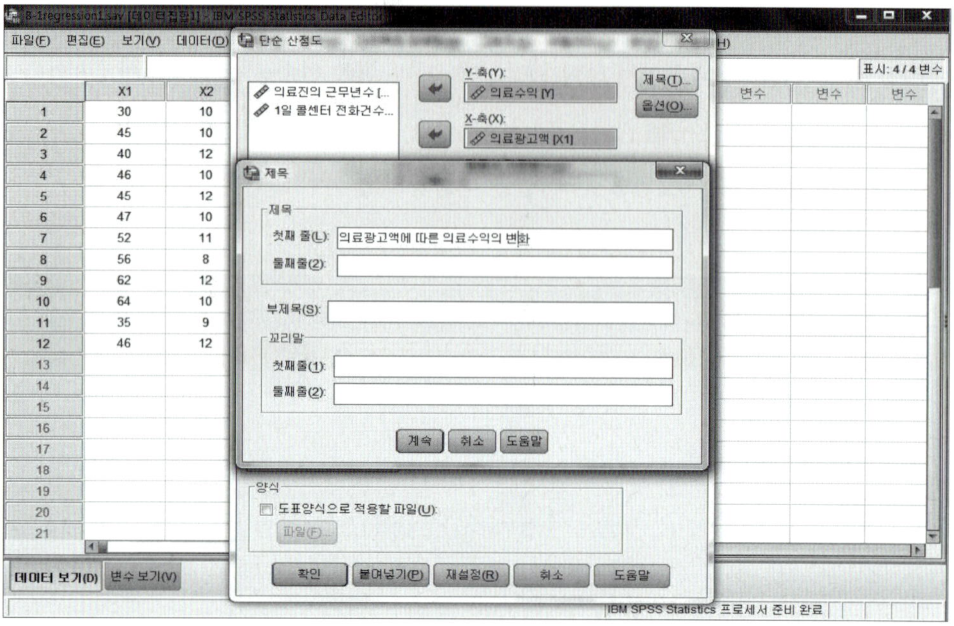

〈그림 8-5〉 [단순 산점도] 제목 입력 창

2.1.2 산점도 분석의 결과

분석결과 8-1 산점도(산포도) 분석

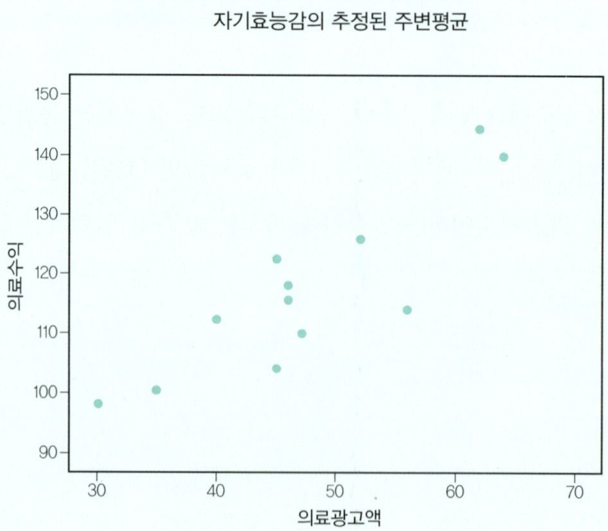

※ 저장 위치 : C:₩SPSS통계분석₩SPSS_SPV₩8-1_regression_중부병원_01_단순회귀분석(산점도).spv

〈그림 8-5〉의 [제목] 대화상자 창 하단에 있는 [계속]을 클릭하면 〈그림 8-4〉와 같은 [단순 산점도] 대화상자 창으로 되돌아간다. 이 때 [확인]을 클릭하면 [분석결과 8-1]과 같은 결과물을 얻을 수 있다.

[분석결과 8-1]에서 보면 알 수 있듯이, 의료광고액(X_1)이 증가함에 따라 의료수익(Y)이 개략적으로 1차 선형 관계를 유지하면서 증가하고 있다. 이 그림을 보고 두 변수 간의 선형회귀모형을 설정할 수 있다.

2.2 단순회귀분석의 실행

단순회귀분석을 실행하기 위해서는 다음과 같은 절차를 밟으면 된다.

〈그림 8-1〉의 데이터를 활용하여 단순회귀분석 실행 창을 열기 위해서는 다음과 같은 절차를 밟으면 〈그림 8-6〉과 같은 단순회귀분석 실행 창이 열린다.

[분석(A)] → [회귀분석(R)] → [선형(L)...]

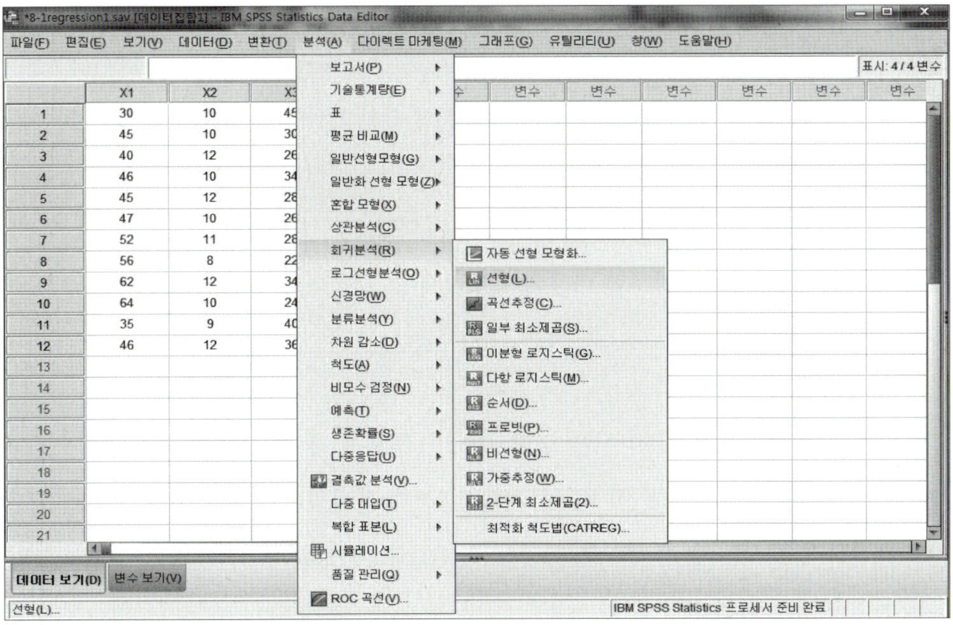

※ 저장 위치 : [C:₩SPSS통계분석₩SPSS_SAV₩8-1_regression_중부병원_회귀분석.sav]

〈그림 8-6〉 [선형(L)] 분석절차 대화상자 창

〈그림 8-6〉에서 [선형(L)...]을 클릭하면 [선형 회귀분석(R)...] 대화상자 창이 열리는데, 이 때 왼쪽 변수상자에 있는 의료수익(Y)을 선택하여 오른쪽 [종속변수(D):]로 이동시키고 의료광고액(X_1)을 [독립변수(I)]로 이동시키면 〈그림 8-7〉과 같은 [선형 회귀분석] 대화상자 창이 나타난다.

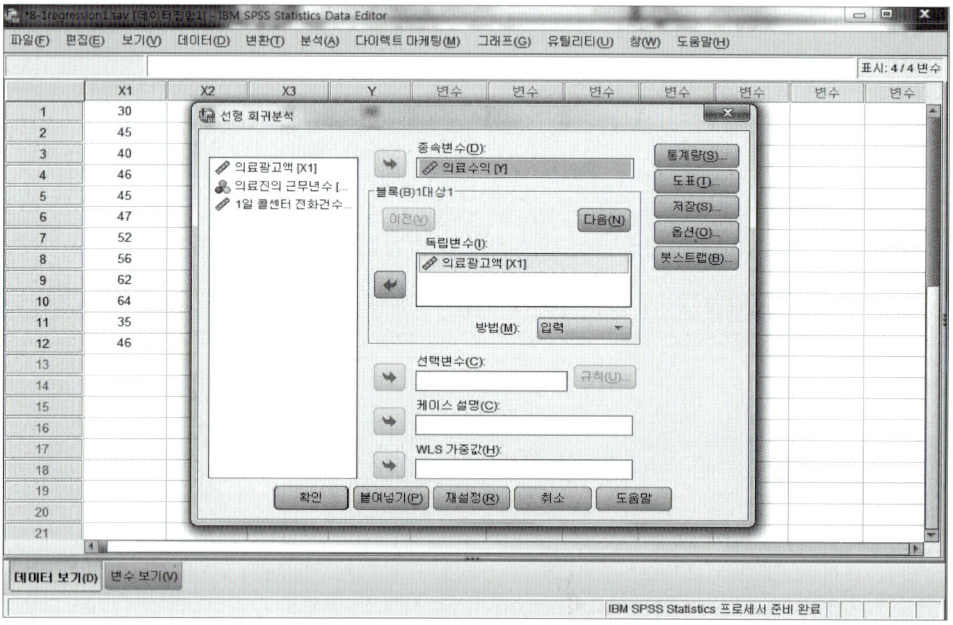

〈그림 8-7〉 [선형 회귀분석] 대화상자 창

〈그림 8-7〉에서 [통계량(S)...], [도표(T)...], [저장(S)...], [옵션(O)...] 등의 선택 메뉴가 있는데, 순서대로 설명하면 다음과 같다.

2.2.1 통계량

〈그림 8-7〉에서 [통계량(S)...]을 클릭하면 〈그림 8-8〉과 같은 [선형 회귀분석: 통계량] 대화상자 창이 나타난다. 이 때 [회귀계수] 선택 창에서 [☑ 추정값(E)], [☑ 신뢰구간(C)], [☑ 모형적합(M)], [☑ R제곱변화량(S)]과 [기술통계(D)]를 선택하면 〈그림 8-8〉과 같이 나타난다.

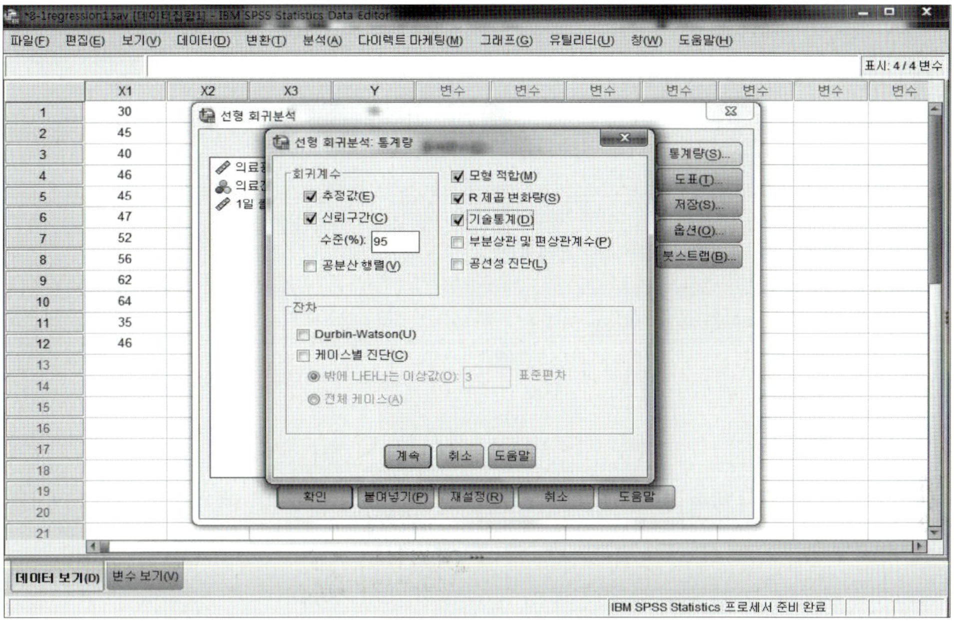

〈그림 8-8〉 [선형 회귀분석: 통계량] 대화상자 창

〈표 8-2〉는 [선형 회귀계수 : 통계량] 대화상자에 대한 키워드 설명이다.

표 8-2 [선형회귀분석: 통계량] 대화상자 창에 대한 키워드 설명

키 워 드	설명 내용
회귀계수	
☑ 추정값(E)	회귀계수의 추정치 및 관련 통계량(초기지정)
☑ 신뢰구간(N)	각 비표준회귀 계수에 대한 95% 신뢰구간을 표시
☑ 공분산행렬(V)	비표준 회귀계수에 대한 분산-공분산 행렬(대각선 아래는 공 분산, 대각선 위는 상관관계, 대각선상에 분산을 가진 행렬
☑ 모형의적합(M)	다중 , 수정된 , 표준오차 등을 제공한다. 또한, 분산 분석표에는 자유도, 제곱합, 평균제곱, F값, 관측된 확률F 등이 표시
☑ R제곱 변화량(S)	통계량의 변화량으로서 독립변수를 추가하거나 삭제하여 생성된다. 한 변수와 관련된 제곱 변화량이 크다는 것은 해당 변수가 종속변수의 좋은 예측자가 된다는 뜻이다.
☑ 기술통계(D)	평균, 표준편차, 그리고 단측검정 유의수준을 가진 상관행렬
☐ 부분상관 및 편상관계수(P)	0차, 부분 및 편상관을 표시한다. 상관계수 값은 -1에서 1의 범위를 가진다. 계수의 부호는 관계의 방향을 나타내며 그 절대값은 강도를 나타내므로 절대값이 클수록 관계가 더 강함을 나타낸다.
☐ 공선성 진단(L)	개별 변수에 대한 공차한계와 다중 공선성 문제 진단을 위한 다양한 통계량

키 워 드	설명 내용
잔차	
□ Durbin-Watson(U)	연속으로 수정된 잔차에 대한 Durbin-Watson검정과 잔차 및 예측 값에 대한 요약 통계량이 표시된다.
□ 케이스별 진단(C) ⊙ 밖으로 나타나는 이상값(O) □ 표준편차 ◎ 모은 케이스(A)	선택 기준(n 표준편차를 넘는 이상값)을 만족하는 케이스에 대해 케이스별 진단을 생성

자료 : SPSS 아카데미, 사회과학 통계분석, 2005, p.261. 참조.

2.2.2 도표

〈그림 8-8〉에서 [계속]을 클릭하면 〈그림 8-7〉로 되돌아간다. 여기서 [도표(T)...]를 클릭하면 〈그림 8-9〉와 같은 대화상자 창이 나타난다.

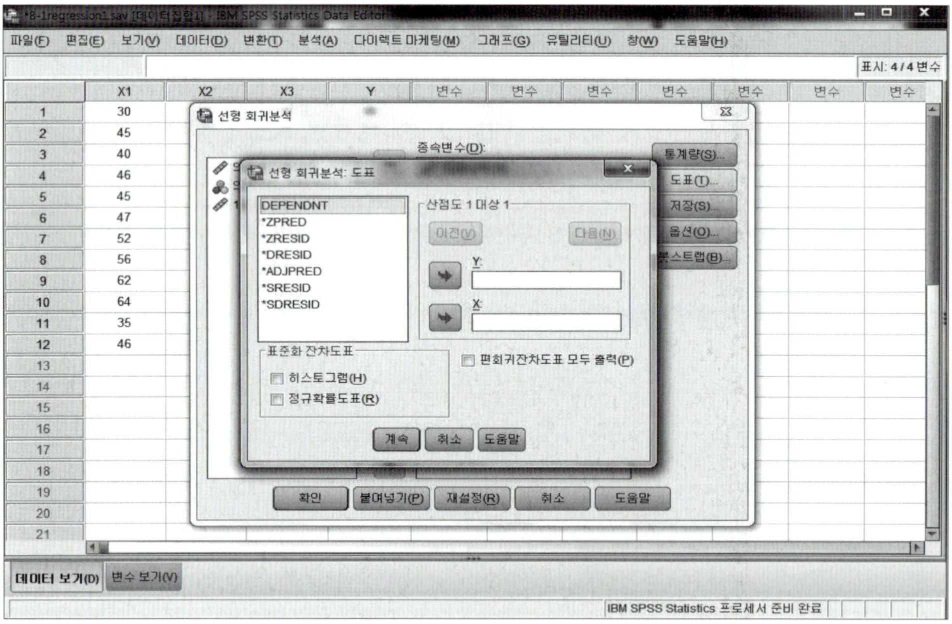

〈그림 8-9〉 [선형 회귀분석: 도표] 대화상자 창

〈표 8-3〉은 [선형 회귀계수: 도표] 대화상자 창에 대한 키워드 설명이다.

표 8-3 [선형회귀분석: 도표] 대화상자 창에 대한 키워드 설명

키 워 드	설명 내용
DEPENDENT	종속변수(DEPENDNT)와 표준화 예측값(*ZPRED), 표준화 잔차(*ZRESID), 삭제된 잔차(*DRESID), 수정된 예측값(*ADJPRED), 스튜던트화 잔차(*SRESID), 삭제된 스튜던트화 잔차(*SDRESID)등의 예측 변수 및 잔차 변수를 배열
*ZPRED	표준화된 예측치
*ZRESID	Standardized residuals(표준화된 예측치)
*DRESID	Deleted residuals(삭제된 잔차)
*ADJPRED	Adjusted predicted values(조정 예측치)
*SRESID	Studentized residuals(표준화된 잔차)
*SDRESID	Cook's distances(스튜던츠화된 삭제 잔차)
표준화 잔차도표	다음 중 하나를 선택하면 된다
□ 히스토그램(H)	표준잔차의 임시변수에 대한 히스토그램을 출력한다.
□ 정규확률도표(R)	지정한 임시변수의 정규확률(P-P)산포도를 출력한다.
□ 편회귀잔차 도표 모두출력(P)	명시값보다 더 큰 표준잔차 절대치를 가진 경우에 한정(기본설정은3). 이 값을 무시하려면 표준편차값을 등록한다. 어떠한 경우라도 명시값보다 큰 표준잔차 절대치를 가지지 않는다면 점그래표는 도시되지 않는다.

자료 : SPSS 아카데미, 사회과학 통계분석, 2005, p.262. 참조.

2.2.3 저장

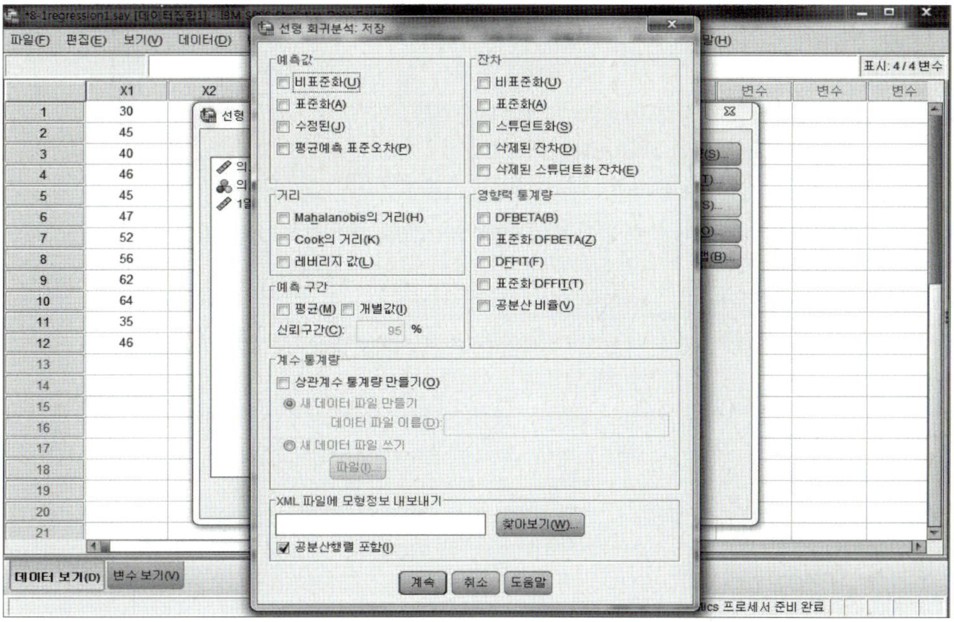

〈그림 8-10〉 [선형 회귀분석: 저장] 대화상자 창

〈그림 8-9〉에서 [계속]을 클릭하면 〈그림 8-7〉로 되돌아간다. 여기서 [저장(S)...]을 클릭하면 〈그림 8-10〉과 같은 대화상자 창이 나타난다.

표 8-4 [선형회귀분석: 저장] 대화상자 창에 대한 키워드 설명

키 워 드	설명 내용
예측값	
□ 표준화하지 않음(U)	비표준예측치
□ 표준화(R)	표준예측치
□ 수정된(J)	조정예측치
□ 평균예측 표준오차(P)	예측치의 표준오차
거리	
□ Mahalanobis의 거리(H)	마할라노비스 거리: 독립변수의 평균값에서 개개의 관측치가 어느정도 떨어져 있는가를 나타내는 척도 Mahalanobis 거리가 크면 하나 이상의 독립변수에 대한 극단값을 가지는 케이스를 나타낸다.
□ Cook의 거리(K)	특정 케이스를 제외하였을 경우 잔차에 미치는 영향력
□ 레버리지값(G)	중심화된(centered) 레버리지 값
예측구간	다음 중 하나 이상이 선택가능
□ 평균(M)	평균예측응답에 대한 예측구간 상/하한 한계
□ 개별(I)	단일관측에 대한 예측구간 상/하한 한계
신뢰구간(C):95%	평균, 개별 신뢰구간에 대해서 기본값은 95%
잔차	
□ 표준화하지 않음(N)	비표준화 잔차
□ 표준화(A)	표준화 잔차
□ 스튜던트화(S)	스튜던트화된 잔차
□ 삭제된 잔차(D)	삭제잔차
□ 삭제된 스튜던트화 잔차(E)	삭제된 스튜던트화된 잔차
영향력 통계량	
□ DFBETA(B)	베타 값의 차이는 특정케이스의 제외로부터 작성된 회계수의 변화량, 값은 모형의 각 항에 대해 계산되며 상수를 포함.
□ 표준화된 DFBETA(Z)	표준화된 DFBETA값
□ DFFIT(F)	특정사례가 제외될 때 예측치의 변화값
□ 표준화 DFFIT(T)	표준화된 DfFit
□ 공분산비율(V)	모든 케이스가 제외된 공분산행렬의 행렬식에 대한, 회귀계수의 계산에서 특정 케이스가 제외된 공분산행렬 행렬식의 비율. 비율이 1에 가까우면 케이스로 인해 공분산행렬이 크게 달라지지 않는다.
새파일로 저장 □ 계수 통계량(O)	지정한 파일에 회귀계수(또는 모수 추정값)를 저장
XML파일에 모형정보 내보내기	찾아보기(W)단추를 누른다음 XML(eXensible Markup Language)파일로 모형에 관련된 정보를 내보내는 경우

자료 : SPSS 아카데미, 사회과학 통계분석, 2005, p.264. 참조.

〈표 8-4〉는 [선형 회귀계수: 저장] 대화상자 창에 대한 키워드 설명이다.

2.2.4 옵션

〈그림 8-10〉 대화상자 창 하단에 있는 [계속]을 클릭하면 〈그림 8-7〉로 되돌아간다. 이 때 [옵션(O)...]을 클릭하면 〈그림 8-11〉과 같은 대화상자 창이 나타난다.

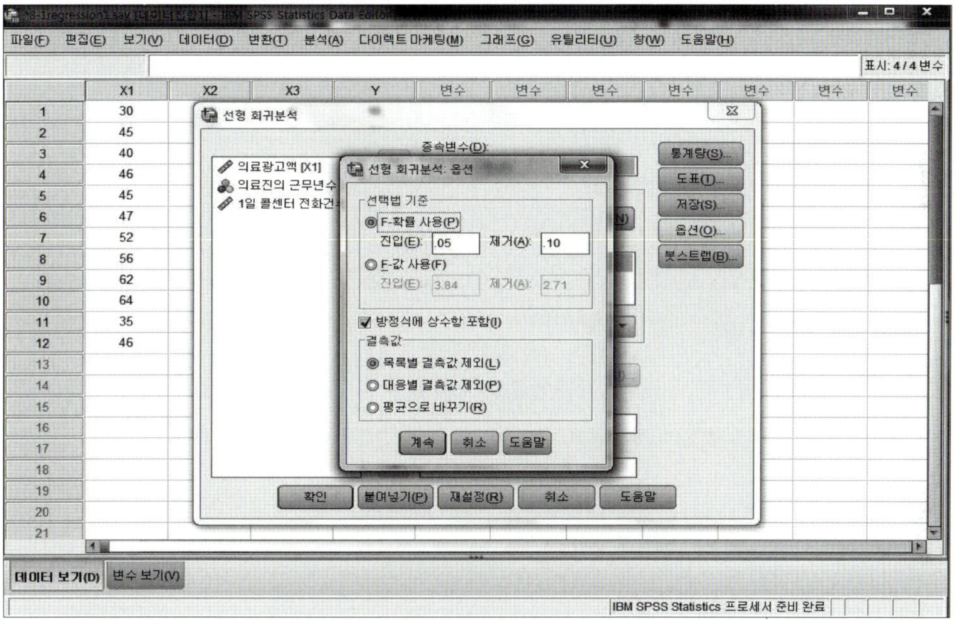

〈그림 8-11〉 [선형 회귀분석: 옵션] 대화상자 창

〈표 8-5〉는 [선형 회귀계수: 옵션] 대화상자 창에 대한 키워드 설명이다.

표 8-5 [선형회귀분석: 옵션] 대화상자 창에 대한 키워드 설명

키 워 드	설명 내용
선택법 기준	전방, 후방, 단계적 투입방법
⊙ F-확률 사용(O) 진입(E) : .05 제거(A) : 0.1	F-값의 유의수준이 진입값보다 크면 모형에 변수가 입력되고 그 유의수준이 제거값보다 작으면 제거된다. 진입값은 제거값보다 커야하고 두 값 모두 0보다 커야한다. 모형에 변수를 더 많이 입력하려면 진입값을 높이고 변수를 더 많이 제거하려면 제거값을 낮춘다.
◎ F-값 사용 진입(E) : 3.84 제거(A) : 2.71	F-값이 진입값보다 크면 모형에 변수가 입력되고 F-값이 제거값보다 작으면 제거된다. 진입값은 제거값보다 커야하고 두 값 모두 0보다 커야한다. 모형에 더 많은 변수를 입력하려면 진입값을 낮추고 변수를 더 많이 제거하려면 제거값을 높인다. F값(F값은 진입값 3.84, 제거값(FOUT) 2.71)
☑ 방정식에 상수항 포함	회귀모델은 상수항을 포함한다(기본설정).
결측값	모든 변수에 대해서 명확한 값을 가지는 사례만 분석 대상에 포함됨.
⊙ 목록별 결측값 제외(L)	분석시 사용되는 변수에 대한 결측값이 있는 케이스를 제외
◎ 대응별 결측값 제외(P)	특정 통계량 계산시 대응 변수 중 하나나 둘 모두에 대해 결측값이 있는 케이스를 분석에서 제외시킨다.
◎ 평균으로 대체(R)	분실값을 변수평균으로 대체한다.

자료 : SPSS 아카데미, 사회과학 통계분석, 2005, p.266. 일부 참조.

2.3 단순회귀분석의 결과

〈그림 8-11〉의 [선형 회귀분석: 옵션] 대화상자 창 하단에 있는 [계속]을 클릭하면 〈그림 8-7〉 [선형 회귀분석] 대화상자 창으로 되돌아간다. 이 때 [확인]을 클릭하면 다음과 같은 단순회귀분석의 결과물이 출력된다.

분석결과 8-2 기술통계량

	평 균	표준편차	N
의 료 수 익	117.00	14.359	12
의 료 광 고 액	47.33	10.048	12

※ 저장 위치 : C:₩SPSS통계분석₩SPSS_SPV₩8-1_regression_중부병원_02_단순회귀분석.spv

[분석결과 8-2]에서 Y(의료수익)의 평균이 117.00(억원), 표준편차는 14.359(억원)이고, X_1(의료광고액)의 평균은 47.33(억원), 표준편차는 10.048(억원)으로 나타났다. N

은 변수별 사례수가 각각 12개임을 의미한다.

분석결과 8-3 상관계수

		의료수익	의료광고액
Pearson 상관	의 료 수 익	1.000	.877
	의 료 광 고 액	.877	1.000
유의확률 (단측)	의 료 수 익	.	.000
	의 료 광 고 액	.000	.
N	의 료 수 익	12	12
	의 료 광 고 액	12	12

※ 저장 위치 : C:₩SPSS통계분석₩SPSS_SPV₩8-1_regression_중부병원_02_단순회귀분석.spv

[분석결과 8-3]에서 Y(의료수익)와 X_1(의료광고액) 간의 상관계수는 0.877로서 두 변수 간에는 통계적으로 유의한(유의확률 .000〈0.05) 상관관계를 가지고 있다.

분석결과 8-4 모형요약

모형	R	R제곱	수정된 R제곱	추정값의 표준오차	통계량 변화량				
					R제곱 변화량	F변화량	df1	df2	유의확률 F변화량
1	.877[a]	.769	.746	7.235	.769	33.332	1	10	.000

a. 예측값: (상수), 의료광고액

※ 저장 위치 : C:₩SPSS통계분석₩SPSS_SPV₩8-1_regression_중부병원_02_단순회귀분석.spv

[분석결과 8-4]에서 [R 제곱: .769]란 총변동 중에서 회귀선에 의하여 설명되어지는 부분의 비율을 의미하는 R^2(결정계수)이 0.769라는 의미를 말한다. 이것은 의료수익(Y)의 변동 중에서 76.9%가 의료광고에 의하여 설명되어진다는 것을 의미한다. 여기서 R^2의 범위는 $0 \leq R^2 \leq 1$의 값을 갖는다. 만약 $R^2=1$이라면 종속변수와 독립변수 간의 상관관계는 1로서 독립변수가 종속변수에 대해 100%의 설명력을 가진다는 것을 의미한다.

$$R^2 = \frac{\text{회귀선에 의해 설명되어지는 변동}}{\text{전체 변동}}$$

분석결과 8-5 분산분석

분산분석[a]						
모 형		제곱합	자유도	평균 제곱	F	유의확률
1	회 귀 모 형	1744.595	1	1744.595	33.332	.000[b]
	잔 차	523.405	10	52.340		
	합 계	2268.000	11			

a. 종속변수: 의료수익
b. 예측값: (상수), 의료광고액
※ 저장 위치 : C:₩SPSS통계분석₩SPSS_SPV₩8-1_regression_중부병원_02_단순회귀분석.spv

[분석결과 8-5]에서 회귀식이 통계적으로 유의한 지를 검정하는 분산분석표이다. F 통계량에 대한 유의확률이 α=0.05보다 작기 때문에(유의확률 0.000<0.05), 이 회귀식은 통계적으로 유의하다고 할 수 있다.

분석결과 8-6 계수

계수[a]								
모형		비표준화 계수		표준화 계수	t	유의확률	B에 대한 95.0% 신뢰구간	
		B	표준오차	베타			하한값	상한값
1	(상수)	57.677	10.485		5.501	.000	34.314	81.040
	의료광고액	1.253	.217	.877	5.773	.000	.770	1.737

a. 종속변수: 의료수익
※ 저장 위치 : C:₩SPSS통계분석₩SPSS_SPV₩8-1_regression_중부병원_02_단순회귀분석.spv

[분석결과 8-6]에서 [(상수): 57.677, 유의확률: .000]은 회귀식의 상수값이 57.677이며, 유의확률(P)이 0.000<0.05이므로 이는 통계적으로 유의하다는 의미이다.

[의료광고액: β 1.253, 유의확률 .000]은 X_1(의료광고액)의 회귀계수는 1.253이며, 이 회귀계수의 통계적 유의성을 검정하는 t값이 5.773(유의확률 0.000<0.05)으로서 이 회귀계수는 통계적으로 유의하다고 할 수 있다.

회귀방정식은 다음과 같다.

$$\widehat{Y}=57.677+1.253X_1$$

(Y : 의료수익, X_1 : 의료광고액)

이 회귀방정식의 의미는 의료광고액(X_1) 1억원이 추가 투입될 때마다 의료수익(Y)이 1.253억원씩 늘어난다는 의미를 가지고 있다. Y의 절편이 57.677이므로 의료광고액이 '0'일 때 의료수익이 57.677억원이라는 의미를 갖는다. 만약 의료광고액이 100억원인 경우 예상 의료수익은

$$\widehat{Y}=57.677+1.253\times100=183(\text{억원})$$

이 된다.

[β에 대한 95.0% 신뢰구간: 하한값 .770, 상한값 1.737]은 의료광고액 1억원을 증가시키면 95% 신뢰수준에서 의료광고액의 증가범위가 (0.770 ~ 1.737)억원이라는 의미를 갖는다. 이는 상관계수의 통계적 유의도를 신뢰구간으로 검정해 보면, 이 신뢰구간은 0을 포함하고 있지 않기 때문에 회귀계수가 0이라는 귀무가설을 기각한다.

03 다중회귀분석

3.1 다중회귀분석의 실행

다중회귀분석은 종속변수에 영향을 주는 독립변수가 2개 이상일 경우의 회귀분석을 말한다. 예컨대 의료수익에 영향을 주는 변수로서 단순회귀모형에서 사용한 의료광고액 이외에 의료진의 근무년수, 1일 콜센터 전화건수라는 추가적인 독립변수를 고려할 수 있다. 일반적으로 회귀분석에서는 ① 독립변수 간의 상관관계, 즉 다중공선성(Multicollinearity) 문제, ② 어떤 잔차항이 다른 잔차항에 영향을 미치게 되는 경우 오차항의 자기상관(Autocorrelation) 또는 계열상관(Serial Correlation) 문제, ③ 종속변수가 독립변수의 변화에 따라 다른 분산을 보이는 이분산(Heteroscedaticity) 문제 등을 고려할 필요가 있다.

지금부터 X_1(의료광고액), X_2(의료진의 근무년수), X_3(1일 콜센터 전화문의 건수)가 Y(의료수익)에 미치는 영향을 알아보기 위하여 다중회귀분석을 실시하기로 하자. 다중회귀분석에서 독립변수를 투입하는 방법에는 첫째, 유의수준에 관계없이 독립변수를 동시에 투입하여 다중회귀모형을 구하는 입력방식, 둘째, 독립변수를 단계별로 투입하는

단계투입방식, 셋째, 각 독립변수의 유의수준을 먼저 지정하고 그에 적합한 변수만으로 다중회귀식을 구하는 제거방식 등이 있다.

다음의 절차를 진행하면 다중회귀분석을 실행할 수 있다.

[분석(A)] → [회귀분석(R)] → [선형(L)...]

3.1.1 [입력] 방법에 의한 다중회귀분석

(1) [입력] 방법

[방법(M):] 중 [입력 ▼]은 모든 변수를 동시에 투입하는 방식이다. 이를 위해 우선 [C:\SPSS통계분석\SPSS_SAV\8-1regression_중부병원.sav]를 클릭하여 데이터를 불러온 뒤, 왼쪽 창에 있는 Y(의료수익)를 선택하여 오른쪽 창 [종속변수(D)]로 이동시키고, X_1(의료광고액), X_2(의료진의 근무년수), X_3(1일 콜센터 전화문의 건수)은 [독립변수(I)]로 이동시키고 [방법(M):]에 지정한 독립변수를 모두 진입시키는 [입력 ▼] 방식을 선택하면 〈그림 8-12〉와 같은 대화상자 창이 나타난다.

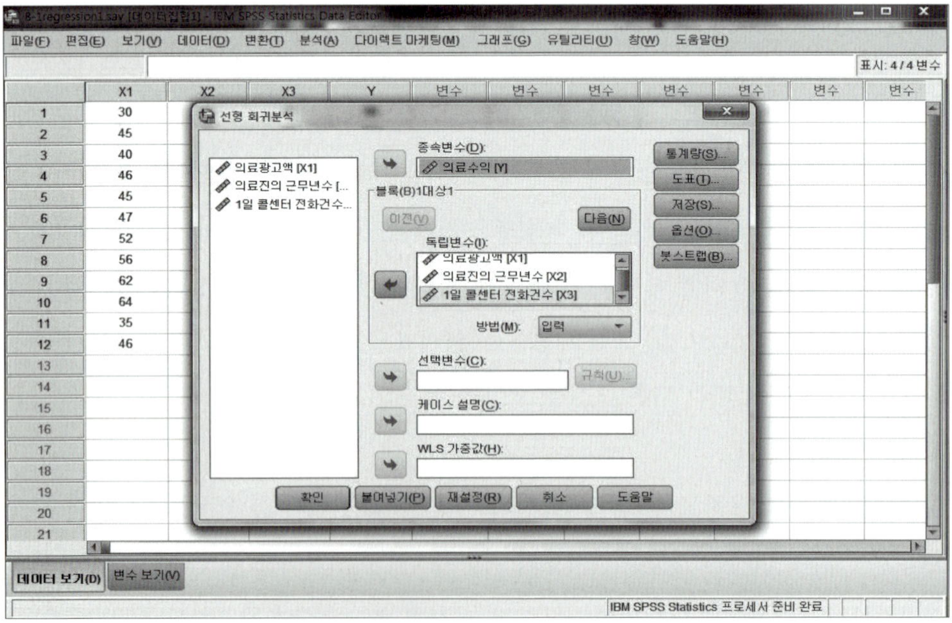

※ 저장 위치 : C:\SPSS통계분석\SPSS_SAV\8-1_regression_중부병원_회귀분석.sav

〈그림 8-12〉 [입력] 방법을 이용한 다중회귀분석

〈표 8-6〉은 독립변수의 진입방식(Method)에 대한 선택기능을 설명한 것이다.

표 8-6 [독립변수 진입방식] 대화상자 창에 대한 키워드 설명

키 워 드	설명 내용
방법(M)	독립변수를 분석에 입력하는 방법을 선택할 수 있다.
입력	단 한 번만에 지정한 변수들을 모두 진입시킨다. 변수를 지정하지 않았을 때 모든 독립변수들을 진입시킨다.
단계 선택	각각의 단계마다 변수들을 유의도에 따라 진입과 탈락을 지정한다.
제거	지정한 변수들을 한 번에 탈락시킨다. 제거에서는 반드시 탈락시킬 변수들을 지정해야 한다.
후진	후방제거법 : 먼저 모든 변수를 진입시킨 후 제거기준에 따라 한 번에 변수 하나씩 제거시킨다.
전진	전방진입법 : 진입기준에 따라 한 번에 하나씩 진입시킨다.

자료 : SPSS 아카데미, 사회과학 통계분석, 2005, p.272. 참조.

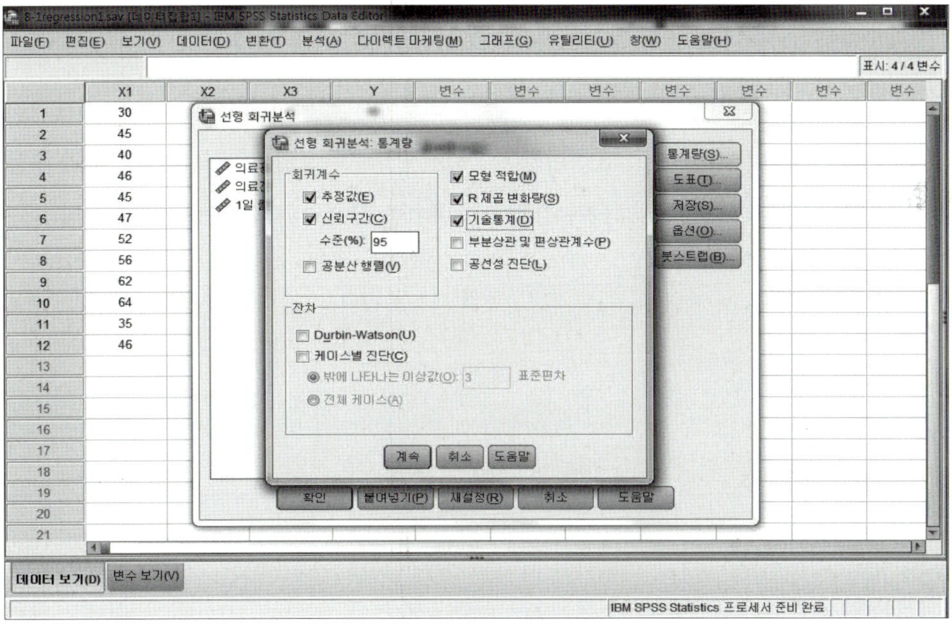

〈그림 8-13〉 선형회귀분석 : 통계량 대화상자 창

〈그림 8-12〉에 나타난 [WLS 가중값(H)]은 가중최소자승모델을 도출하는 것으로 가중치변수를 선택할 수 있다. 여기서 독립변수와 종속변수는 가중치 변수로 사용할 수 없

다. 가중치가 0이거나 음수 또는 무응답값이면 분석에서 제외된다.

여기서는 여러 가지 진입방법 중에서 입력방식을 결정하고, 〈그림 8-14〉의 오른쪽에 있는 [통계량(S)]을 클릭한 뒤, [☑ 추정값(E)], [☑ 신뢰구간(C)], [☑ 모형 적합(M)], [☑ R 제곱 변화량(S)], [☑ 기술통계(D)]를 체크하면 〈그림 8-13〉과 같다.

(2) [입력] 방법에 의한 다중회귀분석 결과

분석결과 8-7 기술통계량

	평 균	표준편차	N
의료수익	117.00	14.359	12
의료광고액	47.33	10.048	12
의료진의근무년수	10.50	1.314	12
1일콜센터전화건수	31.08	6.868	12

※ 저장 위치 : C:₩SPSS통계분석₩SPSS_SPV₩8-1_regression_중부병원_03_다중회귀분석_입력.spv

[분석결과 8-7]에서 Y(의료수익)의 평균이 117.00(억원), 표준편차는 14.359(억원)이고, X_1(의료광고액)의 평균은 47.33(억원), 표준편차는 10.048(억원)이다. 의료진의 근무년수는 평균이 10.50(년), 표준편차는 1.314(년)이며, 1일 콜센터 전화건수의 평균이 31.08(건), 표준편차는 6.868(건)이다. N은 변수별 사례수가 각각 12개임을 의미한다.

분석결과 8-8 진입/제거된 변수

진입/제거된 변수[a]

모형	진입된 변수	제거된 변수	방법
1	1일 콜센터 전화건수, 의료진의 근무년수, 의료광고액[b]	.	입력

a. 종속변수: 의료수익

b. 요청된 모든 변수가 입력되었습니다.

※ 저장 위치 : C:₩SPSS통계분석₩SPSS_SPV₩8-1_regression_중부병원_03_다중회귀분석_입력.spv

[분석 결과 8-8]은 [방법(M):]에 지정한 독립변수를 모두 진입시키는 [입력 ▼] 방식을 선택한 결과를 보여주고 있다. 여기서 제거된 변수는 없는 것으로 나타났다.

분석결과 8-9 모형요약

모형	R	R제곱	수정된 R제곱	추정값의 표준오차	통계량 변화량				
					R제곱 변화량	F변화량	df1	df2	유의확률 F변화량
1	.969[a]	.939	.916	4.158	.939	41.058	3	8	.000

a. 예측값: (상수), 1일 콜센터 전화건수, 의료진의 근무년수, 의료광고액

※ 저장 위치 : C:₩SPSS통계분석₩SPSS_SPV₩8-1_regression_중부병원_03_다중회귀분석_입력.spv

[R 제곱: .939]란 총변동 중에서 회귀선에 의하여 설명되어지는 부분의 비율 즉 R^2(결정계수)이 0.939라는 것을 의미한다. 다시 말해서 이것은 의료수익(Y)의 변동 중에서 93.9%가 X_1(의료광고액), X_2(의료진의 근무년수), X_3(1일 콜센터 전화문의 건수)에 의하여 설명되어진다는 것을 의미한다.

분석결과 8-10 분산분석

분산분석[a]

모 형		제곱합	자유도	평균 제곱	F	유의확률
1	회 귀 모 형	2129.680	3	709.893	41.058	.000[b]
	잔 차	138.320	8	17.290		
	합 계	2268.000	11			

a. 종속변수: 의료수익

b. 예측값: (상수), 1일 콜센터 전화건수, 의료진의 근무년수, 의료광고액

※ 저장 위치 : C:₩SPSS통계분석₩SPSS_SPV₩8-1regression_중부병원_03_다중회귀분석_입력.spv

[분석결과 8-10]에서 회귀식이 통계적으로 유의한 지를 검정하는 분산분석표이다. F통계량에 대한 유의확률(P)이 $\alpha=0.05$보다 작기 때문에, 이 회귀식은 통계적으로 유의하다고 할 수 있다.

분석결과 8-11 계수

계수[a]

모형		비표준화 계수		표준화 계수	t	유의확률	B에 대한 95.0% 신뢰구간	
		B	표준오차	베타			하한값	상한값
1	(상 수)	-4.683	15.996		-.293	.777	-41.571	32.205
	의 료 광 고 액	1.410	.162	.987	8.688	.000	1.036	1.784
	의료진의 근무년수	3.991	.961	.365	4.153	.003	1.775	6.207
	1일 콜센터 전화 건수	.420	.238	.201	1.766	.115	-.128	.967

a. 종속변수: 의료수익

※ 저장 위치 : C:₩SPSS통계분석₩SPSS_SPV₩8-1_regression_중부병원_03_다중회귀분석_입력.spv

[분석결과 8-11]에서 [(상수): -4.683, 유의확률: .777]은 회귀식의 상수값이 -4.683이며, 유의확률(P)이 0.777>0.05이므로 이는 통계적으로 유의하지 않다는 것을 의미한다.

[의료광고액: β 1.410, 유의확률 .000]은 X_1(의료광고액)의 회귀계수는 1.410이며, 이 회귀계수의 통계적 유의성을 검정하는 t값이 8.688(유의확률 0.000<0.05)으로서 이 회귀계수는 통계적으로 유의하다고 할 수 있다. [의료진의 근무년수: β 3.991, 유의확률 .003]은 X_2(의료진의 근무년수)의 회귀계수는 3.991이며, 이 회귀계수의 통계적 유의성을 검정하는 t값이 4.153(유의확률 0.003<0.05)으로서 이 회귀계수는 통계적으로 유의하다고 할 수 있다. 그러나 [1일 콜센터 전화건수: β 0.420, 유의확률 .115]는 X_3(1일 콜센터 전화건수)의 회귀계수는 0.420이며, 이 회귀계수의 통계적 유의성을 검정하는 t값이 1.766(유의확률 0.115>0.05)으로서 이 회귀계수는 통계적으로 유의하지 않다는 것을 의미한다.

다중회귀방정식은 다음과 같다.

$$\widehat{Y} = -4.683 + 1.410X_1 + 3.991X_2 + 0.420X_3$$

(Y : 의료수익, X_1 : 의료광고액, X_2 : 의료진의 근무년수, X_2 : 1일 콜센터 전화건수)

다른 변수들은 일정하다고 가정하고 의료광고액(X_1)이 1억원 늘어나면 의료수익(Y)은 1.410억원씩, 의료진의 근무년수(X_2)가 1년 올라가면 의료수익은 3.991억원씩 증가하는 것을 알 수 있다. 그런데 1일 콜센터 전화건수(X_3)의 회귀계수 0.420은 그 통계적 유의도가 낮아서(유의확률 0.115>0.05) 회귀계수로서의 의미가 없다고 할 수 있다. 표준화계수 베타(Beta)는 회귀계수를 표준화한 것으로 회귀계수의 중요도를 나타낸다. 베타 값이 0에 가까울수록 무의미한 변수로 판정된다.

3.1.2 단계 선택에 의한 다중회귀분석

(1) [단계 선택] 방법

[방법(M):] 중 [단계 선택 ▼]은 독립변수를 단계별로 투입하는 방법(Stepwise)을 말한다. 통계적 유의성이 낮은 독립변수를 제외하고 다중회귀식을 구하는 방식이다. X_1(의료광고액), X_2(의료진의 근무년수), X_3(1일 콜센터 전화건수)의 독립변수 중에서 설

명력이 높고 회귀계수의 통계적 유의성이 가장 높은 변수부터 단계적으로 투입하다가 회귀계수의 유의수준이 0.05 이하가 되면 탈락시킨다. [분석결과 8-11]에서 보았듯이 [단계 선택] 방법을 실시할 경우 X_3(1일 콜센터 전화건수)의 변수가 탈락할 것으로 예상된다. 이 분석을 위해, 다음과 같은 절차를 따르면 된다.

[분석(A)] → [회귀분석(R)] → [선형(L)...]

[방법(M):]에 지정한 독립변수를 단계별로 진입시키는 [단계 선택 ▼] 방식을 선택하면 〈그림 8-14〉와 같은 대화상자 창이 나타난다.

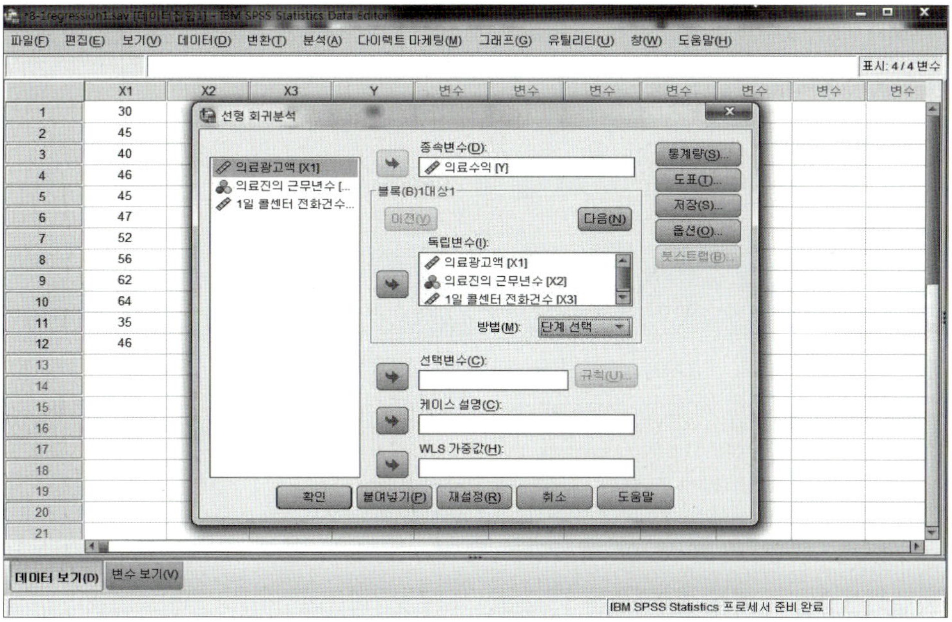

※ 저장 위치 : C:\SPSS통계분석\SPSS_SAV\8-1_regression_중부병원_회귀분석.sav

〈그림 8-14〉 [단계 선택] 방법을 이용한 다중회귀분석

〈그림 8-14〉에서 독립변수를 단계별로 투입하는 방식을 지정해 주는 [방법(M):]에 [단계 선택 ▼] 방식을 지정한 뒤, 오른쪽의 [통계량(S)]을 클릭하여, [☑ 추정값(E)], [☑ 신뢰구간(C)], [☑ 모형 적합(M)], [☑ R 제곱 변화량(S)], [☑ 기술통계(D)]를 체크하면

앞에서 살펴본 〈그림 8-13〉과 같은 대화상자 창이 나타난다.

(2) [단계 선택] 방법에 의한 다중회귀분석 결과

분석결과 8-12 진입/제거된 변수

진입/제거된 변수[a]

모형	진 입 된 변 수	제거된 변수	방법
1	의 료 광 고 액	.	단계선택 (기준: 입력할 F의 확률 <= .050, 제거할 F의 확률 >= .100).
2	의료진의 근무년수	.	단계선택 (기준: 입력할 F의 확률 <= .050, 제거할 F의 확률 >= .100).

a. 종속변수: 의료수익

※ 저장 위치 : C:₩SPSS통계분석₩SPSS_SPV₩8-1_regression_중부병원_04_다중회귀분석_단계선택.spv

[분석결과 8-12]에 의하면 [단계 선택] 방법에 의한 다중회귀분석 결과, 진입된 독립변수는 X_1(의료광고액), X_2(의료진의 근무년수)이고 제거된 독립변수는 X_3(1일 콜센터 전화건수)이라는 것을 알 수 있다.

분석결과 8-13 모형요약

모형	R	R제곱	수정된 R제곱	추정값의 표준오차	통계량 변화량				
					R제곱 변화량	F변화량	df1	df2	유의확률 F변화량
1	.877[a]	.769	.746	7.235	.769	33.332	1	10	.000
2	.957[b]	.915	.896	4.622	.146	15.500	1	9	.003

a. 예측값: (상수), 의료광고액

b. 예측값: (상수), 의료광고액, 의료진의 근무년수

※ 저장 위치 : C:₩SPSS통계분석₩SPSS_SPV₩8-1_regression_중부병원_04_다중회귀분석_단계선택.spv

[분석결과 8-13]의 경우 [모형 1]에서는 우선 X_1(의료광고액)이 투입되었으며 변수 X_1 한 개가 종속변수 Y의 총변동의 76.9%를 설명하고 있다(R 제곱 0.769).

[모형 2]에서는 X_2(의료진의 근무년수)가 추가적으로 투입된 결과, 설명력이 91.5%를 설명하고 있다(R 제곱 0.915). 즉 설명력은 14.6%나 증가한 셈이다.

분석결과 8-14 분산분석표

분산분석[a]

모형		제 곱 합	자 유 도	평균 제곱	F	유의확률
1	회 귀 모 형	1744.595	1	1744.595	33.332	.000[b]
	잔 차	523.405	10	52.340		
	합 계	2268.000	11			
2	회 귀 모형	2075.727	2	1037.864	48.581	.000[c]
	잔 차	192.273	9	21.364		
	합 계	2268.000	11			

a. 종속변수 : 의료수익

b. 예측값 : (상수), 의료광고액

c. 예측값 : (상수), 의료광고액, 의료진의 근무년수

※ 저장 위치 : C:₩SPSS통계분석₩SPSS_SPV₩8-1_regression_중부병원_04_다중회귀분석_단계선택.spv

[분석결과 8-14]의 경우 [모형 1]에서는 회귀식이 통계적 유의성을 검정하는 F통계량 값은 33.332이고, 이에 대한 유의확률은 0.000이다. 따라서 유의확률(P)이 0.000〈0.05이므로, X_1(의료광고액)로 구성된 회귀식은 통계적으로 유의하다고 볼 수 있다.

[모형 2]에서는 회귀식이 통계적으로 유의성을 검정하는 F통계량 값은 48.581이고, 이에 대한 유의확률이 0.000이다. 따라서 유의확률(P)이 0.000〈0.05이므로, X_1(의료광고액), X_2(의료진의 근무년수)로 구성된 회귀식은 통계적으로 유의하다고 볼 수 있다.

분석결과 8-15 계수

계수[a]

모 형		비표준화 계수		표준화 계수	t	유의확률	B에 대한 95.0% 신뢰구간	
		B	표준오차	베타			하한값	상한값
1	(상 수)	57.677	10.485		5.501	.000	34.314	81.040
	의 료 광 고 액	1.253	.217	.877	5.773	.000	.770	1.737
2	(상 수)	15.039	12.735		1.181	.268	-13.769	43.846
	의 료 광 고 액	1.227	.139	.859	8.836	.000	.913	1.541
	의료진의 근무년수	4.180	1.062	.383	3.937	.003	1.778	6.581

a. 종속변수: 의료수익

※ 저장 위치 : C:₩SPSS통계분석₩SPSS_SPV₩8-1_regression_중부병원_04_다중회귀분석_단계선택.spv

[분석결과 8-15]의 경우 [모형 1] 회귀식은 통계적으로 유의하다는 것을 알 수 있다. 상수(57.677)는 유의확률 0.000<0.05로 회귀계수(1.253)값은 모두 통계적으로 유의하다는 것을 알 수 있다. 따라서 1단계에서의 회귀식은 $\hat{Y}=57.677+1.253X_1$로 나타낼 수 있다.

[모형 2] 회귀식은 $\hat{Y}=15.039+1.227X_1+4.180X_2$이다. 여기서 각 회귀계수는 통계적으로 유의하다는 것을 알 수 있다. 다중회귀분석에서는 독립변수 개수가 많을수록 설명력은 높아지지만 지나치게 많은 독립변수를 사용하게 되면 다중공선성 등과 같은 문제점이 야기될 가능성이 있다. 여기서는 통계적으로 유의하지 못한 X_3(1일 콜센터 전화건수)은 제외된 것을 알 수 있다.

분석결과 8-16 제외된 독립변수

제외된 변수[a]

모형		베타 입력	t	유의확률	편상관계수	공선성 통계량
						공차
1	의료진의근무년수	.383[b]	3.937	.003	.795	.998
	1일콜센터전화건수	.253[b]	1.339	.213	.408	.598
2	1일콜센터전화건수	.201[c]	1.766	.115	.530	.591

a. 종속변수: 의료수익

b. 모형내의 예측값: (상수), 의료광고액

c. 모형내의 예측값: (상수), 의료광고액, 의료진의 근무년수

※ 저장 위치 : C:₩SPSS통계분석₩SPSS_SPV₩8-1_regression_중부병원_04_다중회귀분석_단계선택.spv

[모형 2]에서 제외된 X_3(1일 콜센터 전화건수)를 보면 편상관계수(Partial Correlation)가 .530이며 통계적으로 유의하지 못하다(유의확률=0.115>0.05). 다시 말해서 X_3를 추가로 투입하여도 현재의 회귀식의 설명력은 개선되는 부문이 매우 작다는 것을 알 수 있다. 따라서 다중회귀분석은 여기서 끝나게 된다. 결국 의료수익이 의료광고액, 의료진의 근무년수, 1일 콜센터 전화건수에 의하여 설명되는 회귀모형 중 [모형 2]가 [모형 1]보다 더 우수하다고 볼 수 있다. 왜냐하면 [모형 1]의 설명력(76.9%)보다 [모형 2]의 설명력(91.5%)이 더 높기 때문이다. 그러나 분석자에 따라서는 증가된 설명력 14.6%는 크지 않다고 판단하여 [모형 1]을 선호할 수도 있다.

04 회귀모형 가정의 검정

회귀식은 다중공선성, 잔차의 독립성, 등공분산성 등 변수와 잔차에 관련된 가정이 대부분이다. 이러한 가정을 검토하기 위해 〈그림 8-15〉와 같은 다중회귀분석 대화상자 창을 불러온다.

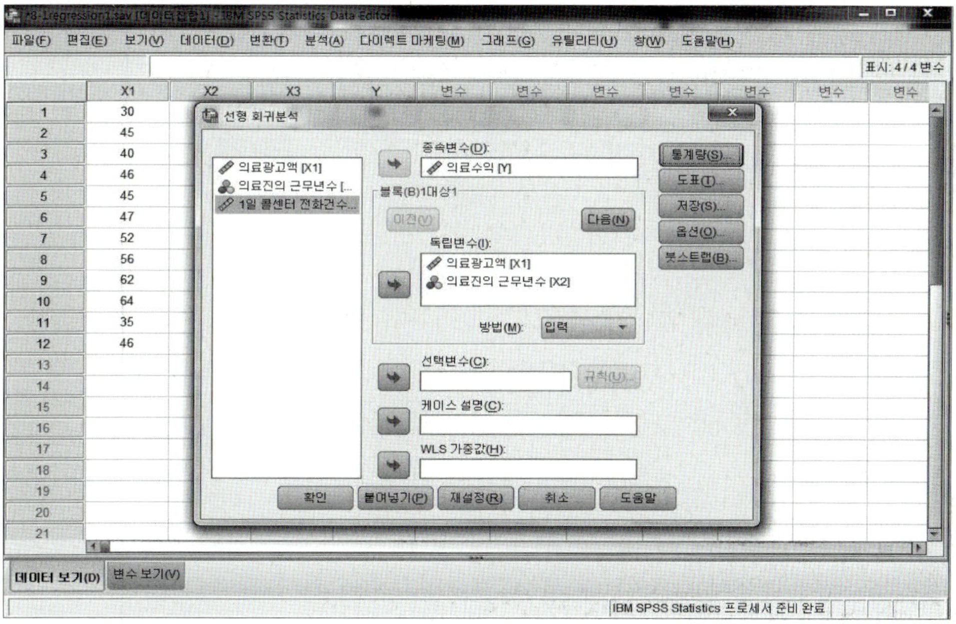

※ 저장 위치 : C:₩SPSS통계분석₩SPSS_SAV₩8-1_regression_중부병원_회귀분석.sav

〈그림 8-15〉 [입력] 방식을 이용한 다중회귀분석

〈그림 8-15〉에 나타난 [선형 회귀분석]의 각종 메뉴별 체크리스트에 따른 선택항목을 지정하는 내용을 나타낸 것이 〈표 8-7〉이다.

표 8-7 [선형 회귀분석]의 각종 메뉴별 체크리스트

대화상자	매뉴별 체크리스트	
[분석(A)] → [회귀분석(R)] → [선형(L)..].	☑ [종속변수(D):] *Y* ☑ [독립변수(I):] X_1, X_2	☑ [방법(M):] 입력
[선형 회귀분석 : 통계량]	[회귀계수] ☑ 추정값(E) ☑ 신뢰구간(M) ☑ 공분산행렬(V) ☑ 모형적합(M) ☑ R제곱 변화량(S) ☑ 기술통계(D) ☑ 공선성진단(L)	[잔차] ☑ Durbin-Watson(U) ☑ 케이스별 진단 ⊙ 밖으로 나타나는 이상값(O) 3 표준편차
[선형회귀분석 : 도표]	[산점도 1 대상 1] ☑ Y : *ZPRED ☑ X : *ZRESID	[표준화 잔차도표] ☑ 히스토그램(H) ☑ 정규확률도표(R) ☑ 편회귀잔차도표 모두 출력(P)
[선형 회귀분석: 저장]	[예측값] ☑ 비표준화(U) ☑ 표준화(A) ☑ 수정된(J) ☑ 평균예측 표준오차(P) [거리] ☑ Manhalanobis의 거리(H) ☑ Cook의 거리(K) ☑ 레버리지값(L) [예측구간] ☑ 평균(M) ☑ 개별값(I) 신뢰구간(C): 95 %	[잔차] ☑ 비표준화(U) ☑ 표준화(A) ☑ 스튜던트화(S) ☑ 삭제된 잔차(D) ☑ 삭제된 스튜던트화 잔차(E) [영향력 통계량] ☑ DFBETA(B) ☑ 표준화 DFBETA(Z) ☑ DFFIT(F) ☑ 표준화 DFFIT(T) ☑ 공분산비율(V)
[선형 회귀분석: 옵션]	[선택법 기준] ⊙ F-확률 사용(P) 진입(E): .05 제거(A): .10 ◎ F-값 사용(F) 진입(E): 3.84 제거(A): 2.71	☑ 방정식에 상수항 포함(I) [결측값] ⊙ 목록별 결측값 제외(L) ◎ 대응별 결측값 제외(P) ◎ 평균으로 바꾸기(R)

자료 : SPSS 아카데미, 사회과학 통계분석, 2005, p.280. 참조.

[그림 8-15]에서 〈표 8-7〉과 같은 각종 매뉴별 체크리스트에 따라 선택을 완료한 뒤, 하단에 있는 [확인]을 클릭하면, [분석결과 8-17]을 얻을 수 있다.

분석결과 8-17 다중공선성과 잔차 독립성 검정

모형 요약[a]

모형	R	R제곱	수정된 R제곱	추정값의 표준오차	통계량 변화량					Durbin-Watson
					R제곱 변화량	F변화량	df1	df2	유의확률 F변화량	
1	.957[b]	.915	.896	4.622	.915	48.581	2	9	.000	2.108

a. 종속변수: 의료수익

b. 예측값: (상수), 의료진의 근무년수, 의료광고액

분산분석[a]

모 형		제곱합	자유도	평균 제곱	F	유의확률
1	회귀모형	2075.727	2	1037.864	48.581	.000[b]
	잔 차	192.273	9	21.364		
	합 계	2268.000	11			

a. 종속변수: 의료수익

b. 예측값: (상수), 의료진의 근무년수, 의료광고액

계수[a]

모형		비표준화 계수		표준화 계수	t	유의확률	B에 대한 95.0% 신뢰구간		상관계수			공선성 통계량	
		B	표준오차	베타			하한값	상한값	0차	편상관	부분상관	공차	VIF
1	(상수)	15.039	12.735		1.181	.268	-13.769	43.846					
	의료광고액	1.227	.139	.859	8.836	.000	.913	1.541	.877	.947	.858	.998	1.002
	의료진의 근무년수	4.180	1.062	.383	3.937	.003	1.778	6.581	.424	.795	.382	.998	1.002

a. 종속변수: 의료수익

※ 저장 위치 : C:\SPSS통계분석\SPSS_SPV\8-1_regression_중부병원_05_다중회귀모형 가정의 검정.spv

다중공선성이란 독립변수 간의 상관관계가 존재하는 것을 의미한다. 회귀식에 독립변수를 많이 투입할수록 일반적으로 모형의 설명력은 높아진다. 그러나 독립변수 중에서 다중공선성이 높은 독립변수가 존재한다면 이러한 독립변수를 탈락시키는 것이 좋다. 다중공선성을 검사하기 위해서는 공차한계(Tolerance)를 활용한다. 결정계수(R_i^2) 값이 매우 크다는 것은 i번째 독립변수가 투입되었을 때의 회귀식의 설명력이 매우 크다는 것을 말한다. 따라서 공차한계($1-R_i^2$)란 i번째 독립변수가 회귀분석에 투입되었을 때, 이미 투입된 독립변수가 설명하지 못하는 총변동 부분을 의미하는 것이다. 즉 다중공선성이

낮다는 것은 공차한계 값이 높다는 것을 의미한다. [분석결과 8-17]에서 [공선성 통계량]의 공차한계 값이 두 변수 모두 0.998로 매우 높기 때문에 두 독립변수 간의 다중공선성 문제는 없다고 할 수 있다. VIF(Variance Inflation Factor)는 공차한계의 역수 즉 분산확대지수라고 한다. 분산확대지수(VIF)가 1에 근접한 값일수록 다중공선성 문제가 적은 것으로 해석할 수 있다. [분석결과 8-17]에서 두 변수 모두 VIF값(1.002)이 매우 작아 다중공선성의 문제는 없는 것으로 판단된다. 특히 $\sqrt{VIF}=\sqrt{10}$, 약 3이상 일 경우 표준화 회귀계수(β_i)의 표준오차가 3배 이상으로 커져 다중공선성 문제로 인한 회귀계수의 해석상 문제점이 발생할 수 있다.

잔차의 독립성에 관한 검정을 하기 위해서는 Durbin-Watson 테스트로 실시하면 된다. 이 테스트는 모형에서 자기상관관계가 존재하는지 여부를 알아보기 위한 검정방법이다.

$$H_0 : \rho = 0$$

$$H_1 : \rho > 0$$

독립변수 2(k=2), 관측치 12(N=12)의 Durbin Watson의 임계치는 0.95≤d≤1.54이다. 검정통계량 d가 d<0.95이면 H_1이 채택되고, d가 d>1.54이면 H_0이 채택된다. 그리고 d가 0.95<d<1.54이면 불확정적이다. [분석결과 8-17]에서 제시된 d값이 2.108이

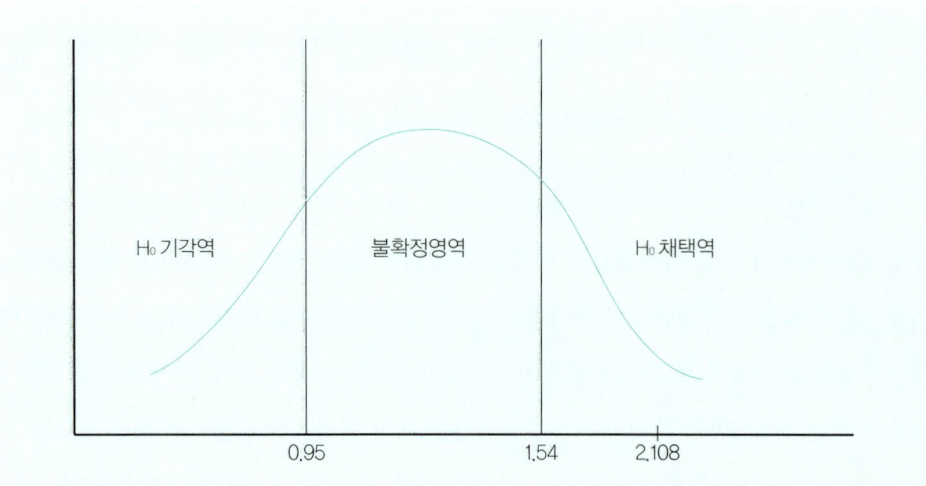

자료 : SPSS 아카데미, 사회과학 통계분석, 2005, p.282 참조.

〈그림 8-16〉 Durbin Watson 검정 기준

므로 d=2.108>1.54이므로 H_0이 채택된다. 따라서 선형 회귀모형에서 자기상관이 없기 때문에 잔차의 독립성이 검정되었다고 해석할 수 있다.

분석결과 8-18 잔차 통계량

잔차 통계량[a]

	최소값	최대값	평균	표준편차	N
예 측 값	93.64	141.26	117.00	13.737	12
표 준 오 차 예 측 값	-1.700	1.766	.000	1.000	12
예측값의표준오차	1.436	3.253	2.229	.639	12
수 정 된 예 측 값	91.17	139.58	116.71	13.917	12
잔 차	-8.047	4.640	.000	4.181	12
표 준 화 잔 차	-1.741	1.004	.000	.905	12
스 튜 던 트 잔 차	-1.836	1.248	.028	1.041	12
스 튜 던 트 잔 차	-8.948	7.169	.289	5.635	12
스튜던트스튜던트잔차	-2.189	1.294	.004	1.107	12
M a h a l. 거 리	.145	4.531	1.833	1.474	12
C o o k 의 거 리	.003	.308	.124	.115	12
중심화 된 레버리지 값	.013	.412	.167	.134	12

a. 종속변수: 의료수익

※ 저장 위치 : C:\SPSS통계분석\SPSS_SPV\8-1_regression_중부병원_05_다중회귀모형 가정의 검정.spv

[분석결과 8-18]은 잔차의 기술통계량에 관한 결과가 나타나 있다. 이것은 매출액의 예측 데이터값을 기준으로 한 기술통계량으로서 여기에는 예측치를 기준으로 할 경우의 최소값, 최대값, 표준편차 및 사례수가 나타나 있다.

[분석결과 8-19]는 잔차가 정규분포를 하고 있는지를 판단하기 위해 제시한 그래프이다. 이 히스토그램으로는 잔차가 정규분포를 하고 있는지를 정확하게 알 수가 없다. 따라서 [분석결과 8-20] 잔차의 정규분포 산포도를 보고 판단하는 것이 더 좋다.

분석결과 8-19 잔차의 정규분포 히스토그램

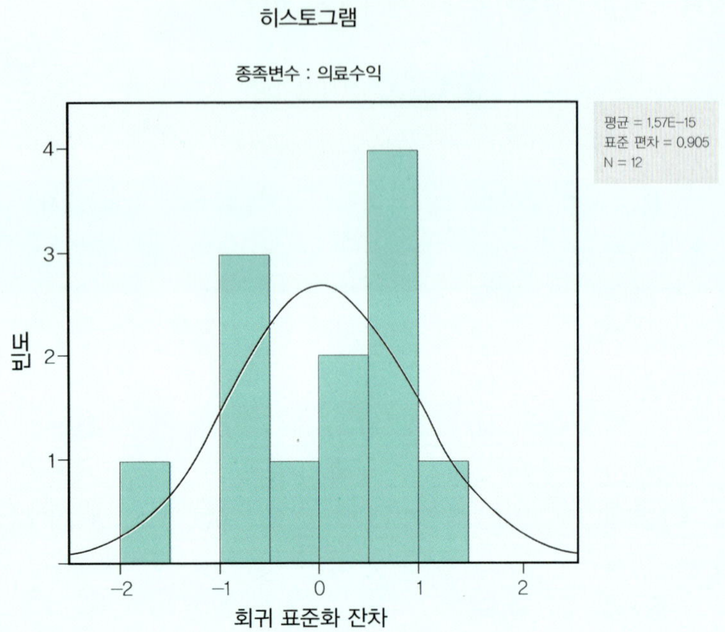

분석결과 8-20 잔차의 정규분포 산포도

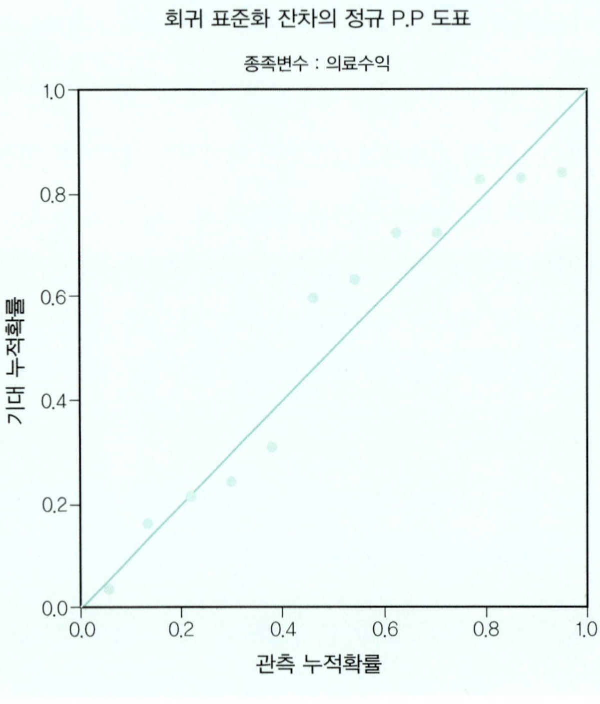

[분석결과 8-20]는 잔차와 정규분포 가정을 검증하기 위하여 관측 누적확률과 기대 누적확률의 산포도를 나타낸 것이다. 잔차의 형태가 대각선 직선의 형태를 가지고 있으면 잔차가 정규분포를 한다고 할 수 있다.

분석결과 8-21 잔차의 예측 산포도

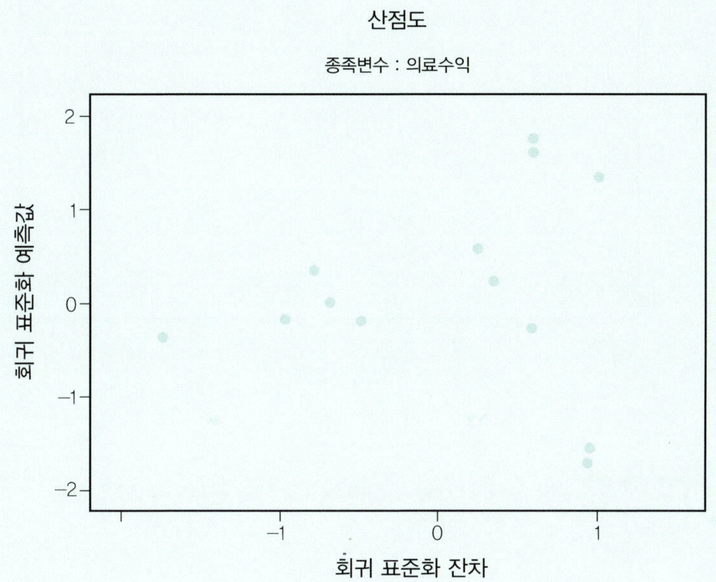

종속변수 오차항의 분산이 모두 독립변수의 값에 대하여 같아야 한다는 가정을 검정하기 위해 회귀 표준화 잔차를 횡축, 회귀 표준화 예측값을 종축으로 산포도를 그린 것이다. 잔차의 모양이 횡축과 종축의 0을 중심으로 예측값의 증감과 관계없이 특정한 추세를 보이지 않고 무작위적으로 분포되어 있다는 것은 앞에서 제시한 가정에 위배되지 않는다고 된다고 볼 수 있다.

종속변수의 표준화된 독립변수 사이의 산포도의 모양이 횡축과 종축의 0을 중심으로 특정한 형태를 보이지 않을 때 종속변수의 분산이 독립변수 X_1(의료광고액)의 값에 대하여 등분산성(Homoscedasticy)을 가진다는 가정을 충족시킬 수 있다. 만약 특정한 추세를 보이면 적당히 변환시켜야 한다. [분석결과 8-22]에서는 점차로 증가하는 추세를 보이고 있어, 등분산성을 가진다고 볼 수 없다.

분석결과 8-22 표준화된 잔차와 독립변수(의료광고액)의 산점도

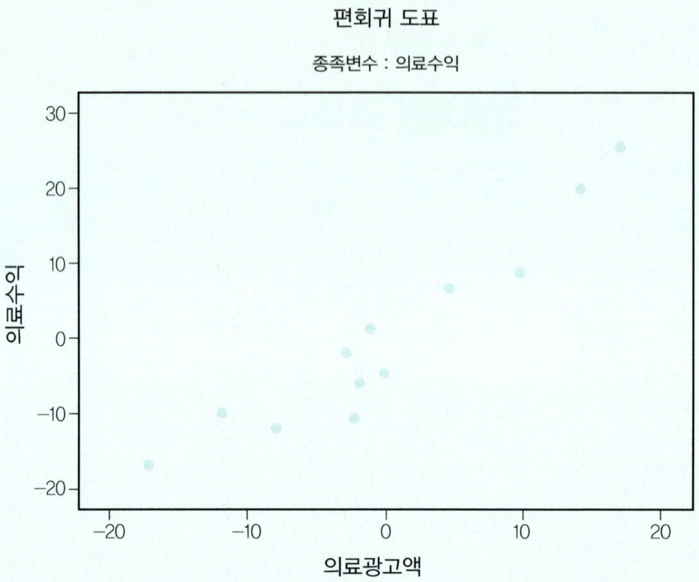

분석결과 8-23 표준화된 잔차와 독립변수(의료진의 근무년수)의 산포도

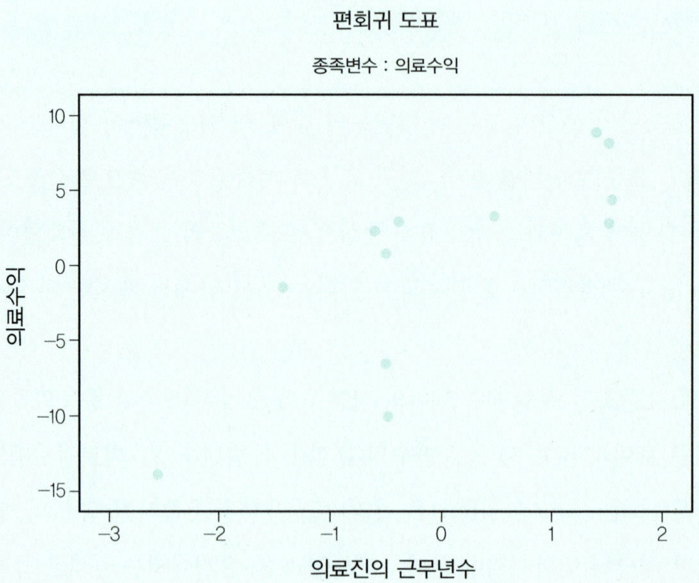

종속변수의 표준화된 잔차와 독립변수 사이의 산포도의 모양이 횡축과 종축의 0을 중심으로 특정한 형태를 보이지 않을 때 종속변수의 분산이 독립변수 X_2(의료진의 근무년수)의 값에 대하여 등분산성(Homoscedasticy)을 가진다는 가정을 충족시킬 수 있다. [분석결과 8-23]에서는 잔차가 0을 중심으로 랜덤하게 보이고 있어 등분산성 가정을 채택할 수 있다.

05 더미변수가 포함된 회귀분석

5.1 더미변수의 의의

회귀분석을 실시할 때 독립변수 중에서 명목변수가 있으면 그 독립변수를 더미변수(Dummy Variable)로 변환하여 분석하는 경우가 있다. 일반적으로 더미변수의 수는 원래 독립변수 수보다 하나 적다. 예컨대 성별이라는 변수가 독립변수로 하여 분석하게 될 때 남자와 여자의 두 분류만 있으므로 1개의 더미변수만 존재하게 된다. 더미변수를 이용한 회귀분석을 실시하기 위해 〈표 8-1〉에서 교육수준(X_4)이라는 독립변수가 추가된 데이터가 〈표 8-8〉과 같다고 하자. 여기서 변수값 1은 고졸이하, 2는 전문대졸, 3은 대졸이상으로 입력하였다.

표 8-8 더미변수가 포함된 회귀분석 데이터

(금액 : 억원)

의료광고액(X_1)	의료진의 근무년수(X_2)	1일 콜센터 전화건수(X_3)	교육수준(X_4)	의료수익(Y)
30	10	45	1	98
45	10	30	2	104
40	12	26	3	112
46	10	34	2	116
45	12	28	3	122
47	10	26	3	110
52	11	28	1	126
56	8	22	1	114
62	12	34	2	144
64	10	24	3	140
35	9	40	1	100
46	12	36	2	118

〈그림 8-1〉의 [변수 보기(V)]에서 변수를 추가하여 [이름]에 X_4를 입력하고 [설명]에 교육수준을 입력한다. 그리고 [값]에서 '1-고졸이하', '2-전문대졸', '3-대졸이상'으로 변수값을 지정한 뒤, [데이터 보기(D)]를 클릭하여 X_4 데이터를 입력하면 〈그림 8-17〉과 같이 나타난다.

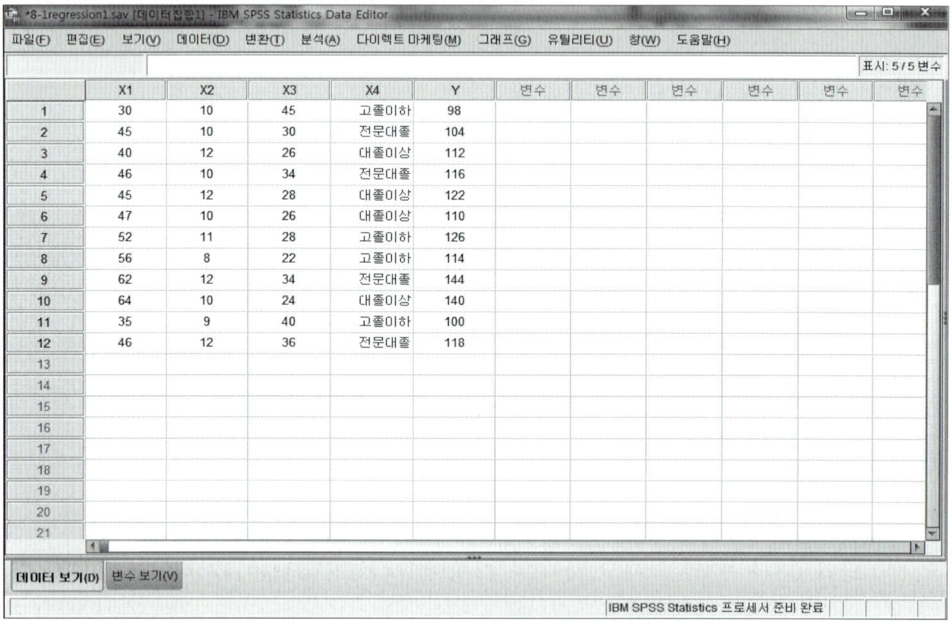

	X1	X2	X3	X4	Y
1	30	10	45	고졸이하	98
2	45	10	30	전문대졸	104
3	40	12	26	대졸이상	112
4	46	10	34	전문대졸	116
5	45	12	28	대졸이상	122
6	47	10	26	대졸이상	110
7	52	11	28	고졸이하	126
8	56	8	22	고졸이하	114
9	62	12	34	전문대졸	144
10	64	10	24	대졸이상	140
11	35	9	40	고졸이하	100
12	46	12	36	전문대졸	118

※ 저장 위치 : C:₩SPSS통계분석₩SPSS_SAV₩8-2_regression_중부병원_회귀분석_더미변수.sav

〈그림 8-17〉 X_4(교육수준) 독립변수 입력 창

지금부터는 X_4(교육수준)를 더미변수로 변환하여 X_4(교육수준)가 Y(의료수익)에 미치는 영향을 회귀모형으로 분석해 보기로 한다.

$\widehat{Y}=b_0+b_1X_4$

여기서, $\widehat{Y}=Y$(의료수익)의 추정치

$X_4=$교육수준

X_4는 고졸이하, 전문대졸, 대졸 이상 등 세 집단을 가지고 있으므로, 더미변수는 두 개가 된다. 따라서 더미변수가 포함된 회귀모형은 다음과 같이 된다.

$$\widehat{Y}=b_0+b_1D_1X_4+b_2D_2X_4$$

〈표 8-9〉은 더미변수를 지정하는 방식을 나타내고 있다.

표 8-9 더미변수 지정하기

고졸이하 : X_4=1이면 D_1X_4=0, D_2X_4=0으로 할당
전문대졸 : X_4=2이면 D_1X_4=1, D_2X_4=0으로 할당
대졸이상 : X_4=3이면 D_1X_4=0, D_2X_4=1으로 할당

5.2 더미변수의 입력

5.2.1 고졸이하 조건 더미변수 지정하기

고졸이하는 '고졸이하 : X_4=1이면 D_1X_4=0, D_2X_4=0으로 할당' 조건을 고려하면서 다음과 같은 더미변수의 입력절차를 밟으면 된다.

[변환(T)] → [변수계산(C)]

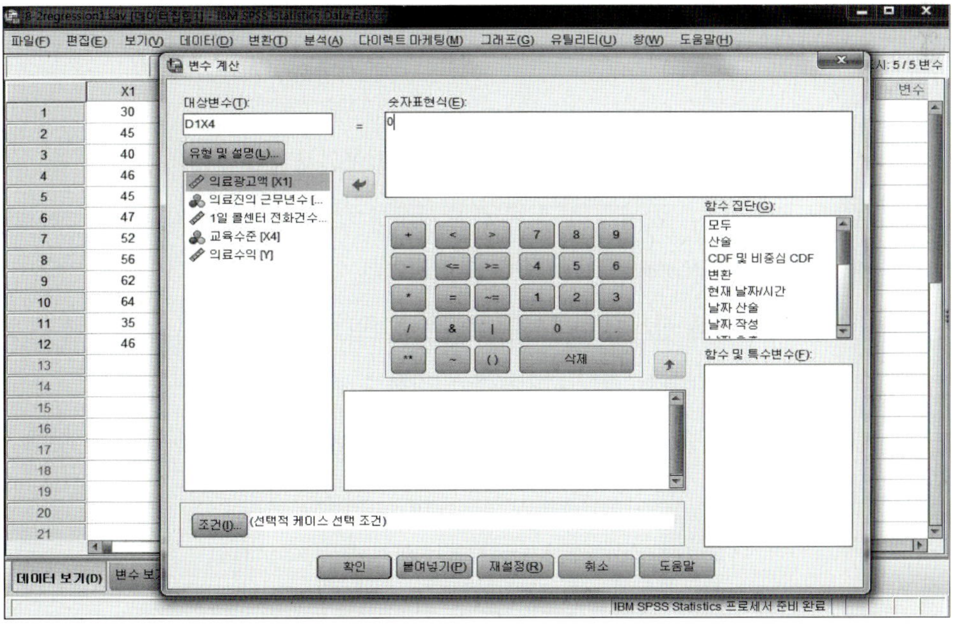

〈그림 8-18〉 고졸이하 조건 더미변수의 입력 대화상자 창 〈1〉

〈그림 8-18〉에 나타난 것처럼 [대상변수(T):]에 D_1X_4를 입력하고, [숫자표현식(E):]에 0을 입력한다. 이어서 [조건(I)]을 클릭한 뒤, [⊙ 다음 조건을 만족하는 케이스 포함(I):]으로 체크를 하면 〈그림 8-19〉와 같은 더미변수 입력 대화상자 창이 나타난다.

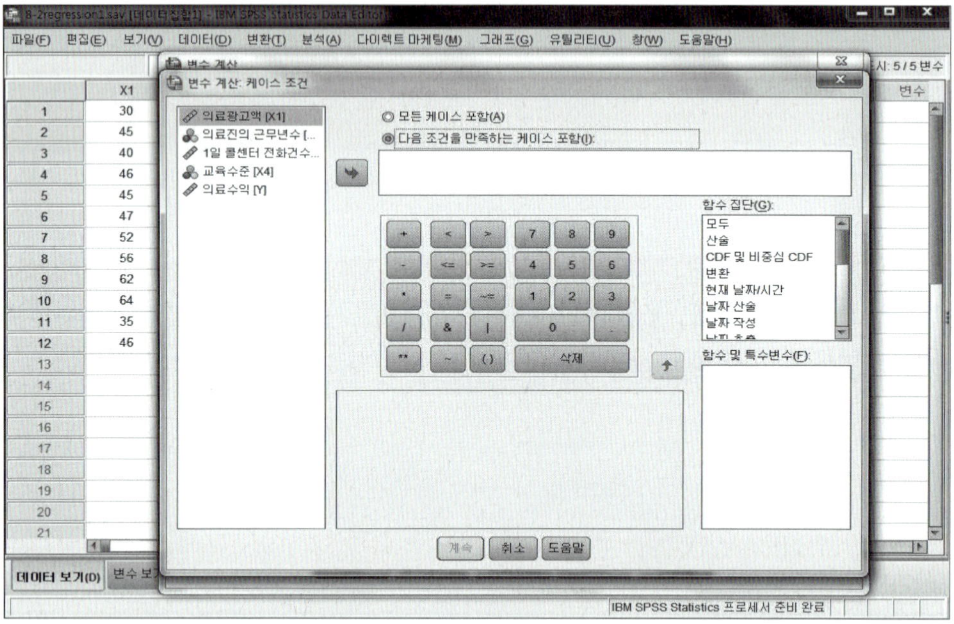

〈그림 8-19〉 고졸이하 조건 더미변수의 입력 대화상자 창 〈2〉

〈그림 8-19〉의 [변수계산: 케이스 조건] 대화상자 창에서 교육수준(X_4)을 선택하여 오른쪽으로 이동시킨 뒤, X_4에 '=1'을 추가 입력하면 〈그림 8-20〉과 같이 X_4=1이 나타나는데, 이것은 교육수준이 '고졸이하'라는 의미이다.

〈그림 8-20〉의 하단에 있는 [계속]을 클릭하면, 〈그림 8-21〉과 같이 나타나는데 이것은 'X_4=1이면 D_1X_4=0으로 할당'되었음을 의미한다. 이 때 [확인]을 클릭하면 〈그림 8-22〉의 D_1X_4 더미변수 값 중 고졸이하는 모두 0으로 변환되었다는 것을 알 수 있다.

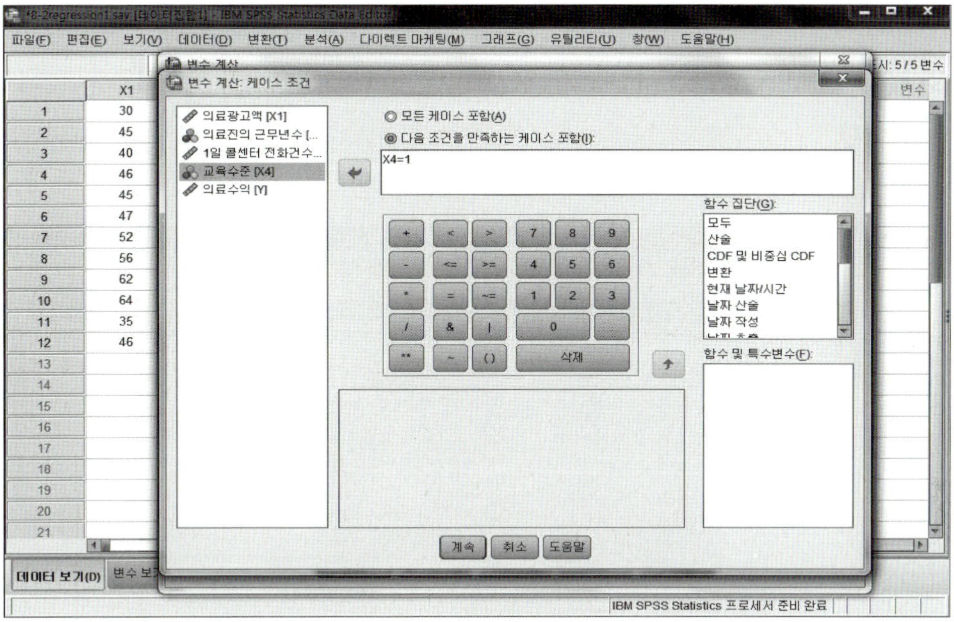

〈그림 8-20〉 고졸이하 조건 더미변수의 입력 대화상자 창 〈3〉

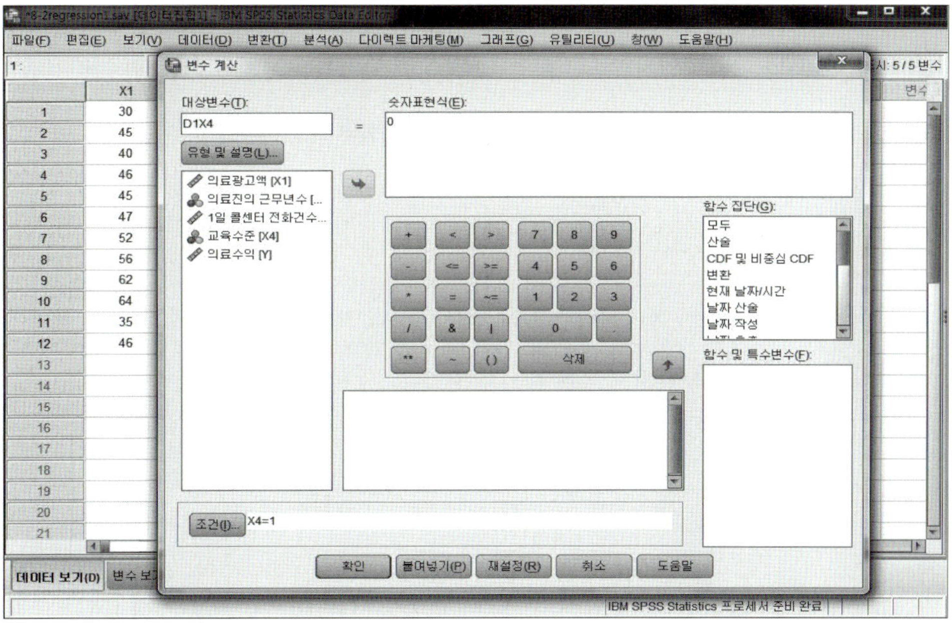

〈그림 8-21〉 고졸이하 조건 더미변수의 입력 대화상자 창 〈4〉

D_2X_4 더미변수도 D_1X_4와 동일한 입력절차를 밟아 '$X_4=1$이면 $D_2X_4=0$으로 할당' 할 경우 〈그림 8-22〉 D_2X_4 더미변수 값 중 고졸이하는 모두 0으로 변환되었다는 것을 알 수 있다.

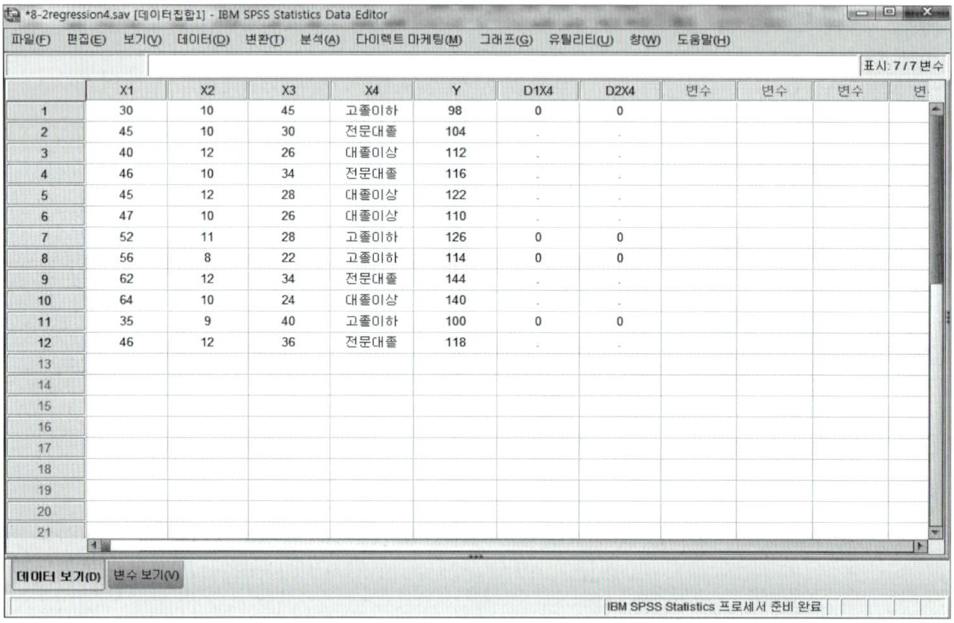

	X1	X2	X3	X4	Y	D1X4	D2X4
1	30	10	45	고졸이하	98	0	0
2	45	10	30	전문대졸	104	.	.
3	40	12	26	대졸이상	112	.	.
4	46	10	34	전문대졸	116	.	.
5	45	12	28	대졸이상	122	.	.
6	47	10	26	대졸이상	110	.	.
7	52	11	28	고졸이하	126	0	0
8	56	8	22	고졸이하	114	0	0
9	62	12	34	전문대졸	144	.	.
10	64	10	24	대졸이상	140	.	.
11	35	9	40	고졸이하	100	0	0
12	46	12	36	전문대졸	118	.	.

〈그림 8-22〉 고졸이하 조건 하에서 변환된 더미변수 값

5.2.2 전문대졸 조건 하에서 더미변수 지정하기

전문대졸은 '전문대졸 : $X_4=2$이면 $D_1X_4=1$, $D_2X_4=0$으로 할당' 조건을 고려하면서 다음과 같은 더미변수의 입력절차를 밟으면 된다.

[변환(T)] ⟶ [변수계산(C)]

〈그림 8-21〉에서 [대상변수(T)]에 D_1X_4를 입력하고, [숫자표현식(E):]에 1을 입력한다. 그 다음 [조건(I)]을 클릭하여 [⊙ 다음 조건을 만족하는 케이스 포함(I):]에서 $X_4=2$로 수정한 뒤, [계속]을 클릭하면 〈그림 8-23〉과 같이 나타나는데 이것은 '$X_4=2$이면 $D_1X_4=1$로 할당'되었음을 의미한다.

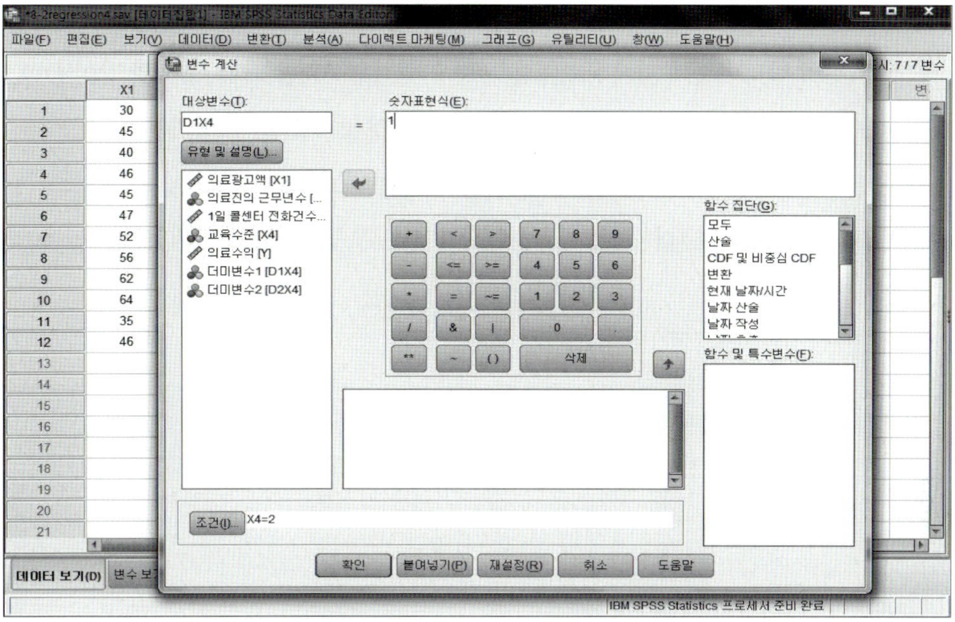

〈그림 8-23〉 전문대졸 조건 더미변수 입력 대화상자 창 〈1〉

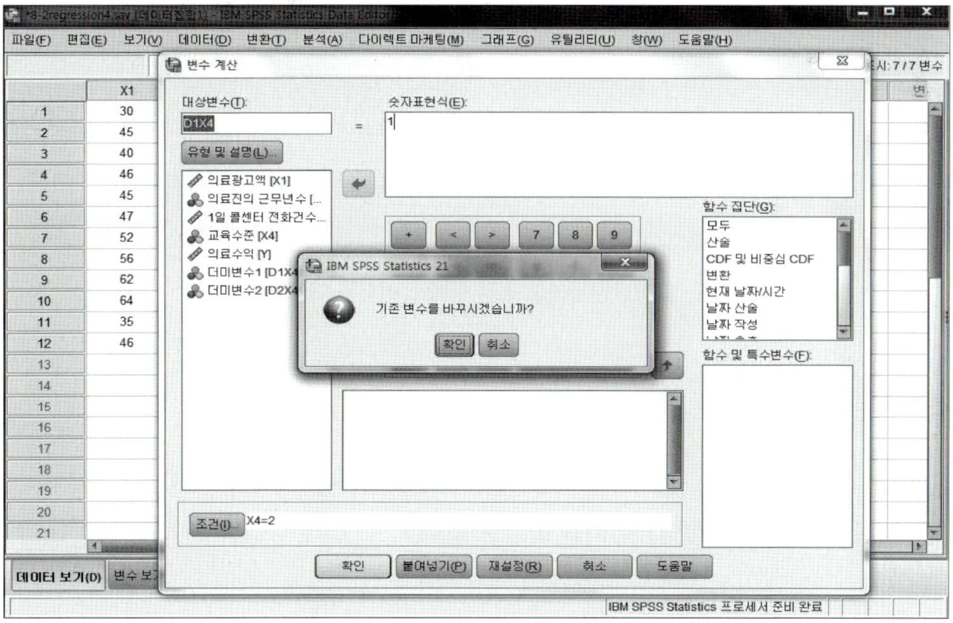

〈그림 8-24〉 전문대졸 조건 더미변수 입력 대화상자 창 〈2〉

이 때 [확인]을 클릭하면 〈그림 8-24〉에서처럼 [기존 변수를 바꾸시겠습니까?]라는 대화상자 창이 나타나는데 다시 [확인]을 클릭하게 되면 〈그림 8-25〉에서와 같이 D_1X_4 더미변수 값 중 전문대졸은 모두 1로 변환되었다는 것을 확인할 수 있다.

D_2X_4 더미변수도 D_1X_4와 동일한 입력절차를 밟아 '$X_4=2$이면 $D_2X_4=0$로 할당'할 경우 〈그림 8-22〉 D_2X_4 더미변수 값 중 전문대졸은 모두 0으로 변환되었다는 것을 알 수 있다.

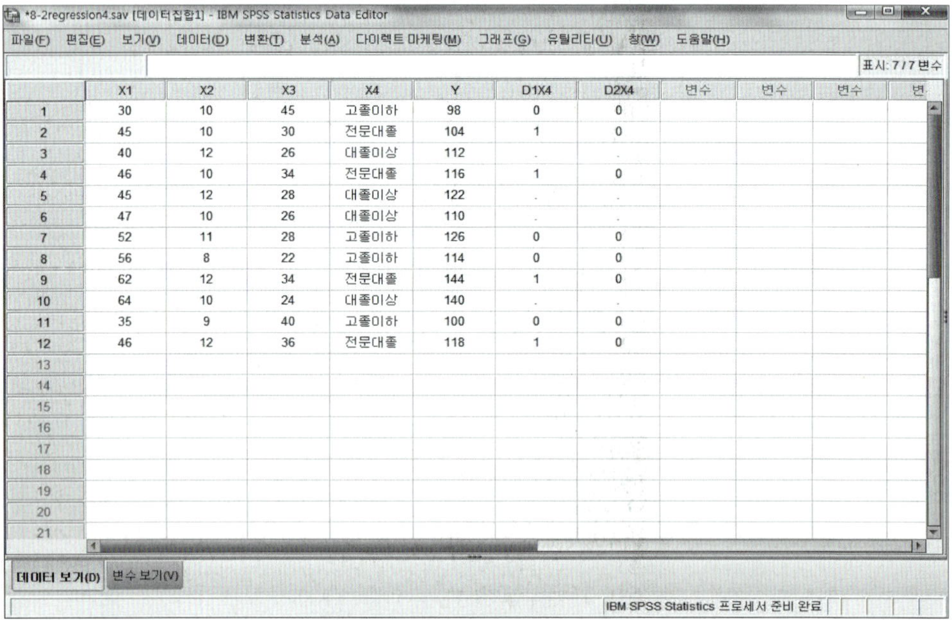

〈그림 8-25〉 전문대졸 조건 하에서 변환된 더미변수 값

5.2.3 대졸이상 조건 더미변수 지정하기

대졸이상은 '대졸이상 : $X_4=3$이면 $D_1X_4=0$, $D_2X_4=1$으로 할당' 조건을 고려하면서 다음과 같은 더미변수의 입력절차를 밟으면 된다.

[변환(T)] → [변수계산(C)]

〈그림 8-23〉에서 [대상변수(T)]에 D_1X_4를 입력하고, [숫자표현식(E):]에 0을 입력한다. 그 다음 [조건(I)]을 클릭하여 [⊙ 다음 조건을 만족하는 케이스 포함(I):]에서 $X_4=3$으로 수정한 뒤, [계속]을 클릭하면 〈그림 8-26〉와 같이 나타나는데 이것은 '$X_4=3$이면 $D_1X_4=0$로 할당'되었음을 의미한다.

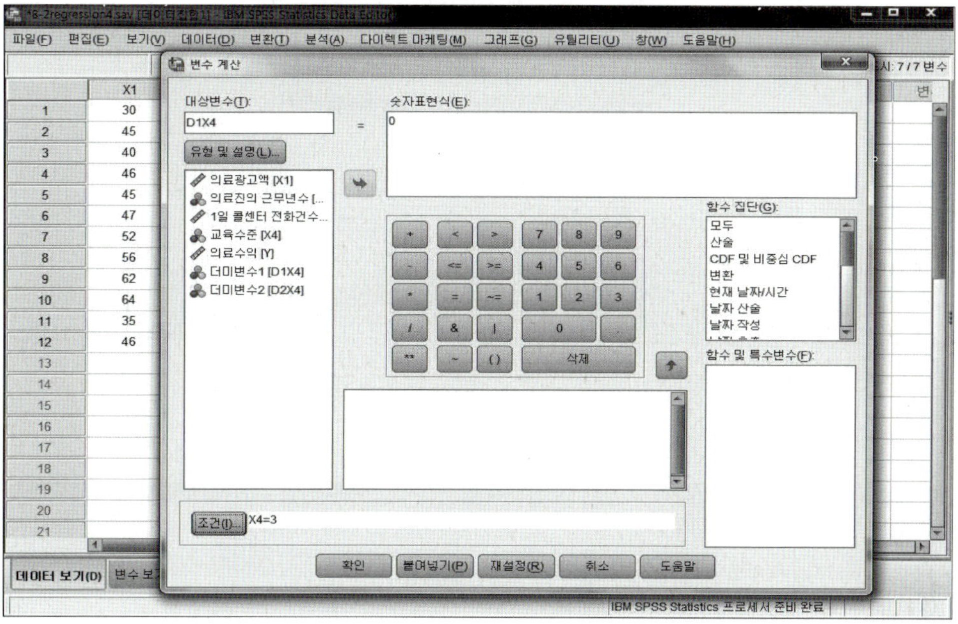

〈그림 8-26〉 대졸이상 조건 더미변수 입력 대화상자 창 〈1〉

이 때 [확인]을 클릭하면 〈그림 8-27〉에서 보는 바와 같이 [기존 변수를 바꾸시겠습니까?]라는 대화상자 창이 나타나는데 다시 [확인]을 클릭하게 되면 〈그림 8-28〉에서와 같이 D_1X_4 더미변수 값 중 대졸이상은 모두 0으로 변환되었다는 것을 알 수 있다.

D_2X_4 더미변수도 D_1X_4와 동일한 입력절차를 밟아 '$X_4=3$이면 $D_2X_4=1$으로 할당'할 경우 〈그림 8-28〉의 D_2X_4 더미변수 값 중 대졸이상은 모두 1으로 변환되었다는 것을 확인할 수 있다.

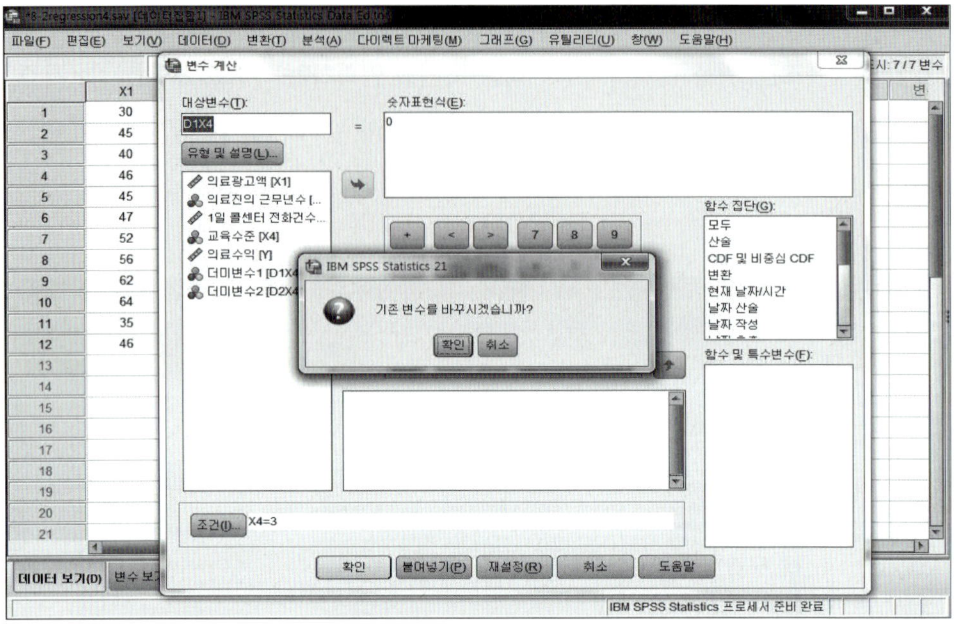

〈그림 8-27〉 대졸이상 조건 더미변수 입력 대화상자 창 〈2〉

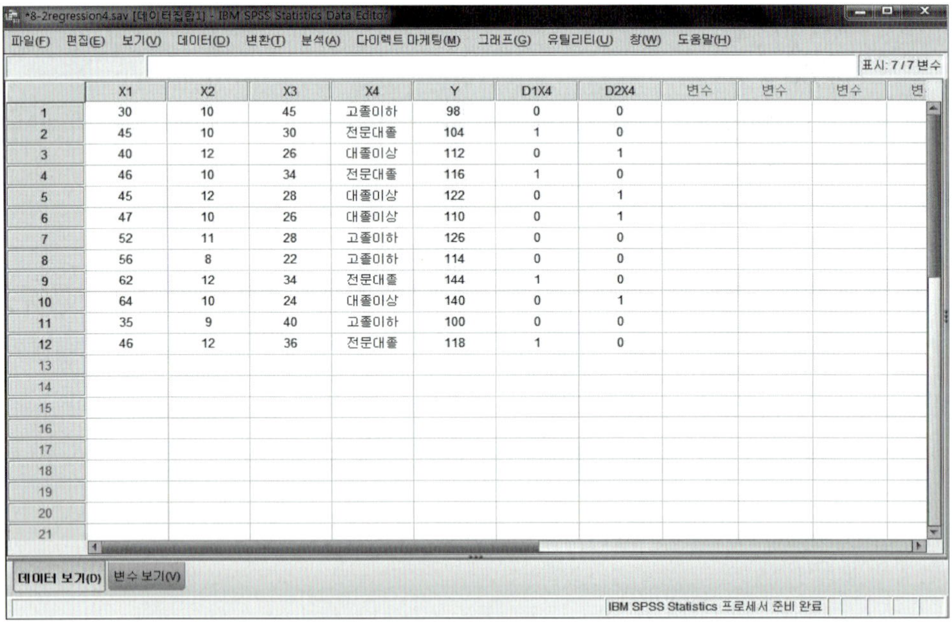

※ 저장 위치 : C:₩SPSS통계분석₩SPSS_SAV₩8-2_regression_중부병원_01_회귀분석_더미변수.sav

〈그림 8-28〉 대졸이상 조건 하에서 변환된 더미변수 값

5.3 더미변수가 포함된 회귀분석

5.3.1 더미변수가 포함된 회귀분석 실행

〈그림 8-28〉에서 새로 생성된 두 개의 더미변수(D_1X_4와 D_2X_4)를 독립변수로 추가하여 다음과 같은 절차에 따라 다중회귀분석을 실시하여 보자.

[분석(A)] → [회귀분석(R)] → [선형(L)...]

〈그림 8-28〉의 [데이터 보기(D)] 창에서 위의 절차에 따라 클릭한 뒤, [선형 회귀분석] 변수창에서 의료수익(Y)을 선택하여 [종속변수(D)]로 이동시키고, 더미변수1(D_1X_4)과 더미변수2(D_2X_4)를 선택하여 [독립변수(I)]로 이동시키면 〈그림 8-29〉와 같은 대화상자 창이 나타난다.

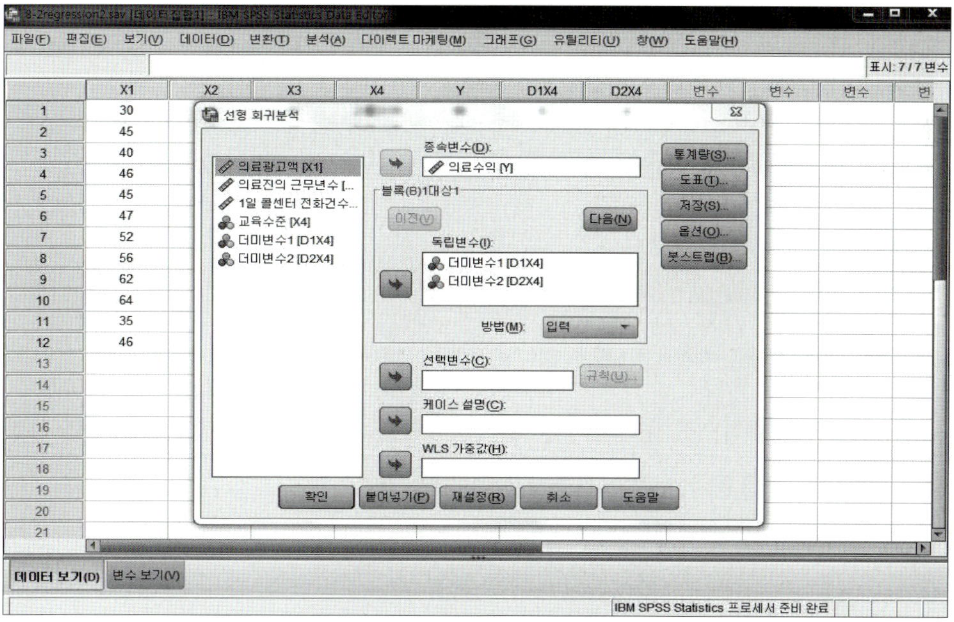

〈그림 8-29〉 더미변수를 이용한 [선형 회귀분석] 대화상자 창

5.3.2 더미변수가 포함된 회귀분석 결과

〈그림 8-29〉에서 [확인]을 클릭하면 두 개의 더미변수가 포함된 회귀분석 결과물을 출력할 수 있다.

분석결과 8-24 더미변수가 포함된 회귀분석 결과

모형 요약

모형	R	R제곱	수정된 R제곱	추정값의 표준오차
1	.386[a]	.149	-.040	14.644

a. 예측값: (상수), 더미변수2, 더미변수1

분산분석[a]

모형		제곱합	자유도	평균 제곱	F	유의확률
1	회귀모형	338.000	2	169.000	.788	.484[b]
	잔차	1930.000	9	214.444		
	합계	2268.000	11			

a. 종속변수: 의료수익

b. 예측값: (상수), 더미변수2, 더미변수1

계수[a]

모형		비표준화 계수		표준화 계수	t	유의확률	B에 대한 95.0% 신뢰구간	
		B	표준오차	베타			하한값	상한값
1	(상수)	109.500	7.322		14.955	.000	92.937	126.063
	더미변수1	11.000	10.355	.377	1.062	.316	-12.424	34.424
	더미변수2	11.500	10.355	.394	1.111	.296	-11.924	34.924

a. 종속변수 : 의료수익

※ 저장 위치 : C:₩SPSS통계분석₩SPSS_SPV₩8-2_regression_중부병원_01_더미변수 회귀분석.spv

회귀모형은 통계적으로 유의하지 않으며(유의확률=0.484〉0.05), 총변동에 대한 설명력이 14.9%(R 제곱 0.149)이다. 회귀식은 다음과 같다.

$$\widehat{Y}=109.5+11.0D_1X_4+11.5D_2X_4$$

두 회귀계수 모두 유의수준 0.05에서 통계적으로 유의하지 않다. 그러나 교육수준 변수가 유의하다는 가정 하에 세 집단에 따른 의료수익을 추정해 보면 다음과 같다.

고졸이하 : $\widehat{Y}=109.5+11.0\times0+11.5\times0=109.5$(억원)
전문대졸 : $\widehat{Y}=109.5+11.0\times1+11.5\times0=120.5$(억원)
대졸이상 : $\widehat{Y}=109.5+11.0\times0+11.5\times1=121.0$(억원)

5.4 더미변수가 포함된 분산분석

5.4.1 더미변수가 포함된 분산분석 실행

이 더미변수는 여러 개의 독립변수를 가진 회귀식에 투입하여, 각 집단 간의 차이를 분석하는 데도 이용된다. 다음과 같은 절차를 통해 클릭을 하면 〈그림 8-30〉과 같은 일변량 분산분석 대화상자 창이 나타난다.

[분석(A)] → [일반선형모형(G)] → [일변량(U)...]

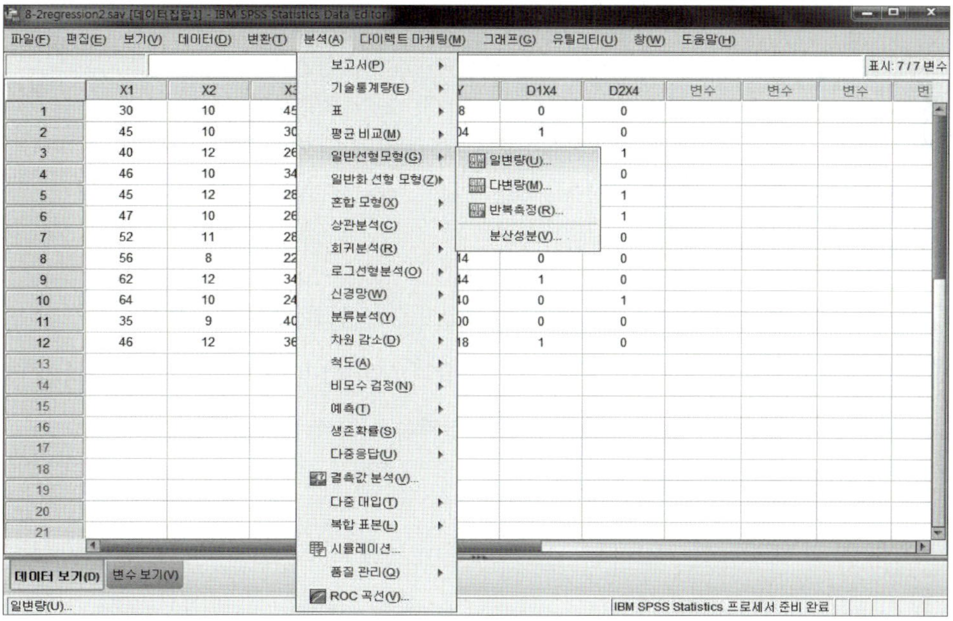

※ 저장 위치 : C:₩SPSS통계분석₩SPSS_SAV₩8-2_regression_중부병원_01_회귀분석_더미변수.sav

〈그림 8-30〉 [일변량(U)] 분석절차 대화상자 창

〈그림 8-30〉에서 [일변량(U)]를 클릭한 뒤, [일변량 분석] 변수 창에서 의료수익(Y)을 선택하여 [종속변수(D)]로 이동시키고 더미변수1(D_1X_4)과 더미변수2(D_2X_4)를 선택하여 [모수요인(F)]으로 이동시키면 〈그림 8-31〉과 같은 대화상자 창이 나타난다.

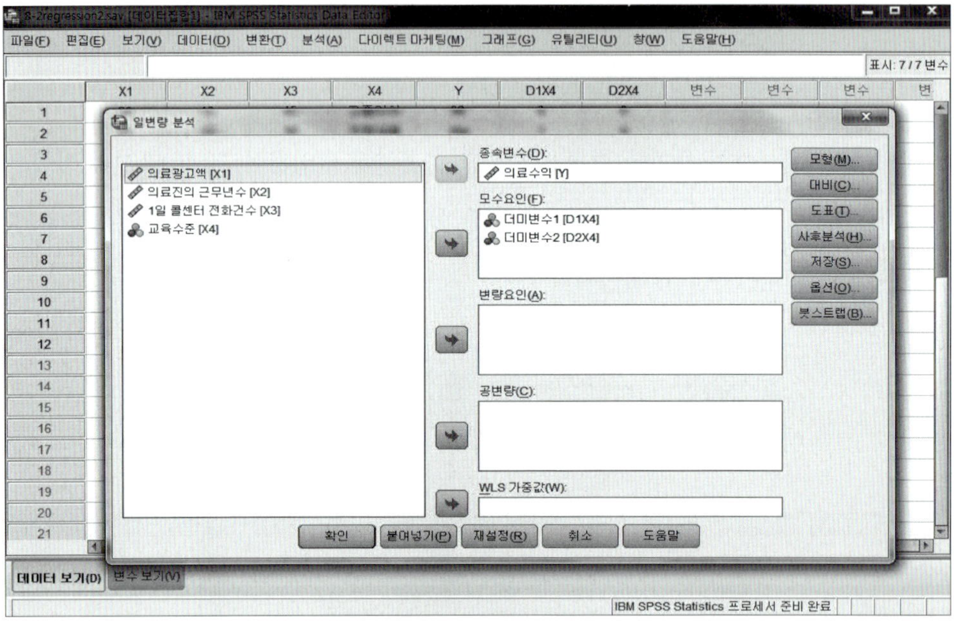

〈그림 8-31〉 더미변수가 포함된 [일변량 분석] 대화상자 창

5.4.2 더미변수가 포함된 분산분석 결과

〈그림 8-31〉에서 [확인]을 클릭하면 [분석결과 8-25]와 같이 더미변수가 포함된 분산분석 결과물이 출력된다. 분산분석 결과를 살펴보면, 더미변수에 대한 유의확률이 더미변수가 포함된 회귀분석의 결과와 동일한 결과를 나타내주고 있다.

분석결과 8-25 더미변수를 통한 분산분석 결과

개체-간 효과 검정

종속 변수 : 의료수익

소스	제Ⅲ유형 제곱합	자유도	평균 제곱	F	유의확률
수정 모형	338.000[a]	2	169.000	.788	.484
절편	156025.000	1	156025.000	727.578	.000
D1X4	242.000	1	242.000	1.128	.316
D2X4	264.500	1	264.500	1.233	.296
D1X4 * D2X4	.000	0	.	.	.
오차	1930.000	9	214.444		
합계	166536.000	12			
수정 합계	2268.000	11			

a. R 제곱 = .149 (수정된 R 제곱 = -.040)

※ 저장 위치 : C:₩SPSS통계분석₩SPSS_SPV₩8-2_regression_중부병원_02_더미변수 분산분석.spv

제 9 장 로지스틱 회귀분석

01 로지스틱 회귀모형의 개요

로지스틱 회귀모형(Logistic Regression Model)이란 양적 변수인 독립변수와 이변량 (0,1)의 질적 변수인 종속변수 간에 분석하는 비선형의 회귀분석 모형을 의미한다. 로지스틱 회귀분석을 실행하기 전에 우도비 검정통계량을 통해 모형의 적합성을 먼저 검정해야 한다.

회귀분석은 종속변수가 질적인 경우에는 회귀분석을 사용하는 데에 한계가 있다. 따라서 이 경우에는 로지스틱 회귀분석이나 판별분석을 실시하는 것이 좋다. 일반적으로 판별분석은 독립변수들이 정규분포를 가지고 있으며, 집단 간 분산-공분산이 동일하다고 가정하지만, 로지스틱회귀분석에서는 이러한 가정을 엄격하게 적용하지 않는다. 또한 로지스틱 회귀분석이 선형회귀분석과 비슷할 뿐만 아니라, 비선형적인 효과를 통합하고 전반적인 진단을 내릴 수 있기 때문에, 판별분석에서 그 가정이 충족된다고 할지라도 많은 분석자들이 로지스틱 회귀분석을 선호한다.

로지스틱 회귀모형은 종속변수가 이변량(0,1)의 값을 가지는 질적 변수인 경우에 사용된다는 점에서 다중회귀분석과도 차이가 있다. 이변량의 사례는 얼마든지 찾아볼 수 있다. 예컨대 보건교육을 받았거나 받지 않은 경우, 건강상태가 양호하거나 양호하지 않은 경우, 자동차를 구매한 경우와 구매하지 않은 경우, 성공한 병원과 실패한 병원 등이 있다. 이러한 예들은 정규분포를 가정하는 회귀모형으로 분석하기에는 부적합하다.

로짓모형(Logit Model)은 두 개의 반응범주를 취하는 Y를 공변량(Covariate) X로 설명하기 위한 모형이다. 예컨대 의료장비 MRI(X) 소유여부에 따라서 환자가 증가하는지(1), 그렇지 않은지(0) 여부를 예측하기 위한 확률 비율을 승산율(Odds Ratio)이라고 부른다.

이 승산율에 자연로그를 취하면 로짓모형이 된다.

여기서 회귀계수는 확률비율(승산율)의 변동을 추산한다. 이것은 로그로 표현되었기 때문에 결과치가 나오면 앤티로그를 취해서 해석을 하여야 한다. 사실 로지스틱 회귀분석은 로짓분석에서 파생되었으며 서로 같은 개념으로 사용되기도 한다.

로지스틱 회귀분석은 독립변수들이 효과를 분석하기 위해서 어떤 사건이 발생한 경우(1)와 발생하지 않은 경우(0)를 예측하기보다는, 사건이 발생할 확률을 예측한다. 종속변수는 0(실패)과 1(성공)로 나타낸다.

02 로지스틱 회귀계수의 추정과 검정방법

로지스틱 회귀계수는 다른 선형회귀계수와 마찬가지로 종속변수와 독립변수들 사이의 관계를 설명하고 주어진 독립변수의 수준에서 종속변수를 예측하는데 활용된다. 선형회귀분석에서는 잔차의 제곱합을 최소화하고, 로지스틱 회귀분석은 우도(likelihood) 즉 사건발생 가능성을 크게 한다는 점에서 차이가 있다.

지금부터 데이터로부터 로지스틱 회귀계수($\beta_0, \beta_1, \cdots \beta_k$)를 추정하는 방법에 대하여 살펴보자. 로지스틱 회귀계수를 추정하는 방법은 독립변수의 수준에서 반복적인 종속변수 관측여부에 따라 달라진다. 각 독립변수의 수준에서 비교적 많은 종속변수의 관측이 있으면 가중최소자승법을 사용하고 반복적인 관측이 없거나 아주 적은 경우에는 최대우도 추정을 이용한다.

이 때 가설설정은 다음과 같다.

$$H_0 : \beta_1 = \cdots = \beta_k = 0$$

H_1 : 적어도 하나는 0이 아니다.

추정된 모형의 적합성은 우도값 검정에 의해 판단되며 우도는 데이터에 모형이 얼마나 적합한 지에 대한 정도를 나타낸다. 여기서 값이 작을수록 더 적합하다는 것을 의미한다.

유의수준 α에서 x^2기각치 (df = k)과 검정통계량의 값을 비교하여 귀무가설 채택 여부를 결정한다.

만약 $\Lambda \leq x^2$이면 H_0을 채택한다.

$\Lambda > x^2$이면 H_0을 기각하고 H_1을 채택한다.

그리고 추정된 계수의 통계적 유의성 판단은 Wald통계량으로 한다.

03 로지스틱 회귀분석의 실행

3.1 상황 설정

DGH 보건연구원의 김보란 보건교육센터장은 국민보건교육 운동의 확산 차원에서 보건교육에 대한 수요를 조사하기 위하여 작년 30명을 대상으로 수요태도 조사를 실시하였다. 설문항목은 다음과 같다.

〈보건교육 잠재수요 조사를 위한 설문조사〉

Y	귀하의 보건교육 수강여부는 ? 예(1) 아니오(0)
X_1	귀하의 연령은? ( )세
X_2	귀하의 비만도(BMI지수)는? 체중 ( )kg, 신장 ( )cm
X_3	최근 5년동안 질병치료 경험 횟수는? ( )회
X_4	하루 10회 이상 흡연습관을 가지고 지속적으로 흡연을 한 기간은? ( )개월

로지스틱 회귀분석을 실시하기 위해 다음과 같은 연구가설을 설정하였다.

[연구가설 1] 연령이 많을수록 보건교육 수강여부에 유의적인 영향을 준다.

[연구가설 2] 비만도가 높을수록 보건교육 수강여부에 유의적인 영향을 준다.

[연구가설 3] 질병치료 경험이 많을수록 보건교육 수강여부에 유의적인 영향을 준다.

[연구가설 4] 흡연기간이 길수록 보건교육 수강여부에 유의적인 영향을 준다.

수집된 데이터를 정리한 것이 〈표 9-1〉과 같다.

표 9-1 보건교육에 대한 잠재수요 조사 데이터

N	Y	X_1	X_2		X_3	X_4	N	Y	X_1	X_2		X_3	X_4
			W	T						W	T		
01	1	65	65	161	15	480	16	0	66	54	160	12	0
02	0	22	58	174	2	0	17	1	68	78	154	68	0
03	1	24	70	152	5	24	18	1	36	66	168	0	120
04	0	38	62	160	8	12	19	1	57	78	164	5	360
05	0	54	72	180	4	120	20	0	23	66	174	5	0
06	1	56	68	154	12	364	21	1	28	78	160	10	36
07	1	60	54	150	14	24	22	0	30	70	180	5	24
08	0	26	68	178	0	10	23	0	27	64	169	0	0
09	0	32	74	179	3	0	24	0	62	70	172	2	12
10	1	48	68	158	20	280	25	1	50	68	160	5	240
11	1	68	50	160	18	120	26	0	48	70	176	2	0
12	0	59	60	165	2	240	27	1	32	72	158	4	60
13	0	42	72	178	0	0	28	0	40	60	160	2	0
14	0	25	66	168	2	12	29	0	36	70	164	0	120
15	1	58	80	169	5	300	30	1	57	64	168	5	0

3.2 데이터 입력

[IBM SPSS 21] 프로그램에 〈표 9-1〉의 데이터를 입력하기 위해서는 [IBM SPSS Statistics Data Editor]의 [변수 보기(V)]와 [데이터 보기(D)]를 사용하여 입력하면 된다. 먼저 [변수 보기(V)]를 클릭한 뒤, [이름]에 Y, X_1, W, T, X_3, X_4 순으로 입력하고 [소수점]은 0으로 조정한다. 그리고 [설명]에서 Y는 '보건교육 수강여부', X_1은 '연령', W는 '체중', T는 '신장', X_3은 '질병치료 횟수', X_4는 '흡연기간'으로 입력한다. 그리고 [값]에서 Y는 '1-보건교육 수강', '0-보건교육 미수강'으로 입력절차를 밟고 [측도]에서 [명목(N)]으로 선택하고 나머지 변수는 모두 [척도(S)]로 체크한다.

그런 다음 [데이터 보기(D)]를 클릭하여 변수 항목별 데이터를 차례로 입력하면 〈그림 9-1〉과 같이 나타난다.

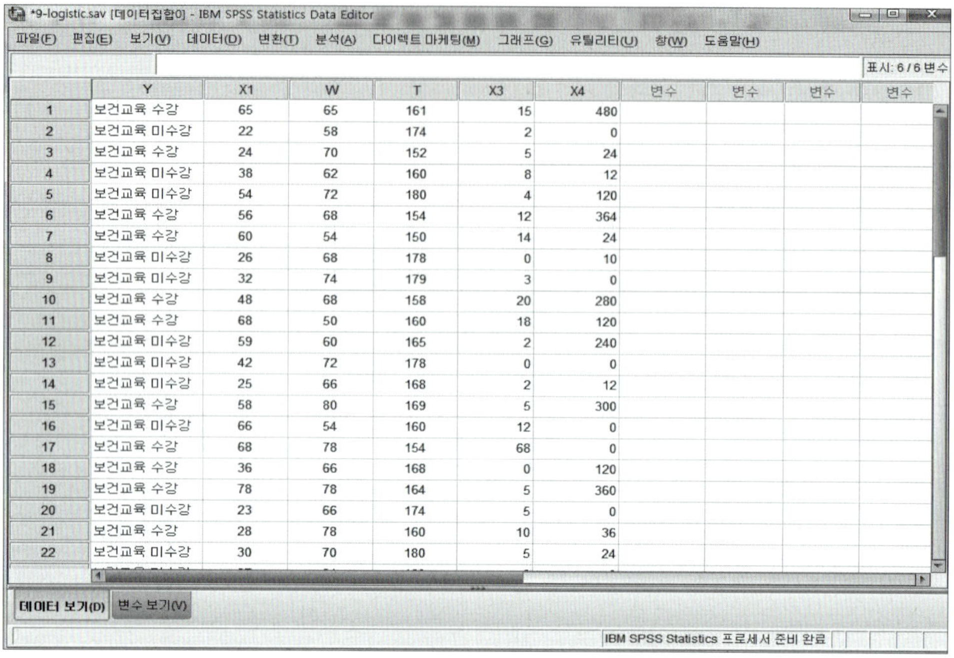

*9-logistic.sav [데이터집합0] - IBM SPSS Statistics Data Editor

파일(F) 편집(E) 보기(V) 데이터(D) 변환(T) 분석(A) 다이렉트 마케팅(M) 그래프(G) 유틸리티(U) 창(W) 도움말(H)

표시: 6 / 6 변수

	Y	X1	W	T	X3	X4	변수	변수	변수	변수
1	보건교육 수강	65	65	161	15	480				
2	보건교육 미수강	22	58	174	2	0				
3	보건교육 수강	24	70	152	5	24				
4	보건교육 미수강	38	62	160	8	12				
5	보건교육 미수강	54	72	180	4	120				
6	보건교육 수강	56	68	154	12	364				
7	보건교육 수강	60	54	150	14	24				
8	보건교육 미수강	26	68	178	0	10				
9	보건교육 미수강	32	74	179	3	0				
10	보건교육 수강	48	68	158	20	280				
11	보건교육 수강	68	50	160	18	120				
12	보건교육 미수강	59	60	165	2	240				
13	보건교육 미수강	42	72	178	0	0				
14	보건교육 미수강	25	66	168	2	12				
15	보건교육 수강	58	80	169	5	300				
16	보건교육 미수강	66	54	160	12	0				
17	보건교육 수강	68	78	154	68	0				
18	보건교육 수강	36	66	168	0	120				
19	보건교육 수강	78	78	164	5	360				
20	보건교육 미수강	23	66	174	5	0				
21	보건교육 수강	28	78	160	10	36				
22	보건교육 미수강	30	70	180	5	24				

데이터 보기(D) 변수 보기(V)

IBM SPSS Statistics 프로세서 준비 완료

※ 저장 위치 : C:₩SPSS통계분석₩SPSS_SAV₩9-I_logistic_DGH-보건연구원_로지스틱 회귀분석.sav

〈그림 9-1〉 보건교육에 대한 잠재수요 데이터 입력 창

3.3 변수 변환

〈그림 9-1〉에서 X_2(BMI지수)를 만들기 위해서 다음과 같은 절차를 밟으면 〈그림 9-2〉와 같이 나타난다.

[변환(T)] → [변수계산(C)...]

〈그림 9-2〉에서 [변수계산(C)]를 클릭한 뒤, [대상변수(T):]에 X_2를 입력하고 [숫자표현식(E):]에서 BMI지수=체중/(신장/100)^2 계산식을 $W/((T/100)*(T/100))$로 정의하면 〈그림 9-3〉과 같이 나타난다.

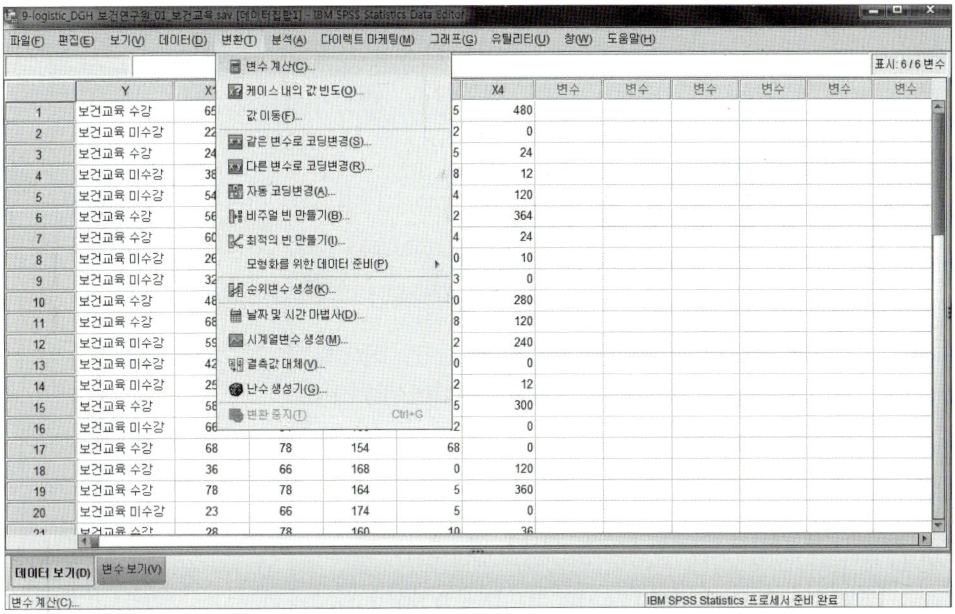

〈그림 9-2〉 [변수계산(C)]의 분석절차 대화상자 창

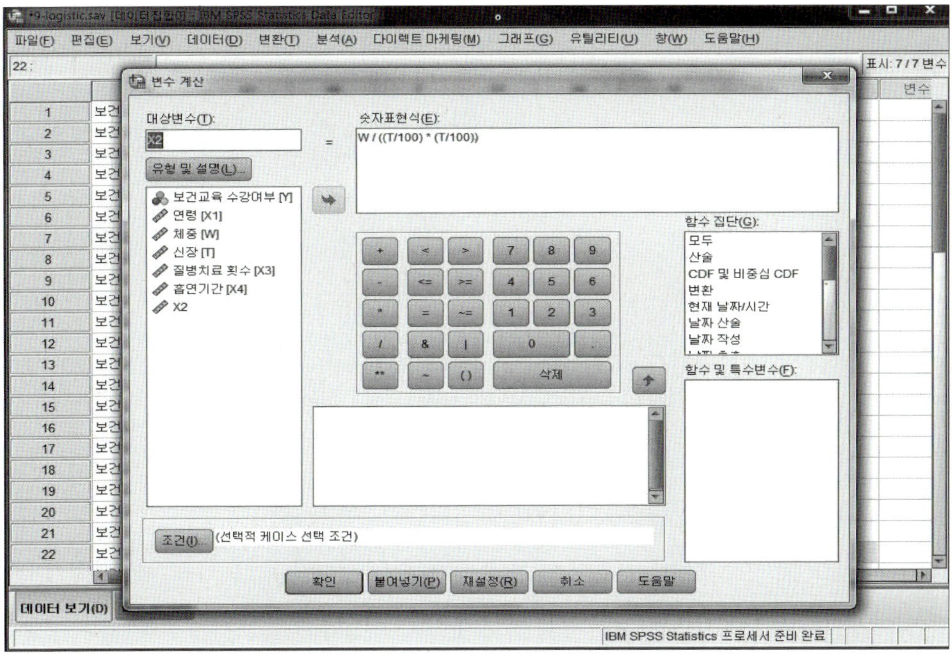

〈그림 9-3〉 [변수계산] 대화상자 창 〈1〉

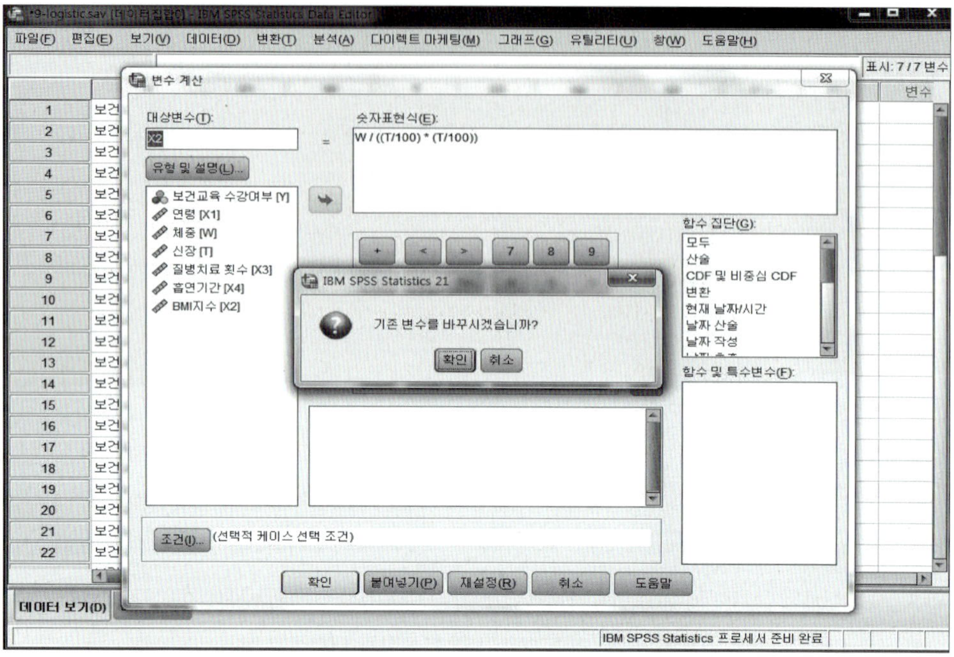

〈그림 9-4〉 [변수계산] 대화상자 창 〈2〉

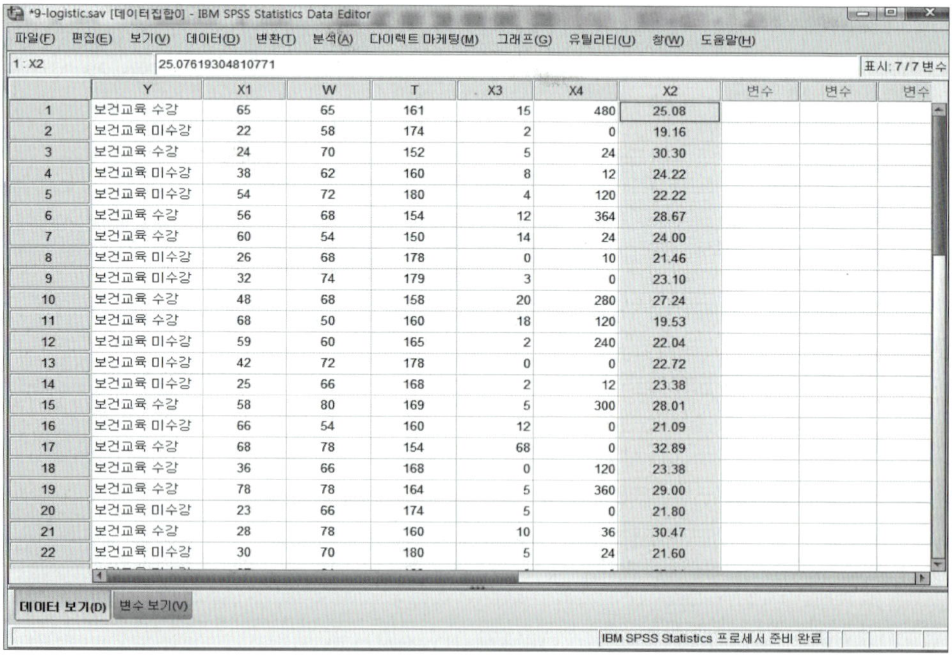

※ 저장 위치 : C:₩SPSS통계분석₩SPSS_SAV₩9-1_logistic_DGH-보건연구원_01_로지스틱 회귀분석_BMI지수.sav

〈그림 9-5〉 새로운 변수 생성 창

〈그림 9-3〉에서 [확인]을 클릭하면 〈그림 9-4〉와 같이 [기존 변수를 바꾸시겠습니까?]라는 메시지가 나오는데 이 때 다시 [확인]을 클릭하면 〈그림 9-5〉에서 보듯이 새로운 변수 X_2(BMI지수)가 생성된다.

3.4 로지스틱 회귀분석 절차

〈그림 9-5〉에서 로지스틱 회귀분석 대화상자 창을 열기 위해서는 다음과 같은 순서로 진행하면 〈그림 9-6〉과 같이 나타난다.

[분석(A)] ⟶ [회귀분석(R)] ⟶ [이분형 로지스틱(G)...]

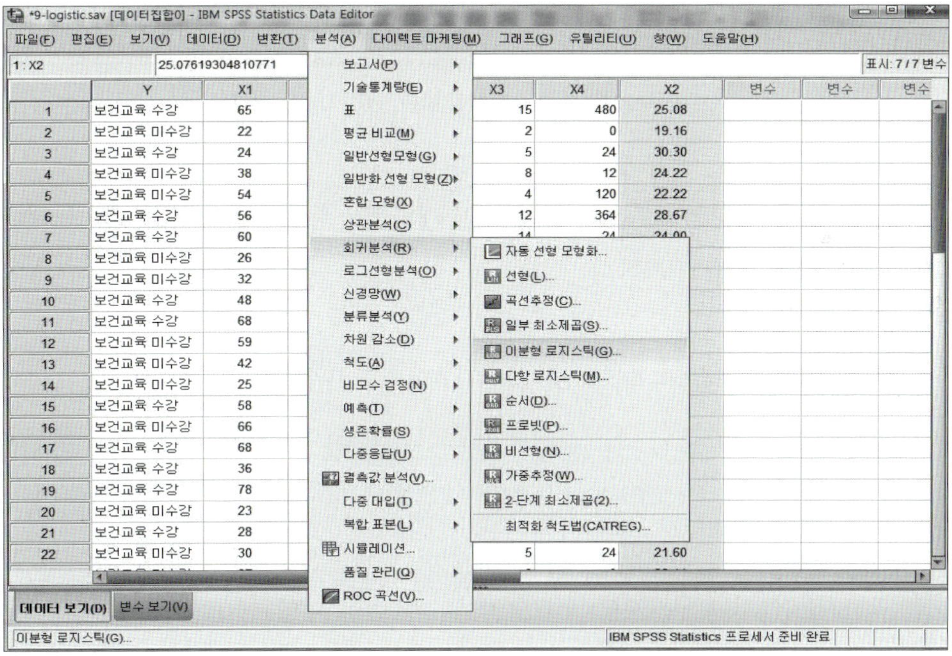

〈그림 9-6〉 [이분형 로지스틱(G)]의 분석절차 대화상자 창

〈그림 9-6〉에서 [이분형 로지스틱(G)...]을 클릭한 뒤, [로지스틱 회귀모형] 변수 창에서 보건교육 수강여부(Y)를 [종속변수(D)]로 이동시키고, 연령(X_1), BMI지수(X_2), 질병치료횟수(X_3) 및 흡연기간(X_4)을 [공변량(C)]으로 이동시키면 〈그림 9-7〉과 같이 나타난다.

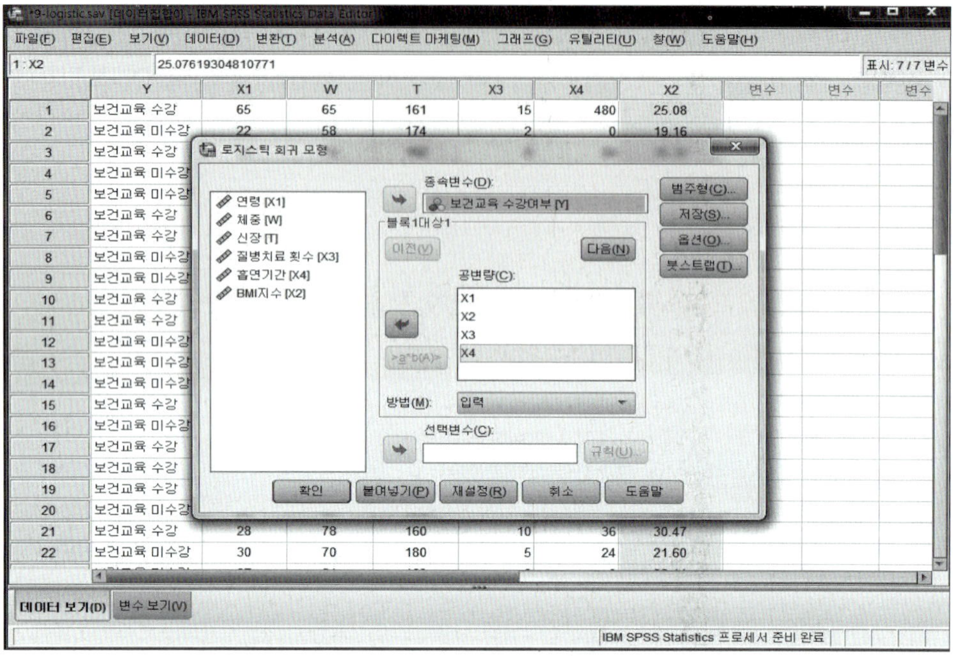

〈그림 9-7〉 [이분형 로지스틱 회귀 모형] 대화상자 창

〈그림 9-7〉의 [이분형 로지스틱 회귀 모형] 대화상자 창에 대한 키워드 설명을 나타내면 〈표 9-2〉와 같다.

표 9-2 [이분형 로지스틱 회귀 모형] 대화상자 창에 대한 키워드 설명

키 워 드	설명 내용
종속변수(D)	값이 둘만 있는 숫자 종속변수나 짧은 문자 종속변수를 선택한다. 종속변수에 비결측값이 두 개만 있는 경우가 아니면 분석이 수행되지 않는다.
블록1대상1 이전(V) 다음(N)	서로 다른 공변량 블록의 입력 방법을 지정할 수 있다. 두 번째 블록을 회귀 모형에 추가하려면 다음을 누른다. 공변량 블록 간을 앞뒤로 이동하려면 이전이나 다음을 사용한다.
공변량(C)	하나 이상의 예측자 변수 블록을 선택한다. 상호작용 항을 작성하려면 원시목록에서 둘 이상의 변수를 강조 표시한 다음 a*b를 누른다. 블록의 각 항은 고유해야 하지만 항에는 다른 항의 성분이 포함될 수 있다.

키 워 드	설명 내용
방법(M) ▼	
입력	명명된 변수가 공차한계를 제외한 다른 진입 기준은 확인하지 않은 채로 단일 단계에 진입될 때의 변수 선택 관련 방법
앞으로 : 조건	점수통계량의 유의수준을 기준으로 진입검정을 수행하고 조건적 모수추정값에 따라 우도비 통계량의 확률을 기초로 제거검정을 수행하는 단계 선택법
앞으로 : LR	점수 통계량의 유의수준을 기준으로 진입 검정을 수행하고 최대 편우도 추정값에 따라 우도비 통계량의 확률을 기초로 제거 검정을 수행하는 단계 선택법
앞으로 : Wald	점수 통계량의 유의수준을 기준으로 진입 검정을 수행하고 Wald 통계량의 확률을 기초로 제거 검정을 수행하는 단계 선택법
뒤로 : 조건	후진제거 선택법으로 조건적 모수추정치를 기초한 우도비(Likelihood-ratio) 통계량 확률을 토대로 제거여부를 검정한다.
뒤로 : LR	후진제거 선택법으로 부분최우도 추정치를 기초한 우도비(Likelihood-ratio) 통계량의 확률을 토대로 제거여부를 검정한다.
뒤로 : Wald	후진제거 선택법으로 Wald 통계량의 확률을 기초로 제거여부를 검정한다.

자료 : SPSS 아카데미, 사회과학 통계분석, 2005, p.304. 참조.

3.5 로지스틱 회귀분석: 범주형 변수 정의

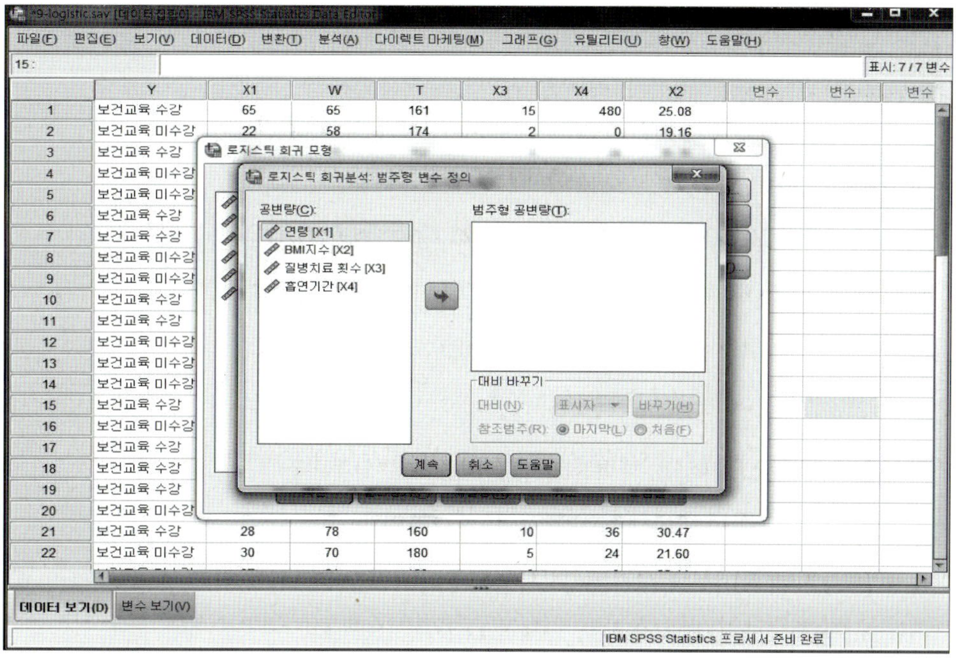

〈그림 9-8〉 [로지스틱 회귀분석: 범주형 변수 정의] 대화상자 창

〈그림 9-7〉에서 [범주형(C)]을 클릭하면 〈그림 9-8〉과 같은 대화상자 창이 나타난다.

옵션은 하나 이상의 숫자 공변량을 범주형으로 처리할 수 있다. 초기지정 값으로, [IBM SPSS 21]에서는 문자 공변량을 범주형으로, 숫자 공변량을 연속형으로 처리한다. 〈표 9-3〉은 [로지스틱 회귀분석: 범주형 변수 정의] 대화상자 창에 대한 키워드 설명이다.

표 9-3 [로지스틱 회귀분석: 범주형 변수 정의] 대화상자 창에 대한 키워드 설명

키 워 드	설명 내용
공변량(C)	이 분석을 위해 선택한 공변량 변수나 예측자 변수를 나열한다. 이 목록에서 범주형으로 처리할 숫자변수를 선택한다.
범주형 공변량(T)	숫자 공변량 목록에서 범주형으로 처리할 숫자변수를 선택한다. 문자 공변량은 항상 범주형으로 처리된다.
대비 바꾸기	디폴트로, 각 범주형 공변량은 일련의 편차 대비로 변환된다. 다른 대비 유형을 구하려면 공변량을 하나 이상 선택하고 드롭다운 목록에서 대비 유형을 고른 다음 바꾸기를 누른다.
대비(N) ▼	다음 중 하나 선택
표시형	참조변수는 0의 행으로 대비형렬에서 재표현
단순	예측변수의 각 범주는 참조변수와 비교
Hermert	Hermert 대비의 역
반복	예측변수의 각 범주는 어떤 사건이 일어날 범주의 평균효과와 직결
다항	직교의 다항식 대비로 범주는 등간격으로 가정
편차	편차를 통한 대비방법
참조범주	다음 중의 하나 설정
⊙ 마지막(L) ◎ 처음(F)	참조변수의 마지막 범주와 참조변수 처음 지정

자료 : SPSS 아카데미, 사회과학 통계분석, 2005, p.306. 참조.

3.6 로지스틱 회귀분석: 저장

〈그림 9-8〉에서 [계속]을 클릭하면 〈그림 9-7〉로 되돌아간다. 여기서 다시 [저장]을 클릭한 뒤, [예측값], [영향력], [잔차] 등을 체크하면 〈그림 9-9〉와 같이 나타난다.

〈그림 9-9〉의 [로지스틱 회귀분석: 저장] 대화상자 창에 대한 키워드 설명이 〈표 9-4〉에 나타나 있다.

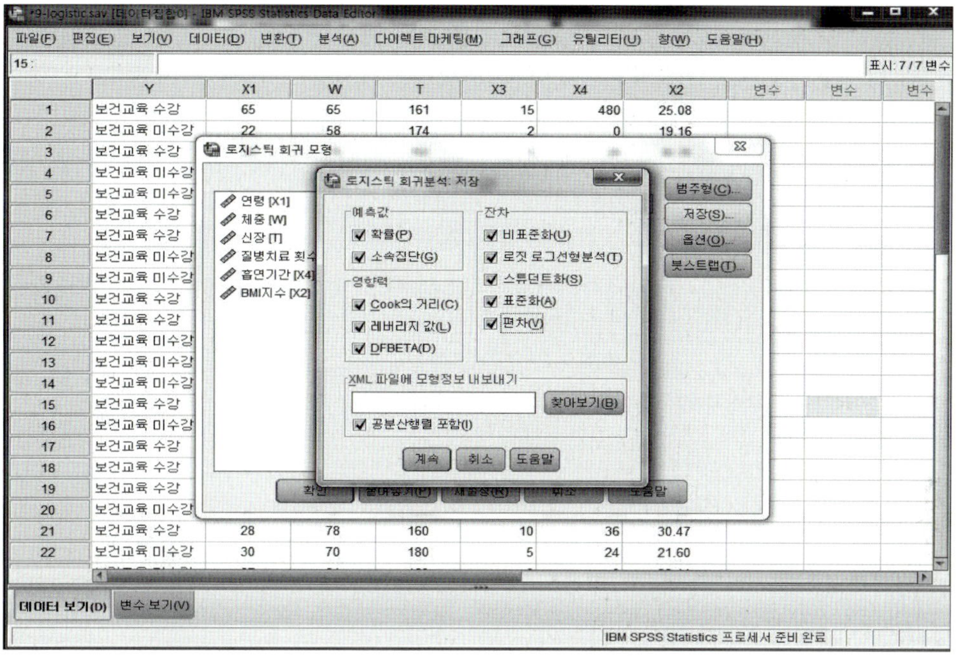

〈그림 9-9〉 [로지스틱 회귀분석: 저장] 대화상자 창

표 9-4 [로지스틱 회귀분석: 저장] 대화상자 창에 대한 키워드 설명

키 워 드	설명 내용
예측값	다음 중 하나를 선택하면 된다.
☑ 확률(P)	각 케이스마다 사건의 예측 발생 확률을 저장한다. 출력결과의 표로 새 변수의 이름과 내용을 표시
☑ 소속집단(G)	예측 확률에 기초하여 케이스가 할당된 집단을 저장
영향력	
☑ Cook의 거리(C)	Cook의 영향력 통계량의 로지스틱 회귀 유사형. 특정 케이스를 회귀 계수 계산에서 제외할 때 모든 케이스의 잔차가 얼마나 변경될 수 있는지에 대한 측도를 나타낸다.
☑ 레버리지 값(L)	모형 적합도의 각 관측값에 대한 상대적 영향력.
☑ DEBETA(D)	베타 값의 차이는 특정 케이스의 제외로부터 작성된 회귀계수의 변화량을 나타낸다. 값은 모형의 각 항에 대해 계산되며 상수를 포함한다.

키 워 드	설명 내용
잔차	다음 중 하나를 선택
☑ 표준화하지 않음(U)	관측값과 모형에 의한 예측값 간 차이
☑ 로짓(T)	로짓 척도에 예측될 때의 케이스에 대한 잔차. 로짓 잔차는 예측 확률 배수에서 예측 확률을 뺀 값으로 나눈 잔차를 나타낸다.
☑ 스튜던트화(Z)	케이스를 제외하는 경우 모형 편차에서의 변화량
☑ 표준화(N)	표준오차의 추정값으로 나눈 잔차. Pearson 잔차라고도 하는 표준화 잔차는 평균이 0이고 표준편차가 1이 된다.
☑ 편차(V)	모형 편차에 기초한 잔차를 나타냄.

자료 : SPSS 아카데미, 사회과학 통계분석, 2005, p.307. 참조.

3.7 로지스틱 회귀분석: 옵션

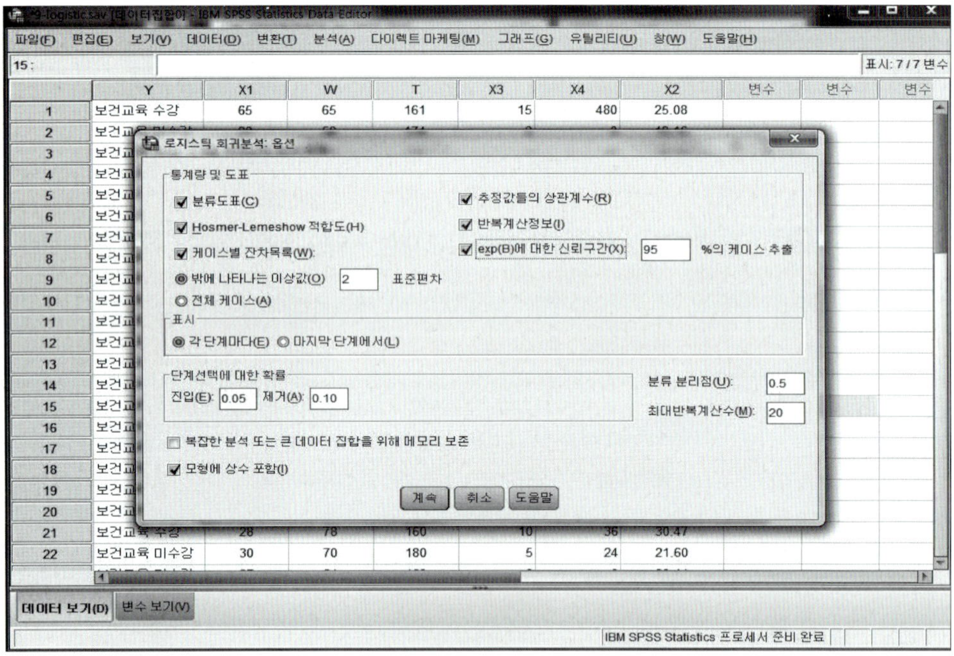

〈그림 9-10〉 [로지스틱 회귀분석: 옵션] 대화상자 창

〈그림 9-9〉에서 [계속]을 클릭한 뒤, [옵션(O)]을 클릭하면 [로지스틱 회귀분석: 옵션] 대화상자 창이 뜨는데, 이 때 [통계량 및 도표]에 있는 모든 항목을 체크하고 [⊙ 밖에 나타나는 이상값(O)], [표시]에 [⊙ 각 단계마다(E)]를 선택한다. 마지막으로 [☑ 모

형에 상수포함(I)]를 체크하면 〈그림 9-10〉과 같이 나타난다.

〈표 9-5〉는 〈그림 9-10〉의 [로지스틱 회귀분석: 옵션] 옵션 대화상자 창에 대한 키워드 설명이다.

표 9-5 [로지스틱 회귀분석: 옵션] 대화상자 창에 대한 키워드 설명

키 워 드	설명 내용
통계량 및 도표	
☑ 분류도표(C)	종속 변수의 실제값과 예측값의 히스토그램
☑ Hosmer-Lemedhow 적합도(H)	Hosmer-Lemeshow 적합도 지수는 전체 모형 적합에 엑세스하는데 유용하며 많은 예측자 변수가 있거나 일부 예측자 변수가 연속형인 경우 특히 유용하다.
☑ 케이스별 잔차목록(W)	표준화되지 않은 잔차, 예측 확률, 관측 및 예측 소속집단 등을 표시한다.
⊙ 밖에 나타나는 이상값(O) [2] 표준편차	이 옵션을 선택한 후 입력한 값보다 더 큰 절대 표준화 잔차 값을 가진 케이스로 케이스별 진단을 제한하는 양의 표준편차값을 입력한다.
◎ 전체 케이스(A)	케이스별 진단에 모든 케이스를 포함시킨다. 큰 파일에 대해서는 케이스마다 선이 표시되므로 출력결과가 길어진다.
☑ 추정값들의 상관계수(R)	모형에서 항에 대한 모수 추정값의 상관행렬을 가리킨다.
☑ 반복계산정보(I)	모수 추정 과정의 각 반복계산마다 계수와 log 우도를 표시한다.
☑ exp(B)에 대한 신뢰구간(X) [95]%의 케이스 추출	N% 시간의 값 범위에는 e(2.718)의 모수값 승이 포함된다. 디폴트 값을 바꾸려면 1과 99 (주로 90, 95, 99 등) 사이의 값을 입력한다. 모수의 모집단 값이 0이면 신뢰 한계 Exp(B)에는 1 값이 포함되어야 한다.
표시	
⊙ 각 단계마다(E)	각 단계마다 도표, 표, 통계량 등을 인쇄한다. 이 항목은 디폴트이다.
◎ 마지막 단계에서(L)	블럭의 마지막 모형에 대해 도표, 표, 통계량 등을 인쇄한다. 중간 단계를 요약한다.
단계선택에 대한 확률	
진입(E) : [0.05] 제거(A) : [0.10]	점수 통계량의 확률이 진입값보다 작을 때는 변수가 모형에 진입되며 제거값보다 크면 제거된다. 디폴트 설정을 바꾸려면 진입 및 제거에 양수값을 입력한다. 진입값은 제거값보다 작아야 한다.
분류 분리점(U) : [0.5]	분류표를 생성하는데 사용된 예측 확률에 대한 분리점 값을 지정할 수 있게 한다. 디폴트값은 0.5
최대반복계산수(M) : [20]	최대-우도 계수는 반복계산 과정에서 추정된다. 최대 반복계산수에 이르면 수렴 전에 반복이 종료된다. 다른 최대반복계산수를 지정하려면 양의 정수 값을 입력한다.
☑ 모형에 상수항 포함(I)	디폴트로, 모형에 상수항(절편)이 들어 있다. 상수항을 출력하지 않고 원점을 통과하는 회귀를 구하려면 이 항목을 선택해제 한다. 상수항은 현재 0이다.

자료 : SPSS 아카데미, 사회과학 통계분석, 2005, p.309. 참조.

04 로지스틱 회귀분석의 결과

〈그림 9-10〉에서 [계속]을 클릭하고 〈그림 9-7〉로 되돌아가는데 이 때 [확인]을 클릭하면 이분형 로지스틱 회귀분석에 대한 결과물이 출력된다.

분석결과 9-1 기술통계량

케이스 처리 요약

가중되지 않은 케이스[a]		N	퍼센트
선택 케이스	분석에 포함	30	100.0
	결측 케이스	0	.0
	합 계	30	100.0
비선택 케이스		0	.0
합 계		30	100.0

a. 가중값을 사용하는 경우에는 전체 케이스 수의 분류표를 참조하십시오.

종속변수 코딩

원래 값	내부 값
보 건 교 육 미 수 강	0
보 건 교 육 수 강	1

※ 저장 위치 : C:₩SPSS통계분석₩SPSS_SPV₩9-1_logistic_DGH-보건연구원_로지스틱 회귀분석.spv

[분석결과 9-1]에는 로지스틱 회귀분석의 기술통계량이 나타나 있으며, 결측치(무응답치)는 없다. 종속변수(Y)의 값이 0인 경우는 보건교육 미수강자, 1은 보건교육 수강자를 의미한다.

분석결과 9-2 시작 블록

반복계산 정보[a,b,c]

반복계산		-2 Log 우도	계수
			상수항
0 단계	1	41.455	-.133
	2	41.455	-.134

a. 모형에 상수항이 있습니다.

b. 초기 -2 Log 우도: 41.455

c. 모수 추정값이 .001보다 작게 변경되어 계산반복수 2에서 추정을 종료하였습니다.

분류표[a,b]

	감시됨		예측		
			보건교육 수강여부		분류정확 %
			보건교육 미수강	보건교육 수강	
0 단계	보건교육 수강여부	보건교육 미수강	16	0	100.0
		보건교육 수강	14	0	.0
	전체 퍼센트				53.3

a. 모형에 상수항이 있습니다.

b. 절단값은 .500입니다.

방정식에 포함된 변수

		B	S.E.	Wals	자유도	유의확률	Exp(B)
0 단계	상수항	-.134	.366	.133	1	.715	.875

방정식에 포함되지 않은 변수

			점수	자유도	유의확률
0 단계	변수	X1	4.525	1	.033
		X2	16.830	1	.000
		X3	5.067	1	.024
		X4	7.725	1	.005
	전체 통계량		19.031	4	.001

※ 저장 위치 : C:₩SPSS통계분석₩SPSS_SPV₩9-1_logistic_DGH-보건연구원_로지스틱 회귀분석.spv

로지스틱 회귀분석에서는 사건의 발생 가능성을 크게 하는 우도(Likelihood)를 최대화하는데 있다. 관측된 결과의 우도가 높을 때 모형이 적합하다고 할 수 있다. 분석결과에서 변수를 포함시키지 않고 상수만을 포함한 상태에서 -2LL값이 41.455임을 보여주고 있어 이 모형은 적합하다고 해석할 수 있다.

우도비 전체 통계량이 19.031이며 유의확률(P)은 0.001〈0.05이므로 보건교육의 수강여부를 설명하는데 네 개의 변수(X_1, X_2, X_3, X_4)를 포함하는 모형은 통계적으로 유의하다는 것을 알 수 있다.

분석결과 9-3 회귀모형의 적합성 검정

반복계산 정보[a,b,c,d]

반복계산		-2 Log 우도	계수				
			상수항	X1	X2	X3	X4
1 단계	1	20.013	-10.069	.007	.370	.003	.004
	2	16.367	-16.024	.030	.567	.017	.004
	3	14.513	-20.732	.046	.718	.097	.003
	4	14.124	-23.450	.048	.813	.153	.004
	5	14.091	-24.312	.049	.843	.171	.005
	6	14.090	-24.417	.049	.847	.174	.005
	7	14.090	-24.418	.049	.847	.174	.005
	8	14.090	-24.418	.049	.847	.174	.005

a. 방법 : 입력
b. 모형에 상수항이 있습니다.
c. 초기 -2 Log 우도: 41.455
d. 모수 추정값이 .001보다 작게 변경되어 계산반복수 8에서 추정을 종료하였습니다.

모형 계수 전체 테스트

		카이제곱	자유도	유의확률
1 단계	단계	27.365	4	.000
	블록	27.365	4	.000
	모형	27.365	4	.000

모형 요약

단계	-2 Log 우도	Cox와 Snell의 R-제곱	Nagelkerke R-제곱
1	14.090[a]	.598	.799

a. 모수 추정값이 .001보다 작게 변경되어 계산반복수 8에서 추정을 종료하였습니다.

= Hosmer와 Lemeshow 검정 =

단계	카이제곱	자유도	유의확률
1	4.207	8	.838

Hesmer와 Lemeshow 검정에 대한 분할표

		보건교육 수강여부 = 보건교육 미수강		보건교육 수강여부 = 보건교육 수강		합계
		감시됨	예상됨	감시됨	예상됨	
1 단계	1	3	2.976	0	.024	3
	2	3	2.914	0	.086	3
	3	3	2.823	0	.177	3
	4	2	2.645	1	.355	3
	5	2	2.382	1	.618	3
	6	3	1.862	0	1.138	3
	7	0	.335	3	2.665	3
	8	0	.051	3	2.949	3
	9	0	.010	3	2.990	3
	10	0	.001	3	2.999	3

※ 저장 위치 : C:₩SPSS통계분석₩SPSS_SPV₩9-1_logistic_DGH-보건연구원_로지스틱 회귀분석.spv

[분석결과 9-3]은 독립변수가 포함된 모형의 적합성에 대한 분석결과이다. 상수만 나타낸 경우보다 독립변수가 포함된 -2LL값(14.090)이 더 작다는 것을 알 수 있다.

모형에 나타난 통계량(Chi-Square)은 상수만 포함된 모형의 -2LL 값(41.455)과 독립변수가 포함된 모형의 -2LL 값(14.090)의 차이(27.365)를 의미한다. 모형의 자유도는 두 모형의 모수 차이 즉 독립변수의 수이다. 상수만 포함된 모형에서는 독립변수의 수가 0이며, 상수와 4개의 독립변수가 모두 포함된 전체 모형에서는 자유도는 4가 된다.

[블록(Block)]은 모형 구축과정에서 -2LL의 변화를 나타낸다. 앞에서의 분석결과는 상수만을 포함하는 모형과 상수와 네 개의 독립변수를 갖는 모형을 보여주고 있다. 모형의 카이제곱 값과 블록 값은 같다. 전체 모형은 카이제곱 값이 27.365, 자유도가 4이며 통계적으로 유의하다(유의확률 0.000〈0.05).

회귀모형의 적합성 검정(Hosmer와 Lemeshow 검정) 분석결과를 살펴볼 때, 유의확률(P)은 0.838〉0.05이므로 모형이 적합하다고 할 수 있다. 여기서 유의할 것은 적합도 검정에서 유의확률의 값이 0.05보다 커야, 모형이 적합하다는 귀무가설을 채택한다. 따라서 Y(보건교육의 수강여부)와 X_1(연령), X_2(BMI지수), X_3(질병치료횟수), X_4(흡연기간)의 관계를 나타내는 모형은 적합하다고 결론을 내릴 수 있다.

분석결과 9-4 분류표

분류표[a]

감시됨			예측		
			보건교육 수강여부		분류정확 %
			보건교육 미수강	보건교육 수강	
1 단계	보건교육 수강여부	보건교육 미수강	15	1	93.8
		보건교육 수강	2	12	85.7
	전체 퍼센트				90.0

a. 절단값은 .500입니다.

※ 저장 위치 : C:₩SPSS통계분석₩SPSS_SPV₩9-1_logistic_DGH-보건연구원_로지스틱 회귀분석.spv

분류표의 분류행렬에 나타난 관측치를 살펴볼 때, 보건교육 미수강은 0, 보건교육 수강은 1을 의미한다. 로지스틱 함수에 추정된 예측치에서 0은 보건교육 미수강, 1은 보건교육 수강 예측을 의미한다. 분석결과에서 보건교육 미수강자 16명 중에서 역시 보건교육을 수강하지 않을 것이라고 옳게 예측한 확률은 93.8%(15/16)이다. 보건교육 수강자인 경우에 옳게 분류한 확률은 85.7(12/14)를 보이고 있다. 전체적으로 옳게 분류한 확률은 90.0%이다.

분석결과 9-5 로지스틱 회귀모형의 계수 설명

방정식에 포함된 변수

		B	S.E.	Wald	자유도	유의확률	Exp(B)	EXP(B)에 대한 95% 신뢰구간	
								하한	상한
1 단계[a]	X1	.049	.072	.456	1	.499	1.050	.911	1.210
	X2	.847	.424	3.991	1	.046	2.332	1.016	5.353
	X3	.174	.189	.847	1	.357	1.190	.822	1.722
	X4	.005	.009	.325	1	.569	1.005	.987	1.024
	상수항	-24.418	11.958	4.170	1	.041	.000		

a. 변수가 1: 단계에 진입했습니다 X1, X2, X3, X4, X1, X2, X3, X4.

※ 저장 위치 : C:₩SPSS통계분석₩SPSS_SPV₩9-1_logistic_DGH-보건연구원_로지스틱 회귀분석.spv

[X_1 B .049 유의확률 .499]는 X_1(연령)의 회귀계수는 0.049이며, 이 회귀계수의 통계적 유의성을 검정하는 값인 Wald통계량 0.456의 확률적 표시인 유의확률(P)이 0.499 〉0.05이므로 통계적으로 유의하지 않다는 의미이다.

[X_2 B .847 유의확률 .046]는 X_2(BMI지수)의 회귀계수는 0.847이며, 이 회귀계수는 통계적으로 유의하다(유의확률이 0.046〈0.05)는 의미이다.

[X_3 B .174 유의확률 .357]는 X_3(질병치료횟수)의 회귀계수는 0.174이고, 이 회귀계수는 통계적으로 유의하지 않다(유의확률이 0.357〉0.05)는 뜻이다.

[X_4 B .005 유의확률이 .569]는 X_4(흡연기간)의 회귀계수는 0.005이고, 이 회귀계수는 통계적으로 유의하지 않다(유의확률이 0.569〉0.05)는 의미이다.

그리고 회귀식은 다음과 같다.

$$\hat{Y} = -24.418 + 0.049X_1 + 0.847X_2 + 0.174X_3 + 0.005X_4$$

[X_2 EXP(B) 2.332] 회귀식에서는 X_2(BMI지수)의 계수가 통계적으로 유의하므로 Exp(0.847)=2.332이며, 다른 변수의 값을 일정하게 놓고, BMI지수가 1단위 증가하면, 보건교육을 수강할 확률은 수강하지 않을 확률보다 2.332배 높아진다고 예측할 수 있다.

분석결과 9-6 집단 분류표

```
            Step number: 1

            Observed Groups and Predicted Probabilities

       8 +                                                                                                    +
         I                                                                                                    I
         I                                                                                                   1I
F        I                                                                                                   1I
R      6 +                                                                                                   1+
E        I                                                                                                   1I
Q        I                                                                                                   1I
U        I                                                                                                   1I
E      4 +                                                                                                   1+
N        I                                                                                                   1I
C        I                                                                                                   1I
Y        I                                                                                                   1I
       2 +00   0   1            0                                                                            1+
         I00   0   1            0                                                                            1I
         I1000 000 0      01    0     0      0              0                             1           11  1 111
         I1000 000 0      01    0     0      0              0                             1           11  1 111
Predicted ---------+---------+---------+---------+---------+---------+---------+---------+---------+----------
  Prob:   0        .1        .2        .3        .4        .5        .6        .7        .8        .9         1
  Group:  0000000000000000000000000000000000000000000000000011111111111111111111111111111111111111111111111111

          Predicted Probability is of Membership for 보건교육 수강
          The Cut Value is .50
          Symbols: 0 - 보건교육 미수강
                   1 - 보건교육 수강
          Each Symbol Represents .5 Cases.
```

[분석결과 9-6]은 각 사례에 대한 분류를 나타내는 것으로 [분석결과 9-4]에 대한 구체적인 설명이라고 할 수 있다. 0.5를 기준으로 왼쪽에 있는 경우는 보건교육 미수강자(0)를 나타내는 것으로 4명은 잘못 분류되고 있으며, 오른쪽의 경우에는 보건교육 수강자(1)를 나타내는 것으로 2명이 잘못 분류되고 있다.

Part 03

[IBM SPSS 21]의 고급 활용단계

제 10 장 신뢰성 분석

01 신뢰성과 타당성

분석을 위해 수집한 데이터가 측정오류를 내포하고 있는 경우가 있다. 첫째, 분석자가 원하지 않은 속성을 측정한 경우이다. 둘째, 응답자의 특유한 성향에 의해 측정오류가 생길 수도 있다. 매사에 긍정적인 사람과 항상 극단적인 편견을 가지고 부정적으로 생각하는 사람 간의 응답 결과는 다르게 나타날 수 있다. 셋째, 응답자가 처한 상황에 따라 응답에도 차이가 발생할 수 있다. 그 외에 측정도구 상의 문제 등으로 인해 측정오류가 발생하기도 한다.

이와 같은 측정오류는 크게 체계적 오류와 비체계적 오류로 구분할 수 있다. 체계적 오류란 측정 시에 일정한 방향으로 발생하는 오류이며, 비체계적 오류는 무작위적으로 크기와 방향이 수시로 변화하면서 나타나는 오류이다. 비체계적 오류와 관련된 개념이 신뢰성(Reliability)이며, 체계적 오류와 관련된 개념이 타당성(Validity)이다.

1.1 신뢰성

신뢰성은 동일한 개념에 대해서 반복적으로 측정했을 때 나타나는 측정값들의 분산을 의미한다. 신뢰성에는 측정의 안정성, 일관성, 예측가능성, 정확성 등의 개념이 포함되어 있다.

신뢰성의 정도(신뢰도)를 측정하는 방법에는 반분 신뢰도(Split-Half Reliability), 재측정 신뢰도(Test-Retest Reliability), 문항분석(Item-Total Correlation), 동등척도 신뢰도(Chronbach's Alpha, Alternative Reliablity), 평가자간 신뢰도(Inter-Rater Reliability) 등이 있다.

이 중에서 반분 신뢰도가 가장 많이 사용되기 때문에 여기서는 반분 신뢰도에 대해서만 알아보기로 한다. 반분 신뢰도는 내적 상관의 형태로 변수들을 두 개의 그룹으로 구분하여 그룹 간의 신뢰도를 측정하는 방법이다. 한 개의 개념에 대하여 여러 개의 항목으로 구성된 척도를 이용할 경우, 해당문항을 가지고 가능한 모든 반분 신뢰도를 구하여 이들의 평균치를 계산한 크론바흐 알파(Chronbach's Alpha)라는 알파계수를 사용한다.

문항 전체 수준인 경우 크론바흐 알파 값이 0.5 이상, 개별 문항 수준인 경우 0.6 이상이면 신뢰도가 높다고 할 수 있다. 만약 신뢰도가 이보다 낮은 경우 신뢰도를 개선하기 위해서 애매모호한 측정항목을 뺀다든지, 척도점을 조정하거나 측정 항목수를 늘리는 방법이 있다. 그러나 사전에 신뢰도가 검증된 측정항목을 이용하는 것이 가장 바람직하다.

1.2 타당성

타당성은 측정하고자 하는 개념이나 속성을 일관성 있게 정확하게 측정하였는지를 나타내는 개념이다. 다시 말해서 측정개념이나 속성을 측정하기 위해 개발된 측정도구가 해당속성을 정확하게 반영하고 있는 지를 알아보는 측정방법이다. 타당도는 세 가지 종류로 나누어 볼 수 있다. ① 내용타당도(Content Validity)는 측정도구를 구성하고 있는 항목들이 측정하고자 하는 개념을 대표하고 있는 정도를 의미한다. 이는 전문가나 분석자의 주관적 판단에 의해 이루어진다. ② 예측타당도(Presictive Validity)는 한 속성이나 개념에 대한 측정값이 다른 속성의 변화를 예측하는 정도에 의해 평가되는 타당도를 의미한다. ③ 구성타당도(Construct Validity)는 측정도구가 분석하고자 하는 개념 즉 구성을 측정하였는지를 검증하는 방법이다. 구성타당도를 평가하는 방법에는 다속성 측정방법(Multitrait-Multimethod Matrix)과 요인분석방법 등이 있다.

요인분석의 기본원리는 항목들 간의 상관관계가 높은 것끼리 하나의 요인으로 묶어냄으로써 각 요인들 간에는 상호독립성을 유지하도록 할 수 있다. 따라서 요인들 사이에는 서로 상관관계가 없으므로 각 요인들은 서로 다른 개념으로 정의할 수 있다. 이는 요인 내의 항목들에 대해 집중타당성을 유지하고 요인 간에는 판별타당성을 유지하고 있다는 것을 반영한다. 그러나 신뢰도가 높다고 타당도가 높은 것은 아니지만 타당도가 높으면 신뢰도는 높다고 해석할 수 있다.

02 신뢰도 분석의 실행

2.1 상황설정

다음은 중부병원에 대해 느끼는 속성에 관한 설문이다. 이 설문문항에 대해 신뢰성분석을 실시해 보자.

〈설문지〉

[설문 1] 중부병원에 대해 느끼는 만족도에 표시하여 주십시오.

	매우 불만	상당히 불만	약간 불만	보통 수준	약간 만족	상당히 만족	매우 만족
	1	2	3	4	5	6	7
1. 진료비에 대한 만족도(X_1)							
2. 창구직원의 이미지(X_2)							
3. 의료장비에 대한 만족도(X_3)							
4. 병원시설의 이미지(X_4)							
5. 진료서비스에 대한 만족도(X_5)							

[설문 2] 중부병원 연평균 내원횟수(Y)? (   )회

〈표 10-1〉은 30명이 응답한 설문결과 데이터이다.

표 10-1 설문결과 데이터

N	X_1	X_2	X_3	X_4	X_5	Y	N	X_1	X_2	X_3	X_4	X_5	Y
01	7	5	7	6	6	5	16	1	7	6	5	4	4
02	6	7	5	5	5	6	17	3	5	3	7	2	5
03	5	4	4	5	6	4	18	6	4	6	5	7	4
04	3	2	2	3	3	4	19	7	4	6	3	4	3
05	4	3	3	3	2	3	20	5	7	6	3	4	3
06	1	6	3	4	3	3	21	1	3	3	4	3	2
07	2	2	3	3	2	2	22	3	4	1	3	4	3
08	4	5	3	4	1	2	23	2	7	3	5	3	5
09	7	3	5	6	5	4	24	6	5	7	5	6	5
10	6	5	3	4	4	5	25	7	6	5	4	5	6
11	6	7	3	7	4	7	26	7	3	5	6	7	3
12	3	1	2	3	2	4	27	1	7	6	5	4	4
13	5	7	6	6	3	6	28	7	6	5	5	6	6
14	7	3	5	6	7	3	29	6	7	3	7	4	7
15	3	5	4	3	2	1	30	5	4	4	5	6	4

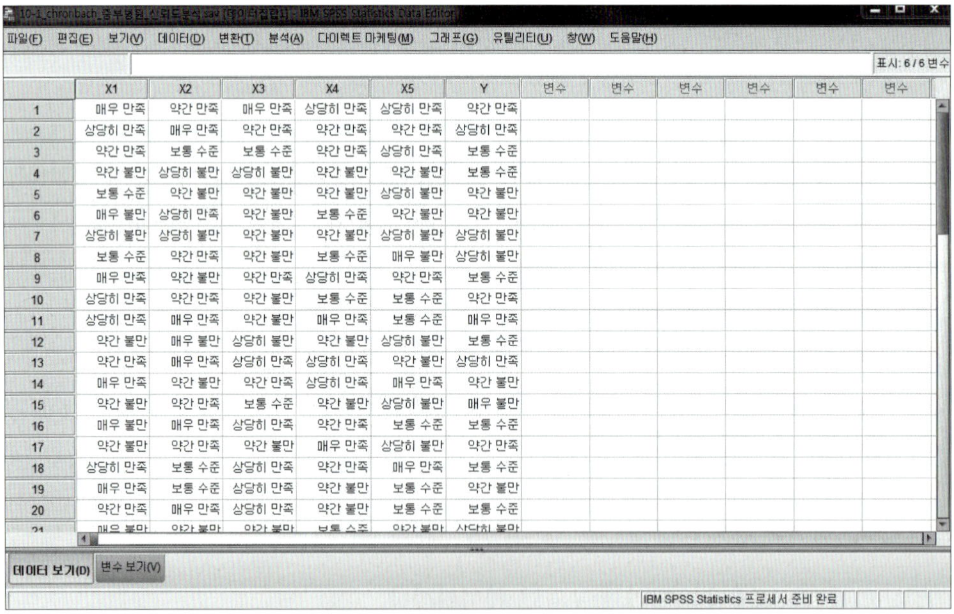

	X1	X2	X3	X4	X5	Y
1	매우 만족	약간 만족	매우 만족	상당히 만족	상당히 만족	약간 만족
2	상당히 만족	매우 만족	약간 만족	약간 만족	약간 만족	상당히 만족
3	약간 만족	보통 수준	보통 수준	약간 만족	상당히 만족	보통 수준
4	약간 불만	상당히 불만	상당히 불만	약간 불만	약간 불만	보통 수준
5	보통 수준	약간 불만	약간 불만	약간 불만	상당히 불만	약간 불만
6	매우 불만	상당히 만족	약간 불만	보통 수준	약간 불만	약간 불만
7	상당히 불만	상당히 불만	약간 불만	약간 불만	상당히 불만	상당히 불만
8	보통 수준	약간 만족	약간 불만	보통 수준	매우 불만	상당히 불만
9	매우 만족	약간 불만	약간 만족	상당히 만족	약간 만족	보통 수준
10	상당히 만족	약간 만족	약간 불만	보통 수준	보통 수준	약간 만족
11	상당히 만족	매우 만족	약간 불만	매우 만족	보통 수준	매우 만족
12	약간 불만	매우 불만	상당히 불만	약간 불만	상당히 불만	보통 수준
13	약간 만족	매우 만족	상당히 만족	상당히 만족	약간 불만	상당히 만족
14	매우 만족	약간 불만	약간 만족	상당히 만족	매우 만족	약간 불만
15	약간 불만	약간 만족	보통 수준	약간 불만	상당히 불만	매우 불만
16	매우 불만	매우 만족	상당히 만족	약간 만족	보통 수준	보통 수준
17	약간 불만	약간 만족	약간 불만	매우 만족	상당히 불만	약간 만족
18	상당히 만족	보통 수준	상당히 만족	약간 만족	매우 만족	보통 수준
19	매우 만족	보통 수준	상당히 만족	약간 불만	보통 수준	약간 불만
20	약간 만족	매우 만족	상당히 만족	약간 불만	보통 수준	보통 수준

※ 저장 위치 : C:₩SPSS통계분석₩SPSS_SAV₩10-1_chronbach_중부병원_신뢰도분석.sav

〈그림 10-1〉 [신뢰도 분석] 데이터 입력 창

[IBM SPSS 21]의 [변수 보기(V)] 창을 열어 [이름]에 X_1, X_2, X_3, X_4, X_5, Y를 입력한 뒤, [데이터 보기(D)] 초기 창을 클릭하여 〈표 10-1〉의 데이터를 입력한다. 그리고 다시 [변수 보기(V)]를 클릭하여 [설명] 부분에 X_1은 '진료비 만족도', X_2는 '창구직원 이미지', X_3은 '의료장비 만족도', X_4는 '병원시설 이미지', X_5는 '진료서비스 만족도' 그리고 Y는 '내원 횟수'라고 입력한다. 또한 [값]에는 모든 변수를 '1-매우 불만', '2- 상당히 불만', '3-약간 불만', '4-보통수준', '5-약간 만족', '6-상당히 만족', '7-매우 만족'이라고 입력하고, [측도]는 모두 '척도'로 입력한다. 그리고 다시 [데이터 보기(D)] 창을 클릭하면 〈그림 10-1〉과 같이 나타난다.

2.2 신뢰도 분석의 실행

이제 신뢰도 분석을 위해, 다음과 같은 순서에 따라 진행하면 〈그림 10-2〉와 같이 나타난다.

[분석(A)] → [척도(A)] → [신뢰도분석(R)...]

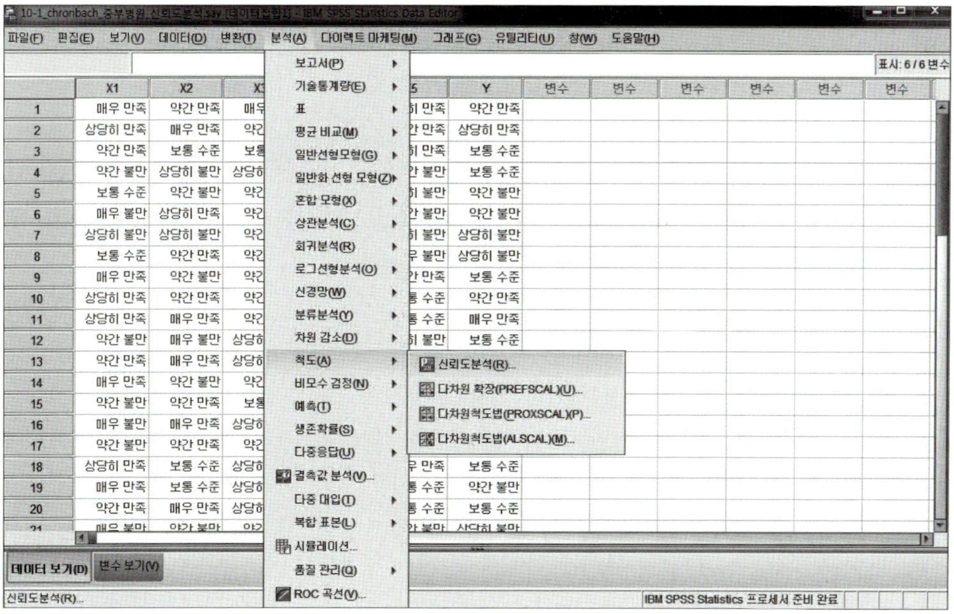

〈그림 10-2〉 [신뢰도분석(R)]의 분석절차 대화상자 창

〈그림 10-2〉에서 [신뢰도분석(R)...]을 클릭한 뒤, [신뢰도분석] 변수 창에서 진료비 만족도(X_1), 창구직원 이미지(X_2), 의료장비 만족도(X_3), 병원시설 이미지(X_4), 진료서비스 만족도(X_5)를 선택하여 [항목(I):]으로 이동시키면 〈그림 10-3〉과 같이 나타난다.

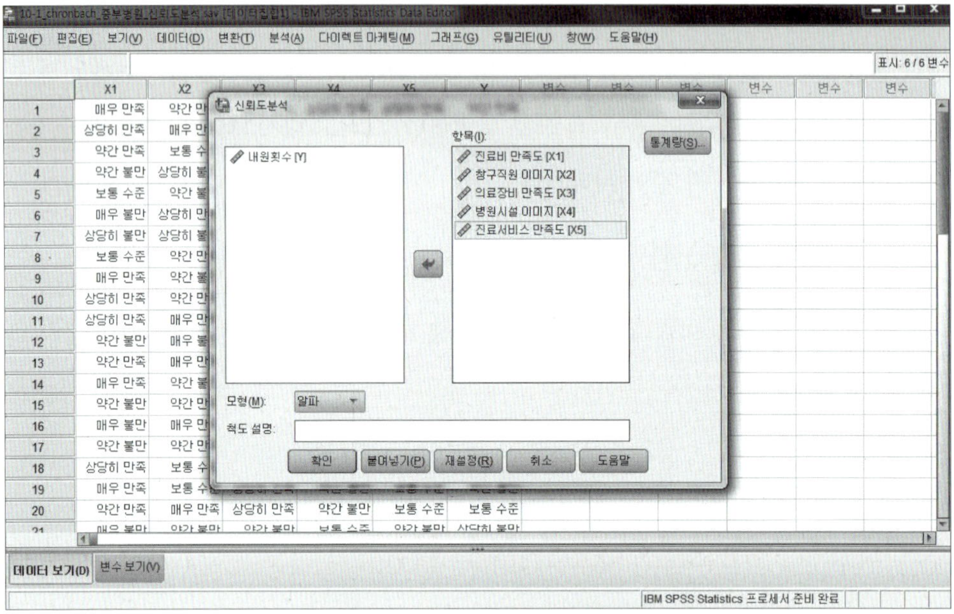

〈그림 10-3〉 [신뢰도분석] 대화상자 창

〈그림 10-3〉에서 신뢰도 분석 모형의 종류를 나타내는 [모형(M):]에는 5가지 종류의 신뢰계수가 있는데, 이 중 하나를 선택하면 된다. 〈표 10-2〉는 〈그림 10-3〉 [신뢰도 분석]의 [모형(M):] 대화상자 창에 대한 키워드 설명이다.

표 10-2 [신뢰도 분석]의 [모형(M)] 대화상자 창에 대한 키워드 설명

Model	설명 내용
알 파	내적일관도 : 동일한 개념을 측정하기 위하여 여러개의 항목을 이용하는 경우 신뢰도를 저해하는 항목을 찾아내어 측정도구에 제외시킴으로써 측정도구의 신뢰도를 높이기 위한 방법으로 Crobbach's alpha계수를 이용한다.
반분계수	항목분할 측정치의 상관도 : 다수의 측정항목을 서로 대등한 두 개의 그룹으로 나누고 두 그룹의 항목별 측정치 사이의 상관관계를 조사하여 신뢰도를 측정하는 방법이다. 이는 동등한 측정도구에 의한 신뢰도 측정의 한 형태라고 볼 수 있다.
Guttman	참된 신뢰성의 값과 같거나 그보다 적은 6개의 계수를 산출한다.
동 형	모든 항목들의 분산이 동일하다는 가정하에서 최대우도 신뢰성(Maxium-likelihood reliability)을 구한다.
절대동형	모든 항목들의 평균 및 분산이 동일하다는 가정하에서 최대우수 추정 신뢰도를 구한다.

자료 : SPSS 아카데미, 사회과학 통계분석, 2005, p.324. 참조.

〈그림 10-3〉에서 [통계량(S)]을 클릭하면 [신뢰도 분석: 통계량] 대화상자 창이 나타나는데, 이 때 〈그림 10-4〉와 같이 각 항목을 체크한다.

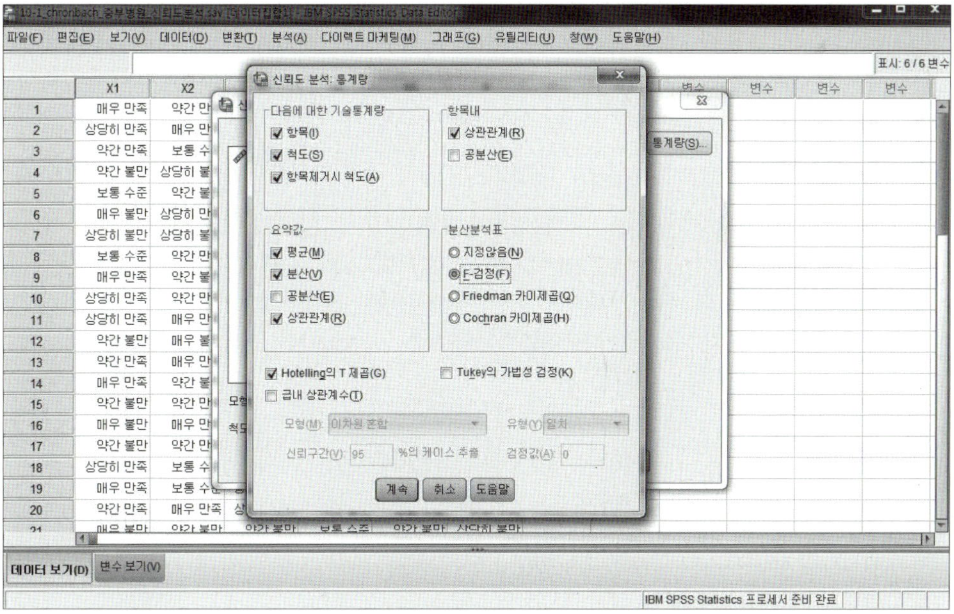

〈그림 10-4〉 [신뢰도 분석: 통계량] 대화상자 창

표 10-3 [신뢰도 분석: 통계량] 대화상자 창에 대한 키워드 설명

키 워 드	설명 내용
다음에 대한 기술통계량	
□ 문항(I)	항목평균과 표준편차
□ 척도(S)	척도평균, 표준편차 및 분산
□ 문항제거시 척도(A)	하나의 변수를 분석대상에서 제외할 경우 그 변수를 제외한 나머지 변수들로 구성되는 스케일의 통계량을 나타낸다.
요약값	
□ 평균(M)	해당 항목의 평균에 대한 통계량
□ 분산(V)	해당 항목의 분산에 대한 통계량
□ 공분산(O)	항목간의 공분산에 대한 요약 통계량
□ 상관관계(R)	항목간의 상관관계에 대한 요약 통계량
문항-내	
□ 상관관계(L)	항목간의 상관행렬
□ 공분산(E)	항목간의 공분산행렬
분산분석표	
⊙ 지정 않음(N)	ANOVA table을 산출하지 않는다(기본설정)
◎ F-검정(F)	반복이 있는 데이터의 ANOVA Table을 산출하고 F-test로서 유의성을 검정한다.
◎ Friedman 카이제곱(D)	Friedman의 카이제곱과 Kendall의 일치 계수를 표시한다. 이 옵션은 순위 형식의 데이터에 적합하다. 카이제곱 검정은 분산분석표에서 일반적인 F 검정을 대신한다.
◎ Cochran카이제곱(C)	Cochran의 Q를 표시한다. 이 옵션은 이분형 데이터에 적합하다. Q통계량은 분산분석표에서 일반적인 F검정을 대신한다.
□ Hotelling의 T-제곱(C)	Hotelling's T2검정, 모든 항목들의 평균이 동일하다는 가정하에서 검정
□ Tukey의 가법성 검정(K)	가법성을 검정하기 위해 척도에 대해 사용해야 할 제곱값(척도의 해당 제곱값 승)을 추정한다. 항목 간 다중 상호작용이 없다는 가설을 검정한다.
□ 급내 상관계수(T)	각각에 대한 신뢰구간, F통계량, 유의확률에 따른 급내 상관계수의 개별 측도 및 평균 측도를 나타냄.
모형(D)	
이차원 혼합	인적효과가 무작위적이고 항목효과가 고정되어 있는 경우
이차원변량	인적효과와 항목효과가 무작위적인 경우
일차원변량	인적효과가 무작위적인 경우
유형(P)	
일치	일치성을 위해서 분산간의 정의는 기준 분산에서 제외
절대일치	일치성을 위해서 분산간의 정의는 기준 분산에서 제외시키지 않음.

자료 : SPSS 아카데미, 사회과학 통계분석, 2005, p.325. 참조.

〈그림 10-4〉의 [신뢰도 분석: 통계량] 대화상자 창에 대한 키워드 설명을 한 것이 〈표 10-3〉이다.

03 신뢰도 분석의 결과

〈그림 10-4〉에서 [계속]을 클릭하면, 〈그림 10-3〉으로 되돌아간다. 이어서 [확인]을 클릭하면 신뢰도 분석의 결과물이 출력된다.

분석결과 10-1 신뢰도 통계량

Cronbach의 알파	Cronbach's Alpha Based on Standardized Items	항목 수
.713	.727	5

※ 저장 위치 : C:₩SPSS통계분석₩SPSS_SPV₩10-1_chronbach_중부병원_신뢰도 분석_.spv

[분석결과 10-1]에서 [Chronbach의 알파 = .713]은 크론바흐 알파 모형에 의하여 X_1(진료비 만족도), X_2(창구직원 이미지), X_3(의료장비 만족도), X_4(병원시설 이미지), X_5(진료서비스 만족도)를 하나의 스케일로 신뢰도 검사를 실시한 결과, 크론바흐 알파값이 0.713이라는 것을 의미한다. 일반적으로 사회과학에서는 크론바흐 알파값이 0.6이상이면 신뢰성이 인정되기 때문에, 이 경우에는 척도의 신뢰성이 있다고 볼 수 있다. 그러나 X_2(창구직원 이미지)를 제외하고 X_1(진료비 만족도), X_3(의료장비 만족도), X_4(병원시설 이미지), X_5(진료서비스 만족도)로만 스케일을 구성하면, 크론바흐 알파값은 [분석결과 10-5]에서 보는 바와 같이 0.765까지 높일 수 있다. 만일 이 항목들을 하나의 요인으로 묶고자 하는 경우에는 X_2(창구직원 이미지)를 제외한 4개의 항목으로 구성해야 할 것이다.

[Chronbach's Alpha Based on Standardized items = .727]은 표준화된 각 변수로 신뢰성 분석을 했을 경우에는 크론바흐 알파값이 0.727이 된다는 것을 의미한다. 만약 각 변수들의 척도가 큰 분산을 가지고 있을 경우에는 두 종류의 알파값 사이에 많은 차이가 발생하기 때문에 반드시 이 방법을 이용하여야 할 것이다.

분석결과 10-2 항목 통계량

	평균	표준편차	N
진 료 비 만 족 도	4.53	2.129	30
창 구 직 원 이 미 지	4.80	1.789	30
의 료 장 비 만 족 도	4.23	1.591	30
병 원 시 설 이 미 지	4.67	1.322	30
진료서비스만족도	4.13	1.697	30

※ 저장 위치 : C:₩SPSS통계분석₩SPSS_SPV₩10-1_chronbach_중부병원_신뢰도 분석_.spv

[분석결과 10-2]에서는 분석대상이 되는 변수이름과 각 변수의 평균, 표준편차, 각 변수의 관측치 개수(Case)에 관한 통계량을 보여주고 있다.

분석결과 10-3 항목 간 상관행렬

	진료비 만족도	창구직원 이미지	의료장비 만족도	병원시설 이미지	진료서비스 만족도
진 료 비 만 족 도	1.000	.011	.430	.359	.648
창구직원이미지	.011	1.000	.344	.379	.032
의료장비만족도	.430	.344	1.000	.284	.563
병원시설이미지	.359	.379	.284	1.000	.420
진료서비스 만족도	.648	.032	.563	.420	1.000

※ 저장 위치 : C:₩SPSS통계분석₩SPSS_SPV₩10-1_chronbach_중부병원_신뢰도 분석_.spv

[분석결과 10-3]에서는 분석대상 변수 간의 상관관계를 보여주고 있다. X_1(진료비 만족도)과 X_2(창구직원 이미지) 간에 상관관계가 0.011로 상관관계가 거의 없으며, X_1(진료비 만족도)과 X_5(진료서비스 만족도)와는 매우 높은 상관관계(0.648)가 있다는 것을 알 수 있다.

분석결과 10-4 요약 항목 통계량

	평균	최소값	최대값	범위	최대값/최소값	분산	항목수
항 목 평 균	4.473	4.133	4.800	.667	1.161	.080	5
항 목 분 산	2.978	1.747	4.533	2.786	2.595	1.049	5
항목간 상관관계	.347	.011	.648	.637	59.634	.039	5

※ 저장 위치 : C:₩SPSS통계분석₩SPSS_SPV₩10-1_chronbach_중부병원_신뢰도 분석_.spv

[분석결과 10-4]에서 분석변수를 하나로 간주한 가상변수인 항목에 관한 평균, 분산, 상관관계, 항목 수를 보여주고 있다.

[항목 평균] 각 변수들의 평균값의 평균, 평균값 중 최저값과 최고값, 평균값의 범위, 평균의 최대값과 최소값 간의 비율, 평균값의 분산을 표시한다.

[항목 분산] 각 변수들의 분산의 평균, 분산값 중 최저값과 최고값, 분산값의 범위, 분산값의 최대값과 최소값 간의 비율, 분산값의 분산을 나타낸다.

[항목간 상관관계] 각 변수들의 상관관계값의 평균, 상관관계값 중 최저값과 최고값, 상관관계값의 범위, 상관관계값의 최대값과 최소값 간의 비율, 상관관계값의 분산을 표시한다.

분석결과 10-5 항목과 각 변수의 관계

항목 총계 통계량

	항목이 삭제된 경우 척도 평균	항목이 삭제된 경우 척도 분산	수정된 항목-전체 상관관계	제곱 다중 상관관계	항목이 삭제된 경우 Cronbach 알파
진료비 만족도	17.83	20.420	.504	.443	.657
창구직원 이미지	17.57	27.426	.215	.311	.765
의료장비 만족도	18.13	23.016	.597	.442	.617
병원시설 이미지	17.70	26.010	.512	.337	.660
진료서비스 만족도	18.23	21.978	.616	.572	.605

척도 통계량

평균	분산	표준편차	항목 수
22.37	34.654	5.887	5

※ 저장 위치 : C:₩SPSS통계분석₩SPSS_SPV₩10-1_chronbach_중부병원_신뢰도 분석_.spv

[분석결과 10-5]에서 [항목이 삭제된 경우 척도 평균]은 하나의 변수를 분석대상에서 제외하였을 경우에 그 변수를 제외한 나머지 변수로 구성되는 스케일의 평균값을 의미한다. 예컨대 X_1(진료비 만족도)을 제외하고 신뢰성을 분석하면 스케일의 평균값 22.37이 17.83으로 바뀐다는 것을 의미한다.

[항목이 삭제된 경우 척도 분산]은 위의 평균과 같은 방법으로 하나의 변수를 제외하

였을 경우에 나머지로 구성되는 스케일의 분산값을 의미한다. 따라서 X_1(진료비 만족도)을 제외한 스케일의 분산값은 20.420이 된다는 것을 의미한다.

[수정된 항목-전체상관관계]는 각 개별 변수와 그 변수를 제외한 변수로 구성된 스케일과의 상관관계를 의미한다. 즉 X_1(진료비 만족도)과 나머지 X_2(창구직원 이미지), X_3(의료장비 만족도), X_4(병원시설 이미지), X_5(진료서비스 만족도)로 구성된 스케일과의 상관계수는 0.504이라는 것을 의미한다.

[제곱 다중상관관계]는 각 개별변수를 제외하고 구성된 스케일이 전체분산 중에서 얼마를 설명하였는가를 나타낸다. 즉 X_1(진료비 만족도)을 종속변수로 하고 X_2(창구직원 이미지), X_3(의료장비 만족도), X_4(병원시설 이미지), X_5(진료서비스 만족도)를 독립변수로 만들어진 회귀식이 가지고 있는 설명력을 의미한다.

[항목이 삭제된 경우 Chronbach 알파]는 각 개별변수를 제외하였을 경우의 크론바흐 알파값이다. 신뢰성 분석에서는 신뢰도 모형을 디폴트(초기지정값) 상태 하에서 크론바흐 알파모형으로 실행한다. 예컨대 X_2(창구직원 이미지) 변수를 제외하면 크론바흐 알파는 0.765로 상승하게 된다. 만약 크론바흐 알파가 음(-)의 값을 갖는다면 각 변수 간에 신뢰성 모형에 위반되는 경우가 된다.

분석결과 10-6 분산분석

		제곱합	자유도	평균 제곱	F	유의확률
사람 간		200.993	29	6.931		
사람 내	항 목 간	9.627	4	2.407	1.210	.310
	잔 차	230.773	116	1.989		
	합 계	240.400	120	2.003		
합 계		441.393	149	2.962		
총 평균 = 4.47						

※ 저장 위치 : C:₩SPSS통계분석₩SPSS_SPV₩10-1_chronbach_중부병원_신뢰도 분석_.spv

[분석결과 10-6]에서 [사람 간 자유도 29]는 5개 변수 간 차이 여부를 검정하기 위한 것으로 표본의 자유도(degree of freedom : df)는 29(N-1)라는 의미를 나타낸다.

[사람 내 항목 df 4, F 1.210, Sig. 0.310]은 변수 간의 자유도는 4(항목 수-1)이고, F값이 1.210이며, Sig. = 0.310〉0.05이므로 통계적으로 유의하지 않다는 것을 의

미한다. 다시 말해서 변수 간에 차이가 없다는 귀무가설이 채택된다는 것을 말한다.

분석결과 10-7 Hotelling T 제곱 검정

Hotelling의 T 제곱.	F	df1	df2	유의확률
4.917	1.102	4	26	.377

※ 저장 위치 : C:₩SPSS통계분석₩SPSS_SPV₩10-1_chronbach_중부병원_신뢰도 분석_.spv

[분석결과 10-7]에서 [Hotelling의 T제곱 = 4.917, F = 1.102, Sig. = .377]은 변수(항목) 간의 평균이 동일한지의 여부를 검정하기 위한 것으로 F = 1.102이며, Sig = 0.377〉0.05이므로 통계적으로 유의하지 않다는 것을 의미한다. 즉 항목 간의 평균이 동일하다는 귀무가설이 채택되어, 신뢰성 있는 측정이 실시되었다고 할 수 있다.

제 11 장 요인분석

01 요인분석의 개요

요인분석(Factor Analysis)은 여러 변수들 간의 상관관계를 바탕으로 하여 정보의 손실을 최소화하면서 유사한 변수들의 집단 속성을 하나의 요인으로 명칭을 부여함으로써 변수의 개수보다 적은 수의 요인으로 데이터 변동을 설명하는 다변량 분석방법이다. 이와 같이 새로 생성된 요인과 종속변수의 관계를 알아보기 위해 회귀분석을 실시할 수 있다.

예컨대 어떤 병원에서 간호사의 직무만족도를 측정하기 위하여 20개의 질문항목을 사용했을 때, 이를 5개 정도의 요인으로 묶어 간호사의 직무만족에 대한 특성 요인을 분석할 수 있을 것이다. 요인분석의 요인은 여러 변수들이 공통적으로 지니고 있는 개념적 특성을 의미하지만, 분산분석의 요인은 단일 변수의 의미를 가지고 있다는 점에서 차이가 있다.

요인분석이 회귀분석이나 판별분석 등과 같은 다른 다변량 분석 방법과 차이가 나는 것은 독립변수와 종속변수가 지정되지 않고 변수들 간의 상호작용을 분석하는데 있다. 요인분석에서는 예컨대 20개의 측정변수를 묶을 때 상관관계가 높은 것끼리 동질적인 몇 개의 요인으로 묶기 때문에 다음과 같은 취지에서 요인분석을 실시한다.

① 변수들의 양을 줄여 정보를 요약할 필요가 있을 때
② 변수들 내에 존재하는 구조를 발견할 필요가 있을 때
③ 중요도가 낮아 요인으로 채택하기 어려운 변수를 삭제할 필요가 있을 때
④ 동일 개념의 측정변수들이 동일 요인으로 묶여지는지를 확인할 필요가 있을 때
⑤ 요인분석을 통해 얻어진 요인들을 회귀분석이나 판별분석에서 변수로 활용할 필요가 있을 때

요인분석을 실시할 때 표본의 수는 최소한 변수 개수의 4~5배가 적당하며, 변수는 등간척도나 비율척도로 측정된 것이어야 한다. 요인분석을 실시하기 전에 분석자가 분석하고자 하는 데이터가 요인분석에 적합한 것인가를 미리 조사해 보아야 하는데 이것을 검토하는 방법에는 다음과 같은 세 가지 방법이 있다.

첫째, 상관행렬의 상관계수를 알아보아야 한다. 만일 모든 변수 간의 상관계수가 전체적으로 낮다면 요인분석에 부적합하다고 할 수 있다. 만약 일부 변수들 간에는 비교적 높은 상관관계가 존재하고 다른 변수들 간에서는 낮은 상관관계가 나타난다면, 그 데이터는 요인분석에 적합하다고 할 수 있다. 둘째, 모상관행렬이 단위행렬인지를 미리 검정해 보아야 한다. 이를 위해서는 바틀렛(Bartlett)검정이 이용된다. 즉 KMO and Bartlett's Test of Sphericity를 이용하여 '모상관행렬은 단위행렬이다'라는 귀무가설을 검정할 수 있다. 전체변수에 대한 표본적합도를 나타내주는 KMO(Kaiser-Meyer-Olkin) 통계량을 이용하여 이 귀무가설이 기각되어야 변수들의 상관관계가 통계적으로 유의하다고 볼 수 있어 요인분석을 적용할 수 있다. 셋째, 최초요인 추출단계에서 확보한 고유값을 스크리차트(Scree Chart)에 나타냈을 때, 지수함수분포와 같은 부드러운 곡선이 나타나면 요인분석에 적합하지 않고, 반대로 한 군데 이상에서 크게 꺾이는 곳이 있어야 요인분석에 적합하다고 할 수 있다.

02 요인분석의 절차

요인분석을 실행하기 위해서 다음과 같이 6단계의 절차를 밟아야 한다.

2.1 상관관계 계산

데이터를 입력한 후 요인분석을 실시하기 위해서는 변수 혹은 응답자 간의 상관관계를 계산해야 한다. 변수들 간의 상관관계를 계산하여 몇 개 차원으로 묶어내는 경우를 R-유형, 응답자들 간의 상관관계를 계산하는 경우를 Q-유형이라 한다. 일반적으로 사회과학분야의 요인분석에서 R-유형이 많이 사용되며, 군집분석에서는 Q-유형이 주로 이용된다. Q-유형 요인분석은 군집분석과 비슷한 방법으로 서로 다른 특성을 가지고 있는 평가자들을 동질적인 몇 개의 집단으로 묶어내는 방식이다.

2.2 요인추출모형 결정

요인추출모형에는 PCA(Principle Component Analysis), CFA(Common Factor Analysis), ML(Maximum Linklihood), GLS(Generalized Least Square) 등이 있으나 주성분분석(PCA) 방식이나 공통요인분석(CFA) 방식이 널리 사용되고 있다. 주성분분석(PCA)과 공통요인분석(CFA)의 차이점은 측정결과 얻어진 데이터에 나타난 분산구성요소 가운데 어떤 분산을 분석의 기초로 활용하는가에 있다. 분산은 다른 변수들과 공통으로 변하는 공분산(Common variance), 변수자체에 의해서 일어나는 특정분산(Specific Variance), 그리고 기타의 외생변수나 측정오류에 의하여 발생하는 오류분산(Error Variance)으로 구분된다. PCA방식은 정보의 손실을 최소화하면서 보다 적은 수의 요인을 구하고자 할 때에 주로 이용되며 데이터의 총분산을 분석한다. CFA방식은 변수들 간에 내재하는 차원을 찾아냄으로써 변수들 간에 구조를 파악하고자 할 때 사용된다. 이 방식에서는 데이터의 공분산만을 분석한다. 따라서 총분산에서 공분산이 차지하는 비율이 크거나, 데이터의 특성에 대하여 사전 정보가 없으면 CFA방식을 선택하는 것이 좋다.

2.3 요인수 결정

최초 요인을 추출한 뒤 회전시키지 않은 요인행렬로부터 몇 개의 요인을 추출해야 할 것인가를 결정한다. 요인수를 결정하는 방법에는 분석자가 임의로 요인의 수를 미리 정하기도 하지만 다음과 같이 세 가지 기준에 따라 정할 수도 있다.

2.3.1 고유값 기준

고유값(Eigen Value)은 요인이 설명할 수 있는 변수들의 분산의 크기를 나타낸다. 고유값이 1보다 크다는 것은 하나의 요인이 변수 1개 이상의 분산을 설명해 준다는 것을 의미한다. 따라서 고유값이 1이상인 경우를 기준으로 해서 요인수를 결정하게 된다. 고유치가 1보다 적다는 것은 1개 요인이 변수 1개의 분산도 설명해 줄 수 없다는 것을 의미하므로 요인으로서의 자격을 상실하게 된다.

2.3.2 공통분산의 총분산에 대한 비율

공통분산(Communality)은 총분산 중에서 요인이 설명하는 분산비율을 의미한다. 일반적으로 사회과학분야에서는 공통분산이 최소한 총분산의 60% 이상을 설명해 주는 요인까지를 선정하며, 자연과학분야에서는 95%까지 포함시키는 경우가 많다. 이 때 60%를 기준으로 요인의 수를 결정한다는 것은 40%의 정보손실을 감수해야 함을 의미한다.

2.3.3 스크리검정

스크리검정(Scree Test)은 각 요인의 고유값을 종축에, 요인의 개수를 횡축에 나타내는 것을 의미한다. 고유값을 산포도로 표시한 스크리 차트를 지수함수와 비교하였을 때 적어도 한 지점에서 지수함수 분포의 형태에 많이 벗어나는 지점이 추출하여야 할 요인의 개수가 된다.

2.4 요인부하량 산출

요인부하량(Factor Loading)은 각 변수와 요인 간의 상관관계의 정도를 나타내기 때문에, 각 변수는 요인부하량이 가장 높은 요인에 배속된다. 요인부하량의 제곱값은 결정계수를 의미하기 때문에, 요인부하량은 요인이 해당변수를 설명해 주는 정도를 말한다. 일반적으로 요인부하량의 절대값이 0.4 이상이면 유의한 변수로 간주하고 0.5를 넘으면 아주 중요한 변수라고 할 수 있다. 그러나 표본의 수와 변수의 수를 늘리기 위해서는 요인부하량 고려수준을 낮게 설정해야 할 것이다.

2.5 요인회전 방식 결정

변수들이 여러 요인에 대하여 비슷한 요인부하량을 나타낼 경우, 변수들이 어느 요인에 속하는지를 분류하기가 힘들다. 요인부하량이 어느 한 요인에 높게 나타나도록 하기 위해서 변수들의 요인축을 회전시키는 방법이 있다. 회전방식은 크게 직각회전(Orthogonal Rotation)과 사각회전(Oblique Rotation)으로 구분된다.

직각회전 방식은 직각의 회전축을 유지하며 회전시키기 때문에 요인들 간의 상관계수는 0이 된다. 이 경우는 요인들의 관계가 서로 독립적이어야 하거나 서로 독립적이라고 간주할 수 있는 경우 또는 요인점수를 이용하여 회귀분석이나 판별분석을 추가적으로 실시할 때 다중공선성 문제를 피하기 위한 경우 등에 유용하게 활용된다. 사회과학 분야에서는 상이한 두 개의 개념(요인)이 완전히 독립적이지 못한 경우가 많이 존재하기 때문에 사각회전 방식이 주로 사용된다. 직각회전 방식에는 Varimax, Quartimax, Equimax 등이 있는데 Varimax방식이 가장 많이 이용된다. Varimax방식은 요인분석의 목적이 각 변수들의 분산구조보다 각 요인의 특성을 알고자 할 때 더 유용한다.

사각회전 방식은 주로 사회과학 분야에서 사용되는데 그 이유는 사회과학 분야에서는 요인들 간의 어느 정도의 상관관계가 항상 존재하기 때문이다. 사각회전 방식은 요인을 회전시킬 때 요인들이 서로 직각을 유지하지 않기 때문에 직각회전 방식에 비해 높은 요인부하량은 더 높아지고, 낮은 요인부하량은 더 낮아지도록 요인을 회전시키는 방법이다. 비직각회전방식에는 Oblimin(=Oblique), Covarimin, Quartimin, Biquartimin 등이 있는데 주로 Oblimin방식이 많이 사용된다.

2.6 분석결과 해석

요인행렬에서 우선 각 요인별로 검토하여 어떤 변수들이 높은 부하량, 혹은 낮은 부하량을 지니고 있는지를 살펴본다. 이어서 변수들을 검토하여 어떤 변수가 한 요인에 대한 부하량이 높고 다른 모든 요인에 대한 부하량이 낮은가를 알아본다. 요인이 추출되면 어느 특정 요인에 함께 묶여진 변수들의 공통된 특성을 감안하여 분석자가 주관적으로 요인 명칭을 부여한다. 요인에 대한 해석은 분석자에 따라 다를 수 있다. 물론 추출된 요인이 보편적인 지식과 어느 정도 부합해야 한다는 것이다. 요인이 추출되면 각 사례별로 변수들이 선형 결합되어 형성된 요인점수를 산정할 수 있으며, 이 요인들을 새로운 변수로 취급하여 회귀분석이나 판별분석에서 이용할 수 있다.

03 요인분석의 실행

제10장 신뢰성 분석에서 제시된 〈표 10-1〉의 설문결과를 가지고 요인분석을 실행하여 보기로 하자. 〈표 10-1〉의 데이터를 [IBM SPSS 21]의 [변수 보기(V)]와 [데이터 보기(D)] 초기 창에 입력하면 〈그림 11-1〉와 같은 데이터 창이 나타난다.

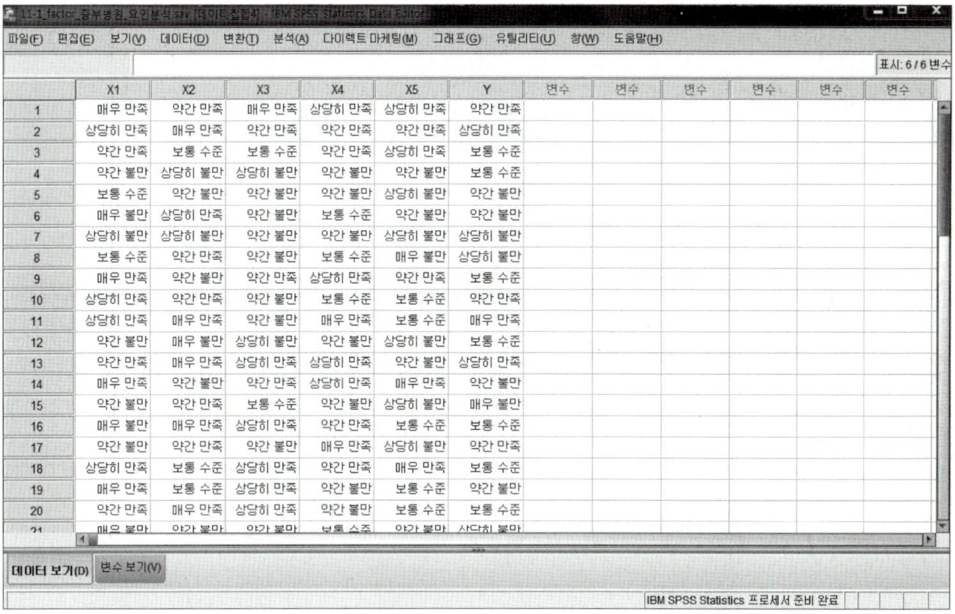

※ 저장 위치 : C:\SPSS통계분석\SPSS_SAV\11-1_factor_중부병원_요인분석.sav

〈그림 11-1〉 [요인분석] 데이터 입력 창

〈그림 11-1〉에서 다음과 같은 절차를 밟으면 〈그림 11-2〉와 같이 나타난다.

[분석(A)] → [차원감소(D)] → [요인분석(F)...]

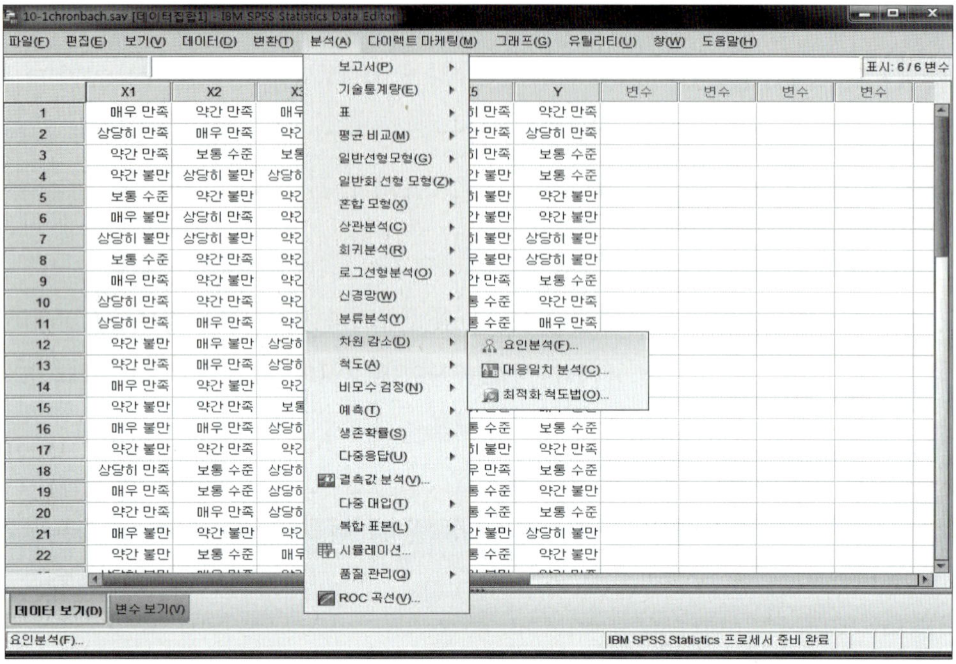

〈그림 11-2〉 [요인분석(F)] 분석절차 대화상자 창

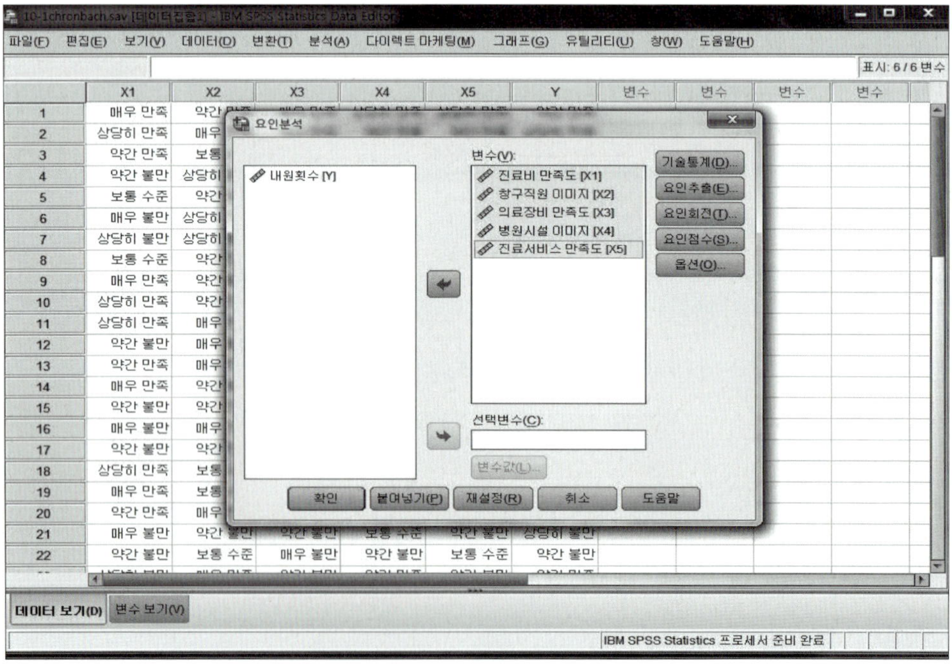

〈그림 11-3〉 [요인분석] 대화상자 창

〈그림 11-2〉에서 [요인분석(F)...]을 클릭한 뒤, [요인분석] 변수 창에서 진료비 만족도(X_1), 창구직원 이미지(X_2), 의료장비 만족도(X_3), 병원시설 이미지(X_4), 진료서비스 만족도(X_5)를 선택하여 [변수(V)]로 이동시키면 〈그림 11-3〉과 같이 나타난다.

〈그림 11-3〉에는 [기술통계(D)], [요인추출(E)], [요인회전(T)], [요인점수(S)], [옵션(O)]이라는 메뉴가 있다. [선택변수(C):]는 선택변수를 선택하여 이 변수에 대한 특정 값을 가지는 케이스의 부집단으로 분석을 한정하는데 이용된다.

3.1 요인분석 기술통계

요인분석에서 기술통계량을 지정하기 위해서는 〈그림 11-4〉에 있는 [기술통계(D)]를 클릭하면 [요인분석: 기술통계] 대화상자 창이 나오는데, 이 때 [통계량]에는 [☑ 초기해법(I)], [상관행렬]에는 [☑ 계수(C)]와 [☑ KMO와 Bartlett의 구성형 검정(K)]을 체크하면 〈그림 11-4〉와 같은 대화상자 창이 나타난다.

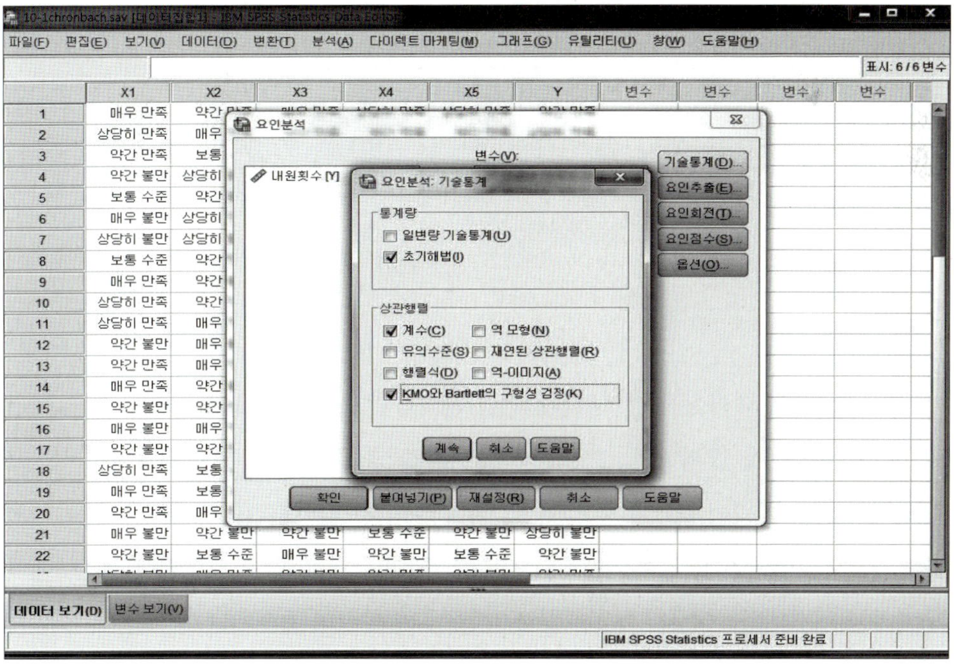

〈그림 11-4〉 [요인분석: 기술통계] 대화상자 창

〈그림 11-4〉의 [요인분석: 기술통계] 대화상자 창에 대한 키워드를 설명한 것이 〈표 11-1〉이다.

표 11-1 [요인분석: 기술통계] 대화상자 창에 대한 키워드 설명

키 워 드	설명 내용
통계량	기술통계량에 대해 처리할 내용을 지정
□ 일변량 기술통계(U)	각 변수의 유효 관측값 수, 평균, 표준편차 등을 표시한다.
☑ 초기해법(I)	초기 공통성, 고유값, 설명된 분산의 퍼센트 등을 표시한다.
상관행렬	
☑ 계수(C)	요인 분석 시 선택된 변수에 대한 상관계수
□ 역모형(N)	상관계수의 역행렬
□ 유의수준(S)	상관행렬에서 계수의 한쪽 유의수준
□ 재연된 상관행렬(R)	요인 해법으로부터 추정한 상관행렬. 잔차(추정된 상관계수와 기대된 상관계수 간 차이)도 함께 표시된다.
□ 행렬식(D)	상관계수행렬의 행렬식
□ 역-이미지(A)	역-이미지의 상관행렬에는 편상관계수 중 음수가 있고 역-이미지 공분산행렬에는 편 공분산값 중 음수가 있다. 적합한 요인 모형에서는 대부분 비-대각 요소가 작다. 변수에 대한 표본 추출 적합도 측도는 역-이미지 상관행렬의 대각에 표시된다.
☑ KMO와 Bartlett의 구형성 검정(K)	표시 적합도에 대한 Kaiser-Meyer-Olkin 측도는 변수 간 편상관계수가 작은지 여부를 검정한다. Bartlettr의 구형성 검정은 해당 상관행렬이 요인 모형의 부적절함을 나타내는 단위행렬에 해당하는지 여부를 검정한다.

자료 : SPSS 아카데미, 사회과학 통계분석, 2005, pp.340-341. 참조.

3.2 요인분석 요인추출

〈그림 11-4〉의 대화상자 창에서 [계속]을 클릭하면 〈그림 11-3〉로 되돌아간다. 여기서 [요인추출(E)]을 클릭하면 [요인분석: 요인추출] 대화상자 창이 뜨는데, 여기서 〈그림 11-6〉과 같이 [방법(M)]에는 주성분 ▼, [분석]에 [⊙ 상관행렬(R)], [표시]에 [☑ 회전하지 않은 요인해법(F)], [☑ 스크리 도표(S)] 그리고 [추출]에 [⊙ 고유값 기준(E)]에서 [다음 값보다 큰 고유값(A): 1]을 입력하고, [수렴에 대한 최대반복계산수(X): 25]를 입력한다.

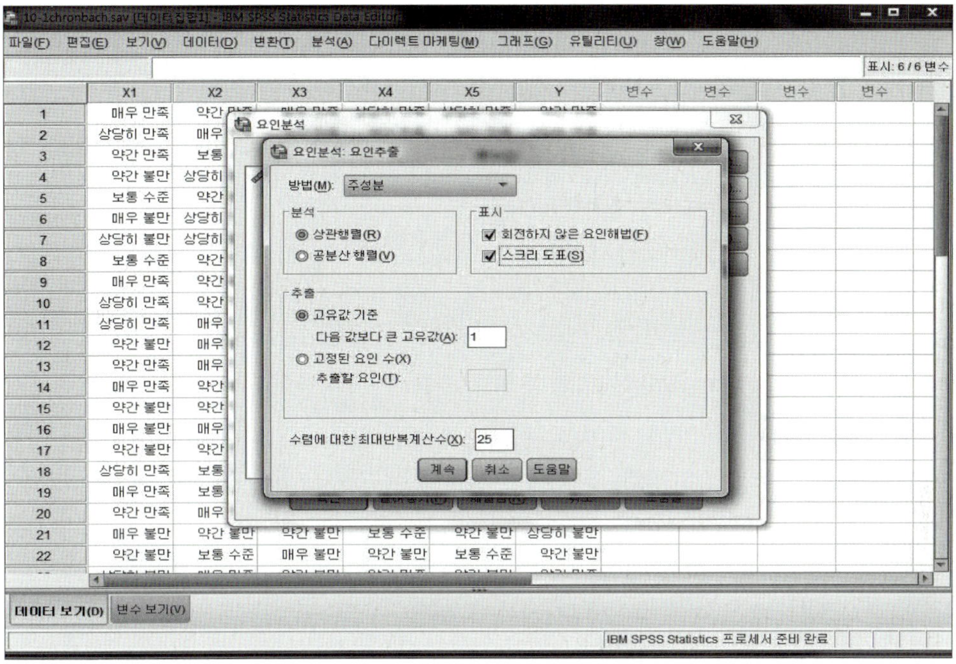

〈그림 11-5〉 [요인분석: 요인추출] 대화상자 창

〈그림 11-5〉의 [요인분석: 요인추출]에 대한 키워드를 설명한 것이 〈표 11-2〉이다.

표 11-2 [요인분석: 요인추출] 대화상자 창에 대한 키워드 설명

키 워 드	설명 내용
방법(M): 주성분 ▼	주성분, 가중되지 않은 최소제곱법 등 다양한 요인 추출방법 존재
주성분	관측된 변수의 상관되지 않은 선형 조합을 형성하는 데 사용되는 요인 추출 방법. 처음 성분이 최대 분산을 가지게 된다. 성분이 연속될수록 점진적으로 더 작아지는 분산을 나타내며 각 성분은 서로 상관되지 않는다. 주성분 분석으로 초기 요인 해법을 구할 수 있으며 상관행렬이 단순할 때 사용된다.
가중되지 않은 최소제곱법	대각선을 무시하는 관측 상관행렬과 재연된 상관행렬 간의 차이 제곱합을 최소화하는 요인 추출 방법
일반화된 최소제곱법	관측된 상관행렬과 재연된 상관행렬 간의 차이 제곱합을 최소화하는 요인 추출 방법. 상관계수는 특정요인분산의 역으로 가중되므로 고유값이 높은 변수는 낮은 변수보다 가중값이 적다.
최대우도	표본이 다변량 정규분포에서 비롯된 경우 관측된 상관행렬을 작성하는 모수 추정값을 생성하는 요인 추출 방법. 상관계수는 변수 고유값의 역으로 가중되고 반복계산 알고리즘이 적용된다.

키 워 드	설명 내용
주축요인 추출	공통성의 초기 추정값으로 대각으로 배치된 제곱 다중 상관계수를 사용하여 원래의 상관행렬로부터 요인을 추출하는 방법. 이러한 요인 적재값은 대각으로 위치하는 기존의 공통성 추정값을 대신하는 새 공통성을 추정하는데 사용된다. 한 반복계산에서 다음 반복계산까지 공통성에 대한 변화량이 추출에 대한 수렴 기준을 만족할 때까지 반복계산은 반복된다.
알파요인 추출	분석할 변수를 잠재 변수의 표본으로 간주하는 요인추출 방법. 이 항목은 요인의 알파 신뢰도를 최대화한다.
이미지요인 추출	Guttman에 의해 개발된 요인추출 방법으로서 이미지 이론에 기초한다. 편 이미지라고 하는 변수의 공통 부분은 가설 요인의 함수보다는 남아 있는 변수에서 선형 회귀로 정의된다.
분석	
⊙ 상관행렬(R)	상관행렬을 분석한다. 이 항목은 분석시 변수가 다른 척도에 대해 측정되는 경우 유용하다.
◎ 공분산행렬(V)	공분한 행렬 분석
추출	
⊙ 고유값 기준(E) : 1	디폴트로, 고유값이 1보다 크거나 (상관행렬 분석시) 평균 항분산(공분산 행렬 분석시)보다 큰 요인이 추출된다. 요인 추출용 분리점으로 다른 고유값을 사용하려면 분석시 0에서 전체 변수의 수까지의 수를 하나 입력한다.
◎ 요인의 수(N)	사용자 지정 요인 수를 고유값에 관계없이 추출한다. 양수를 입력한다.
표시	
☑ 회전하지 않은 요인해법(F)	요인 해법에 대한 회전하지 않은 요인 적재값(요인 패턴 행렬), 공통성, 고유값 등을 표시한다.
☑ 스크리 도표(S)	각 요인과 관련된 분산 도표로 그대로 유지할 요인의 수를 결정하는 데 사용된다. 일반적으로 도표는 큰 요인들의 가파른 기울기와 나머지 요인들의 점진적 꼬리 부분(스크리) 간의 뚜렷한 구분을 보여준다.
수렴에 대한 최대반복계수(X) : 25	초기 지정값으로 요인 추출에 대해 25회의 최대반복계산을 수행한다. 최대값을 다르게 지정하려면 양의 정수를 입력한다.

자료 : SPSS 아카데미, 사회과학 통계분석, 2005, pp.342-343. 참조.

3.3 요인분석 요인회전

〈그림 11-5〉에서 [계속]을 클릭하면 〈그림 11-3〉의 대화상자 창으로 되돌아간다. 이때 [요인회전(T)]을 클릭하면 [요인분석: 요인회전] 대화상자 창이 뜨는데, [방법]에는 [⊙ 베리멕스(V)], [표시]에는 [☑ 회전 해법(R) ☑ 적재값 도표(L)]를 지정하고 수렴에 대한 최대반복계수(X): 25를 입력하면 〈그림 11-6〉과 같은 대화상자 창이 나타난다.

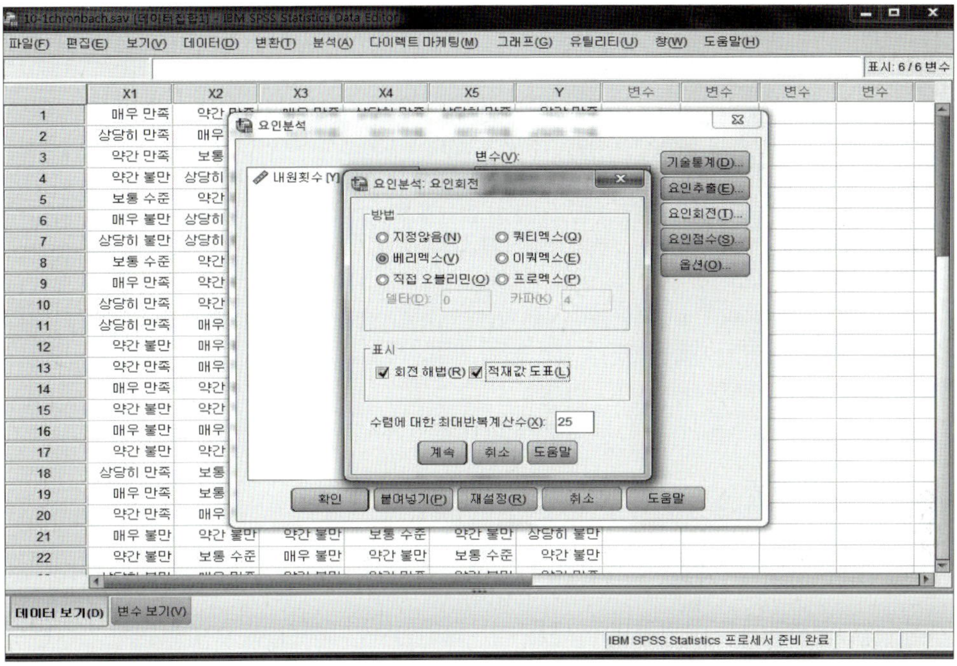

〈그림 11-6〉 [요인분석: 요인회전] 대화상자 창

〈그림 11-6〉의 [요인분석: 요인회전] 대화상자 창에 나타난 키워드를 설명하면 〈표 11-3〉과 같다.

표 11-3 [요인분석: 요인회전] 대화상자 창에 대한 키워드 설명

키 워 드	설명 내용
방법	요인 추출방법
◎ 지정않음(N)	요인이 회전되지 않음(초기지정값).
⊙ 베리멕스(V)	각 요인의 적재값이 높은 변수의 수를 최소화하는 직교 회전방법. 이 방법은 요인 해석을 단순화한다.
◎ 직접 오블리민(O)	사각(oblique) (직교가 아닌) 회전방법. 델타가 0일 때 (디폴트 값) 해법은 가장 기울어지는 형태를 나타낸다. 델타의 음수성이 강해질수록 요인은 덜 기울어진다. 디폴트 델타 값 0을 바꾸려면 0.8 이하의 수를 입력한다.
◎ 쿼터멕스(Q)	각 변수를 설명하는 데 필요한 요인 수를 최소화하는 회전 방법. 관측된 변수의 해석을 단순화한다.
◎ 이쿼멕스(E)	요인을 단순화한 베리멕스 방법과 변수를 단순화한 쿼터멕스 방법을 조합한 회전방법. 요인에 읽어들인 변수의 수와 변수 설명에 사용할 요인 수는 최소화된다.
◎ 프로멕스(P)	요인이 상관되도록 하는 오블리크 회전. 이 회전은 직접 오블리민 회전보다 좀더 빨리 계산될 수 있으므로 큰 데이터 집합에 유용하다.

키 워 드	설명 내용
출력	
☑ 회전 해법(R)	회전 방법을 선택하여 회전해법을 구할 수 있다. 직교회전에 대해 회전 패턴 행렬과 요인 변환 행렬이 표시된다. 오블리크 회전에 대해서는 패턴, 구조, 요인 상관행렬이 표시
☑ 적재값 도표(L)	처음 세 요인의 도표를 3차원 요인 적재값도표. 두 요인 해법의 경우 2차원 도표가 표시된다. 요인이 하나만 추출되면 도표가 표시되지 않는다. 회전을 요청하면 도표에서 회전된 해법을 볼 수 있다.
수렴에 대한 최대반복계수(X) : 25	초기 지정값으로 요인 회전에 대해 최대 25번의 반복계산이 수행된다. 다른 최대 횟수를 지정하려면 양의 정수를 입력한다.

자료 : SPSS 아카데미, 사회과학 통계분석, 2005, p.344. 참조.

3.4 요인분석 요인점수

〈그림 11-6〉에서 [계속]을 클릭하면 〈그림 11-3〉의 대화상자 창으로 되돌아간다. 여기서 [요인점수(S)]를 클릭하면 [요인분석: 요인점수] 대화상자 창이 뜨는데, [☑ 변수로 저장(S)]에 체크를 하고 [방법]에 [⦿ 회귀분석(R)]으로 지정한 뒤, [☑ 요인점수 계수행렬 출력(D)]에 체크를 하면, 〈그림 11-7〉과 같이 나타난다.

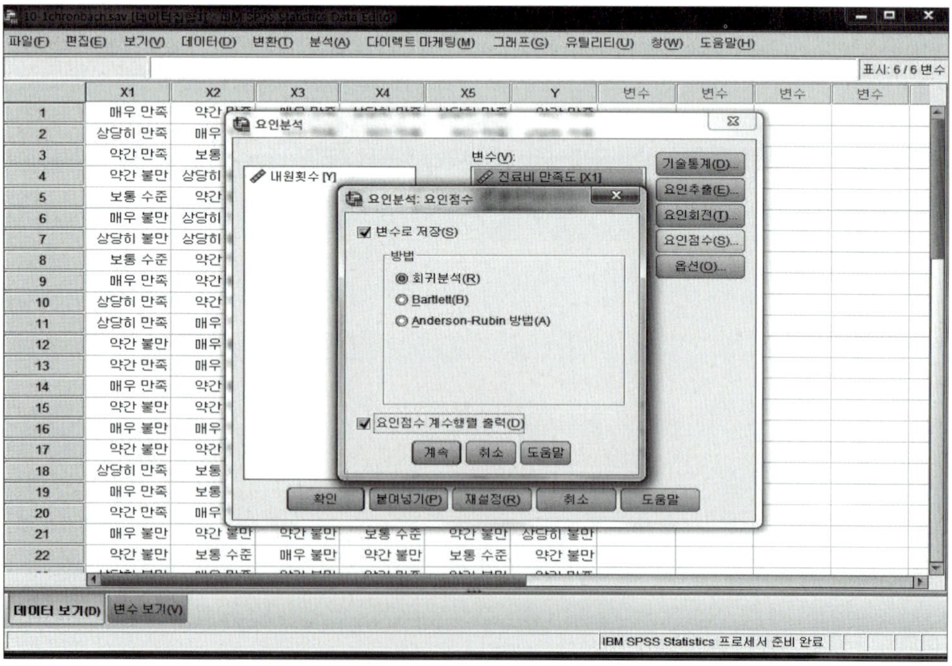

〈그림 11-7〉 [요인분석: 요인점수] 대화상자 창

〈그림 11-7〉의 [요인분석: 요인점수] 대화상자 창에 대한 키워드를 설명하면 〈표 11-4〉와 같다.

표 11-4 [요인분석: 요인점수] 대화상자 창에 대한 키워드 설명

키 워 드	설명 내용
☑ 변수로 저장(S)	요인 점수를 변수로 저장한다. 해법에서 각 요인에 대한 변수가 하나씩 작성된다. 출력결과의 표에는 세 변수명과 요인 점수를 계산할 때 사용되는 방법을 나타내는 변수 설명이 나타난다.
방법	
⊙ 회귀분석(R)	요인 점수 계수를 추정하는 방법. 생성된 점수는 평균 0을 가지며 추정된 요인 점수와 요인 값 간의 제곱 다중 상관계수와 동일한 분산을 가진다. 점수는 요인이 직교될 경우에도 상관될 수 있다.
◎ Bartlett(B)	요인 점수 계수의 추정 방법. 작성된 점수의 평균은 0이고 변수 범위에서 고유한 요인의 제곱합이 최소화된다.
◎ Anderson-Rubin 방법(A)	요인 점수 계수를 추정하는 방법. 추정된 요인의 직교성을 확인하는 Bartlett 방법을 수정한 것이다. 생성된 점수들은 평균 0이며 표준편차는 1로 서로 상관되지 않는다.
☑ 요인점수 계수행렬 출력(D)	요인 점수 계수 행렬을 표시한다. 요인 점수 공분산행렬도 표시된다.

자료 : SPSS 아카데미, 사회과학 통계분석, 2005, p.345. 참조.

3.5 요인분석 옵션

〈그림 11-7〉에서 [계속]을 클릭하면 〈그림 11-3〉의 대화상자 창으로 되돌아간다. 여기서 [옵션(O)]을 클릭하면 [요인분석: 옵션] 대화상자 창이 뜨는데, [결측값]에서 [⊙ 목록별 결측값 제외(L)]에 체크를 하면, 〈그림 11-8〉과 같이 나타난다.

〈그림 11-8〉의 [요인분석: 옵션] 대화상자 창에 대한 키워드를 설명하면 〈표 11-5〉와 같다.

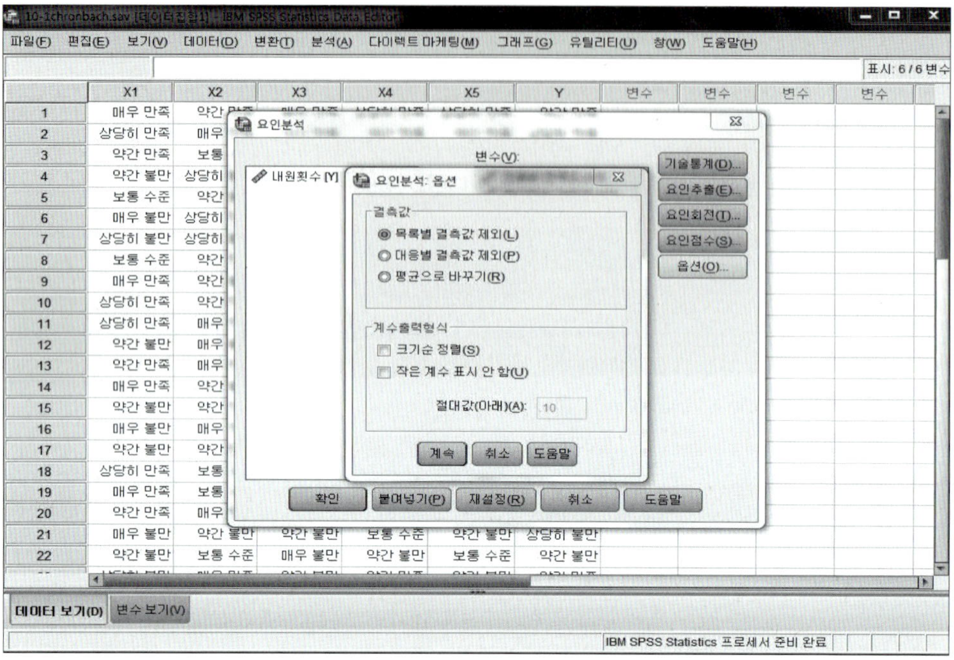

〈그림 11-8〉 [요인분석: 옵션] 대화상자 창

표 11-5 [요인분석: 옵션] 대화상자 창에 대한 키워드 설명

키 워 드	설명 내용
결측값	무응답치와 결과에 대한 지정방법
⊙ 목록별 결측값 제외(L)	분석시 사용되는 변수에 대한 결측값이 있는 케이스를 제외시킨다.
◎ 대응별 결측값 제외(P)	특정 통계량 계산시 대응 변수 중 하나나 둘 모두에 대해 결측값이 있는 케이스를 분석에서 제외시킨다.
◎ 평균으로 대체(R)	결측값을 변수 평균으로 대체한다.
계수출력 형식	
크기순서로 정렬(S)	요인 적재값 행렬과 구조 행렬을 정렬하여 동일한 요인에 대해 높은 적재값을 가지는 변수가 함께 나타나게 한다.
보다 작은 절대값 출력 않음(U)	절대값이 지정한 값보다 작은 계수는 출력되지 않는다. 디폴트 값은 0.10이다. 디폴트 값을 바꾸려면 0과 1사이의 수를 입력한다.

자료 : SPSS 아카데미, 사회과학 통계분석, 2005, p.346. 참조.

3.6 요인분석 결과

〈그림 11-8〉에서 [계속]을 클릭한 뒤, 하단에 있는 [확인]을 다시 클릭하면 요인분석에 대한 결과물이 출력된다.

분석결과 11-1 상관행렬

		진료비 만족도	창구직원 이미지	의료장비 만족도	병원시설 이미지	진료서비스 만족도
상관계수	진료비 만족도	1.000	.011	.430	.359	.648
	창구직원 이미지	.011	1.000	.344	.379	.032
	의료장비 만족도	.430	.344	1.000	.284	.563
	병원시설 이미지	.359	.379	.284	1.000	.420
	진료서비스 만족도	.648	.032	.563	.420	1.000

※ 저장 위치 : C:\SPSS통계분석\SPSS_SPV\11-1_factor_중부병원_01_요인분석.spv

[분석결과 11-1]에서 보면 X_1(진료비 만족도)변수와 X_5(진료서비스 만족도)변수의 상관관계(0.648)가 대체로 높은 값을 나타내고 있다. 그러나 다른 변수들 간에는 상관관계가 대체로 낮은 편이다.

분석결과 11-2 KMO와 Bartlett 검정

표준형성 적절성의 Kaiser-Meyer-Olkin 측도.		.614
Bartlett의 구형성 검정	근사 카이제곱	40.318
	자유도	10
	유의확률	.000

※ 저장 위치 : C:\SPSS통계분석\SPSS_SPV\11-1_factor_중부병원_01_요인분석.spv

[분석결과 11-2]에서 표준형성 적절성의 KMO(Kaiser-Meyer-Olkin)와 Bartlett의 구형성 측도 검정은 수집된 데이터가 요인분석에 적합한지 여부를 판단하는 검정방법이다. KMO값은 표본적합도를 나타내는 값으로 0.5이상이면 표본데이터는 요인분석에 적합하다고 판단할 수 있다.

Bartlett의 구형성 검정은 변수 간의 상관행렬이 단위행렬인지 여부를 판단하는 검정 방법이다. 여기서 단위행렬(Identity Matrix)은 대각선이 1이고 나머지는 모두 0인 행렬을 의미하는데, 유의확률이 0.000이므로 변수 간 행렬이 단위행렬이라는 귀무가설은 기각되어 요인분석을 계속 진행할 수 있다는 것을 의미한다.

분석결과 11-3 공통성

	초 기	추 출
진료비만족도	1.000	.755
창구직원이미지	1.000	.889
의료장비만족도	1.000	.593
병원시설이미지	1.000	.564
진료서비스만족도	1.000	.822

추출 방법 : 주성분 분석.

※ 저장 위치 : C:₩SPSS통계분석₩SPSS_SPV₩11-1_factor_중부병원_01_요인분석.spv

[분석결과 11-3]에서 공통성(Communality)은 변수에 포함된 요인들에 의해서 설명되는 비율을 말한다. 각 변수의 초기값과 주성분분석법에 의한 각 변수들의 추출된 요인에 의해 설명되는 비율이 나타나 있다.

분석결과 11-4 설명된 총변수

성분	초기 고유값			추출 제곱합 적재값			회전 제곱합 적재값		
	합계	% 분산	% 누적	합계	% 분산	% 누적	합계	% 분산	% 누적
1	2.463	49.263	49.263	2.463	49.263	49.263	2.162	43.231	43.231
2	1.159	23.188	72.451	1.159	23.188	72.451	1.461	29.220	72.451
3	.707	14.137	86.588						
4	.400	8.008	94.596						
5	.270	5.404	100.000						

추출 방법: 주성분 분석.

※ 저장 위치 : C:₩SPSS통계분석₩SPSS_SPV₩11-1_factor_중부병원_01_요인분석.spv

요인분석의 목적은 모형의 설명을 높이기 위해 변수의 수를 줄이는데 있으므로 [분석결과 11-4]에 나타난 요인(성분) 5개를 모두 채택하는 것은 바람직하지 못하다. 고유값은 몇 개의 요인이 상대적으로 설명하는 정도를 의미하기 때문에 모든 요인(성분)의 고유값 합계는 요인분석에 사용된 변수의 수(5)와 같다.

예컨대 1요인(성분)의 설명력(분산비)은 $\frac{\text{적재값}}{\text{문항수}} = \frac{(2.463)}{(5)}$ =0.4926, 약 49.3%이다.

또한 2요인(성분)의 설명력(분산비)은 $\frac{(1.159)}{(5)}$=0.2319, 약 23.2%이다. 여기서 요인의 고유값은 요인에 속한 각 변수들의 적재값을 제곱하여 더한 것과 같다. 예컨대 1요인의 고유값은 $(0.763)^2+(0.379)^2+(0.766)^2+(0.674)^2+(0.835)^2=2.463$이다.

분석결과 11-5 스크리 도표

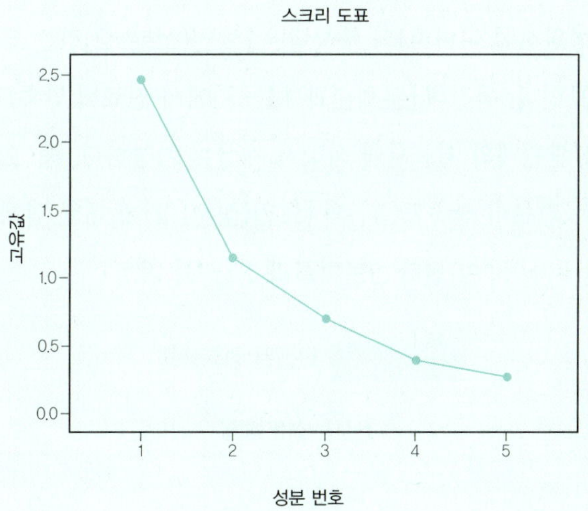

분석결과 11-6 성분행렬

성분행렬[a]

	성분	
	1	2
진료비만족도	.763	-.415
창구직원이미지	.379	.864
의료장비만족도	.766	.082
병원시설이미지	.674	.330
진료서비스만족도	.835	-.354

요인추출 방법: 주성분 분석.

a. 추출된 2 성분

※ 저장 위치 : C:₩SPSS통계분석₩SPSS_SPV₩11-1_factor_중부병원_01_요인분석.spv

[분석결과 11-5]에서 보여주고 있는 도표는 고유값의 변화를 반영하는 스크리 차트로서 횡축은 성분번호(요인번호), 종축은 고유값을 표시하고 있다. 여기서 요인(성분) 3부터는 고유값이 크게 작아지고 있다. 이처럼 고유값이 작아지는 점에서 요인(성분)의 개수를 결정할 수도 있다. 따라서 이 방식에 따르면 요인(성분)의 개수는 2개가 적정 수준이다.

[분석결과 11-6]의 성분행렬은 회전시키기 전의 요인 부하량을 보여주고 있다. X_1(진료비 만족도), X_3(의료장비 만족도), X_5(진료서비스 만족도)의 부하량을 기준으로 볼 때 이 3개의 변수는 [요인(성분) 1]이라는 공통적인 특성을 가지고 있고, X_2(창구직원 이미지)와 X_4(병원시설 이미지)의 부하량은 [요인(성분) 2]라는 공통적인 특성을 가지고 있는 것으로 보인다. 예컨대 [분석결과 11-7]에서 진료비 만족도(X_1)의 공통성은 요인과 변수와의 상관관계의 제곱합에 의해서 계산이 가능하다. 즉 [요인(성분) 1]에 대한 적재량의 제곱과 진료비 만족도(X_1)의 [요인(성분) 2]에 대한 적재량 제곱을 합하면 $(0.869)^2+(0.003)^2=0.755$이 된다.([분석결과 11-3] 참조)

분석결과 11-7 회전된 성분행렬

회전된 성분행렬[a]

	성분	
	1	2
진료비만족도	.869	.003
창구직원이미지	-.083	.939
의료장비만족도	.632	.440
병원시설이미지	.432	.614
진료서비스만족도	.902	.091

요인추출 방법 : 주성분 분석.

회전 방법 : Kaiser 정규화가 있는 베리멕스.

a. 3 반복계산에서 요인회전이 수렴되었습니다.

※ 저장 위치 : C:₩SPSS통계분석₩SPSS_SPV₩11-1_factor_중부병원_01_요인분석.spv

[분석결과 11-7]에서는 베리멕스 방법으로 요인을 회전시킨 것이다. 요인을 회전(rotation)시키는 이유는 변수의 설명축인 요인들의 해석을 유용하게 도와주는 역할을 하기 때문이다. 여러 가지 요인 회전방법이 있으나 여기서는 가장 많이 사용되는 베리멕스 직각회전방법을 사용하였다. 일반적으로 직각회전방법은 성분점수를 사용하여 회귀

분석이나 판별분석 등을 수행할 경우, 요인(성분) 간에 독립성이 요구되기 때문에 요인들의 공선성 문제점을 발생시키지 않도록 하기 위해서이다. 이 분석결과를 가지고 분석자는 변수의 공통점을 발견하여 각 요인(성분)에 대해 적절한 명칭을 부여하게 된다. 예컨대 X_1(진료비 만족도), X_3(의료장비 만족도), X_5(진료서비스 만족도)는 [요인(성분) 1]에 속하며 이것을 '진료서비스 요인', X_2(창구직원 이미지)와 X_4(병원시설 이미지)는 [요인(성분) 2]에 속하는데 이것을 '병원이미지 요인'이라고 명칭을 부여할 수 있다.

분석결과 11-8 성분변환행렬

성분	1	2
1	.877	.481
2	-.481	.877

요인추출 방법 : 주성분 분석.
회전 방법 : Kaiser 정규화가 있는 베리멕스.
※ 저장 위치 : C:₩SPSS통계분석₩SPSS_SPV₩11-1_factor_중부병원_01_요인분석.spv

[분석결과 11-8]에서 성분변환행렬의 요인이 회전된 경우의 변환 행렬값이 나타나 있다.

분석결과 11-9 회전공간의 성분도표

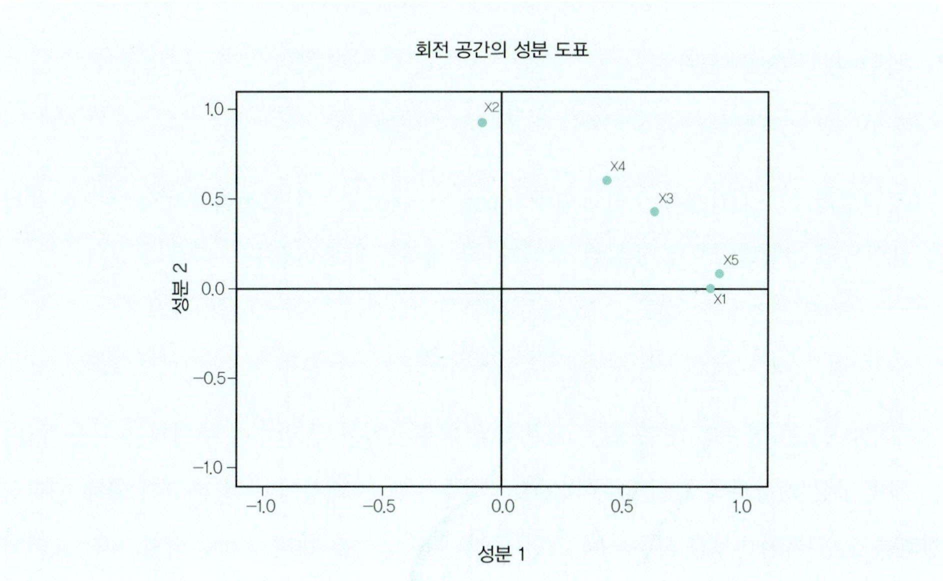

[분석결과 11-9]에서 [요인(성분) 1]은 횡축, [요인(성분) 2]는 종축으로 구성된 [회전공간 도표] 상에서 5개의 변수들이 각각 위치하고 있음을 알 수 있다. 여기서 X_1(진료비 만족도), X_3(의료장비 만족도), X_5(진료서비스 만족도)로 묶인 [요인(성분) 1], 즉 진료서비스 요인과 X_2(창구직원 이미지), X_4(병원시설 이미지)로 묶인 [요인(성분) 2] 즉 병원이미지 요인은 서로 상이한 위상을 나타내고 있다.

분석결과 11-10 성분점수 계수행렬과 성분점수 공분산행렬

성분점수 계수행렬

	성분	
	1	2
진료비만족도	.444	-.165
창구직원이미지	-.223	.727
의료장비만족도	.239	.211
병원시설이미지	.103	.381
진료서비스만족도	.444	-.105

요인추출 방법: 주성분 분석.
회전 방법: Kaiser 정규화가 있는 베리멕스.
요인 점수.

성분점수 공분산행렬

성분	1	2
1	1.000	.000
2	.000	1.000

요인추출 방법: 주성분 분석.
회전 방법: Kaiser 정규화가 있는 베리멕스.
요인 점수.
※ 저장 위치 : C:₩SPSS통계분석₩SPSS_SPV₩11-1_factor_중부병원_01_요인분석.spv

[분석결과 11-10]에서 요인점수(Factor Scores)는 각 표본대상자의 변수별 응답을 요인들의 선형결합으로 표현한 값이다. 각 개체들의 요인점수는 다음과 같다.

$$F_{jk}=\sum_{i=1}^{n} W_{ji}S_{ik}$$

여기에서 n는 변수의 개수, S_{ik}는 표준화된 변수, W_{ji}는 각 변수에 주어지는 가중치, F_{jk}는 개별 표본 대상자의 요인점수이다. 요인점수는 표본 대상자가 각 변수에 대해 응답한 결과를 요인별 가중치를 사용하여 요인 공간 상의 점수로 변환시켜 분석자가 각 표본의 요인 공간 상의 위상을 알 수 있게 해 준다. 요인점수를 계산해 보면 다음과 같다.

[요인(성분) 1]의 점수$=(0.444)X_1+(-0.223)X_2+(0.239)X_3+(0.103)X_4+(0.444)X_5$

[요인(성분) 2]의 점수$=(-0.165)X_1+(0.727)X_2+(0.211)X_3+(0.381)X_4+(-0.105)X_5$

여기서 각 변수들의 관측치를 대입하면 대상자별로 요인점수를 구할 수 있다.

04 요인분석을 이용한 다중회귀분석

4.1 다중회귀분석 과정

분석자가 〈그림 11-1〉에서 제시된 5개의 변수들(X_1, X_2, X_3, X_4, X_5)이 내원횟수(Y)에 어떻게 영향을 주는지를 분석하기 위해서는 요인분석 결과로 생성된 2개의 요인 즉 진료서비스 요인(FAC1_1)과 병원이미지 요인(FAC2_1)이라는 2개의 변수를 사용하여 다중회귀분석을 실시할 수 있다.

요인분석이 종료되면 [데이터 보기(D)]에는 두 개의 요인(FAC1_1과 FAC2_1)이 자

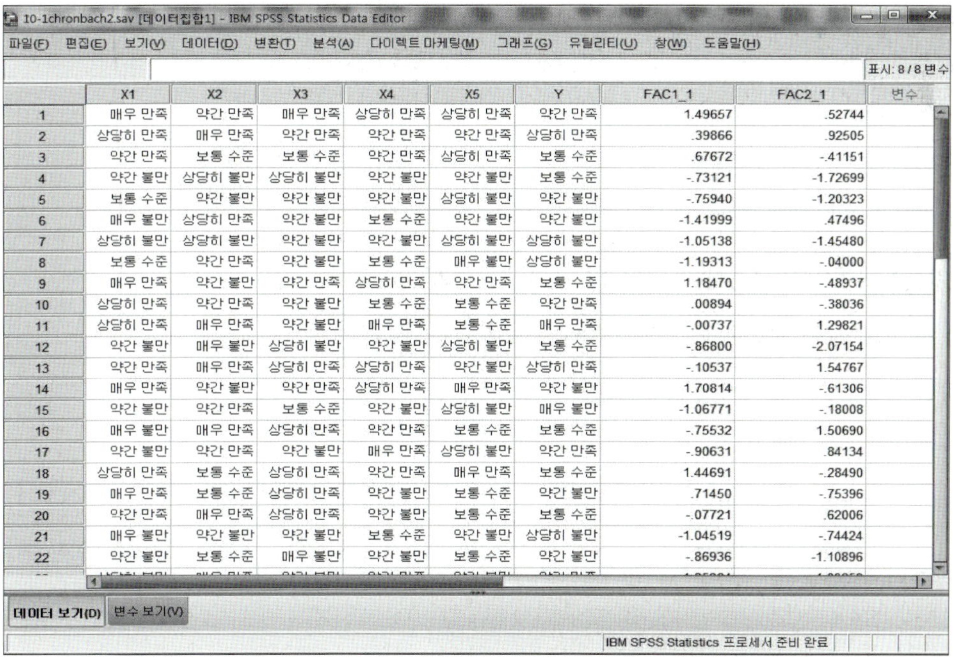

	X1	X2	X3	X4	X5	Y	FAC1_1	FAC2_1	변수
1	매우 만족	약간 만족	매우 만족	상당히 만족	상당히 만족	약간 만족	1.49657	.52744	
2	상당히 만족	매우 만족	약간 만족	약간 만족	약간 만족	상당히 만족	.39866	.92505	
3	약간 만족	보통 수준	보통 수준	약간 만족	상당히 만족	보통 수준	.67672	-.41151	
4	약간 불만	상당히 불만	상당히 불만	약간 불만	약간 불만	보통 수준	-.73121	-1.72699	
5	보통 수준	약간 불만	약간 불만	약간 불만	상당히 불만	약간 불만	-.75940	-1.20323	
6	매우 불만	상당히 만족	약간 불만	보통 수준	약간 불만	약간 불만	-1.41999	.47496	
7	상당히 불만	상당히 불만	약간 불만	약간 불만	상당히 불만	상당히 불만	-1.05138	-1.45480	
8	보통 수준	약간 만족	약간 불만	보통 수준	매우 불만	상당히 불만	-1.19313	-.04000	
9	매우 만족	약간 불만	약간 만족	상당히 만족	약간 만족	보통 수준	1.18470	-.48937	
10	상당히 만족	약간 만족	약간 불만	보통 수준	보통 수준	약간 만족	.00894	-.38036	
11	상당히 만족	매우 만족	약간 불만	매우 만족	보통 수준	매우 만족	-.00737	1.29821	
12	약간 불만	매우 불만	상당히 불만	약간 불만	상당히 불만	보통 수준	-.86800	-2.07154	
13	약간 만족	매우 만족	상당히 만족	상당히 만족	약간 불만	상당히 만족	-.10537	1.54767	
14	매우 만족	약간 불만	약간 만족	상당히 만족	매우 만족	약간 불만	1.70814	-.61306	
15	약간 불만	약간 만족	보통 수준	약간 불만	상당히 불만	매우 불만	-1.06771	-.18008	
16	매우 불만	매우 만족	상당히 만족	약간 만족	보통 수준	보통 수준	-.75532	1.50690	
17	약간 불만	약간 만족	약간 불만	매우 만족	상당히 불만	약간 만족	-.90631	.84134	
18	상당히 만족	보통 수준	상당히 만족	약간 만족	매우 만족	보통 수준	1.44691	-.28490	
19	매우 만족	보통 수준	상당히 만족	약간 불만	보통 수준	약간 불만	.71450	-.75396	
20	약간 만족	매우 만족	상당히 만족	약간 불만	보통 수준	보통 수준	-.07721	.62006	
21	매우 불만	약간 불만	약간 불만	보통 수준	약간 불만	상당히 불만	-1.04519	-.74424	
22	약간 불만	보통 수준	매우 불만	약간 불만	보통 수준	약간 불만	-.86936	-1.10896	

※ 저장 위치 : C:₩SPSS통계분석₩SPSS_SAV₩11-1_factor_중부병원_01_요인분석(회귀분석1) .spv

〈그림 11-9〉 요인분석 종료 후 새롭게 생성된 요인(성분)

동으로 생성된다. 〈그림 11-9〉에서는 요인분석 종료 후 새롭게 생성된 두 개의 요인(성분)을 보여주고 있다.

여기서 [요인 1]은 [FAC1-1], [요인 2]는 [FAC2-1]로 새롭게 생성된 것을 알 수 있다. 그러나 회귀분석을 실시하기 전에 각 요인에 대하여 신뢰성 검정을 실시하는 것이 바람직하다. 여기서 신뢰성 검정은 생략하기로 한다. [요인 1]인 진료서비스 요인은 X_1(진료비 만족도), X_3(의료장비 만족도), X_5(진료서비스 만족도)로, [요인 2]인 병원이미지 요인은 X_2(창구직원 이미지)와 X_4(병원시설 이미지)로 구성되어 있다.

지금부터 두 요인이 연평균 내원횟수(Y)에 미치는 영향력을 조사하기 위하여 다중회귀분석을 실시하기로 한다.

〈그림 11-9〉에서 다음과 같은 절차를 밟으면 〈그림 11-10〉과 같이 나타난다.

[분석(A)] → [회귀분석(R)] → [선형(L)...]

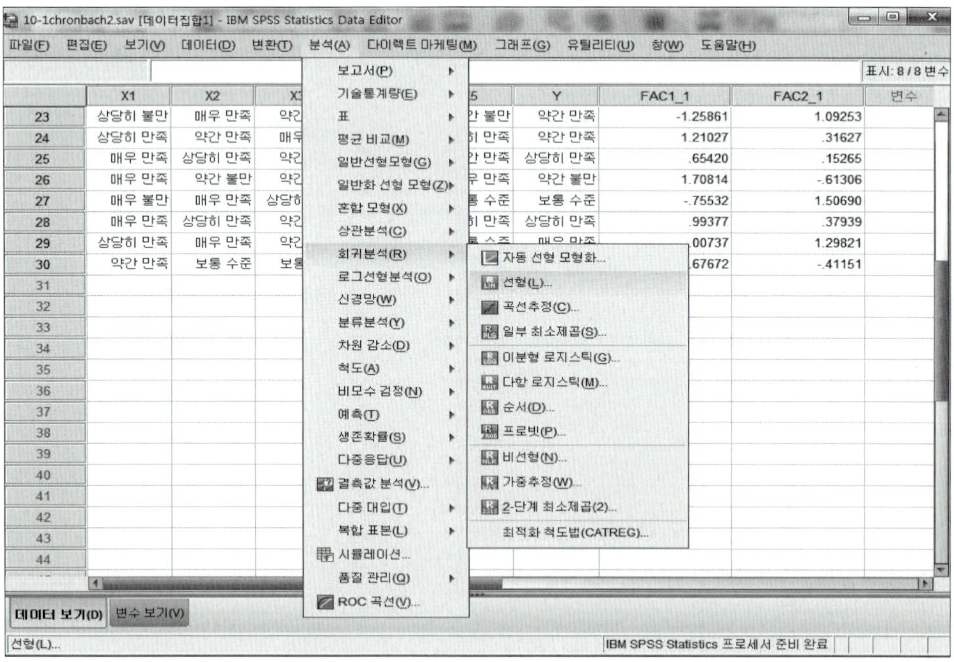

〈그림 11-10〉 요인분석을 이용한 [선형(L)]의 분석절차 대화상자 창

〈그림 11-10〉에서 [선형(L)...]을 클릭하면 종속변수를 나타내기 위해 [종속변수(D):]에 Y(연평균 내원횟수)를 지정하고, [독립변수(I):]에는 [요인(성분) 1]인 [FAC1 -1]과, [요인(성분) 2]인 [FAC2-1]을 지정하면, 〈그림 11-11〉과 같이 나타난다.

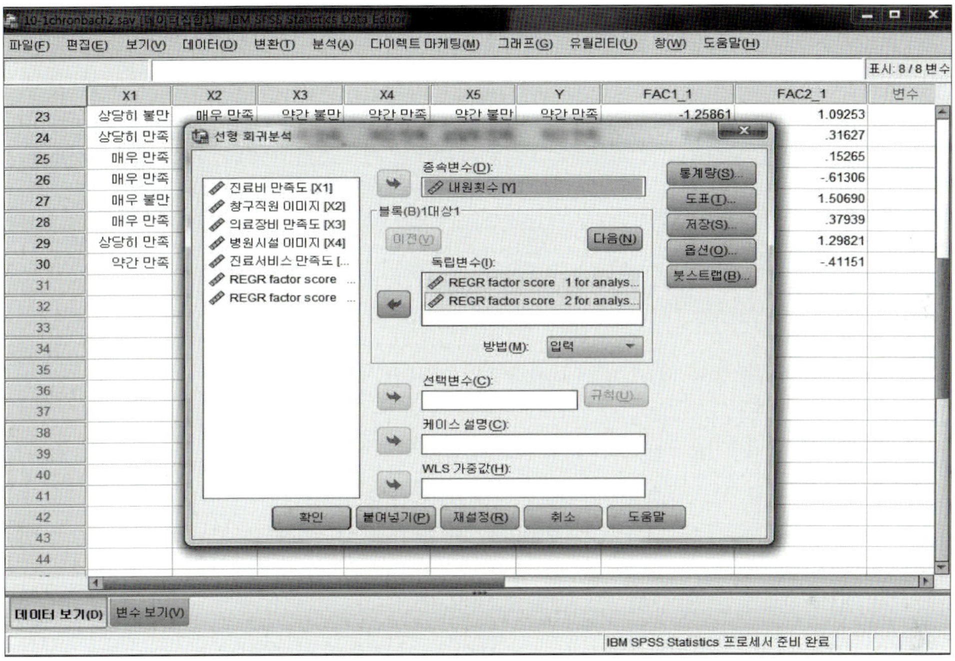

〈그림 11-11〉 요인분석을 이용한 [선형 회귀분석] 대화상자 창

4.2 분석 결과

〈그림 11-11〉에서 [확인]을 클릭하면 요인분석의 결과물이 출력된다.

분석결과 11-11 요인분석을 이용한 선형 회귀분석

모형요약

모형	R	R 제곱	수정된 R 제곱	추정값의 표준오차
1	.648[a]	.420	.377	1.186

a. 예측값: (상수), REGR factor score 2 for analysis 1, REGR factor score 1 for analysis 1

분산분석[a]

모 형		제곱합	자유도	평균 제곱	F	유의확률
1	회 귀 모 형	27.515	2	13.757	9.787	.001[b]
	잔 차	37.952	27	1.406		
	합 계	65.467	29			

a. 종속변수: 내원횟수

b. 예측값: (상수), REGR factor score 2 for analysis 1, REGR factor score 1 for analysis 1

계수[a]

모형		비표준화 계수		표준화 계수	t	유의확률
		B	표준오차	베타		
1	(상수)	4.133	.216		19.095	.000
	REGR factor score 1 for analysis 1	.451	.220	.300	2.050	.050
	REGR factor score 2 for analysis 1	.863	.220	.574	3.921	.001

a. 종속변수: 내원횟수

※ 저장 위치 : C:₩SPSS통계분석₩SPSS_SPV₩11-1_factor_중부병원_02_요인분석이용 회귀분석.spv

[분석결과 11-11]을 기초로 회귀식을 작성하면 다음과 같다.

$$\hat{Y} = 4.133 + 0.451FAC1\_1 + 0.863FAC2\_1$$

여기서 $\hat{Y}$: 연평균 내원횟수

$FAC1\_1$: 요인 1(진료서비스 요인)

$FAC2\_1$: 요인 2(병원이미지 요인)

이 회귀식은 통계적으로 유의하며(유의확률이 0.001〈0.05), $R^2=0.42$로서 총변동의 42%를 설명하고 있다. [요인 1](진료서비스 요인)은 통계적으로 유의하며(유의확률이 0.05=0.05), [요인 2](병원이미지 요인)도 통계적으로 유의하다(유의확률이 0.001〈0.05). 결론적으로 중부병원은 진료서비스와 병원이미지를 모두 중요시해야 한다는 것을 알 수 있다. 그리고 분석결과에 따르면 병원이미지 요인의 회귀계수가 진료서비스 요인보다 더 크기 때문에, 병원의 이미지 향상에 더 역점을 두고 병원서비스경영을 해야 한다는 점을 시사해 주고 있다.

05 변수변환으로 생성된 요인에 의한 다중회귀분석

5.1 변수변환 분석과정

만약 요인의 타당성과 신뢰성 검정이 통과되면 변수변환을 통해 다음과 같이 단순하게 [요인 1]인 F_1과 [요인 2]인 F_2를 만들 수 있다.

$$F_1 = \frac{1}{3}(X_1 + X_3 + X_5)$$

$$F_2 = \frac{1}{2}(X_2 + X_4)$$

〈그림 11-1〉에서 다음과 같은 절차를 밟으면 〈그림 11-12〉와 같이 나타난다.

[변환(T)] → [변수계산(C)...]

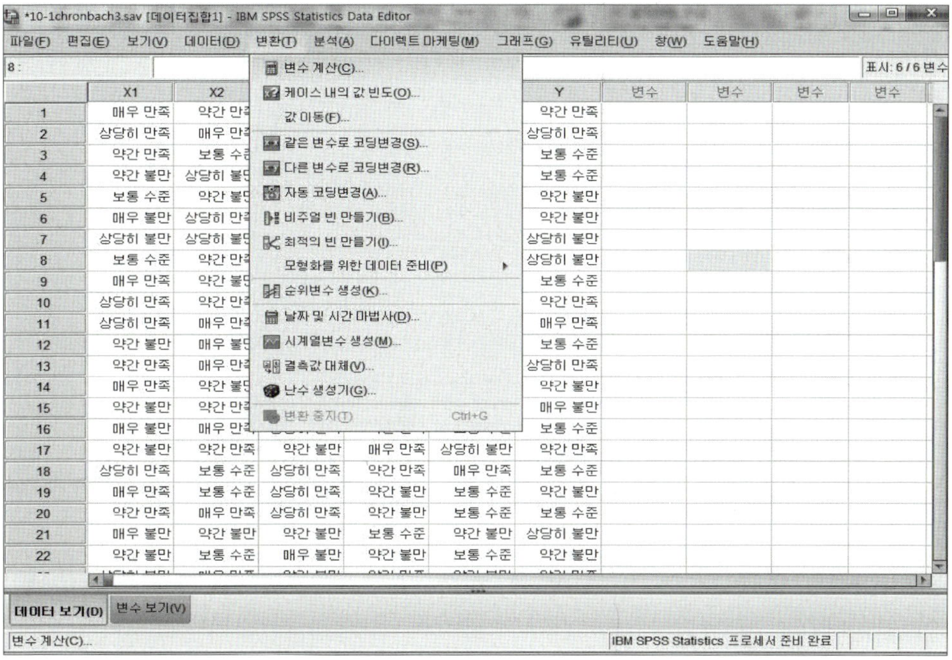

※ 저장 위치 : C:₩SPSS통계분석₩SPSS_SAV₩11-1_factor_중부병원_요인분석.sav

〈그림 11-12〉 변수변환을 통한 [변수계산(C)]의 분석절차 대화상자 창

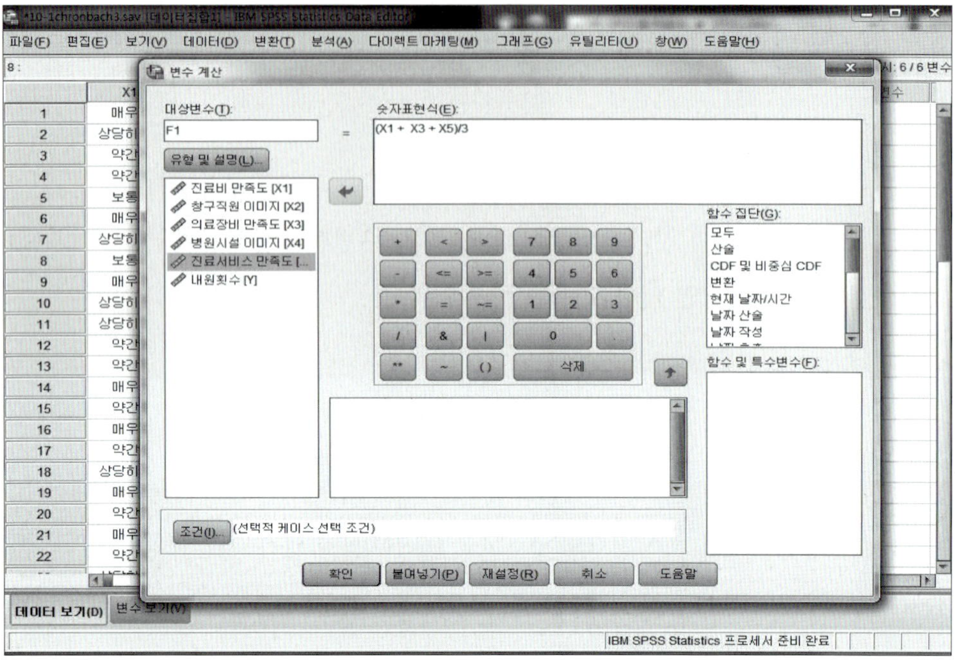

〈그림 11-13〉 변수변화를 통한 [변수계산] 대화상자 창

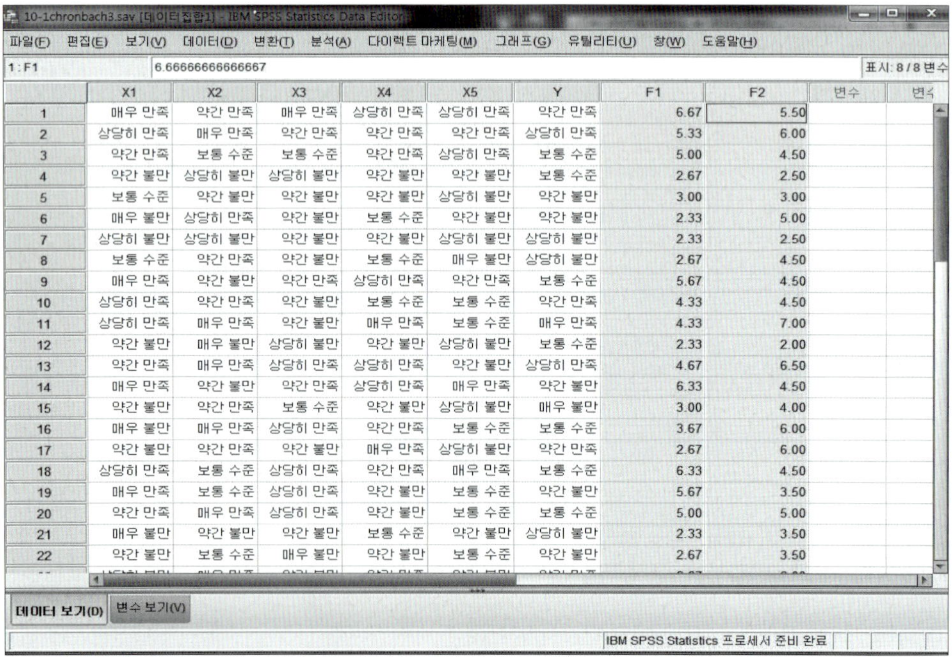

※ 저장 위치 : C:₩SPSS통계분석₩SPSS_SAV₩11-1_factor_02_중부병원_요인분석(회귀분석2).sav

〈그림 11-14〉 새로 생성된 변수

〈그림 11-12〉에서 [변수계산(C)]을 클릭하면 [변수계산] 대화상자 창이 뜨는데, 여기서 [대상변수(T)]에 F_1을 입력하고 [숫자표현식(E)]에는 $(X_1+X_3+X_5)/3$을 입력시키면 〈그림 11-13〉과 같이 나타난다. 이 때 [확인]을 클릭하면 〈그림 11-14〉와 같이 [요인 1]인 F_1이 생성된다. 마찬가지 방법으로 [대상변수(T)]에 F_2을 입력하고 [숫자표현식(E)]에는 $(X_2+X_4)/2$을 입력시킨 뒤, [확인]을 클릭하면 〈그림 11-14〉와 같이 [요인 2]인 F_2가 생성된다.

〈그림 11-14〉에서 [변수 보기(V)]를 클릭한 뒤, [설명]에 F_1의 경우 '진료서비스 요인'을 입력하고, F_2의 경우 '병원이미지 요인'으로 입력한다.

〈그림 11-14〉에서 다음과 같은 절차를 밟으면 [선형 회귀분석] 대화상자 창이 나타나는데, 여기서 [종속변수(D)]에 내원횟수(Y)를 지정하고, [독립변수(I)]에 진료서비스 요인(F_1)과 병원이미지 요인(F_2)을 지정하면 〈그림 11-15〉와 같이 나타난다.

[분석(A)] → [회귀분석(R)] → [선형(L)...]

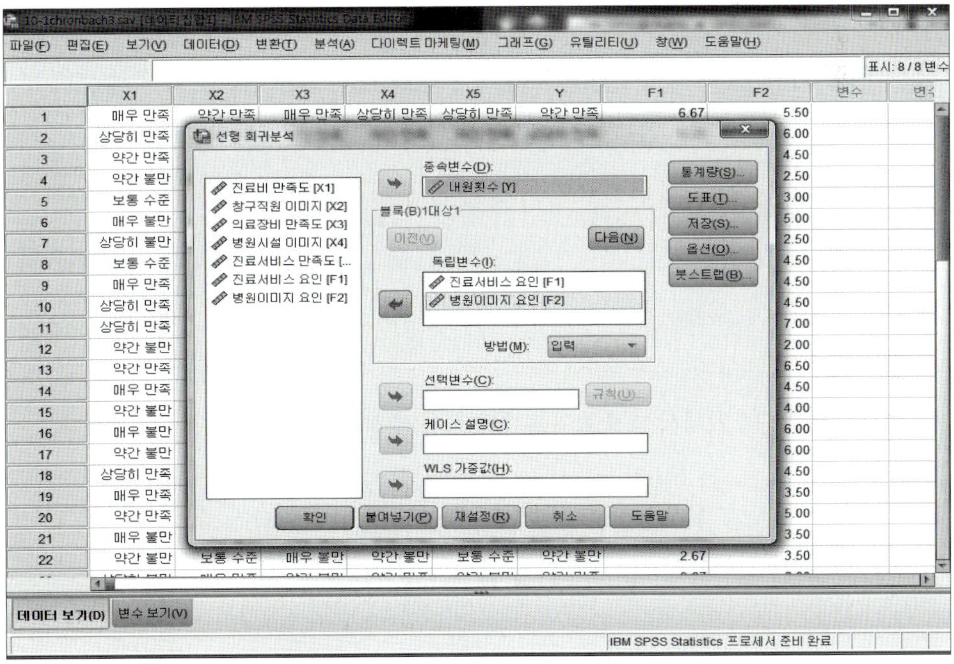

〈그림 11-15〉 변수변환으로 생성된 요인에 의한 [선형 회귀분석] 대화상자 창

5.2 분석결과

〈그림 11-15〉에서 확인을 클릭하면, 변수변환으로 생성된 요인에 의한 다중회귀분석 결과물이 출력된다.

분석결과 11-12 변수변환으로 생성된 요인에 의한 다중회귀분석

모형요약

모형	R	R 제곱	수정된 R 제곱	추정값의 표준오차
1	.711[a]	.506	.469	1.095

a. 예측값: (상수), 병원이미지 요인, 진료서비스 요인

분산분석[a]

모형		제곱합	자유도	평균 제곱	F	유의확률
1	회귀 모형	33.117	2	16.559	13.820	.000[b]
	잔차	32.350	27	1.198		
	합계	65.467	29			

a. 종속변수: 내원횟수

b. 예측값: (상수), 병원이미지 요인, 진료서비스 요인

계수[a]

모형		비표준화 계수		표준화 계수	t	유의확률
		B	표준오차	베타		
1	(상수)	-.109	.850		-.128	.899
	진료서비스 요인	.177	.141	.179	1.254	.220
	병원이미지 요인	.735	.165	.635	4.461	.000

a. 종속변수: 내원횟수

※ 저장 위치 : C:₩SPSS통계분석₩SPSS_SPV₩11-1_factor_중부병원_03_변수변환이용 회귀분석.spv

[분석결과 11-12]에서 다중회귀분석에 대한 추정회귀식을 만들면 다음과 같다.

$$\hat{Y} = -1.109 + 0.177F_1 + 0.735F_2 \quad (R^2 = 0.506)$$

$$(-0.128) \quad (1.254) \quad (4.461^{***})$$

위 식에서 ( )안은 t값이며, F_1(진료서비스 요인)은 통계적으로 유의하지 않으나, F_2(병원이미지 요인)은 통계적으로 유의한 것으로 나타났다. 요인분석을 이용한 다중회귀분석 결과와 차이가 발생하고 있는데 이것은 표본수가 적어서 나타난 결과인 것으로 추측된다.

제 12 장 판별분석

01 판별분석의 개요

각 관측대상들이 어느 집단에 속하는지를 알아보기 위해서 판별분석(Discriminant Analysis)이 필요하다. 판별분석은 기존의 데이터를 이용하여 관측대상들을 몇 개의 집단으로 분류하고자 하는 경우에 이용된다. 판별분석은 등간척도나 비율척도로 이루어진 독립변수를 사용하여 여러 개의 집단으로 분류하는 분석방법이다. 예컨대 사교성, 평점, 경력, 직무성적을 독립변수로 사용하여 종속변수인 판매실적집단을 하위범주와 상위범주로 분류하는 분석을 하고자 할 때 또는 식물학자가 버섯의 색깔, 냄새, 점액상태, 찢어지는 결방향 등을 측정하여 독버섯인지 식용버섯인지를 두 개 이상의 집단을 구분하는 과정에서 분류 오류를 최소화할 수 있는 선형결합을 도출하는 것이 주요 분석목적이다. 이 선형결합을 선형판별식 또는 선형판별함수(Linear Discriminant Function)라고 한다.

판별분석에서는 독립변수를 선형결합의 형태로 판별식을 분석하여 판별대상의 판별점수를 구한 뒤, 이 판별점수를 기준으로 하여 집단을 분류한다. 판별함수의 목적이 종속변수를 정확하게 분류할 수 있는 예측력을 높이는데 있다면, 일단 판별함수로부터 판별력이 통계적으로 유의한 독립변수들을 선택한 다음, 판별함수로부터 구한 판별점수나 분류함수로부터 구한 분류점수를 활용할 수 있다. 판별분석의 절차는 다음과 같다. ① 변수의 선정, ② 표본의 선정, ③ 판별식의 수 결정, ④ 상관관계 및 기술통계량의 계산, ⑤ 판별함수의 도출, ⑥ 판별함수의 타당성 검정, ⑦ 검증된 판별함수의 해석, ⑧ 판별함수를 사용한 예측

02 판별분석의 실행

2.1 상황설정

중부성형외과 홍보기획팀의 안정민 팀장은 지난 1년 동안 이 병원을 이용하는 고객들의 특성을 파악하고, 어떤 특성을 지닌 고객들이 중부성형외과를 방문하는지를 알아보기 위해 30명을 대상으로 조사하였다.

표 12-1 중부성형외과 방문 고객 특성

변수명	특성	코딩
N	고객번호	(　　)
Y	방문여부	1–방문, 2–방문안함
X_1	월평균가계소득	(　　)만원
X_2	사교성인식	1–7(1:매우 부족, 4:보통, 7:매우 풍부)
X_3	외모 중요성 인식	1–7(1:매우 부족, 4:보통, 7:매우 풍부)
X_4	외모 자신감 인식	1–7(1:매우 부족, 4:보통, 7:매우 풍부)
X_5	연령	(　　)세

표 12-2 중부성형외과 방문고객 특성 정보

N	Y	X_1	X_2	X_3	X_4	X_5
1	1	510	5	2	1	46
2	1	420	6	1	2	18
3	2	230	2	7	5	38
4	2	250	3	4	7	40
5	1	540	6	1	1	24
6	2	260	2	4	7	29
7	1	480	7	3	4	21
8	1	430	7	3	2	36
9	2	240	3	7	3	54
10	1	400	6	2	3	57
11	1	382	7	1	3	40
12	2	260	4	7	6	72
13	2	280	5	2	7	59
14	1	350	5	4	2	27
15	1	410	7	3	3	38
16	1	420	3	7	3	38
17	2	200	2	3	5	66
18	2	250	4	6	4	57
19	1	410	5	1	3	19
20	2	220	2	4	5	32
21	2	210	2	3	7	65
22	1	370	5	5	5	22
23	2	280	1	6	6	61
24	2	280	6	5	5	65
25	2	210	7	1	6	54
26	1	250	7	1	2	52
27	1	420	1	1	3	60
28	2	220	3	1	7	62
29	1	390	7	2	2	26
30	2	250	2	6	6	50

〈그림 12-1〉은 〈표 12-2〉의 데이터를 [IBM SPSS 21] 데이터 편집기 창의 [변수 보기(V)]와 [데이터 보기(D)]를 사용하여 입력하면 된다. 다음은 입력한 일부 데이터 창이다.

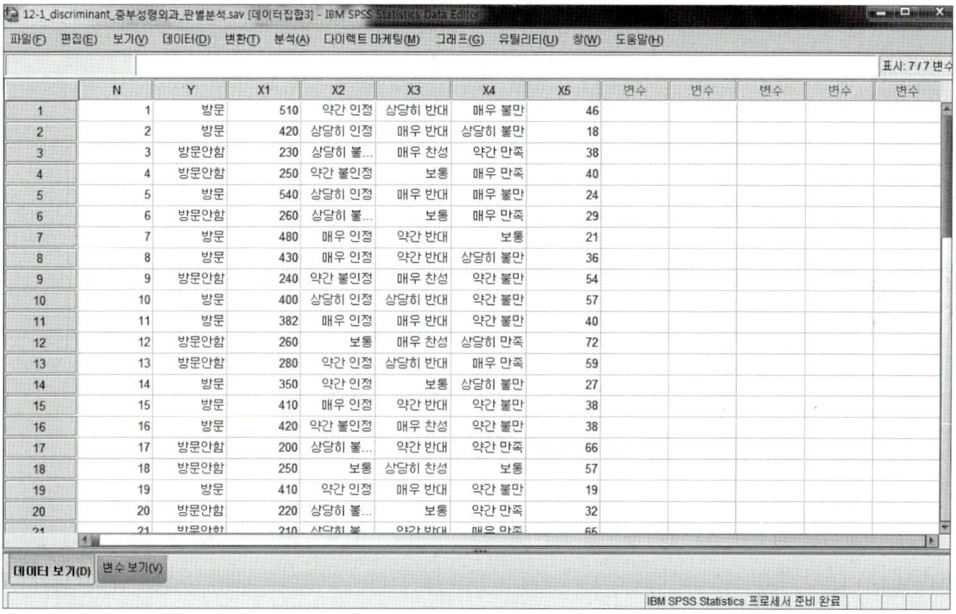

	N	Y	X1	X2	X3	X4	X5
1	1	방문	510	약간 인정	상당히 반대	매우 불만	46
2	2	방문	420	상당히 인정	매우 반대	상당히 불만	18
3	3	방문안함	230	상당히 불...	매우 찬성	약간 만족	38
4	4	방문안함	250	약간 불인정	보통	매우 만족	40
5	5	방문	540	상당히 인정	매우 반대	매우 불만	24
6	6	방문안함	260	상당히 불...	보통	매우 만족	29
7	7	방문	480	매우 인정	약간 반대	보통	21
8	8	방문	430	매우 인정	약간 반대	상당히 불만	36
9	9	방문안함	240	약간 불인정	매우 찬성	약간 불만	54
10	10	방문	400	상당히 인정	상당히 반대	약간 불만	57
11	11	방문	382	매우 인정	매우 반대	약간 불만	40
12	12	방문안함	260	보통	매우 찬성	상당히 만족	72
13	13	방문안함	280	약간 인정	상당히 반대	매우 만족	59
14	14	방문	350	약간 인정	보통	상당히 불만	27
15	15	방문	410	매우 인정	약간 반대	약간 불만	38
16	16	방문	420	약간 불인정	매우 찬성	약간 불만	38
17	17	방문안함	200	상당히 불...	약간 반대	약간 만족	66
18	18	방문안함	250	보통	상당히 찬성	보통	57
19	19	방문	410	약간 인정	매우 반대	약간 불만	19
20	20	방문안함	220	상당히 불...	보통	약간 만족	32

※ 저장 위치 : C:₩SPSS통계분석₩SPSS_SAV₩12-1_discriminant_중부성형외과_판별분석.sav

〈그림 12-1〉 [판병분석] 데이터 입력 창

2.2 판별분석의 실행 절차

판별분석을 실행하기 위해서 다음과 같은 순서에 따르면 〈그림 12-2〉와 같이 나타난다.

[분석(A)] → [분류분석(Y)] → [판별분석(D)...]

〈그림 12-2〉에서 [판별분석(D)...]을 클릭하면, 〈그림 12-3〉과 같은 [판별분석] 대화상자 창이 나타난다.

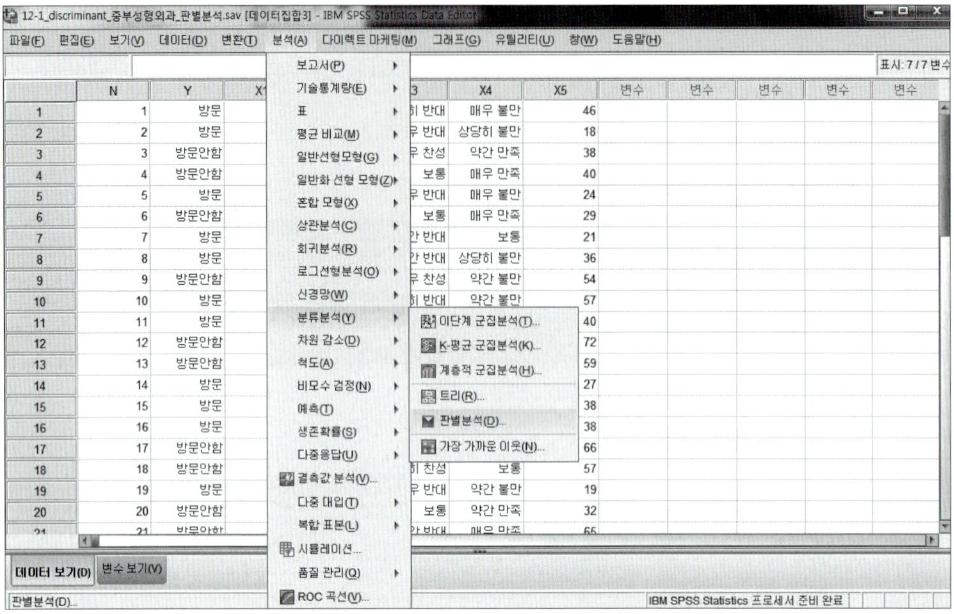

〈그림 12-2〉 [판별분석(D)]의 분석절차 대화상자 창

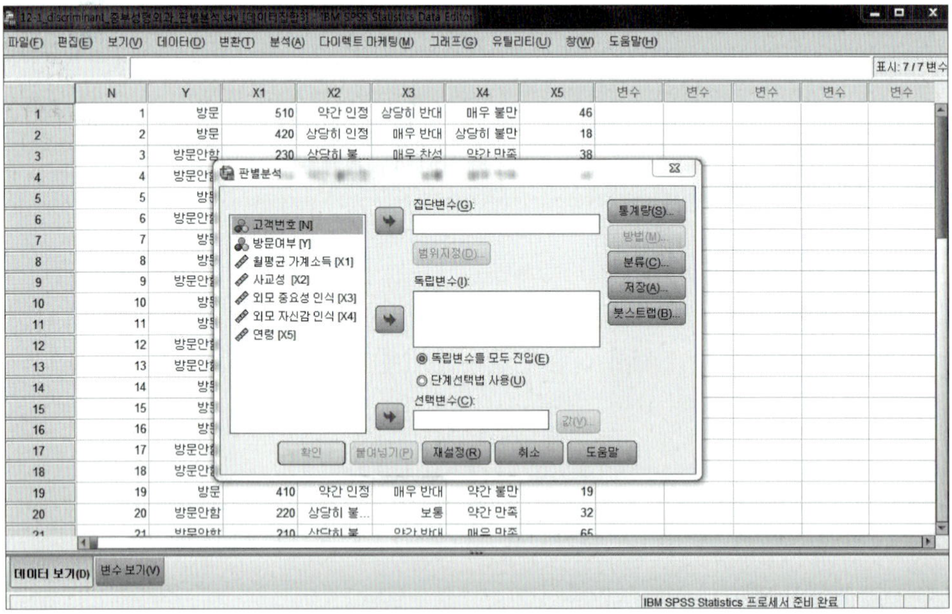

〈그림 12-3〉 [판별분석] 대화상자 창

〈그림 12-3〉에서 왼쪽 변수 창에 있는 Y(방문여부)를 선택하여 판별대상 변수에 해당하는 [집단변수(G):]로 이동시킨 뒤 바로 밑에 있는 [범위지정(G)...]을 클릭하면 〈그림 12-4〉와 같이 [판별분석: 범위지정] 대화상자 창이 나타나는데, 이 대화상자 창에서 [최소값(N)] 1, [최대값(X)] 2로 입력하면 〈그림 12-4〉와 같이 나타난다.

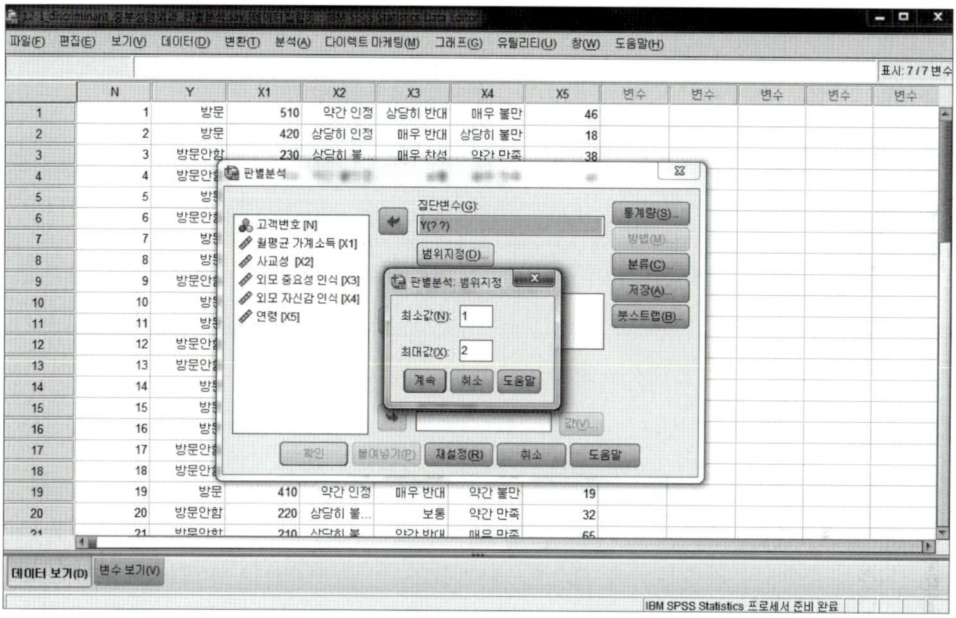

〈그림 12-4〉 [판별분석: 범위지정] 대화상자 창

〈그림 12-4〉에서 [계속]을 클릭한 뒤, 다시 왼쪽 창에 있는 X_1(월평균 가계소득), X_2(사교성 인식), X_3(외모 중요성 인식), X_4(외모 자신감 인식), X_5(연령)을 선택하여 [독립변수(I):]에 이동시킨다. 그리고 독립변수를 투입하는 방법은 초기지정값으로 지정되어 있는 [◎ 독립변수 모두 강제선택(E)] 대신에 [⊙ 단계선택법 사용(U)]을 선택하면 〈그림 12-5〉와 같이 보인다.

〈그림 12-5〉에서 해당변수의 특정집단을 분석과정에서 통제하기 위해서 [선택변수(C)]를 클릭할 수 있다. 이 메뉴를 선택한 다음 선택변수를 지정한 뒤 케이스 선택변수에 대한 설정값을 입력한다. 여기서 택한 [변수(T):]에 특정변수를 지정하고, [값]을 클릭하여 특정값을 입력하면 된다. 그러나 이 장에서는 모든 사례를 판별분석 대상으로 설정하였기 때문에 [선택변수(C)]에 특정변수를 지정할 수 없다.

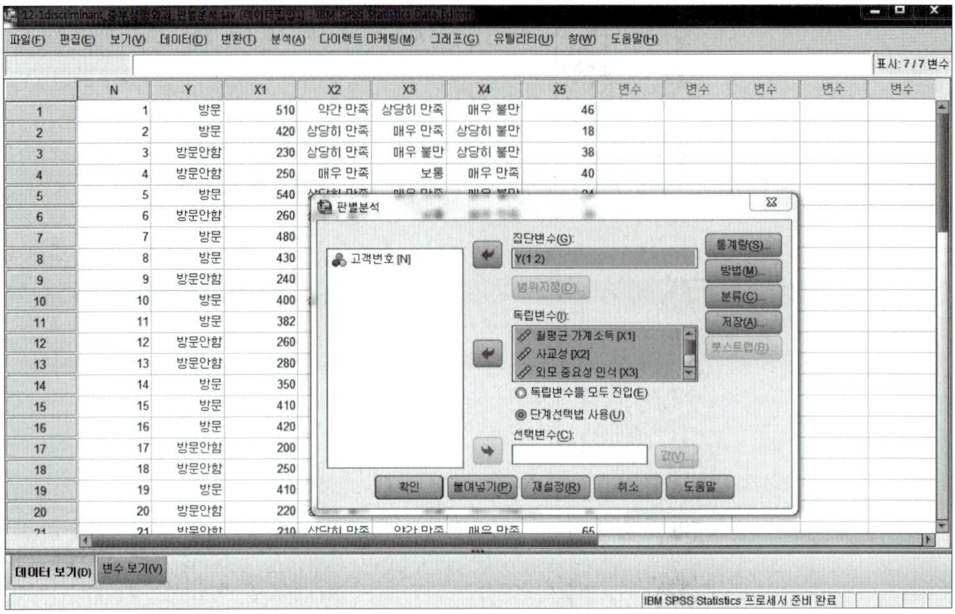

〈그림 12-5〉 [판별분석] 대화상자 창

2.3 판별분석의 선택 메뉴

〈그림 12-5〉에는 판별분석에 필요한 [통계량(S)], [방법(M)], [분류(C)], [저장(A)] 등 네 개의 메뉴가 있다.

2.3.1 통계량

〈그림 12-5〉에서 [통계량(S)]을 클릭하면 [판별분석: 통계량] 대화상자 창이 나타나는데, 여기서 [기술통계], [함수의 계수], [행렬]에 해당하는 모든 지정사항을 선택하면 〈그림 12-6〉과 같이 나타난다.

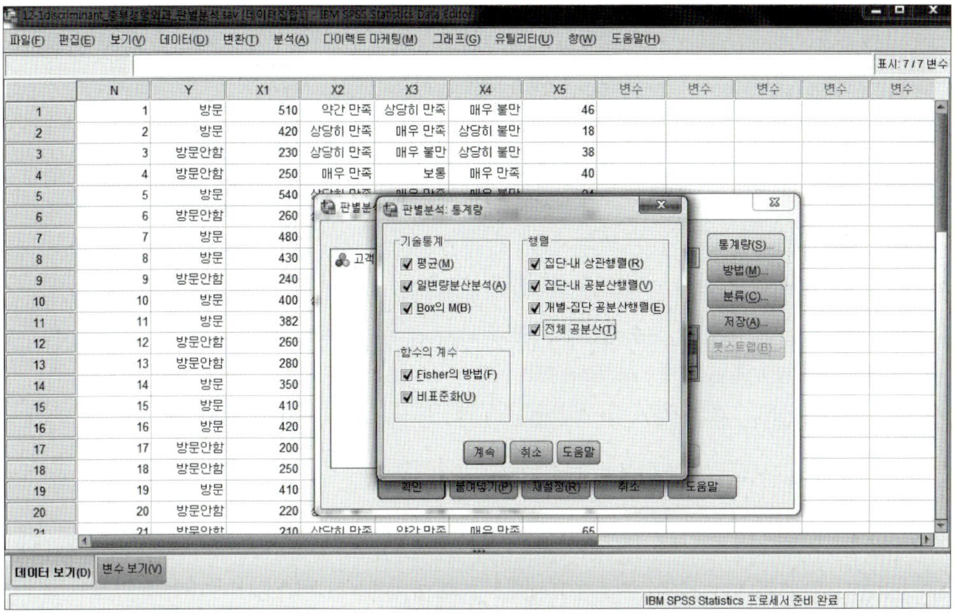

〈그림 12-6〉 [판별분석: 통계량] 대화상자 창

〈그림 12-6〉에서 [판별분석: 통계량] 대화상자 창에 대한 키워드 설명을 한 것이 〈표 12-3〉이다.

표 12-3 [판별분석: 통계량] 대화상자 창에 대한 키워드 설명

키 워 드	설명 내용
기술통계	기술통계량
☑ 평균(M)	전체 평균과 집단 평균을 표시하고 독립변수에 대한 표준편차 표시
☑ 일변량분산분석(A)	집단별 독립변수에 대한 평균의 동일성 검정
☑ Box의 M(B)	집단별 공분산 분산의 동일성 검정
함수의 계수	피셔의 1차 판별 함수계수
☑ Fisher의 계수(F)	비표준화 분류계수를 이용한 판별점수 계산 후 집단 분류
표준화하지 않음(U)	비표준화된 판별함수

키 워 드	설명 내용
행렬	행렬
☑ 집단-상관행렬(R)	상관계수를 계산하기 전에 모든 집단에 대한 개별 공분산의 평균을 구하여 집단-내 통합 상관행렬을 표시
☑ 집단-내 공분산행렬(V)	집단-내 통합 공분산행렬을 표시하는데 이는 전체 공분산행렬과 다를 수 있다. 이 행렬은 모든 집단에 대해 개별 공분산행렬을 평균하여 구한다.
☑ 개별-집단 공분산행렬(E)	개별집단 공분산행렬
☑ 전체 공분산(T)	표본 전체에 대한 총분산

자료 : SPSS 아카데미, 사회과학 통계분석, 2005, p.368. 참조.

2.3.2 판별분석 단계선택법

〈그림 12-6〉에서 [계속]을 클릭하면, 〈그림 12-5〉로 되돌아간다. 여기서 [방법(M)]을 클릭하면 〈그림 12-7〉과 같은 대화상자 창이 나타난다.

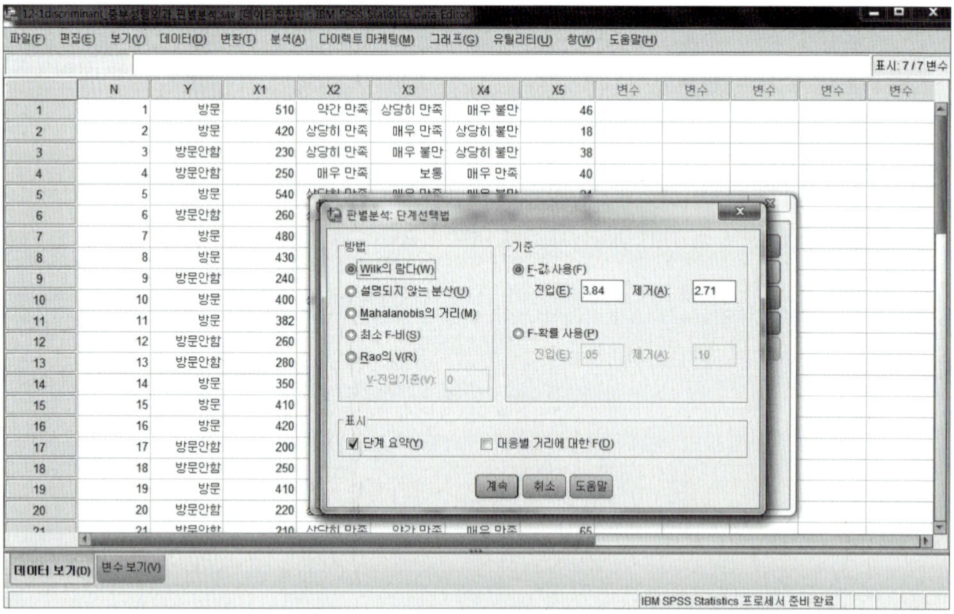

〈그림 12-7〉 [판별분석: 단계선택법] 대화상자 창

그러나 만약 〈그림 12-3〉처럼 초기 지정창인 [⊙ 독립변수들 모두 진입(E)] 방식이 선택되어 있다면, [방법(M)]은 반전되지 않는다. 따라서 〈그림 12-5〉처럼 [⊙ 단계선택

법 사용(U)]을 선택하였을 때만 [방법(M)]이 반전된다. 여기서 [◎ 독립변수들 모두 강제선택(E)]은 선택된 독립변수를 한꺼번에 투입하는 방식이며, [⊙ 단계선택법 사용(U)]은 가장 중요한 변수가 제일 먼저 판별식에 포함되는 방식으로서 이것은 선택된 독립변수의 수만큼 단계적으로 투입하는 방식이다.

〈그림 12-7〉처럼 [방법]에서 [⊙ Wilks의 람다(W)]를 선택한다. 그리고 [기준]에서 [⊙ F-값 사용(F)]을 선택하면 하단에 [진입(E): 3.84 제거(A): 2.71]이 자동 지정된다. 마지막으로 [표시]에서 [☑ 단계요약(Y)]을 체크한다.

〈그림 12-7〉에서 [판별분석: 단계선택법] 대화상자 창에 대한 키워드 설명을 한 것이 〈표 12-4〉이다.

표 12-4 [판별분석: 단계선택법] 대화상자에 대한 키워드 설명

키 워 드	설명 내용
방법	판별함수에 포함되는 독립변수의 평가기준
⊙ Wilks의 람다(W)	Wilks의 람다를 낮추는 정도에 따라 바정식에 입력할 변수를 선택하는 단계별 판별분석용 변수 선택 방법. 각 단계에서 전체 Wilks의 람다를 최소화할 변수를 입력한다.
◎ 설명되지 않는 분산(U)	판별집단에 대해서 설명안되는 분산의 합 최소화
◎ Mahalanobis의 거리(M)	가장 가까운 마할라노비스(Mahalanobis)거리 D2 통계량을 최대화하는 거리. 독립변수의 한 케이스 값이 모든 케이스 평균과 얼마나 다른지에 대한 측도. Mahalanobis 거리가 크면 하나 이상의 독립변수에 대한 극단값을 가지는 케이스를 나타낸다.
◎ 최소 F-비(S)	두집단간의 F비율이 최소인 것을 최대가 되는 변수 선택하는 방식
◎ Rao의 V(R)	집단 평균 간 차이에 대한 측도. Lawley-Hotelling 트레이스라고도 하며 각 단계에서 Rao의 V의 증가를 최대화하는 변수가 입력된다. 이 옵션을 선택한 다음 변수가 가져야하는 최소값을 입력하여 분석에 사용한다.
기준	변수의 투입 및 탈락의 기준
⊙ F-값 사용(F)	변수의 투입 및 탈락의 기준을 F값으로 결정
◎ F-값 확률 사용(P)	변수의 투입 및 탈락의 기준을 F값의 확률값으로 결정 디폴트로 0.05
출력	출력
☑ 단계요약	모든 변수에 대한 통계량 제시
☐ 대응별 거리에 대한 F(D)	각 쌍의 F비율 행렬 제시

자료 : SPSS 아카데미, 사회과학 통계분석, 2005, p.369. 참조.

2.3.3 관측데이터 분류방법

<그림 12-7>에서 [계속]을 클릭하면 <그림 12-5>로 되돌아간다. 이 때 [분류(C)]를 클릭하면 [판별분석: 분류] 대화상자 창이 나타나는데, 여기서 [사전확률]에서 [⊙ 모든 집단이 동일(A)], [공분산 행렬 사용]에서 [⊙ 집단-내(W)]를 선택한다. 그리고 [표시]에서 [☑ 각 케이스에 대한 결과(E)]를 선택한 뒤, [☑ 첫 케이스부터의 출력수(L): 1]처럼 체크하고 1을 입력한다. 그리고 [☑ 요약표(U)], [☑ 순차제거복원 분류(V)]로 체크한다. [도표]에서 [☑ 결합-집단(O)], [☑ 개별-집단(S)], [☑ 영역도(T)]로 체크하고, [☑ 결측값을 평균으로 바꾸기(R)]로 체크하면 <그림 12-8>과 같이 보인다.

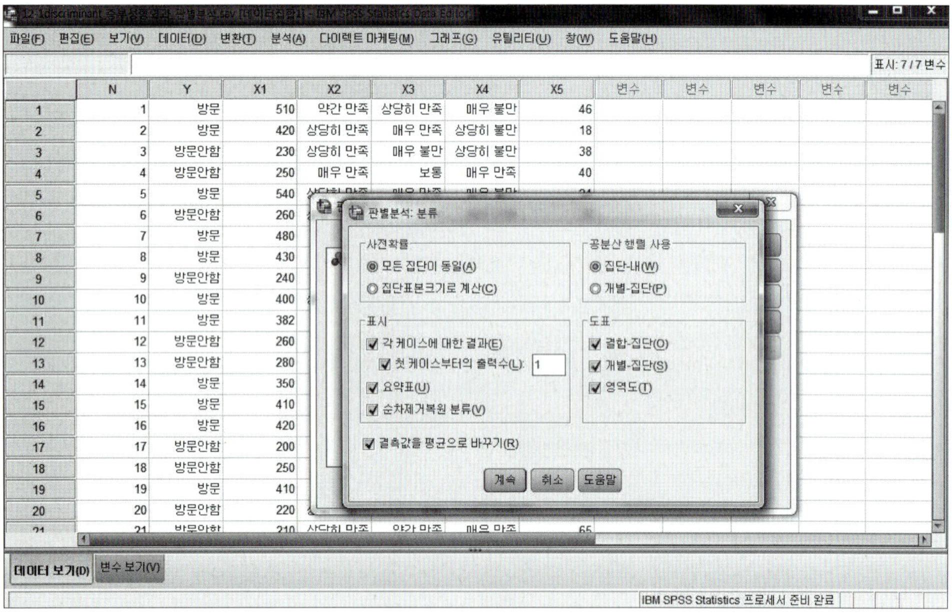

<그림 12-8> [판별분석: 분류] 대화상자 창

<그림 12-8> [판별분석: 분류] 대화상자 창에 대한 키워드를 설명한 것이 <표 12-5>에 나타나 있다.

표 12-5 [판별분석: 분류] 대화상자 창에 대한 키워드 설명

키 워 드	설명 내용
사전확률	사전확률 선택내용
⊙ 모든 집단이 동일	모든 집단에 속할 사전확률이 동일하다고 가정
◎ 집단표본크기로 계산	각 집단에 속할 사례의 비율에 따라 사전확률 계산
공분산행렬 사용	공분산 행렬
⊙ 집단-내(W)	집단내 공분산 행렬
◎ 개별-집단(P)	각 사례별 공분산 행렬
표시	표시 옵션으로는 각 케이스에 대한 결과, 요약표, 순차제거복원 분류
☑ 각 케이스에 대한 결과(E)	실제 집단, 예측 집단, 사후 확률, 판별 점수 등에 대한 코드가 각 케이스에 대해 표시
☑ 첫 케이스부터의 출력수(L)	출력결과를 처음 n 케이스로 제한한다. 표시되는 케이스의 수를 바꿀 수 있다.
☑ 요약표(U)	판별분석을 기초로 한 각 집단에 정확하거나 정확하지 않게 할당된 케이스 수. '혼돈 행렬'이라고도 한다.
☐ 순차제거복원 분류(V)	분석에서 각 케이스는 자신을 제외한 다른 모든 케이스들로부터 유도된 함수에 의해 분류된다. 이 방법은 "U-방법"이란 이름으로도 알려져 있다.
☐ 결측값을 평균으로 대체(R)	분류 중에 평균이 예측자 변수에 대한 결측값으로 대체되고 결측값이 있는 케이스는 분류된다.
도표	
☑ 결합-집단(O)	처음 두 판별 함수 값의 전체-집단 산점도를 작성한다. 함수가 하나만 있으면 산점도 대신 히스토그램이 표시된다.
☑ 개별-집단(S)	처음 두 판별 함수 값의 개별-집단 산점도를 작성한다. 함수가 하나만 있으면 산점도 대신 히스토그램이 표시된다.
☑ 영역도(T)	함수 값에 따라 케이스를 집단으로 분류하는 데 사용하는 경계의 도표. 숫자는 케이스가 분류된 집단에 해당한다. 각 집단의 평균은 경계 내에서 별표로 표시된다. 판별함수가 하나만 있을 때는 영역도가 표시되지 않는다.

자료 : SPSS 아카데미, 사회과학 통계분석, 2005, pp.370-371. 참조.

2.3.4 저장

〈그림 12-8〉에서 [계속]을 클릭하면 〈그림 12-5〉로 되돌아간다. 이 때 [저장(A)...]을 클릭하면 [판별분석: 저장] 대화상자 창이 뜨는데, 이 때 [☑ 예측 소속집단(P)], [☑ 판별점수(D)], [☑ 집단소속 확률(R)]로 각각 체크하면 〈그림 12-9〉와 같은 대화상자 창이 나타난다.

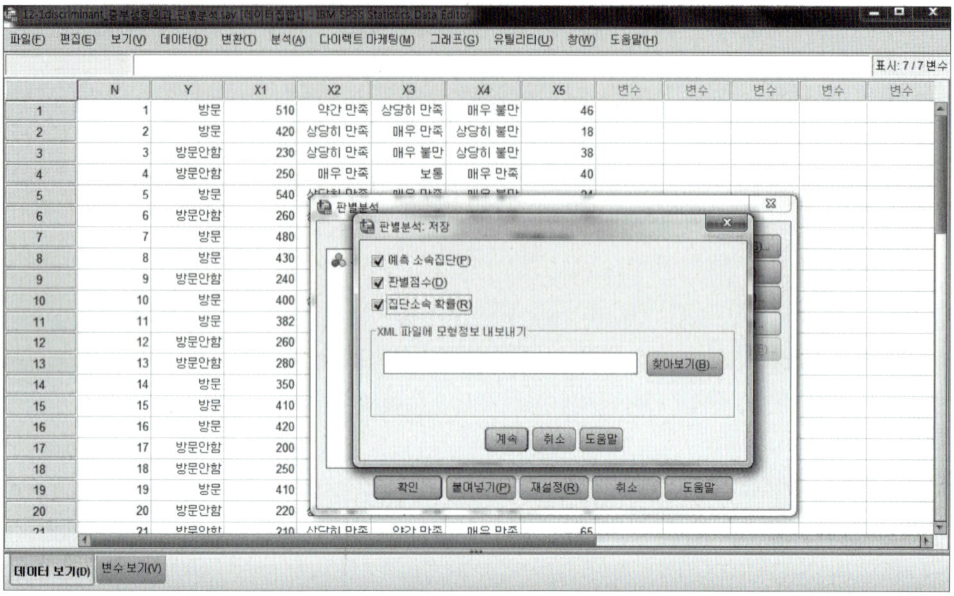

〈그림 12-9〉 [판별분석: 저장] 대화상자 창

〈그림 12-9〉 [판별분석: 저장] 대화상자 창에 대한 키워드를 설명한 것이 〈표 12-6〉에 나타나 있다.

표 12-6 [판별분석: 저장] 대화상자 창에 대한 키워드 설명

키 워 드	설명 내용
☑ 예측 소속집단(P)	실제 파일에 예측된 그룹을 나타냄.
☑ 판별점수(D)	판별점수를 나타냄.
☑ 집단소속 확률(R)	판별점수에 대해 확률을 나타냄.
XML 파일에 모형정보 내보내기	분석결과에 대하여 XML파일 형태로 내보내기

자료 : SPSS 아카데미, 사회과학 통계분석, 2005, p.372. 참조.

03 판별분석의 결과

〈그림 12-9〉에서 [계속]을 클릭하면 〈그림 12-5〉으로 되돌아간다. 여기서 [확인]을 클릭하면 판별분석의 결과물이 출력된다.

분석결과 12-1 집단 통계량

방문여부		평균	표준편차	유효수(목록별)	
				가중되지 않음	가중됨
방 문	월평균 가계소득	412.13	67.884	15	15.000
	사 교 성	5.60	1.724	15	15.000
	외모 중요성 인식	5.53	1.767	15	15.000
	외모 자신감 인식	2.60	1.056	15	15.000
	연 령	34.93	13.987	15	15.000
방문안함	월평균 가계소득	242.67	26.851	15	15.000
	사 교 성	3.07	1.624	15	15.000
	외모 중요성 인식	3.60	2.098	15	15.000
	외모 자신감 인식	5.73	1.223	15	15.000
	연 령	53.60	13.179	15	15.000
합 계	월평균 가계소득	327.40	100.000	30	30.000
	사 교 성	4.33	2.090	30	30.000
	외모 중요성 인식	4.57	2.144	30	30.000
	외모 자신감 인식	4.17	1.949	30	30.000
	연 령	44.27	16.383	30	30.000

※ 저장 위치 : C:₩SPSS통계분석₩SPSS_SPV₩12-1_discriminant_중부성형외과_판별분석.spv

[분석결과 12-1]에는 방문여부 집단의 데이터개수와 집단별 평균값, 표준편차, 유효수가 나타나 있다. 중부성형외과를 방문한 경우와 방문하지 않은 경우의 X_1(월평균 가계소득)의 평균은 각각 412.13(만원)과 242.67(만원)이다. X_2(사교성 인식)의 평균은 5.60과 3.07, X_3(외모 중요성 인식)의 평균은 5.53과 3.60, X_4(외모 자신감 인식)은 2.60과 5.73, X_5(연령)의 평균은 34.93과 53.60으로 각 변수들의 평균값이 차이를 나타내고 있으나 두 집단 간의 평균 차이가 통계적으로도 유의한지는 [분석결과 12-2]에서 좀 더 자세히 알아보아야 한다.

분석결과 12-2 집단 평균의 동질성 검정

	Wilks 람다	F	자유도1	자유도2	유의확률
월평균 가계소득	.257	80.834	1	28	.000
사 교 성	.620	17.161	1	28	.000
외모 중요성 인식	.790	7.452	1	28	.011
외모 자신감 인식	.332	56.434	1	28	.000
연 령	.664	14.152	1	28	.001

※ 저장 위치 : C:₩SPSS통계분석₩SPSS_SPV₩12-1_discriminant_중부성형외과_판별분석.spv

[분석결과 12-2]에는 X_1(월평균 가계소득), X_2(사교성 인식), X_3(외모 중요성 인식), X_4(외모 자신감 인식), X_5(연령)에 대한 Wilks' 람다(Lambda)와 이를 F통계량으로 환산한 값이 나타나 있다. $Wilks'\Lambda$(람다)$=\frac{\text{집단내분산}(SSW)}{\text{총분산}(SST)}$ 값이 크면 F통계량값이 작아지고, Wilks 람다 값이 작으면 F통계량값이 커진다. F통계량값이 클수록 전체분산 비율이 커지기 때문에, 판별력이 높아진다고 할 수 있다. 다섯 개 변수들은 모두 F통계량값의 유의확률(P)이 0.05보다 작기 때문에 X_1(월평균 가계소득), X_2(사교성 인식), X_3(외모 중요성 인식), X_4(외모 자신감 인식), X_5(연령)의 평균차이는 통계적으로 유의하다고 할 수 있다. 집단 간의 분산이 작을수록 Wilks의 람다값은 1에 가까워져 집단 간에는 차이가 없다는 것을 의미한다.

분석결과 12-3 집단-내 통합 행렬

집단-내 통합 행렬[a]

		월평균 가계소득	사교성	외모 중요성 인식	외모 자신감 인식	연령
공분산	월평균 가계소득	2664.610	-10.281	-8.467	-7.376	-100.067
	사 교 성	-10.281	2.805	1.271	.031	-1.393
	외모 중요성 인식	-8.467	1.271	3.762	.343	2.790
	외모 자신감 인식	-7.376	.031	.343	1.305	-1.143
	연 령	-100.067	-1.393	2.790	-1.143	184.662
상 관	월평균 가계소득	1.000	-.119	-.085	-.125	-.143
	사 교 성	-.119	1.000	.391	.016	-.061
	외모 중요성 인식	-.085	.391	1.000	.155	.106
	외모 자신감 인식	-.125	.016	.155	1.000	-.074
	연 령	-.143	-.061	.106	-.074	1.000

a. 공분산행렬의 자유도는 28입니다.

※ 저장 위치 : C:₩SPSS통계분석₩SPSS_SPV₩12-1_discriminant_중부성형외과_판별분석.spv

[분석결과 12-3]에는 X_1(월평균 가계소득), X_2(사교성 인식), X_3(외모 중요성 인식), X_4(외모 자신감 인식), X_5(연령) 변수들의 각 집단-내 통합행렬의 공분산행렬과 상관행렬이 나타나 있다.

분석결과 12-4 공분산행렬

공분산행렬[a]

월평균 가계소득	사교성	외모 중요성 인식	외모 자신감 인식	연령
4608.267	-13.229	5.495	-17.657	-219.848
-13.229	2.971	.729	-.243	-7.529
5.495	.729	3.124	-.771	3.752
-17.657	-.243	-.771	1.114	-1.743
-219.848	-7.529	3.752	-1.743	195.638
720.952	-7.333	-22.429	2.905	19.714
-7.333	2.638	1.814	.305	4.743
-22.429	1.814	4.400	1.457	1.829
2.905	.305	1.457	1.495	-.543
19.714	4.743	1.829	-.543	173.686
10000.041	101.103	76.559	-144.448	-914.731
101.103	4.368	2.494	-2.023	-13.575
76.559	2.494	4.599	-1.236	-6.639
-144.448	-2.023	-1.236	3.799	14.023
-914.731	-13.575	-6.639	14.023	268.409

a. 전체 공분산행렬은 29의 자유도를 가집니다.

※ 저장 위치 : C:₩SPSS통계분석₩SPSS_SPV₩12-1_discriminant_중부성형외과_판별분석.spv

[분석결과 12-4]에는 X_1(월평균 가계소득), X_2(사교성 인식), X_3(외모 중요성 인식), X_4(외모 자신감 인식), X_5(연령)에 대한 전체 공분산행렬이 나타나 있다.

분석결과 12-5 공분산행렬의 동일성에 대한 Box의 검정

로그 행렬식

방 문 여 부	순위	로그 행렬식
방 문	3	9.529
방 문 안 함	3	7.887
집 단-내 통 합 값	3	9.155

인쇄된 판별값의 순위와 자연로그는 집단 공분산행렬의 순위 및 자연로그를 나타냅니다.

검정 결과

Box의 M		12.528
F	근 사 법	1.843
	자 유 도 1	6
	자 유 도 2	5680.302
	유 의 확 률	.087

모집단 공분산행렬이 동일하다는 영가설을 검정합니다.

※ 저장 위치 : C:₩SPSS통계분석₩SPSS_SPV₩12-1_discriminant_중부성형외과_판별분석.spv

판별분석은 다변량 정규분포를 가정하고, 또한 각 집단의 공분산이 동일하다는 가정하에 성립된다. 집단에 대한 공분산행렬의 동일성 검정은 Box검정을 통하여 이루어진다. 공분산이 동일하다는 귀무가설은 유의확률(P)이 0.087)>0.05이므로 채택된다. 귀무가설이 채택된 경우에는 판별분석이 유효하지만, 기각되는 경우에는 별도의 조치가 필요하다. 등공분산성의 가정이 위반되는 경우에는 독립변수를 표준화시켜서 변형시킬 수 있다.

그러나 두 공분산행렬이 크게 차이가 나지 않는 경우에는 선형 판별함수를 그대로 사용해도 좋지만, 공분산 행렬이 동일하지 않다는 것은 정규분포의 가정도 위반하였다는 것을 의미할 수도 있다. 이 경우에는 각 독립변수의 정규분포성을 검정하여 위반 시에는 이를 시정하고 Box의 M검정을 재시도할 필요가 있다. 따라서 데이터가 다변량 정규분포를 이루고 있으나 공분산행렬의 동일성 가정에 위반될 경우에는 비선형 판별함수를 사용하는 것이 좋다.

분석결과 12-6 입력/제거된 변수

진입된/제거된 변수[a,b,c,d]

단계	진입된	Wilks 람다							
		통계량	자유도1	자유도2	자유도3	정확한 F			
						통계량	자유도1	자유도2	유의확률
1	월평균 가계소득	.257	1	1	28.000	80.834	1	28.000	.000
2	외모자신감 인식	.186	2	1	28.000	58.958	2	27.000	.000
3	사 교 성	.157	3	1	28.000	46.406	3	26.000	.000

각 단계에서 전체 Wilks의 람다를 최소화하는 변수가 입력됩니다.

a. 최대 단계 수는 10입니다.

b. 입력할 최소 부분 F는 3.84입니다.

c. 제거할 최대 부분 F는 2.71입니다.

d. F 수준, 공차한계 또는 VIN 부족으로 계산을 더 수행할 수 없습니다.

분석할 변수

단계		공차한계	제거할 F	Wilks 람다
1	월평균 가계소득	1.000	80.834	
2	월평균 가계소득	.984	21.057	.332
	외모 자신감 인식	.984	10.283	.257
3	월평균 가계소득	.971	19.079	.273
	외모 자신감 인식	.984	7.919	.205
	사교성	.986	4.782	.186

※ 저장 위치 : C:₩SPSS통계분석₩SPSS_SPV₩12-1_discriminant_중부성형외과_판별분석.spv

[분석결과 12-6]에서는 Wilks방식에 의한 단계선택법에 의한 분석결과를 보여주고 있다. 선택규칙은 Wilks의 람다값을 최소화하는 변수가 입력된다. 이 때 변수들이 각 단계별 판별분석에 들어갈 것인지의 여부를 결정하는 기준이 독립변수들 간의 선형적인 연관성을 보여주는 공차한계이다. [1 단계]에서 [분석결과 12-2]에 나타난 것처럼 F통계량이 가장 큰 X_1(월평균 가계소득) 변수가 투입되었고, [2 단계]에서 X_4(외모 자신감 인식), [3 단계]에서 X_2(사교성 인식)이 투입된 사실을 확인할 수 있다. 이 판별식

분석결과 12-7 분석할 변수 없음

단계		공차한계	최소 공차한계	입력할 F	Wilks 람다
0	월평균 가계소득	1.000	1.000	80.834	.257
	사교성	1.000	1.000	17.161	.620
	외모중요성 인식	1.000	1.000	7.452	.790
	외모 자신감 인식	1.000	1.000	56.434	.332
	연령	1.000	1.000	14.152	.664
1	사교성	.986	.986	6.835	.205
	외모중요성 인식	.993	.993	3.044	.231
	외모 자신감 인식	.984	.984	10.283	.186
	연령	.980	.980	1.557	.243
2	사교성	.986	.971	4.782	.157
	외모중요성 인식	.972	.963	3.487	.164
	연령	.971	.961	1.682	.175
3	외모중요성 인식	.824	.824	.988	.151
	연령	.965	.945	1.030	.151

※ 저장 위치 : C:₩SPSS통계분석₩SPSS_SPV₩12-1_discriminant_중부성형외과_판별분석.spv

의 유의도는 유의확률이 모두 0.000<0.05이기 때문에 판별식이 통계적으로 유의함을 알 수 있다.

정준판별함수(Canonical Discriminant Functions)의 최대개수는 1개로 나타나 있다. 판별함수의 개수는 (그룹의 수 - 1)과 독립변수의 수 중 작은 값만큼 만들어 진다. 여기서 그룹의 수는 2개이고 독립변수의 수는 5개 이므로 정준판별함수는 1개가 산출된 것이다. 그러나 산출할 수 있는 판별함수 모두가 통계적으로 유의한 것은 아니기 때문에 $\alpha=0.05$를 기준으로 평가해 볼 필요가 있다.

첫 번째로 얻어지는 판별함수의 설명력이 항상 가장 크다. 만약 이 첫 번째로 산출된 판별함수가 통계적으로 유의하지 못하면 판별분석을 더 이상 진행할 필요가 없다.

[분석함수 12-7]에는 각 단계별로 투입될 변수를 나타낸다. 각 단계에서 변수들의 Wilks 람다값이 나타나 있다. F통계량이 크면 집단 간의 차이가 크기 때문에 설명력은 크다는 것을 알 수 있다. [1 단계]에서는 F통계량이 가장 큰 X_1(월평균 가계소득) 변수가 투입되었으며, [2 단계]에서는 F통계량이 두 번째로 큰 X_4(외모 자신감 인식) 변수가 투입되었으며, [3 단계]에서는 F통계량이 세 번째로 큰 X_2(사교성 인식) 변수가 투입되었다는 사실을 알 수 있다.

분석결과 12-8 Wilks의 람다

단계	변수의 수	람다	자유도1	자유도2	자유도3	정확한 F			
						통계량	자유도1	자유도2	유의확률
1	1	.257	1	1	28	80.834	1	28.000	.000
2	2	.186	2	1	28	58.958	2	27.000	.000
3	3	.157	3	1	28	46.406	3	26.000	.000

※ 저장 위치 : C:₩SPSS통계분석₩SPSS_SPV₩12-1_discriminant_중부성형외과_판별분석.spv

[분석결과 12-8]의 [단계 1,2,3]에는 각각 Wilks의 람다값이 나타나 있다. 각 단계마다 람다값들이 통계적으로 모두 유의하다(유의확률 0.000<0.05).

분석결과 12-9 정준 판별함수의 요약

고유값

함수	고유값	분산의 %	누적 %	정준 상관
1	5.355[a]	100.0	100.0	.918

a. 첫 번째 1 정준 판별함수가 분석에 사용되었습니다.

Wilks의 람다

함수의 검정	Wilks의 람다	카이제곱	자유도	유의확률
1	.157	49.003	3	.000

※ 저장 위치 : C:₩SPSS통계분석₩SPSS_SPV₩12-1_discriminant_중부성형외과_판별분석.spv

[분석결과 12-9]에서 보면, 정준상관관계는 판별점수와 집단-간의 관련정도(0.918)를 나타내는 것으로 이 값이 클수록 판별력은 양호하다고 할 수 있다. 고유값(Eigen Value)은 집단-내의 분산을 집단-간 분산으로 나눈 값이다. 고유값이 클수록 우수한 판별함수라고 할 수 있다. 따라서 고유값은 고유값의 상대적 크기를 비교하여 판별함수가 총분산을 어느 정도 설명해 주고 있는가를 알 수 있다. 여기서는 판별함수의 고유값이 5.355로 총분산의 100%(분산의 % 100.0)를 설명하고 있다고 보여주고 있다.

그리고 정준상관(Canonical Correlation)을 보고 판별함수의 판별능력을 판단할 수 있다. 즉 이 값이 1에 가까울수록 판별함수의 판별력이 높다는 것을 의미한다. 집단의 수가 두 개일 때 Wilks의 람다값은 집단-내 분산을 총분산으로 나눈 비율을 나타낸다. 따라서 람다값이 적을수록 그 판별함수의 설명력은 높아진다. 이 람다값과 자유도를 고려한 χ^2-통계량값으로 환산한 값과 그 확률값을 바탕으로 판별함수의 유의성을 검정할 수 있다. 여기서 χ^2=49.003의 유의확률이 0.000〈0.05이므로 판별함수 즉 집단-간 판별

분석결과 12-10 표준화된 정준 판별함수 계수

	함수
	1
월 평 균 가 계 소 득	.719
사 교 성	.432
외 모 자 신 감 인 식	-.531

※ 저장 위치 : C:₩SPSS통계분석₩SPSS_SPV₩12-1_discriminant_중부성형외과_판별분석.spv

점수 차이는 통계적으로 유의하다는 것을 알 수 있다.

[분석결과 12-10]에서는 첫 번째 판별함수의 계수를 표준화시켜 나타내 주고 있다. 이를 함수로 나타내면 $D = 0.719X_1 + 0.432X_2 - 0.531X_4$이다. 여기에 데이터를 대입할 때는 데이터도 표준화시켜야 한다. 이 판별식에서 계수의 절대값 크기는 변수들 간의 상대적인 중요도를 나타내고 있다.

분석결과 12-11 구조행렬

	함 수
	1
월평균가계소득	.734
외모자신감인식[a]	-.614
사교성[a]	.338
연령[a]	-.090
외모중요성인식[a]	-.026

판별변수와 표준화 정준 판별함수 간의 집단-내 통합 상관행렬. 변수는 함수내 상관행렬의 절대값 크기순으로 정렬되어 있습니다.

a. 이 변수는 분석에 사용되지 않습니다.

※ 저장 위치 : C:₩SPSS통계분석₩SPSS_SPV₩12-1_discriminant_중부성형외과_판별분석.spv

[분석결과 12-11]의 구조행렬에서는 판별함수와 변수들의 상관관계를 보여주고 있다. 값이 클수록 판별점수도 높아진다. X_1(월평균 가계소득)의 상관계수가 가장 높기 때문에 이 판별함수에서 가장 영향력이 큰 변수라고 할 수 있다. 두 번째는 X_4(외모 자신감 인식), 세 번째는 X_2(사교성 인식) 순이다.

분석결과 12-12 정준 판별함수 계수

	함수
	1
월평균가계소득	.014
사교성	.258
외모자신감인식	-.464
(상수)	-3.746

표준화하지 않은 계수

※ 저장 위치 : C:₩SPSS통계분석₩SPSS_SPV₩12-1_discriminant_중부성형외과_판별분석.spv

비표준화된 정준 판별함수는 $D=-3.746+0.014X_1+0.258X_2-0.464X_4$이다. 이 판별함수에는 원래 데이터를 그대로 대입하여 판별함수를 구한다.

분석결과 12-13 함수의 집단 중심값

방 문 여 부	함 수
	1
방 문	2.236
방 문 안 함	-2.236

표준화하지 않은 정준 판별함수가 집단 평균에 대해 계산되었습니다.

※ 저장 위치 : C:₩SPSS통계분석₩SPSS_SPV₩12-1_discriminant_중부성형외과_판별분석.spv

[분석결과 12-13]의 판별식에 의해 계산된 판별점수가 분류기준보다 크면 [집단 1], 반대로 작으면 [집단 2]로 분류한다. 아래에 집단 중심값(Group Centroids) 혹은 각 집단의 평균 판별점수가 나타나 있다. [집단 1]의 평균 판별점수는 2.236이고 [집단 2]의 평균 판별점수는 −2.236이다. 분류기준은 이 두 집단 중심값의 평균이므로 (2.236+(−2.236))/2=0이다. 따라서 0보다 큰 값을 갖는 경우는 [집단 1](중부성형외과 이용고객)에 분류되고 0보다 작은 값을 가지면 [집단 2](중부성형외과 미이용 고객)로 분류된다. 그런데 두 집단의 표본수가 다른 경우($n_1 \neq n_2$)에는 다음과 같이 계산된다.

$$중심값=\frac{n_2C_1+n_1C_2}{n_1+n_2}$$

여기서 C_1과 C_2는 각 집단의 중심값이다.

분석결과 12-14 분류통계량

집단에 대한 사전 확률

방 문 여 부	사전확률	분석에 사용된 케이스	
		가중되지 않음	가중됨
방 문	.500	15	15.000
방 문 안 함	.500	15	15.000
합 계	1.000	30	30.000

분류 함수 계수

	방문여부	
	방문	방문안함
월평균가계소득	.173	.110
사교성	2.598	1.443
외모자신감인식	2.908	4.984
(상수)	-47.343	-30.594

Fisher의 선형 판별함수

※ 저장 위치 : C:\SPSS통계분석\SPSS_SPV\12-1_discriminant_중부성형외과_판별분석.spv

[분석결과 12-14]에서는 각 집단별 판별점수를 결정하는 피셔(Fisher)의 일차판별함수를 나타내 주고 있다. 여기서 중부성형외과를 이용하는 [집단 1]의 판별함수는 다음과 같다.

$$Y=-47.343+0.173X_1+2.598X_2+2.908X_4$$

또한 중부성형외를 이용하지 않는 [집단 2]의 판별함수는 다음과 같다.

$$Y=-30.594+0.11X_1+1.443X_2+4.984X_4$$

여기서 판별하고자 하는 집단의 변수값을 대입하면 집단별 판별점수를 계산할 수 있다.

분석결과 12-15 케이스별 통계량

	케이스 수	실제 집단	최대집단					두 번째로 큰 최대집단			판별점수
			예측 집단	P(D>d | G=g)		P(G=g | D=d)	중심값까지의 제곱 Mahalanobis 거리	집단	P(G=g | D=d)	중심값까지의 제곱 Mahalanobis 거리	함수 1
				확률	자유도						
원래값	1	1	1	.051	1	1.000	3.810	2	.000	41.255	4.188
교차유효값[a]	1	1	1	.078	1	1.000	6.823	2	.000	49.494	

원래 데이터의 경우 제곱 Mahalanobis 거리는 정준 함수를 기준으로 결정됩니다. 교차유효화 데이터의 경우 제곱 Mahalanobis 거리는 관측에 따라 결정됩니다.

a. 분석시 해당 케이스에 대해서만 교차유효화가 수행됩니다. 교차유효화시 각 케이스는 해당 케이스를 제외한 모든 케이스로부터 파생된 함수별로 분류됩니다.

※ 저장 위치 : C:\SPSS통계분석\SPSS_SPV\12-1_discriminant_중부성형외과_판별분석.spv

[분석결과 12-15]에는 각 사례에 대한 실제집단과 예측집단에 속할 확률과 판별점

수가 나타나 있다. 만약 위 표에서 ** 표시가 있다면 이것은 잘못 분류된 경우를 의미하는데 이것이 오판확률이 된다. P(D>d/G=g)는 Case 1이 [집단 2]에 속할 때 판별점수 D를 얻을 수 있는 확률을, P(G=g/D=d)는 판별점수가 D일 때 [집단 2]에 속한 사후확률을 나타낸다. 그리고 '두번째로 큰 최대 집단'은 Case1이 판별식에 의해 소속될 확률이 두 번째로 높은 집단이 [집단 2]라는 것이며, P(G/D)는 [집단 2]의 사후확률을 타나낸다. 그리고 마지막으로 판별점수(Discriminant Scores)가 부여되어 있다.

첫 번째 표본에서 두 확률 집단의 P(G/D) 수치를 합하면 1(1.000+0.000)이 된다. 마지막 열에는 판별점수가 나와 있는데 분류기준 혹은 집단 중심값과 비교하여 판별하게 된다. 첫 번째 표본은 판별점수가 4.188로서 0보다 크기 때문에 [집단 1], 다시 말해서 중부성형외과 이용자로 분류되었다. 집단 중심값과 비교하는 경우에는 판별점수가 [집단 1]의 중심값에 근접하면 [집단 1]로, [집단 2]의 중심값에 근접하면 [집단 2]로 판별되기 때문이다.

분석결과 12-16 히스토그램(1집단)

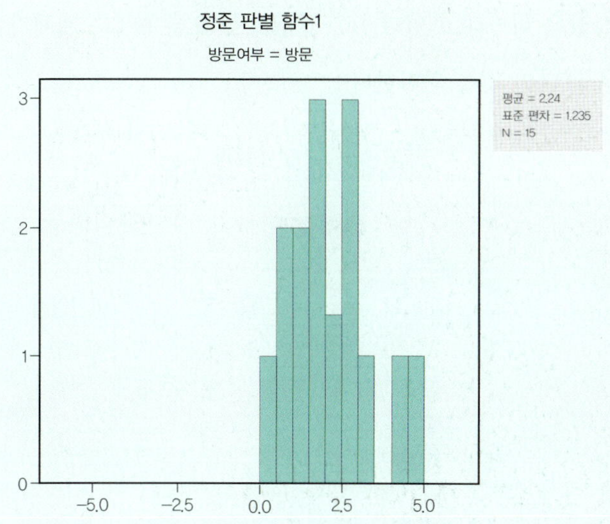

[분석결과 12-16]에서 [집단 1]의 데이터는 [방문여부=방문]으로 표시하고 있다. 0을 기준으로 0보다 크면 [집단 1](중부성형외과 이용고객), 0보다 작으면 [집단 2]에 분류되는데 여기서는 [집단 2]로 잘못 판별된 개체는 없다는 것을 보여주고 있다. 막대의 높이는 빈도수를 나타낸다.

분석결과 12-17 히스토그램(2집단)

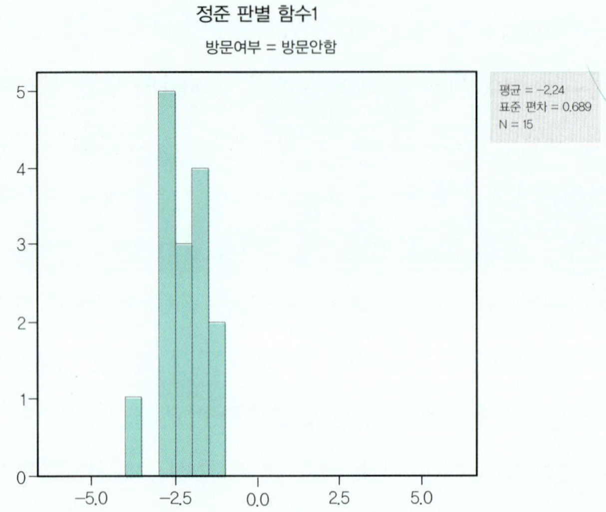

[분석결과 12-17]에서 [집단 2]의 데이터는 [방문여부=방문안함]으로 표시하고 있다. 축의 0은 중심값을 나타내고 있다. 0을 중심으로 오른쪽에는 개체가 없기 때문에 잘못 판별된 부분은 없다는 것을 의미한다.

분석결과 12-18 분류결과

분류결과[a,c]

		방 문 여 부	예측 소속집단		전 체
			방 문	방문안함	
원 래 값	빈도	방 문	15	0	15
		방 문 안 함	0	15	15
	%	방 문	100.0	0	100.0
		방 문 안 함	.0	100.0	100.0
교 차 유 효 값[b]	빈도	방 문	14	1	15
		방 문 안 함	0	15	15
	%	방 문	93.3	6.7	100.0
		방 문 안 함	.0	100.0	100.0

a. 원래의 집단 케이스 중 100.0%이(가) 올바로 분류되었습니다.

b. 분석시 해당 케이스에 대해서만 교차유효화가 수행됩니다. 교차유효화시 각 케이스는 해당 케이스를 제외한 모든 케이스로부터 파생된 함수별로 분류됩니다.

c. 교차유효화 집단 케이스 중 96.7%이(가) 올바로 분류되었습니다.

※ 저장 위치 : C:₩SPSS통계분석₩SPSS_SPV₩12-1_discriminant_중부성형외과_판별분석.spv

[분석결과 12-18]은 판별한 결과를 요약 정리된 것이다. [집단 1]에 속한 15개 중 15개 모두 [집단 1]로 판별되어 있어 [집단 1]의 판별 적중률은 100.0%이다. 여기서 판별 적중률은 회귀분석의 적합도를 나타내는 결정계수(R^2)의 개념과 유사하다. 회귀분석에서의 R^2은 선형회귀식이 얼마나 데이터를 잘 설명해 주고 있는지를 의미하는 것이고, 판별 적중률은 판별식이 대상을 얼마나 잘 분류하였는지를 나타내 주는 것을 말해 준다.

04 새로운 개체의 판별(예측)

4.1 무작위 표본 데이터 판별(예측) 절차

지금까지의 얻어진 정보를 근거로 하여 무작위로 표본을 추출하여 다음 고객 3명을 조사하여 중부성형외과의 방문여부를 판별하여 보자.

표 12-7 무작위 표본 데이터

구분	X_1(월평균 가계소득)	X_2(사교성 인식)	X_3(외모 자신감 인식)
1	480	6	2
2	410	3	3
3	220	2	4

여기서 유의할 것은 중부성형외과 방문여부의 판별에 중요한 영향을 미치는 독립변수에서 중요한 변수로 구성된 [분석결과 12-12]의 비표준화된 정준 판별함수를 사용하면 분류기준 값을 계산할 수 있다. 여기서 $D = -3.746 + 0.014X_1 + 0.258X_2 - 0.464X_4$를 사용하면 되는데, 이는 X_1, X_2 및 X_4의 데이터가 표준화된 데이터가 아니기 때문이다.

이 세 명의 고객이 어느 그룹에 속할 것인가를 알기 위해서 우선 [변수 보기(V)]를 열어 [이름]에 N, X_1, X_2, X_4와 D를 입력하고 [소숫점 이하]는 D만 3으로 입력하고 나머지는 0으로 수정한다. [측도]에서 N만 [명목(N)]으로 수정하고 나머지는 모두 [척도(S)]로 수정한다. 그리고 [데이터 보기(D)]를 클릭한 뒤, 〈표 12-7〉의 데이터를 입력하면 〈그림 12-10〉과 같이 나타난다.

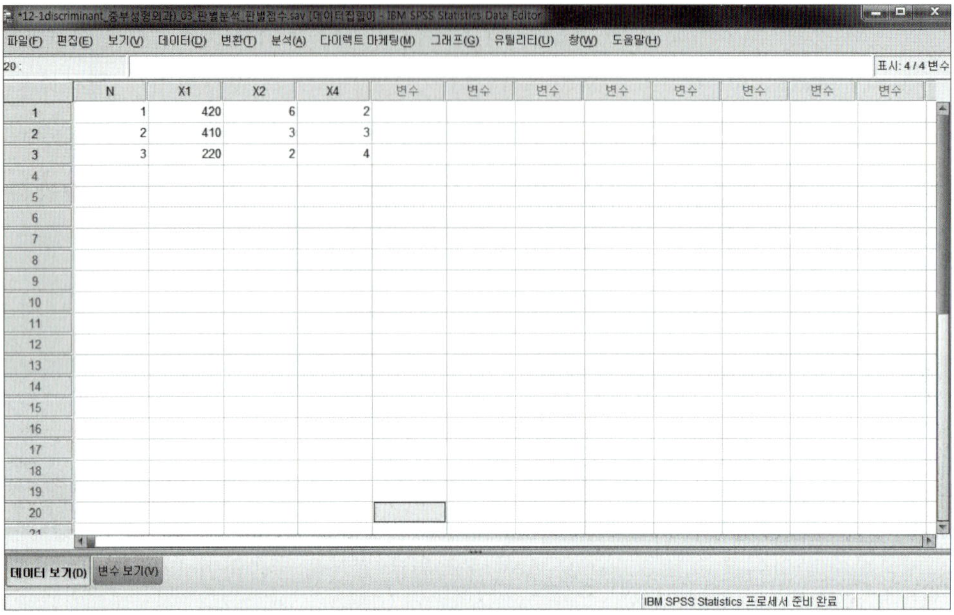

※ 저장 위치 : C:₩SPSS통계분석₩SPSS_SAV₩12-2_discriminant_중부성형외과_판별분석_무작위데이터.sav

〈그림 12-10〉 [데이터 보기(D)] 무작위 표본 데이터 입력 창

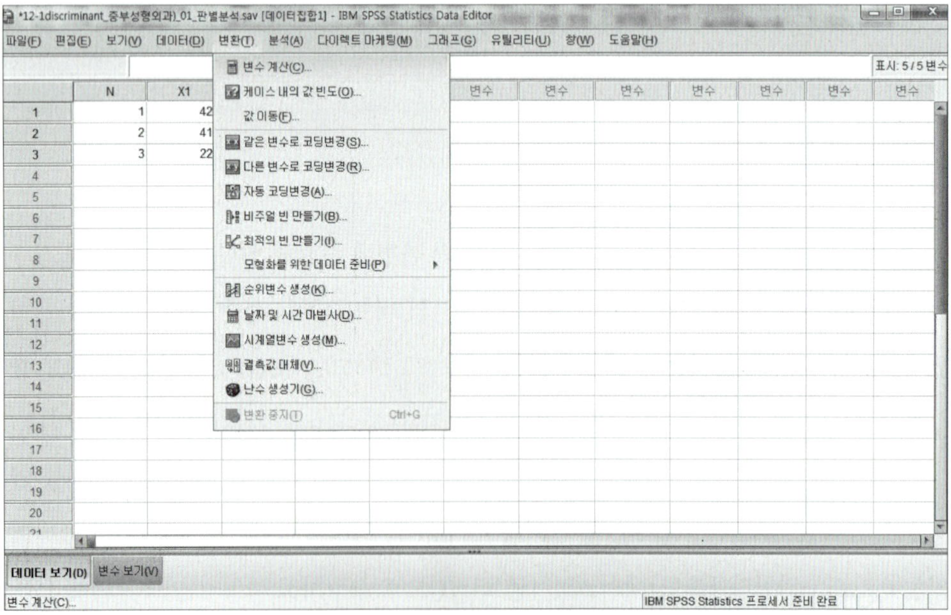

〈그림 12-11〉 [변수계산(C)]의 분석절차 대화상자 창

〈그림 12-10〉의 입력 창에서 다음과 같은 순서로 클릭하면 〈그림 12-11〉과 같이 나타난다.

[변환(T)] ⟶ [변수계산(C)...]

〈그림 12-11〉에서 [변수계산(C)...]를 클릭하면 [변수계산] 대화상자 창이 나타나는데, 이 때 [대상변수(T)]에는 D를 입력하고 [유형 및 설명(L)]에 있는 X_1, X_2, X_4를 [숫자표현식(E)]로 이동시킨 뒤, $-3.746+0.014^{*}X_1+0.258^{*}X_2-0.464^{*}X_4$로 입력하면 〈그림 12-12〉와 같이 보인다.

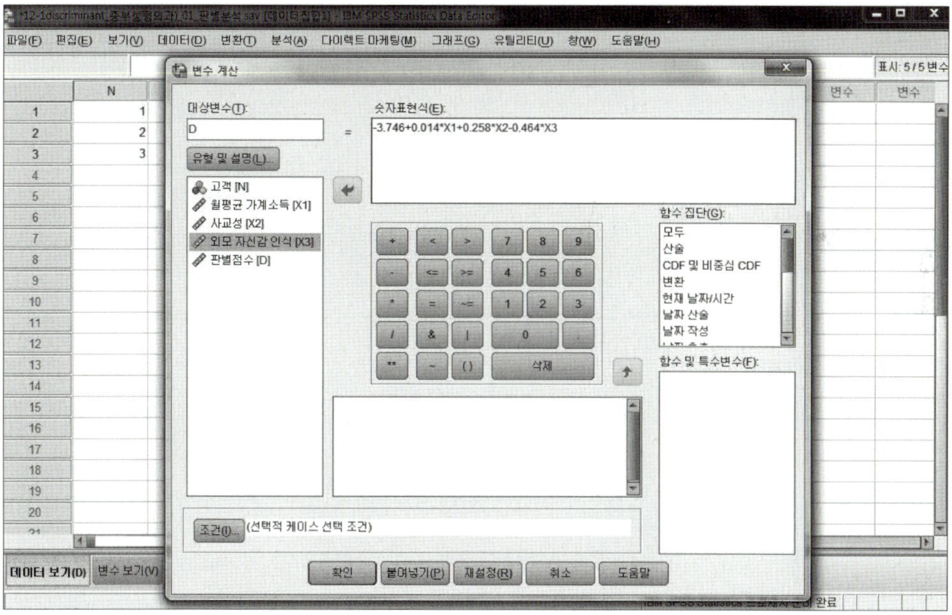

〈그림 12-12〉 [변수계산] 대화상자 창

4.2 무작위 고객의 판별점수 결과

[고객 1]과 [고객 2]는 판별점수(D)가 각각 2.754와 1.376으로 0보다 크기 때문에, 이들은 중부성형외과를 이용할 가능성이 있는 잠재고객으로 분류되고, [고객 3]은 판별점수(D)가 -2.006으로 0보다 작으므로 이 고객은 중부성형외과를 이용할 가능성이 없는 것으로 분류되었다.

분석결과 12-19 무작위 고객에 대한 판별점수

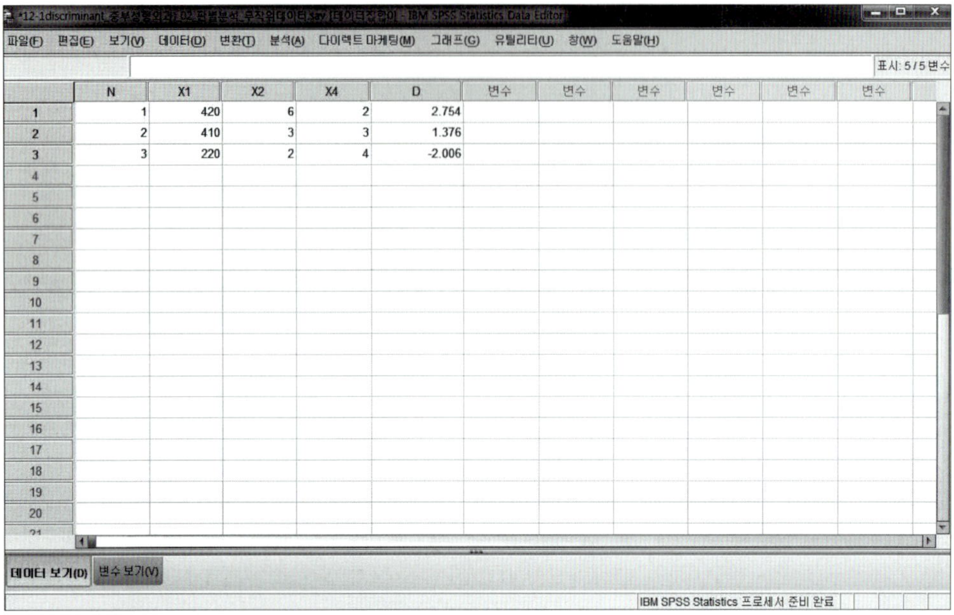

	N	X1	X2	X4	D
1	1	420	6	2	2.754
2	2	410	3	3	1.376
3	3	220	2	4	-2.006

※ 저장 위치 : C:₩SPSS통계분석₩SPSS_SAV₩12-2_discriminant_중부성형외과_01_판별분석_판별점수.sav

제 13 장 군집분석

01 군집분석의 개요

군집분석(Cluster Analysis)이란 다양한 특성을 가진 관측 대상을 유사성을 근간으로 동질적인 집단으로 분류하는 데 사용되는 기법이다. 판별분석에서는 분류하기 전에 미리 집단의 수를 정할 뿐만 아니라 새로운 관측대상을 미리 결정된 집단들 중의 하나에 할당하는 것을 목적으로 하지만, 군집분석에서는 집단의 수를 미리 결정하지 않는다. 군집분석은 오로지 전체 대상들에 대한 유사성이나 거리에 의거하여 동질적인 집단으로 분류한 뒤, 각 군집별 평균차이를 보고 각 군집에 명칭을 부여할 수 있다. 군집분석은 시장세분화 유형 분류와 같은 분석에 유용하게 사용할 수 있다.

02 군집분석의 절차

군집분석은 특성들의 유사성 즉 특성 데이터가 얼마나 유사한 값을 지니고 있는지를 거리로 환산하여 근접 대상들을 동일한 집단으로 분류시키게 된다. 요인분석이나 판별분석 등은 데이터의 상관관계를 활용하여 유사한 집단분류를 하게 되지만 군집분석은 측정치 그 자체의 차이를 사용하는 방법이다. 따라서 군집분석에는 다음과 같은 3단계의 절차가 중요시 된다.

[1단계] - 변수 선정 문제 : 어떠한 특성에 대한 측정치의 차이를 비교할 것인가?

[2단계] - 유사성 측정방법 : 어떻게 유사성의 차이를 측정할 것인가?

[3단계] - 군집화 방법 : 어떻게 동질적인 집단으로 묶을 것인가?

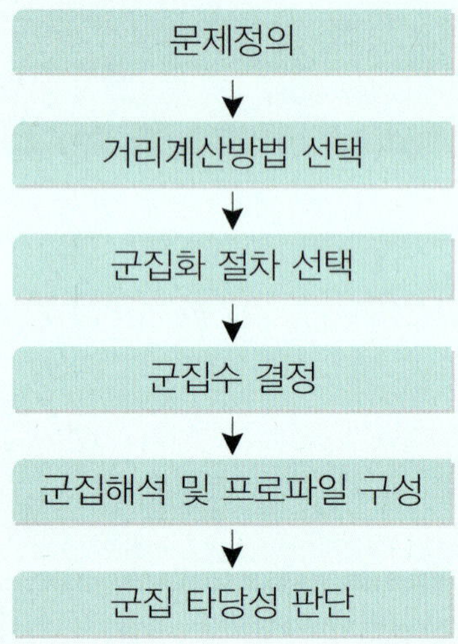

자료 : SPSS 아카데미, 사회과학 통계분석, 2005, p.391 참조.

〈그림 13-1〉 군집분석의 절차

2.1 변수 선정

군집분석에서 가장 중요한 것이 변수 선정이다. 중요한 변수가 누락되거나 불필요한 변수가 편입되면 변수값들의 유사성 평가에 오류를 범하게 되기 때문이다. 군집분석에서는 회귀분석이나 판별분석과 같이 의미 없는 변수를 제거할 수 있는 방법이 없다. 따라서 군집분석에서는 선정된 변수들이 모두 동일한 비중으로 유사성 평가에 사용된다. 그래서 변수의 선정이 잘못되면 엉뚱한 결과가 나올 수도 있다. 그리고 군집분석은 다른 분석방법들과는 달리 최종결과에 대한 통계적 유의성을 검정할 수 있는 방법이 없다는 문제점도 내포하고 있다.

2.2 유사성 측정방법

유사성은 각 대상이 가지고 있는 특성에 대한 측정치들을 하나의 거리로 환산하여 측정하게 되는데, 거리의 측정방식에는 유클리디안 거리(Euclidean Distance), 유클리디안 제곱거리(Squared Euclidean Distance) 및 민코우스키 거리(Minkowski Distance)와 같은 방식들이 있다.

① 유클리디안 거리(Euclidean Distance)는 가장 일반적으로 이용되는 거리측정 방법이다. 이것은 변수값들의 차이를 제곱하여 합산한 거리로서 다차원공간에서 직선최단거리를 의미한다.

② 유클리디안 제곱거리(Squared Euclidean Distance)란 단순히 유클리디안 거리를 제곱한 거리이다.

③ 민코우스키 거리(Minkowski Distance)는 거리를 산정하는 방식을 일반화한 것이다. 이것은 함수에 포함된 지수들을 조정하는 방식으로 여러 가지 방식의 거리를 계산해 낼 수 있다.

2.3 군집화 방법

대상을 군집화하는 방법에는 크게 계층적 군집화 방법과 비계층적 군집화 방법이 있다. 이 중 계층적 군집화 방법이 폭넓게 활용된다. 계층적 군집화 방법에는 가까운 대상끼리 순차적으로 묶어 가는 Agglomerative Hierarchical Method(AHM)와 전체 대상을 하나의 군집으로 출발하여 개체들을 분할해 나가는 Devisive Hierarchical Method(DHM)가 있다. 여기서는 AHM의 방식만을 세 가지 소개하겠다.

① 단일기준 결합방식(Single Linkage, Nearest Neighbor)은 어느 한 군집에 속해 있는 개체와 다른 군집에 속해 있는 개체 간의 거리가 가장 가까운 경우에 두 군집이 새로운 하나의 군집으로 형성되는 방식을 말한다. 여기서 거리가 가장 가깝다는 것은 두 개체가 가장 유사하다는 것을 의미한다.

② 완전기준 결합방식(Complete Linkage, Furthest Neighbor)은 단일기준 결합방식에서 유사성이 최소거리로 결정되는 것과는 달리, 각 단계마다 한 군집에 속해 있는 대상과 다른 군집에 속해 있는 대상 간의 유사성이 최대거리로 결정되는 방식이다.

③ 평균기준 결합방식(Average Linkage)은 한 군집 내에 속해 있는 모든 대상과 다른 군집에 속해 있는 모든 대상의 쌍집합에 대한 거리를 평균적으로 계산하는 방식이다.

그러나 비계층적 군집분석은 일반적으로 이용되는 계층적인 군집분석과 달리 군집화 과정이 순차적으로 이루어지지 않는 군집분석 방법을 의미한다. 비계층적인 군집화 방법을 실행하기 위해서는 중심을 기준으로 군집의 수와 최초 시작점을 지정하여야 한다. 비계층적인 군집화 방법에서 K-평균 군집분석방법이 가장 많이 사용되고 있기 때문에 비계층적인 군집방법을 일반적으로 K-평균 군집분석방법이라고도 한다. K-평균 군집분석방법은 군집화의 각 단계가 끝나면서 발생하는 오류를 계산하여 주고 오류가 발생하지 않는 방향으로 군집화를 계속하는 것이 특징이다.

03 계층적 군집분석

3.1 상황 설정

중부골프장은 골프 고객에 대한 성향을 바탕으로 골프 고객들을 군집하려 하고 있다. 과거의 분석결과를 근거로 하여 6개의 변수를 측정하기로 하였다.

	적극 반대			보통			적극 찬성
(X_1) 골프는 재미있다	①	②	③	④	⑤	⑥	⑦
(X_2) 골프는 자신의 소득에 좋지 못한 영향을 미친다	①	②	③	④	⑤	⑥	⑦
(X_3) 골프를 하면서 다양한 먹거리를 즐긴다	①	②	③	④	⑤	⑥	⑦
(X_4) 골프장 내장시 최고의 골프용품을 구입하기 위해 노력한다	①	②	③	④	⑤	⑥	⑦
(X_5) 골프에 관심이 없다	①	②	③	④	⑤	⑥	⑦
(X_6) 골프장 그린피 비교를 통해 돈을 절약한다	①	②	③	④	⑤	⑥	⑦

위와 같은 설문지를 통한 골프 고객 15명에 대한 설문조사 결과는 다음과 같다.

표 13-1 설문결과 데이터

소비자 번호	X_1	X_2	X_3	X_4	X_5	X_6
1	4	6	4	7	5	7
2	1	4	4	4	6	4
3	7	3	7	3	2	5
4	5	3	6	4	3	4
5	6	5	6	4	3	5
6	2	4	3	3	7	5
7	4	6	5	6	3	6
8	7	3	7	4	2	3
9	1	4	2	4	6	5
10	5	5	7	4	3	2
11	6	4	7	4	2	3
12	3	3	1	4	5	4
13	7	2	6	5	1	3
14	5	6	4	5	4	6
15	2	3	2	2	6	4

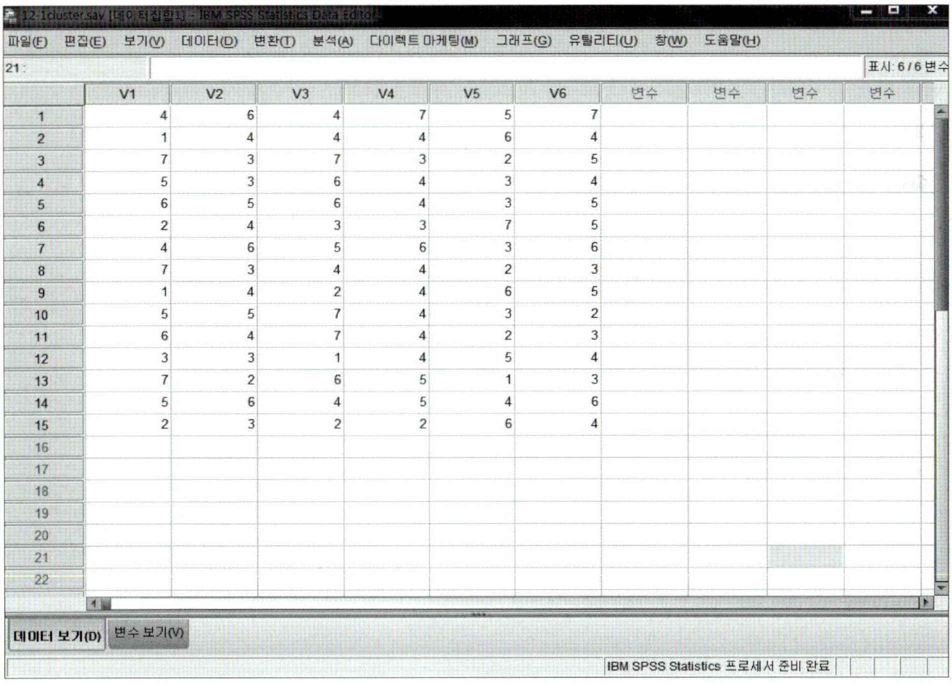

※ 저장 위치 : C:₩SPSS통계분석₩SPSS_SAV₩13-1_cluster_중부골프장_군집분석.sav

〈그림 13-2〉 설문결과 데이터 입력 창

〈표 13-1〉의 데이터를 [IBM SPSS 21]의 데이터 초기 창에서 [데이터 보기(D)]와 [변수 보기(V)] 창을 이용하여 입력하면 〈그림 13-2〉와 같이 나타난다.

3.2 데이터의 표준화

데이터의 표준화는 관측치의 척도에 관계없이 평균을 0, 분산을 1로 만드는 과정이다. 만약 데이터에서 변수의 측정 단위가 모두 다른 경우 데이터를 표준화시킨 뒤, 군집분석을 해야 한다. 이 데이터를 표준화하기 위해서는 다음과 같은 순서로 하면 된다.

[분석(A)] → [기술통계량(E)] → [기술통계(D)...]

이렇게 하면 기술통계 창이 열리는데 여기에서 표준화하기 위한 변수를 지정한 후, [☑ 표준화 값을 변수로 저장(Z)]을 선택하면 〈그림 13-3〉과 같이 나타난다.

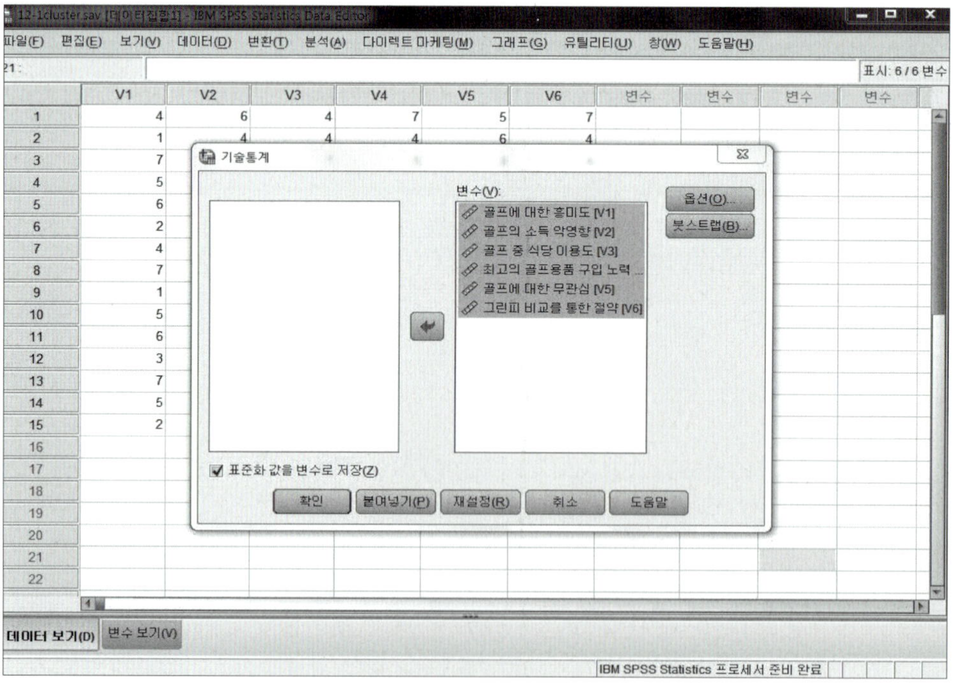

〈그림 13-3〉 변수 표준화를 위한 [기술통계] 대화상자 창

〈그림 13-3〉에서 [확인]을 클릭하면 표준화된 새로운 변수가 6개 저장된다. 분석자는 데이터의 단위가 다른 경우 반드시 표준화를 통한 새로운 변수로 군집화를 해야 한다는 것을 기억해야 한다. 여기서는 각 변수가 등간척도로 측정되었기 때문에 변수를 표준화할 필요가 없다.

3.3 군집분석 데이터 창 열기

이제 군집 분석을 위해, 다음과 같은 순서에 따라 진행하면 〈그림 13-4〉와 같이 나타난다.

[분석(A)] → [분류분석(Y)] → [계층적 군집분석(H)...]

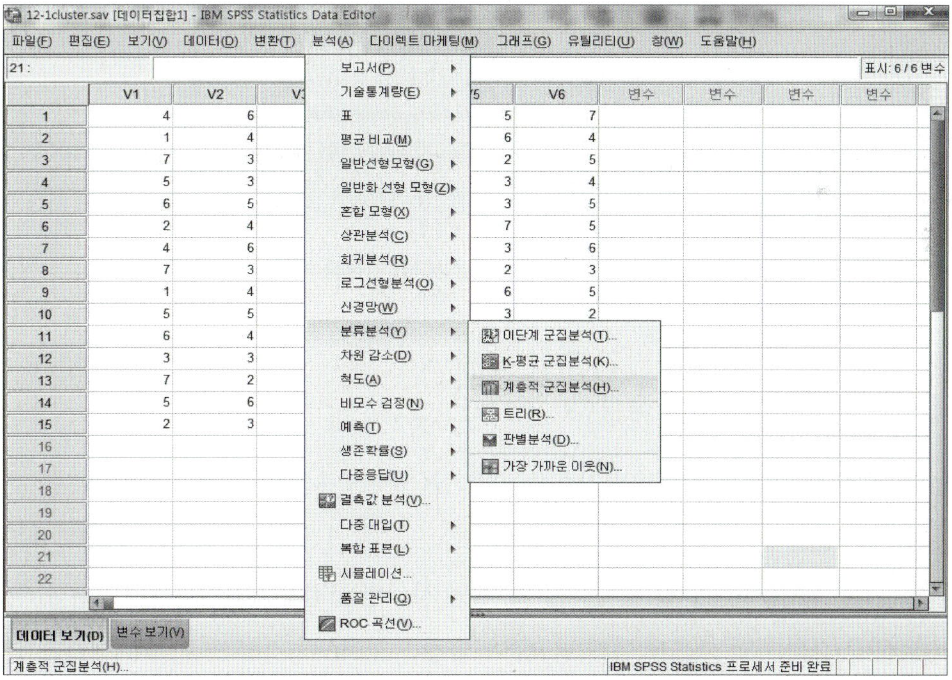

〈그림 13-4〉 [계층적 군집분석(H)]의 분석절차 대화상자 창

〈그림 13-4〉에서 [계층적 군집분석(H)...]을 클릭한 뒤, [계층적 군집분석] 변수 창에서 골프에 대한 흥미도(V_1), 골프의 소득 악영향(V_2), 골프 중 식당 이용도(V_3), 최고의

골프용품 구입노력(V_4), 골프에 대한 무관심(V_5), 그린피 비교를 통한 절약(V_6)을 모두 선택하여 [변수(V):]로 이동시키면 〈그림 13-5〉와 같이 나타난다.

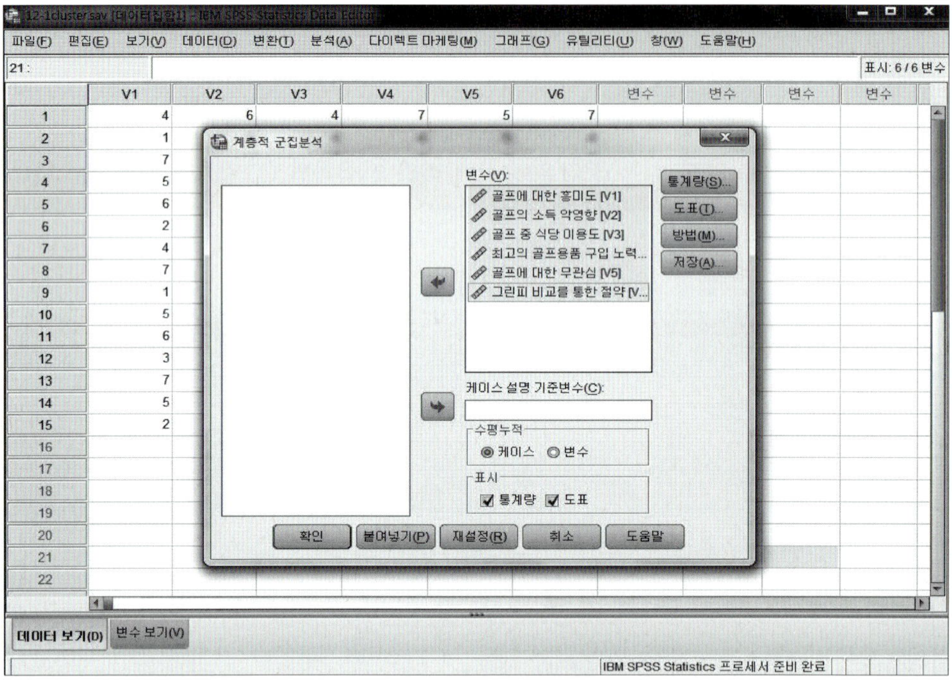

〈그림 13-5〉 [계층적 군집분석] 대화상자 창

3.4 군집분석 대상 변수의 지정

〈그림 13-5〉의 [케이스 설명 기준변수(C):]는 문자변수 값을 사용하여 케이스를 구별할 때 사용된다. [수평누적]에서 [⊙ 케이스]는 초기 지정값으로 설정된 것으로 사례(Case) 간, 즉 관측대상 간의 거리계산을 통해 사례별 군집분석을 실시하는 것이다. 반대로 변수 간의 거리 계산을 통해 변수들을 군집화 할 경우는 [◎ 변수]를 지정하면 된다. 또한 [표시]의 [☑ 통계량 ☑ 도표]가 초기 지정값으로 지정되어 있다.

〈그림 13-5〉 대화상자 창에서 군집분석의 선택 매뉴에는 [통계량(S)], [도표(T)], [방법(M)], [저장(A)]이 있다. 이들을 순서대로 설명하면 다음과 같다.

3.4.1 통계량 구하기

〈그림 13-5〉에서 [통계량(S)]을 클릭하면 [계층적 군집분석: 통계량] 대화상자 창이 나타나는데, 이 때 초기 지정되어 있는 [☑ 군집화 일정표(A)] 밑에 있는 [☑ 근접행렬(P)]을 체크하면 〈그림 13-6〉과 같은 대화상자 창이 나타난다.

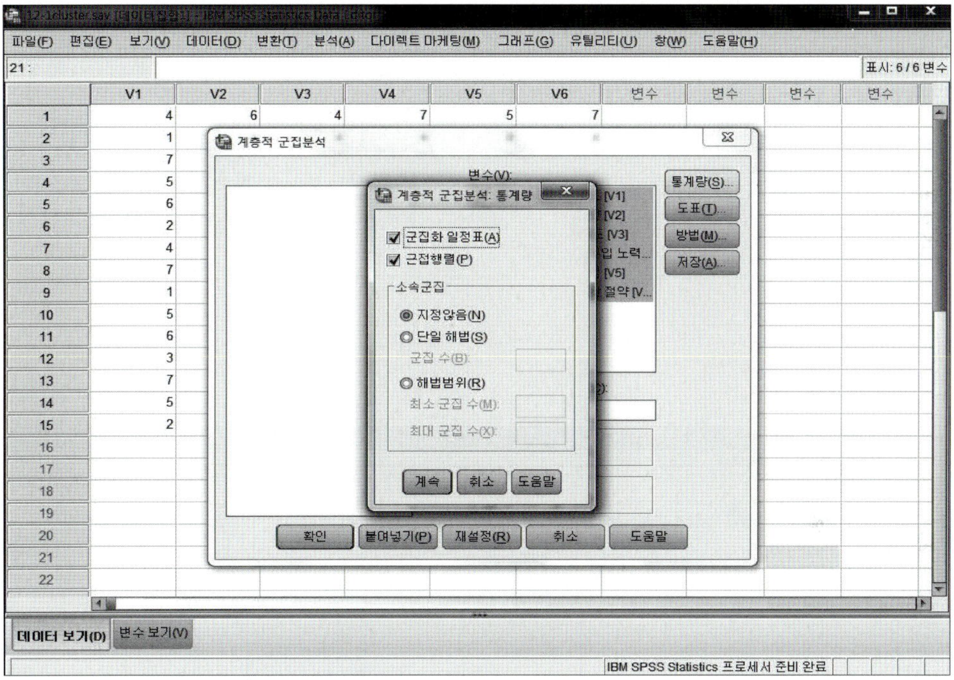

〈그림 13-6〉 [계층적 군집분석: 통계량] 대화상자 창

〈그림 13-6〉에서 나타난 [계층적 군집분석: 통계량] 대화상자 창에 대한 키워드를 설명한 것이 〈표 13-2〉이다.

표 13-2 [계량적 군집분석: 통계량] 대화상자 창에 대한 키워드 설명

키 워 드	설명 내용
☑ 군집화 일정표(A)	사례들 간의 거리계수 제시(초기 지정값)
☑ 근접행렬(P)	항목 간 거리 행렬로서 작성된 행렬의 유형(상이성이나 유사성)은 선택한 측도에 따라 달라진다. 항목 수가 큰 경우 이 사항을 지정하면 큰 출력결과가 생성된다.
소속군집	아래 세 가지 중 하나를 선택하면 된다.
⊙ 지정하지 않음(N)	군집전체를 제거
◎ 단일해법(S) 군집 수(B) □	원하는 군집 수를 □안에 기입한다.
◎ 해법범위(R) 최소 군집 수(M) □ 최대 군집 수(X) □	군집 해법의 범위에 대한 소속 군집을 표시한다. 최저 및 최대 군집 해법에 해당하는 값을 입력한다. 두 값 모두 1보다 큰 정수여야 하고, 첫 번째 값은 두 번째 값보다 작아야 한다.

자료 : SPSS 아카데미, 사회과학 통계분석, 2005, p.399. 참조.

3.4.2 도표 그리기

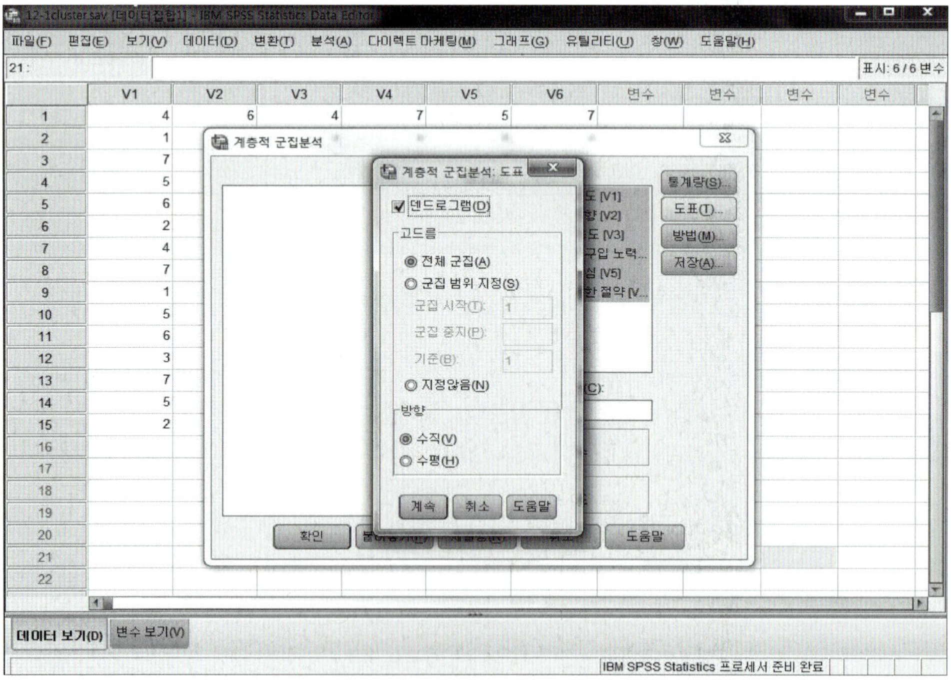

〈그림 13-7〉 [계층적 군집분석: 도표] 대화상자 창

〈그림 13-6〉에서 [계속]을 클릭하면, 〈그림 13-5〉로 되돌아간다. 여기서 [도표(D)]를 클릭한 뒤, [☑ 덴드로그램(D)]을 체크하면 〈그림 13-7〉과 같은 대화상자 창이 나타난다.

〈그림 13-7〉의 [계층적 군집분석: 도표] 대화상자 창에 대한 키워드 설명이 〈표 13-3〉이다.

표 13-3 [계층적 군집분석: 도표] 대화상자 창에 대한 키워드 설명

키 워 드	설명 내용
☑ 덴드로그램(D)	덴드로 그램(Dendrogram)으로 군집화 상태를 나타냄
고드름	군집의 수에 따라 고드름(Icicle)으로 묶이는 차례를 보여줌
⊙ 전체군집(A)	모든 군집에 대해 고드름 플롯을 제시(초기 지정값)
◎ 군집범위 지정(S) 군집 시작(T) □ 군집 중지(P) □ 기준(B) □	특정 군집에 대한 고드름의 형태를 제시하는 것을 나타내는 것임. 예) [군집시작(T) 2 군집중지(P) 6]의 의미는 최소 2 최대 6, 간격은 2를 의미한다.
◎ 지정하지 않음(N)	고드름도표 출력결과를 출력하지 않음.
방향	출력방향이 수직(V) 또는 수평(H)인지를 제시
⊙ 수직(V)	수직 고드름 형태 제시(초기 지정값)
◎ 수평(H)	수평 고드름 형태 제시

자료 : SPSS 아카데미, 사회과학 통계분석, 2005, p.400. 참조.

3.4.3 군집화 방법의 선택

〈그림 13-7〉에서 [계속]을 클릭하면, 〈그림 13-5〉로 되돌아간다. 여기서 [방법(M)]을 클릭한 뒤, [측도]에서 [⊙ 등간(N) 유클리디안 거리 ▼]로 선택하면 〈그림 13-8〉과 같은 대화상자 창이 나타난다.

〈그림 13-8〉의 [계층적 군집분석: 방법] 대화상자 창에 대한 키워드 설명을 한 것이 〈표 13-4〉이다.

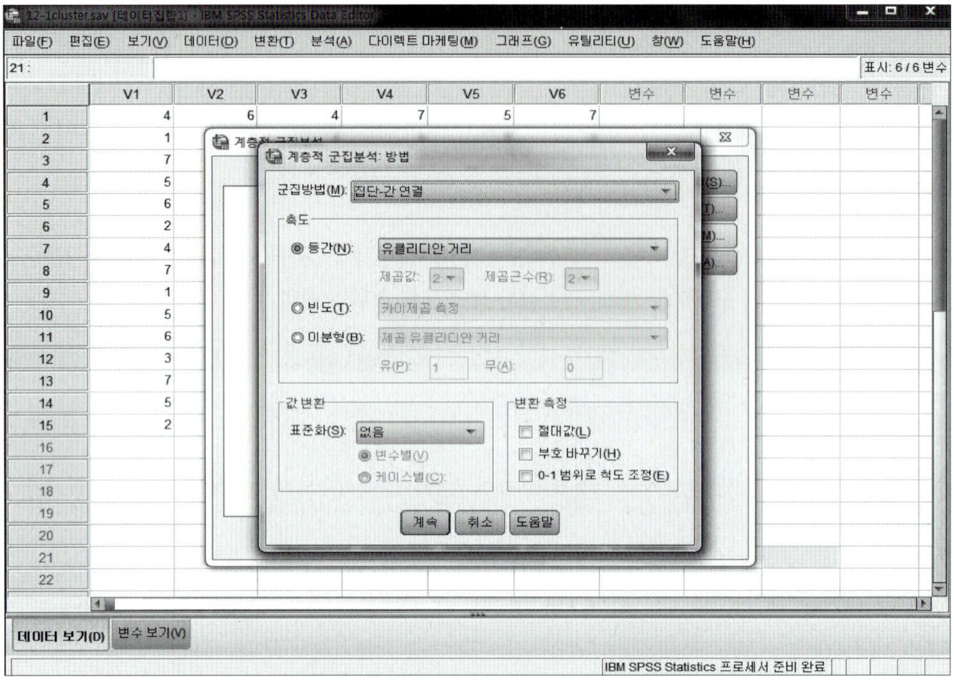

〈그림 13-8〉 [계층적 군집분석: 방법] 대화상자 창

표 13-4 [계층적 군집분석: 방법] 대화상자 창에 대한 키워드 설명

키 워 드	설명 내용
군집방법(M)	집단간 평균 결합을 나타내는 집단간 평균 결합을 나타내는 집단
측도	
⊙ 등간(N)	거리 데이터에 대한 유사성과 비유사성을 측정하는 매뉴. 여기에는 유클리드안 거리, 제곱유클리디안 거리 등의 선택매뉴 존재
◎ 빈도(T)	만약 [빈도(T)]를 선택하면 카이제곱 측정과 파이제곱 측정 선택 매뉴 존재
◎ 이분형(B)	[이분형(B)]를 선택하면 제곱 유클리디안 거리 등의 선택매뉴 존재
값 변환	
표준화(S) : 없음 ▼	표준화(S)가 없을 경우 없음 ▼ , 있을 경우 Z점수 ▼ 로 체크하며 이 때 변수별(V) 또는 케이스별(C)을 선택
변환 측정	
□ 절대값(L)	거리의 절대치를 의미
□ 부호 바꾸기(H)	비유사성을 유사성, 유사성을 비유사성으로 변환하는 것을 의미
□ 0–1 범위로 척도 조정(E)	0과 1사이의 범위에 대한 거리를 재측정하는 것을 의미

자료 : SPSS 아카데미, 사회과학 통계분석, 2005, p.401. 참조.

3.4.4 새 변수의 저장

〈그림 13-8〉에서 [계속]을 클릭하면 〈그림 13-5〉로 되돌아간다. 여기서 [저장(A)]을 클릭하면, 〈그림 13-9〉와 같은 대화상자 창이 나타난다.

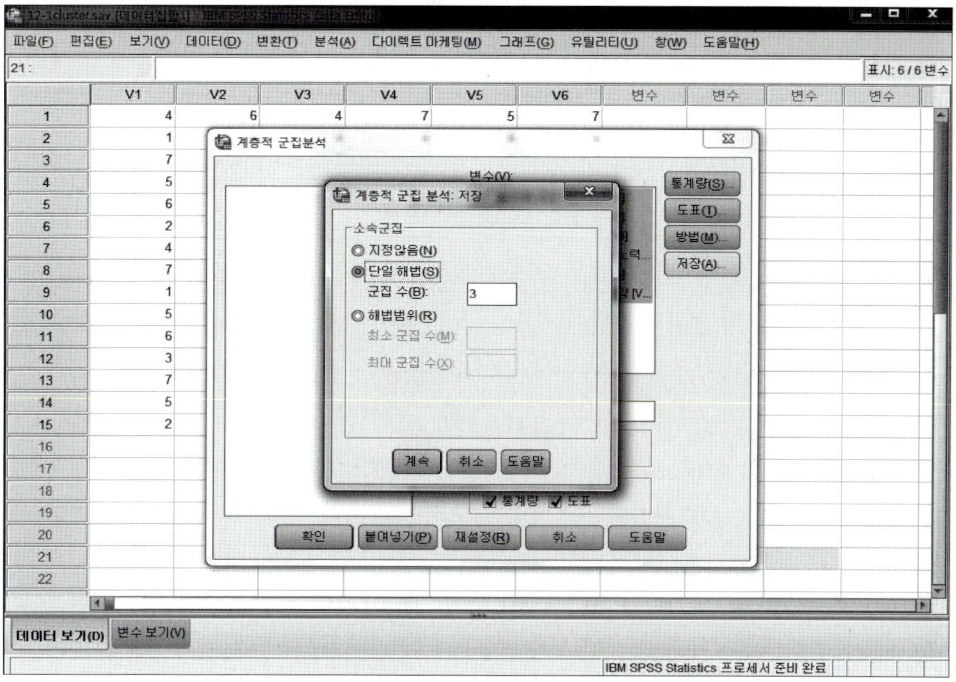

〈그림 13-9〉 [계층적 군집분석: 저장] 대화상자 창

표 13-5 [계층적 군집분석: 저장] 대화상자 창에 대한 키워드 설명

키 워 드	설명 내용
소속군집	군집을 저장하는 방법을 제시
◎ 지정않음(N)	군집 전체를 저장하지 않음(기본설정).
⊙ 단일해법(S) : 군집 수(B) : □	지정한 군집 수가 있는 단일 군집 해법에 대해 소속군집을 저장한다. 1보다 큰 정수를 입력
◎ 해법범위(R) 최소 군집 수(M) □ 최대 군집 수(X) □	군집 해법범위에 대한 전체해법을 저장하는 방법

자료 : SPSS 아카데미, 사회과학 통계분석, 2005, p.402. 참조.

〈그림 13-9〉는 [계층적 군집분석: 저장]에서 생성된 새 변수들을 저장하기 위한 대화상자 창이다. 〈표 13-5〉에는 〈그림 13-9〉의 [계층적 군집분석: 저장] 대화상자 창에 대한 키워드 설명이 서술되어 있다.

3.5 계층적 군집분석의 결과

〈그림 13-9〉에서 [계속]을 클릭하면 〈그림 13-5〉로 되돌아가는데, 이 때 다시 [확인]을 클릭하면 계속적 군집분석의 결과물이 출력된다.

분석결과 13-1 근접행렬

케이스	유클리디안 거리														
	1	2	3	4	5	6	7	8	9	10	11	12	13	14	15
1	.000	5.657	7.483	6.000	5.099	5.745	2.646	7.211	5.568	7.000	7.141	6.083	8.062	2.646	7.211
2	5.657	.000	8.000	5.477	6.325	2.236	5.568	7.348	2.236	6.245	7.141	3.873	8.426	5.385	3.162
3	7.483	8.000	.000	2.828	2.828	8.185	5.745	3.742	8.888	4.359	2.646	7.937	3.317	5.568	8.246
4	6.000	5.477	2.828	.000	2.449	6.083	4.359	3.162	6.557	3.000	2.236	5.745	3.317	4.359	6.164
5	5.099	6.325	2.828	2.449	.000	6.557	3.317	3.742	7.141	3.317	2.646	6.557	4.359	3.000	7.071
6	5.745	2.236	8.185	6.083	6.557	.000	6.164	7.550	2.000	7.211	7.874	3.464	9.055	5.292	2.236
7	2.646	5.568	5.745	4.359	3.317	6.164	.000	5.745	6.000	5.099	5.099	6.164	6.325	2.000	7.141
8	7.211	7.348	3.742	3.162	3.742	7.550	5.745	.000	7.810	4.359	3.317	5.916	2.646	5.196	7.071
9	5.568	2.236	8.888	6.557	7.141	2.000	6.000	7.810	.000	7.746	8.367	2.828	9.274	5.477	2.646
10	7.000	6.245	4.359	3.000	3.317	7.211	5.099	4.359	7.746	.000	2.000	7.211	4.472	5.292	7.416
11	7.141	7.141	2.646	2.236	2.646	7.874	5.099	3.317	8.367	2.000	.000	7.483	2.828	5.292	7.937
12	6.083	3.873	7.937	5.745	6.557	3.464	6.164	5.916	2.828	7.211	7.483	.000	7.746	5.292	2.646
13	8.062	8.426	3.317	3.317	4.359	9.055	6.325	2.646	9.274	4.472	2.828	7.746	.000	6.481	8.775
14	2.646	5.385	5.568	4.359	3.000	5.292	2.000	5.196	5.477	5.292	5.292	5.292	6.481	.000	6.245
15	7.211	3.162	8.246	6.164	7.071	2.236	7.141	7.071	2.646	7.416	7.937	2.646	8.775	6.245	.000

이것은 상이성 행렬입니다.

※ 저장 위치 : C:₩SPSS통계분석₩SPSS_SPV₩13-1_cluster_중부골프장_01_계층적 군집분석.spv

[분석결과 13-1]의 근접행렬은 개체들 간의 유클리디안 거리행렬을 나타내주고 있다. 이 표에서 근접행렬의 계수는 상이성(Dissimilarity)의 크기를 나타내므로 계수가

작을수록 유사성이 많다고 볼 수 있다. 따라서 '6번째 소비자 – 9번째 소비자 간의 거리'와 '7번째 소비자 – 14번째 소비자 간의 거리' 및 '10번째 소비자 – 11번째 소비자 간의 거리'가 2.000으로서 가장 근접하고, '9번째 소비자 – 13번째 소비자 간의 거리'가 9.274로서 가장 멀다는 것을 알 수 있다.

분석결과 13-2 군집화 일정표

단계	결합 군집		계수	처음 나타나는 군집의 단계		다음 단계
	군집 1	군집 2		군집 1	군집 2	
1	7	14	2.000	0	0	8
2	10	11	2.000	0	0	9
3	6	9	2.000	0	0	4
4	2	6	2.236	0	3	10
5	4	5	2.449	0	0	9
6	12	15	2.646	0	0	10
7	8	13	2.646	0	0	12
8	1	7	2.646	0	1	13
9	4	10	2.800	5	2	11
10	2	12	3.035	4	6	14
11	3	4	3.165	0	9	12
12	3	8	3.661	11	7	13
13	1	3	5.661	8	12	14
14	1	2	6.951	13	10	0

※ 저장 위치 : C:₩SPSS통계분석₩SPSS_SPV₩13-1_cluster_중부골프장_01_계층적 군집분석.spv

[분석결과 13-2]는 단일기준 결합방식을 사용하여 소비자들의 군집화되는 과정을 보여주고 있다. 계수는 해당 소비자들이 속해 있는 군집 간의 거리정도를 나타내므로 이 값이 클수록 늦게 군집화된다. 따라서 이 값이 가장 작은 '소비자 7과 소비자 14', '소비자 10과 소비자 11' 그리고 '소비자 6과 소비자 9'가 우선 [단계 1]에서 군집화된다. [단계 2]에서는 '소비자 2와 소비자 6'이 군집화되고 있다. 이 때 [단계 1]에서 결합된 소비자 6은 [단계 2]에서는 다른 군집이나 소비자들과 결합된다는 것을 알 수 있다. [단계 3]에서는 '소비자 4와 소비자 5'가 결합을 이루고 있다. [단계 4]에서는 '소비자 12와 소비

자 15', '소비자 8과 소비자 13' 및 '소비자 1과 소비자 7', [단계 5]에서는 '소비자 4와 소비자 10', [단계 6]에서는 '소비자 2와 소비자 12', [단계 7]에서는 '소비자 3과 소비자 4', [단계 8]에서는 '소비자 3과 소비자 8', [단계 9]에서는 '소비자 1과 소비자 3', 마지막 단계인 [단계 10]에서는 '소비자 1과 소비자 2'가 군집화되고 있다.

분석결과 13-3 수직고드름 도표(케이스)

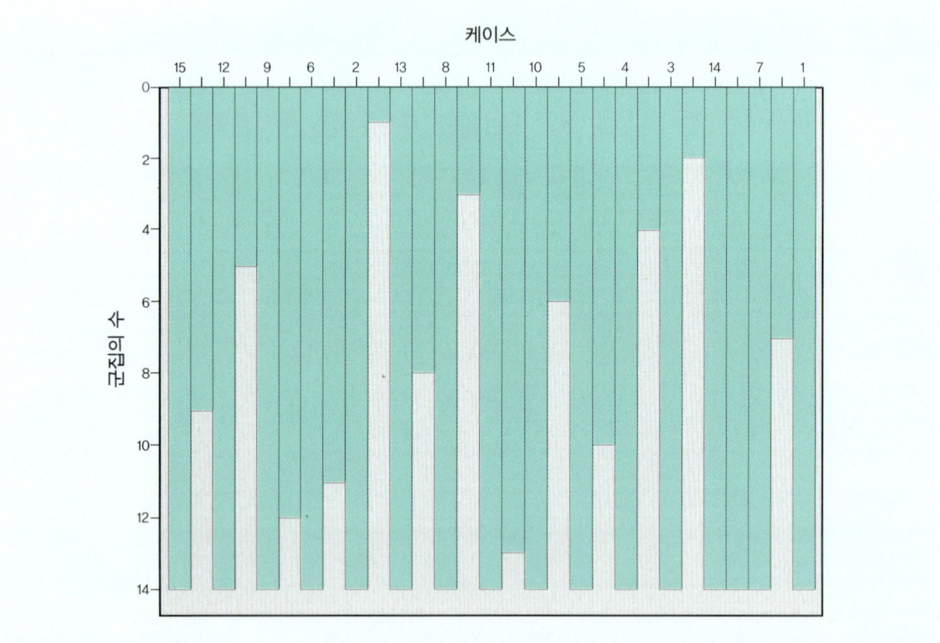

군집의 수에 따라 학생들이 수직고드름(Vertical Icicle: VICICLE) 형식으로 묶이는 과정을 나타내주고 있다. 종축은 군집의 수를, 횡축은 소비자들의 번호를 나타내고 있다. 만약 15명의 소비자들이 하나의 군집을 이룬다면 전체 15명이 포함되고, 두 군집으로 분류한다면 (15, 12, 9, 6, 2)와 (13, 8, 11, 10, 5, 4, 3, 14, 7, 1)로 나누어진다. 만일 이 소비자들을 세 집단으로 나눈다면 (15, 12, 9, 6, 2), (13, 8, 11, 10, 5, 4, 3), (14, 7, 1)로 나누어진다. 그리고 개체와의 군집화는 다음에서 설명하는 덴드로그램을 사용해도 된다.

분석결과 13-4 평균연결을 사용한 덴드로그램(집단 간)

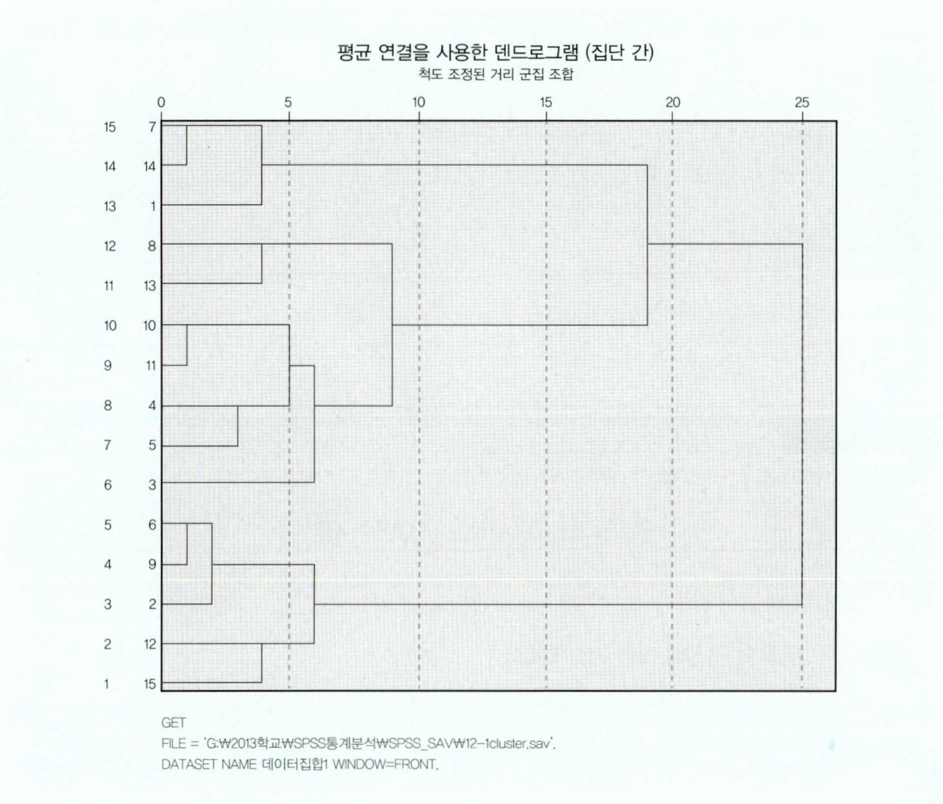

[분석결과 13-4]는 덴드로그램으로 군집화 상태를 표시한 것이다. 여기서 종축은 소비자 번호, 횡축은 상대적 거리를 나타낸다. 군집화 과정을 살펴보면 '소비자 7과 14', '소비자 10과 11', '소비자 6과 9'가 처음으로 묶이고 다음에는 '소비자 6과 2'가 묶이며, 마지막 단계에서는 '소비자 1과 2'가 묶인다는 사실을 알 수 있다. 만일 이 소비자들을 세 집단으로 나눈다면 (7, 14, 1), (8, 13, 10, 11, 4, 5, 3), (6, 9, 2, 12, 15)로 구분된다.

〈그림 13-10〉은 〈그림 13-9〉에서 [단일해법(S):]의 [군집 수(B): 3]을 선택한 결과 새로운 군집변수(clu3_1)와 해당군집을 숫자로 표시하여 저장한 것을 나타내주고 있다.

여기서 분석자는 세 집단으로 구분된 군집에 각각 명칭을 부여하면 된다. 각각의 명칭을 부여하기 위해서는 우선 기술통계분석을 통해 〈표 13-6〉과 같은 기술통계량을 구할 필요가 있다.

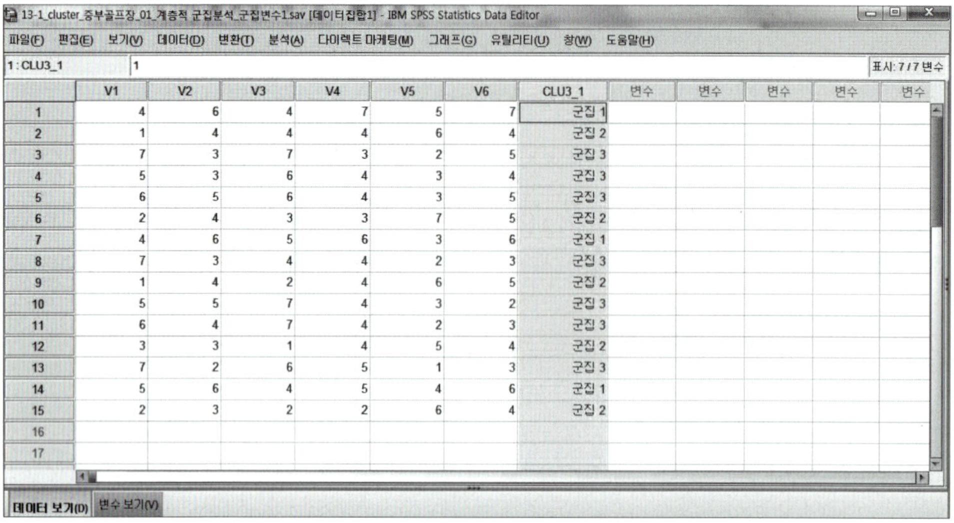

13-1_cluster_중부골프장_01_계층적 군집분석_군집변수1.sav [데이터집합1] - IBM SPSS Statistics Data Editor

파일(F) 편집(E) 보기(V) 데이터(D) 변환(T) 분석(A) 다이렉트 마케팅(M) 그래프(G) 유틸리티(U) 창(W) 도움말(H)

1 : CLU3_1 | 1 | 표시: 7 / 7 변수

	V1	V2	V3	V4	V5	V6	CLU3_1
1	4	6	4	7	5	7	군집 1
2	1	4	4	4	6	4	군집 2
3	7	3	7	3	2	5	군집 3
4	5	3	6	4	3	4	군집 3
5	6	5	6	4	3	5	군집 3
6	2	4	3	3	7	5	군집 2
7	4	6	5	6	3	6	군집 1
8	7	3	4	4	2	3	군집 3
9	1	4	2	4	6	5	군집 2
10	5	5	7	4	3	2	군집 3
11	6	4	7	4	2	3	군집 3
12	3	3	1	4	5	4	군집 2
13	7	2	6	5	1	3	군집 3
14	5	6	4	5	4	6	군집 1
15	2	3	2	2	6	4	군집 2

데이터 보기(D) 변수 보기(V)

※ 저장 위치 : C:₩SPSS통계분석₩SPSS_SAV₩13-1_cluster_중부골프장_01_계층적 군집분석_군집변수1.sav

〈그림 13-10〉 새로운 군집변수 저장

표 13-6 3종류의 군집에 대한 기술통계량

군집 구분	변수의 평균					
	V_1	V_2	V_3	V_4	V_5	V_6
군집 1	4.33	6.00	4.33	6.00	4.00	6.33
군집 2	1.80	3.60	2.40	3.40	6.00	4.40
군집 3	6.14	3.57	6.14	4.00	2.29	3.57

[군집 1](7, 14, 1)에서 보면, V_2(골프의 소득 악영향), V_4(최고의 골프용품 구입노력), V_6(그린피 비교를 통한 절약)이 각각 평균 6.00, 6.00, 6.33으로 높게 평가되고 있다. 따라서 [군집 1]은 '경쟁적인 골프고객 집단'이라고 할 수 있다.

[군집 2](8, 13, 10, 11, 4, 5, 3)를 보면, V_5(골프에 대한 무관심)가 유일하게 높은 평균 점수를 보이고 있어 '냉담한 골프고객 집단'으로 명칭을 부여할 수 있다.

[군집 3](6, 9, 2, 12, 15)는 V_1(골프에 대한 흥미도), V_3(골프 중 식당 이용도)의 변수가 높은 평균점수를 보이고 있어 '골프 애호가 집단'으로 부를 수 있다.

분석자는 인구 통계학적인 변수, 골프 내장 횟수, 골프용품 판매량 등 다른 변수들을 조사하여 생성된 군집과 상호 비교할 수 있다.

3.6 군집분석의 신뢰성 평가

군집분석에 있어서 신뢰성과 타당성이 있어야 하는데, 이것을 검정하는 것은 쉬운 일이 아니다. 그러나 다음과 같은 절차에 의해 군집분석의 효과를 판단해야 한다. ① 같은 데이터를 상이한 거리 측정방법을 통해 군집분석을 실시한 후 결과를 비교한다. ② 상이한 군집분석 방법을 적용하여 각 방법으로 얻어진 결과를 비교한다. ③ 응답자가 답변한 데이터를 2개로 나누어 제1의 군집의 반분결과와 제2의 군집의 반분결과를 전체의 결과와 비교한다. ④ 비계층적인 방법을 통해 사례수에 따라 결과가 달라지므로 다양한 방법을 적용한다.

04 K-평균 군집분석

4.1 K-평균 군집분석 개요

비계층적인 군집화 방법은 계층적인 군집화 방법보다 군집화 속도가 빠르기 때문에 군집화대상이 많을 때 신속하게 처리할 수 있는 방법이다. 가장 많이 이용되고 있는 비계층적인 군집화의 방법은 K-평균 군집화 방법인데, 여기서 K는 군집의 수를 의미한다. 이 방법은 순차적으로 군집화 과정이 반복되기 때문에 순차적인 군집화 방법(Sequential Threshold Method)이라고도 한다. K-평균 군집화 방법은 계층적인 군집화의 결과를 바탕으로 먼저 군집의 수와 군집의 중심값(Cluster Centroid)을 결정해야 한다. 군집의 중심값을 잘 결정해야 정확한 군집의 결과를 출력할 수 있다.

K-평균 군집화 방법에서는 한 번의 군집이 묶일 때마다 각 군집별로 그 군집의 평균을 중심으로 군집 내 대상들 간의 유클리디안 거리의 합이 계산되는데 이 값을 군집화 과정에서 발생하는 오류라고 할 수 있다. 이 값이 작을수록 군집화에 따른 오류가 작다는 것을 의미한다. 이는 군집분석에서 타당성이 인정된다는 의미를 가지고 있다. K-평균 군집화 방법에서는 각 군집화 과정에서 발생하는 오류를 최소화하는 방향으로 군집화가 지속되며, 오류가 발생하지 않을 때 비로소 군집화가 멈춘다.

4.2 K-평균 군집분석의 실행

계층적 군집분석 실행에서 사용한 데이터를 가지고 K-평균 군집분석을 실행하기로 한다. K-평균 군집분석을 실시하기 위해서는 다음과 같은 순서에 따라 진행하면 〈그림 13-11〉과 같이 나타난다.

[분석(A)] → [분류분석(Y)] → [K-평균 군집분석(K)...]

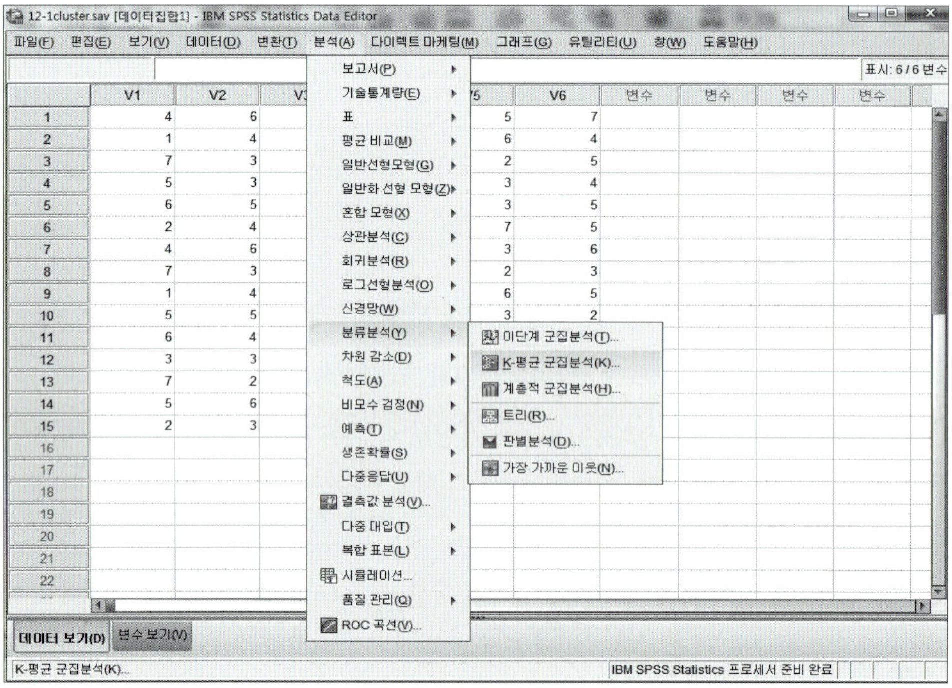

※ 저장 위치 : C:₩SPSS통계분석₩SPSS_SAV₩13-1_cluster_중부골프장_군집분석.sav

〈그림 13-11〉 [K-평균 군집분석(K)]의 분석절차 대화상자 창

〈그림 13-11〉에서 [K-평균 군집분석(K)]을 클릭하면 [K-평균 군집분석] 대화상자 창이 나타나는데, 이 때 군집화를 위한 변수인 V_1, V_2, V_3, V_4, V_5, V_6을 선택한 후, [변수(V)]로 이동시키면 〈그림 13-12〉와 같이 나타난다.

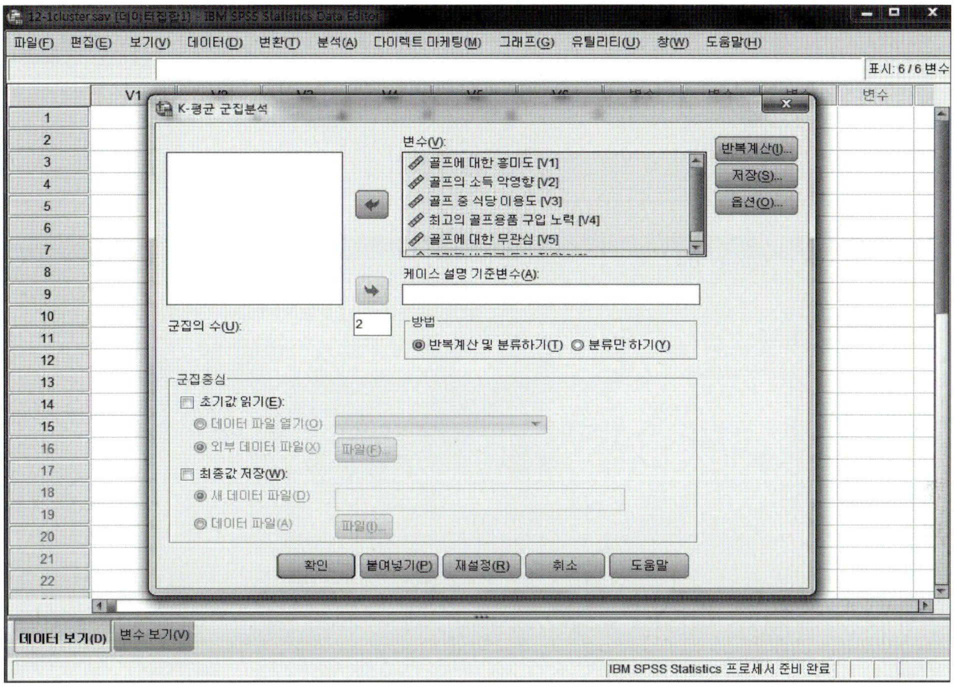

〈그림 13-12〉 [K-평균 군집분석] 대화상자 창

〈그림 13-12〉의 선택 키워드를 살펴보면, 우선 [케이스 설명 기준변수(A)]에서 초기 지정값으로 케이스는 출력결과에서 케이스 번호로 구분된다. 경우에 따라서는 문자변수 지정이 가능하다. [군집의 수(U): 2]에서 초기 지정값으로 2가 설정되어 있으나 여기서는 계층적 군집화 분석결과와 비교하기 위해서 3을 입력하여 군집의 수를 3으로 지정한다. 초기 지정값으로 바꾸려면 양의 정수값을 입력하면 된다. [방법]에서 [⊙ 반복계산 및 분류하기(T) ◎ 분류만하기(Y)]는 반복계산 프로세스에서 초기 군집중심을 새로 고친다. 갱신된 중심은 케이스 분류에 사용되고, [◎ 분류만 하기(N)] 선택 키워드는 초기 군집중심을 사용하여 케이스를 분류한다. 군집중심은 갱신되지 않는 것을 나타낸다. 군집 수는 케이스 수보다 크면 안된다. 군집중심의 키워드는 자체의 초기 군집중심을 제공하거나 후속 분석을 위해 최종 중심을 저장하는 경우에 이용된다.

〈그림 13-12〉에서 보면 [K-평균 군집분석]의 선택 메뉴에는 [반복계산(I)...], [저장(S)...], [옵션(O)...]이 있다. 이들을 순서대로 설명하여 보자.

4.2.1 K-평균 군집분석: 반복계산

〈그림 13-12〉에서 [반복계산(I)...]을 클릭하면 〈그림 13-13〉과 같은 반복계산 대화상자 창이 나타난다.

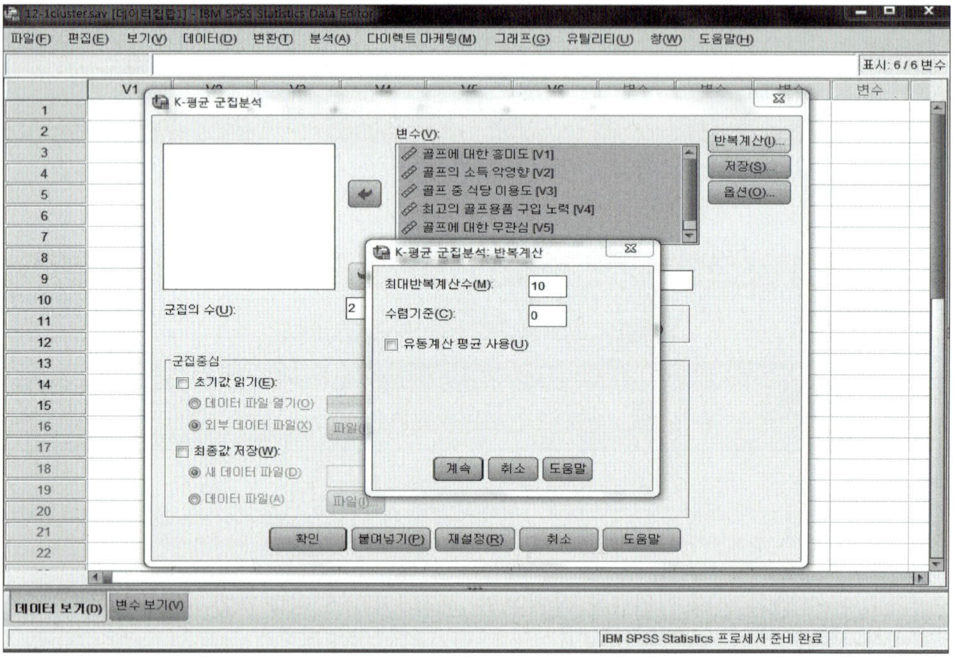

〈그림 13-13〉 [K-평균 군집분석: 반복계산]의 대화상자 창

[K-평균 군집분석: 반복계산] 대화상자 창은 초기 군집중심 갱신에 사용된 기준을 수정할 수 있는 창이다. 자세한 키워드 설명은 〈표 13-7〉에 서술되어 있다.

표 13-7 [K-평균 군집분석: 반복계산] 대화상자 창에 대한 키워드 설명

키 워 드	설명 내용
최대반복계산수(M) : 10	군집중심을 새로 고치기 위한 최대반복계산수. 각 반복계산마다 케이스가 차례로 최근 군집중심으로 할당되고 군집 평균이 갱신된다. 초기 지정값으로 최대반복계산수를 바꾸려면 양의 정수를 입력한다.
수렴기준(C) : 0	초기 지정값으로 군집중심에서 최대 변화량이 초기 중심 간 최소 거리의 2%보다 작은 경우(혹은 최대반복계수에 도달했을 때) 반복계산은 중지된다. 수렴값을 바꾸려면 1 이하의 양수를 입력한다.
□ 유동계산 평균 사용(U)	반복계산 중 군집중심은 모든 케이스를 군집에 할당한 다음 재계산된다. 이 옵션으로 케이스를 군집에 할당할 때마다 새 군집 중심을 계산한다. 평균 실행을 사용할 때는 데이터 파일의 케이스 순서가 군집중심에서 영향을 줄 수 있다.

자료 : SPSS 아카데미, 사회과학 통계분석, 2005, p.412. 참조.

4.2.2 K-평균 군집분석: 새 변수 저장

〈그림 13-13〉에서 [계속]을 클릭하면 [K-평균 군집: 새 변수 저장] 대화상자 창이 나타나는데, 이 때 [☑ 소속군집(C)], [☑ 군집중심으로부터의 거리(D)]를 체크하면 〈그림 13-14〉와 같은 대화상자 창이 나타난다.

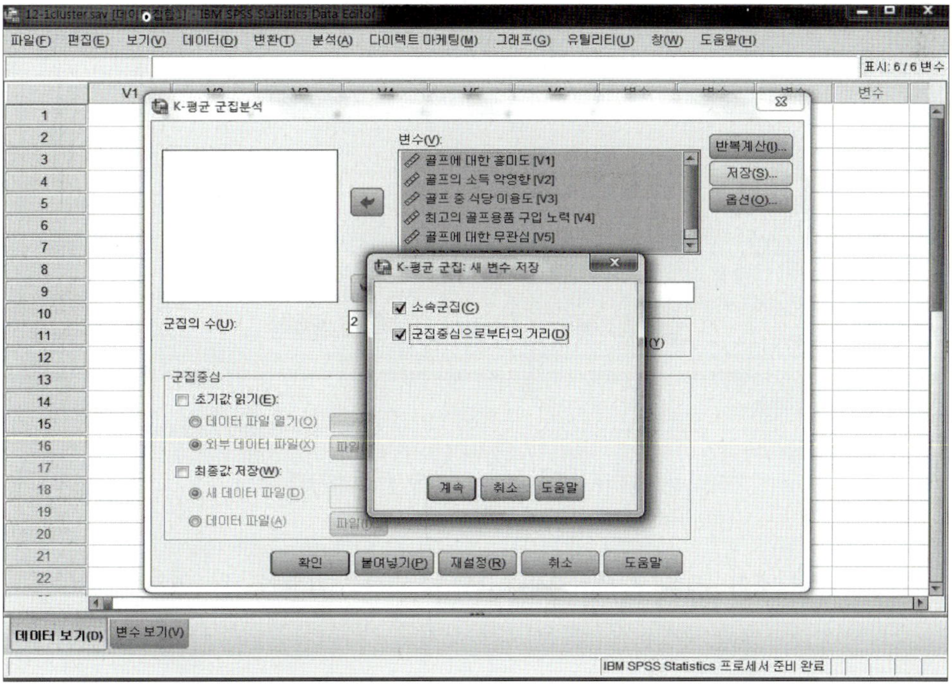

〈그림 13-14〉 [K-평균 군집분석: 새 변수 저장]의 대화상자 창

〈그림 13-14〉의 [K-평균 군집분석: 새 변수 저장] 대화상자 창에 대한 키워드 설명이 〈표 13-8〉에 서술되어 있다.

표 13-8 [K-평균 군집분석: 새 변수 저장] 대화상자 창에 대한 키워드 설명

키 워 드	설명 내용
☑ 소속군집(C)	각 케이스가 할당된 최종적인 군집을 저장한다. 값의 범위는 1에서부터 전체군집의 수까지 지정할 수 있는 것을 나타낸다
☑ 군집중심으로부터의 거리(D)	케이스 분류에 사용된 군집중심간의 유클리디안 거리를 저장하는 키워드를 말한다.

자료 : SPSS 아카데미, 사회과학 통계분석, 2005, p.412. 참조.

4.2.3 K-평균 군집분석: 옵션

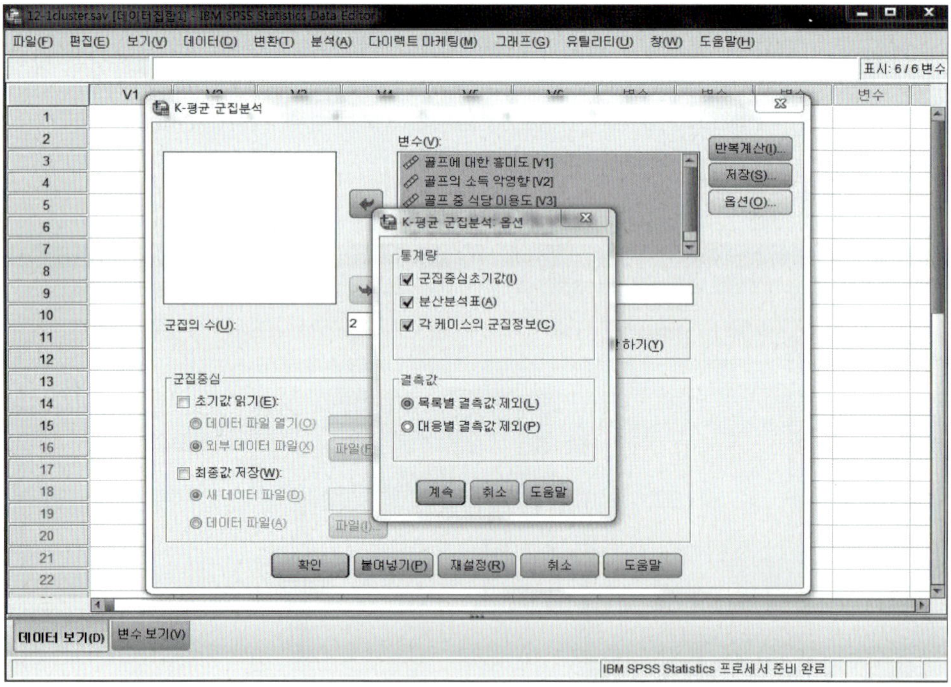

〈그림 13-15〉 [K-평균 군집분석: 옵션] 대화상자 창

〈그림 13-14〉에서 [계속]을 클릭하면 〈그림 13-12〉로 되돌아온다. 여기서 [옵션(O)]을 클릭하면 [K-평균 군집분석: 옵션] 대화상자 창이 나타나는데, 이 때 [통계량]에서 [☑ 군집중심초기값(I)], [☑ 분산분석표(A)], [☑ 각 케이스의 군집정보(C)]를 체크하면

〈그림 13-15〉와 같은 대화상자 창이 나타난다.

〈그림 13-15〉에 있는 [K-평균 군집분석: 옵션] 대화상자 창에 대한 키워드를 설명하면 〈표 13-9〉와 같다.

표 13-9 [K-평균 군집분석: 옵션] 대화상자 창에 대한 키워드 설명

키 워 드	설명 내용
통계량	
☑ 군집중심초기값(I)	각 군집에 대한 변수 평균의 첫 번째 추정값이다. 초기 지정값으로 적절한 간격이 떨어져 있는 케이스를 군집 수와 동일하게 선택한다. 군집중심초기값은 분류의 첫 번째 반올림에 사용된 후 갱신한다.
☑ 분산분석표(A)	각 군집변수에 대한 일변량 F검정이 포함된 분산분석표를 표시한다. F검정은 기술통계뿐이며 결과 확률은 해석되지 않는다. 케이스가 모두 단일 군집에 지정될 때는 분산분석표가 표시되지 않는다.
☑ 각 케이스의 군집정보(C)	케이스마다 최종 군집할당을 표시하며 케이스 분류에 사용된 케이스와 군집중심 간 유클리디안 거리를 나타낸다. 최종 군집중심 간 유클리디안 거리도 함께 나타낸다.
결측값	
⊙ 목록별 결측값 제외(L)	분석에서 군집변수에 대한 결측값이 있는 케이스를 제외한다.
◎ 대응별 결측값 제외(P)	비결측값이 있는 모든 변수로부터 계산한 거리를 기초로 케이스를 군집에 할당한다.

자료 : SPSS 아카데미, 사회과학 통계분석, 2005, p.401. 참조.

4.3 K-평균 군집분석의 결과

분석결과 13-5 초기 군집중심

	군집		
	1	2	3
골프에 대한 흥미도	4	2	7
골프의 소득 악영향	6	3	2
골프 중 식당 이용도	4	2	6
최고의 골프용품 구입 노력	7	2	5
골프에 대한 무관심	5	6	1
그린피 비교를 통한 절약	7	4	3

※ 저장 위치 : C:₩SPSS통계분석₩SPSS_SPV₩13-1_cluster_중부골프장_02_K-평균 군집분석.spv

〈그림 13-15〉에서 [계속]을 클릭하면 〈그림 13-12〉로 되돌아간다. 여기서 다시 [확인]을 클릭하면 [분석결과 13-5]가 출력된다.

[분석결과 13-5]에는 각 변수에 대한 초기 세 개의 군집 중심값이 나타나 있다. 여기서의 중심값은 케이스 할당을 위한 임시값이다. 이러한 초기 군집 중심값을 기준으로 각 응답자(Case)와 각 군집(Cluster)의 중심값과의 거리를 계산하여 거리가 가장 근접한 응답자를 할당한다.

분석결과 13-6 반복계산 정보

반복계산정보[a]

반복계산	군집중심의 변화량		
	1	2	3
1	1.633	1.637	2.491
2	.000	.000	.000

a. 군집 중심값의 변화가 없거나 작아 수렴이 일어났습니다. 모든 중심에 대한 최대 절대 좌표 변경은 .000입니다. 현재 반복계산은 2입니다. 초기 중심 간의 최소 거리는 7.211입니다.

※ 저장 위치 : C:₩SPSS통계분석₩SPSS_SPV₩13-1_cluster_중부골프장_02_K-평균 군집분석.spv

분석결과 13-7 소속군집

케이스 수	군집	거리
1	1	1.633
2	2	1.970
3	3	2.218
4	3	1.532
5	3	2.152
6	2	1.442
7	1	1.291
8	3	2.462
9	2	1.296
10	3	2.657
11	3	1.161
12	2	2.298
13	3	2.491
14	1	1.291
15	2	1.637

※ 저장 위치 : C:₩SPSS통계분석₩SPSS_SPV₩13-1_cluster_중부골프장_02_K-평균 군집분석.spv

[분석결과 13-6]에는 반복계산에 따른 군집중심의 변화량이 나타나 있다.

[분석결과 13-7]에는 각 케이스(응답자)가 어떤 군집에 속하는지를 보여주고 있으며, 또한 각 케이스와 군집의 중심값 간의 거리도 나타내 주고 있다.

분석결과 13-8 최종 군집중심과 최종 군집중심 간 거리

최종 군집중심

	군집		
	1	2	3
골프에 대한 흥미도	4	2	6
골프의 소득 악영향	6	4	4
골프 중 식당 이용도	4	2	6
최고의 골프용품 구입 노력	6	3	4
골프에 대한 무관심	4	6	2
그린피 비교를 통한 절약	6	4	4

최종 군집중심 간 거리

군집	1	2	3
1		5.515	5.197
2	5.515		6.907
3	5.197	6.907	

※ 저장 위치 : C:₩SPSS통계분석₩SPSS_SPV₩13-1_cluster_중부골프장_02_K-평균 군집분석.spv

[분석결과 13-8]에는 각 변수에 대한 세 개 군집의 최종 중심값이 나타나 있다. 초기의 중심값을 이용하여 군집분석을 하는 과정에서 새로운 케이스가 포함되기 때문에 평균이 달라지게 된다. 따라서 군집의 중심도 바뀌게 된다. 이러한 과정은 모든 케이스가 세 개의 군집 중 한 곳이라도 포함되어야 종료된다.

[분석결과 13-9]는 세 개 군집 간에 평균의 차이가 있는지에 대한 분산분석을 실시한 결과이다. 군집의 평균제곱은 각 변수에 대한 전체 평균으로부터 각 군집 평균들의 차이의 제곱합을 자유도로 나눈 값이다. 오차의 평균제곱은 군집 내 각 케이스들의 군집 평균으로부터 차이 제곱을 자유도 나눈 값이다. 군집의 평균제곱과 오차의 평균제곱의

비율이 F비율이다. 예컨대 V_1변수의 F값은 39.652($=\frac{27.505}{0.694}$)이다.

분석자는 군집에 대한 명칭을 부여할 수 있는데, [군집 1]은 '경쟁적인 골프고객 집단', [군집 2]는 '냉담한 골프고객 집단', [군집 3]은 '골프 애호가 집단'으로 구분하여 명칭을 부여할 수 있다. 이러한 3개의 군집 간에는 통계적으로 유의한 차이가 있음을 알 수 있다(유의확률 P 〈 α=0.05).

분석결과 13-9 분산분석

	군집		오차		F	유의확률
	평균제곱	자유도	평균제곱	자유도		
골프에 대한 흥미도	27.505	2	.694	12	39.652	.000
골프의 소득 악영향	7.010	2	.743	12	9.436	.003
골프 중 식당 이용도	20.505	2	1.060	12	19.338	.000
최고의 골프용품 구입 노력	6.600	2	.600	12	11.000	.002
골프에 대한 무관심	20.152	2	.619	12	32.554	.000
그린피 비교를 통한 절약	8.010	2	.798	12	10.032	.003

다른 군집의 여러 케이스 간 차이를 최대화하기 위해 군집을 선택했으므로 F 검정은 기술통계를 목적으로만 사용되어야 합니다. 이 경우 관측유의수준은 수정되지 않으므로 군집평균이 동일하다는 가설을 검정하는 것으로 해석될 수 없습니다.

※ 저장 위치 : C:₩SPSS통계분석₩SPSS_SPV₩13-1_cluster_중부골프장_02_K-평균 군집분석.spv

분석결과 13-10 군집에 포함된 케이스(응답자)수

군집	1	3.000
	2	5.000
	3	7.000
유효		15.000
결측		.000

※ 저장 위치 : C:₩SPSS통계분석₩SPSS_SPV₩13-1_cluster_중부골프장_02_K-평균 군집분석.spv

K-평균 군집화 방법에 의한 분석결과, 세 개의 군집이 구분되어 각 군집에 포함된 케이스의 수가 나타나 있다.

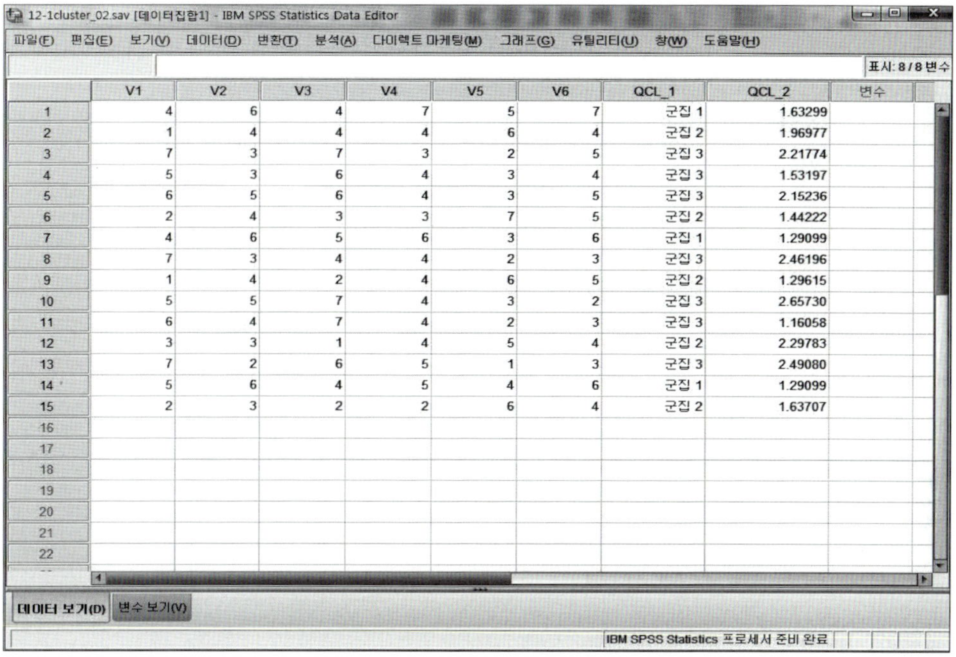

	V1	V2	V3	V4	V5	V6	QCL_1	QCL_2	변수
1	4	6	4	7	5	7	군집 1	1.63299	
2	1	4	4	4	6	4	군집 2	1.96977	
3	7	3	7	3	2	5	군집 3	2.21774	
4	5	3	6	4	3	4	군집 3	1.53197	
5	6	5	6	4	3	5	군집 3	2.15236	
6	2	4	3	3	7	5	군집 2	1.44222	
7	4	6	5	6	3	6	군집 1	1.29099	
8	7	3	4	4	2	3	군집 3	2.46196	
9	1	4	2	4	6	5	군집 2	1.29615	
10	5	5	7	4	3	2	군집 3	2.65730	
11	6	4	7	4	2	3	군집 3	1.16058	
12	3	3	1	4	5	4	군집 2	2.29783	
13	7	2	6	5	1	3	군집 3	2.49080	
14	5	6	4	5	4	6	군집 1	1.29099	
15	2	3	2	2	6	4	군집 2	1.63707	
16									
17									
18									
19									
20									
21									
22									

※ 저장 위치 : C:₩SPSS통계분석\SPSS_SPV\13-1_cluster_중부골프장_02_K-평균 군집분석_군집분석2.spv

〈그림 13-16〉 [K-평균 군집분석: 새 변수 저장]의 [데이터 보기(D)] 창

〈그림 13-16〉의 [K-평균 군집분석: 새 변수 저장]의 [데이터 보기(D)] 창에서 새로이 생성된 [QCL_1]과 [QCL_2] 두 개의 변수를 확인할 수 있다. [QCL_1]은 〈그림 13-10〉의 [계층적 군집분석: 새 변수 저장]에서 이미 분석한 결과와 동일한 군집 결과를 나타내고 있다.

지금부터 어느 개체가 어느 집단에 포함되어 있는지 하나의 표로 알아보기 위해서 교차분석을 실시한다. 이를 위해서 우선 〈그림 13-16〉에서 [V_1] 변수 왼쪽에 [변수삽입(I)]을 통해 응답자를 1~15까지 순서대로 입력하여 N변수를 삽입한 뒤, 다음과 같은 순서로 진행하면 된다.

[분석(A)] → [기술통계량(E)] → [교차분석(C)...]

〈그림 13-16〉의 교차분석 대화상자 창에서 [행(W):] Id(N)를 지정하고, [열(C):]에

는 케이스 군집 번호(QCL_1)을 지정하면 〈그림 13-17〉과 같이 나타난다.

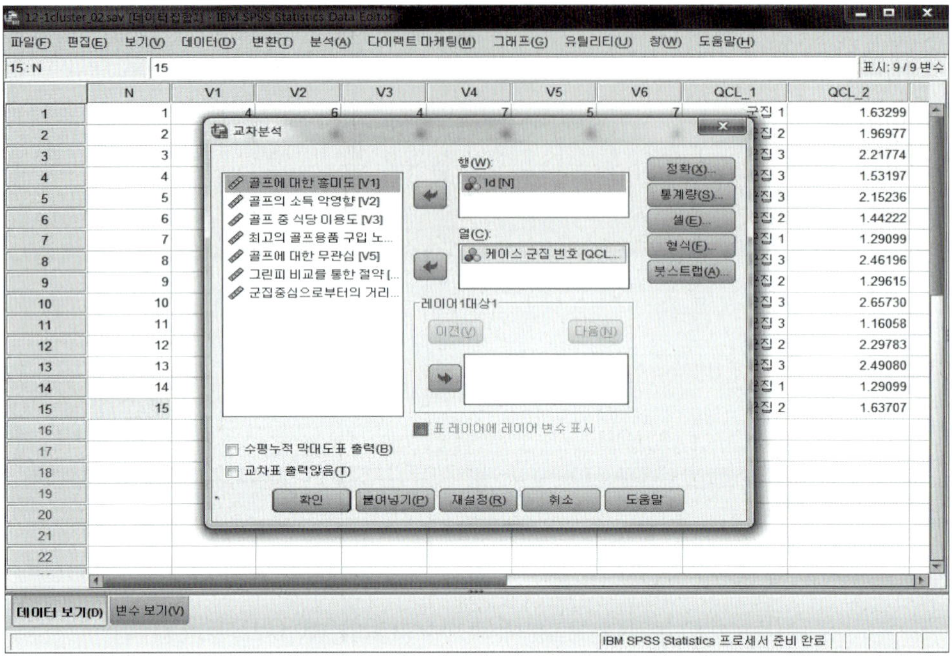

〈그림 13-17〉 새로 생성된 변수와 Id 간 [교차분석] 대화상자 창

〈그림 13-17〉에서 [확인]을 클릭하면 새로 생성된 변수와 Id 간 교차분석 결과물이 출력된다.

[분석결과 13-11]에서는 [군집 1]에는 응답자(1, 7, 14), [군집 2]에는 응답자(2, 6, 9, 12, 15), 그리고 [군집 3]에는 응답자(3, 4, 5, 8, 10, 11, 13)가 각각의 군집에 포함되어 있다는 것을 명확하게 나타내주고 있다.

분석결과 13-11 교차분석의 결과

		케이스 군집 번호			전체
		군집 1	군집 2	군집 3	
Id	1	1	0	0	1
	2	0	1	0	1
	3	0	0	1	1
	4	0	0	1	1
	5	0	0	1	1
	6	0	1	0	1
	7	1	0	0	1
	8	0	0	1	1
	9	0	1	0	1
	10	0	0	1	1
	11	0	0	1	1
	12	0	1	0	1
	13	0	0	1	1
	14	1	0	0	1
	15	0	1	0	1
전체		3	5	7	15

※ 저장 위치 : C:₩SPSS통계분석₩SPSS_SPV₩13-1_cluster_중부골프장_02_K-평균 군집분석.spv

제 14 장 다차원척도 분석

01 다차원척도 분석의 개요

사람들은 끊임없이 수많은 대상들과 관계를 맺으면서 살아가고 있다. 그 과정에서 관측대상에 대해 어떤 기준에 따라 다양한 속성으로 분류하게 된다. 이 때 대상물을 인지하고 평가하는 기준은 사람에 따라 서로 다를 수 있다. 특히 인간은 인지 능력의 한계 때문에 자신이 중요하다고 생각되는 몇 가지 속성만을 선택적으로 사용하는 경향이 높다. 예컨대 환자의 병원 선택 기준으로 의사의 전문성, 병원의 접근성, 병원 시설, 의료장비, 직원의 친절성 등을 고려한다고 할 때, 사람에 따라 선택기준에 대한 가중치가 다르기 때문에 각기 다른 병원을 선택하게 된다.

다차원척도 분석(Multidimensional Scaling : MDS)은 인지도 분석(Perceptual Mapping)이라고도 하는데, 대상들에 대한 많은 속성을 2차원 또는 3차원이라는 적은 공간 위에 단순하게 시각화하여 주는 통계분석기법이다. 이 기법은 판별분석이나 군집분석과 유사한 분류기법이지만, 단순분류 특성의 차원을 넘어서 대상물을 속성에 따라 공간적으로 위치를 배정해 준다는 점에서 유용하게 사용된다.

02 다차원척도 분석의 실행

2.1 다차원척도 분석 실행 절차

다차원척도법을 실행하는 절차는 다음과 같다. 우선 좌표 평면에서 차원수를 몇 개로 할 것인지를 결정해야 한다. 그 다음 차원의 이름을 적절하게 부여한 뒤, 분석 결과에 대한 평가도 중요한 대목이다.

다차원척도법의 실행절차를 구체적으로 나타내면 〈그림 14-1〉과 같다.

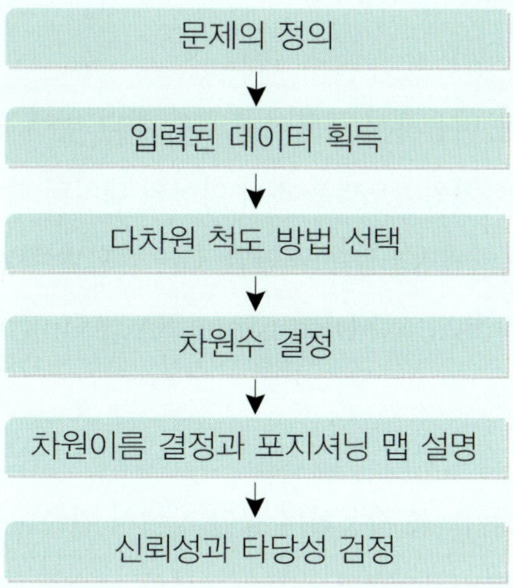

자료 : SPSS 아카데미, 사회과학 통계분석, 2005, p.422 참조.

〈그림 14-1〉 다차원 척도법의 실행 절차

2.1.1 문제의 정의

문제의 정의를 위해서 분석자는 다차원척도법의 결과가 어떤 용도에 사용될 것인지에 대하여 정확하게 파악하기 위해서 문제에 대한 정의가 필요하다. 여기서는 우리나라 광역시 거점응급의료센터의 상대적 위치를 광역시 간의 거리표 형태로 2차원 평면에 표시하는 문제를 취급한다. 그리고 병원의 이미지 비교 및 병원 서비스에 대한 만족도 등의 예제를 통하여 다차원척도법의 문제 정의에 대하여 설명한다.

2.1.2 입력데이터 획득

다차원척도에서의 입력데이터는 유사성 또는 선호도의 데이터가 이용된다. 유사성이나 선호도에 따라 데이터는 정량데이터와 정성데이터로 구분되는데, 정량데이터는 유사성이나 선호도가 등간척도나 비율척도로 측정하여 확보된 데이터이며, 정성데이터는 서열척도에 의하여 확보된 데이터를 의미한다.

2.1.3 다차원척도법 선택

다차원척도법은 주로 고객들이 심리 상에 위치해 있는 평가 대상들의 상대적인 속성을 도표화하여 표현하는 기법이다. 다차원척도법에는 전통적 다차원척도법(Classical MDS), 반복 다차원척도법(Replicated MDS), 가중 다차원척도법(Weighted MDS) 등이 있다.

전통적 다차원척도법은 비유사성 행렬이 오로지 하나 밖에 없는 경우로 가장 단순한 다차원척도법이다. 반복 다차원척도법은 하나 이상의 데이터 행렬을 분석하는 경우에 사용되는 방법이다. 가중 다차원척도법은 개인별 또는 집단별 평가를 할 수 있는 다차원척도법으로 INDISCAL(INdividual DIfference SACALing)이라고도 한다.

2.1.4 차원수 결정

다차원척도법은 입력데이터를 사용하여 공간 상에서 관측대상들 간의 상대적인 거리를 정확히 위치시킴으로써 다차원평가 공간을 만든다. 관측대상들의 상대적인 거리의 정확도를 높이기 위해서 다차원 공간에 대한 적합화(Fitting)는 더 이상의 개선이 불가능할 때까지 반복적으로 계속된다. 이 적합화의 정도는 S-stress(스트레스 값)로 표현되는데, S-stress는 불일치의 정도(Badness of Fits, Lack of Fit Measure)로 해석된다. 즉 이것은 관측대상 간의 거리와 적합된 거리 사이의 오차 정도를 나타내 주는 것이며 스트레스 값의 크기에 따라 차원수 결정이 적절하게 이루어졌는지를 알 수 있다.

분석 프로그램에 의해 추정된 거리($\widehat{d_{ij}}$)가 실제 거리(d_{ij})와 일치하면, 스트레스 값($d_{ij}-\widehat{d_{ij}}$)은 0이 된다. 이것은 추정이 완벽하다는 것을 의미한다. 추정이 잘 되었는지를 보여주는 적합도를 크루스칼(Kruskal)은 〈표 14-1〉과 같이 제시하고 있다.

표 14-1 스트레스 값의 해석

스트레스 값	적합 정도
0.2 이상	매우 나쁨
0.2	나 쁨
0.1	보 통
0.05	좋 음
0.025	매우 좋음
0	완 벽 함

이론적으로 n개 대상에 대하여 (n-1)차원에서 완벽한 적합도를 구성할 수 있다. 그러나 3차원 이상의 포지셔닝 맵은 시각적인 제한으로 인하여 분석이 거의 어렵다. 〈그림 14-2〉는 스트레스 값과 차원수가 동시에 표시된 분석 결과를 나타내 주는 스크리 플롯(Scree Plot)이다. 여기서 스트레스 값의 감소폭이 줄어드는 팔꿈치(Elbow)지점에서 차원의 수를 결정하게 된다. 여기서는 차원수가 2차원이다.

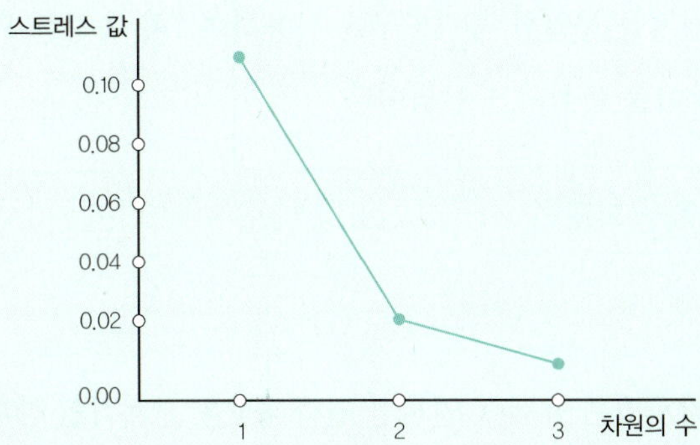

〈그림 14-2〉 차원별 스트레스 값

2.1.5 차원이름과 포지셔닝 맵 설명

요인분석에서 요인이름을 결정하는 것과 같이 다차원척도법에서도 분석자는 차원의 수가 결정되면 곧바로 차원이름을 부여해야 한다. 차원이름을 부여하는 방법은 관측대상들에 대해서 잘 알고 있는 전문가에 의한 방법, 개체의 특성을 고려한 회귀분석을 통한 방법, 점수 간의 상관계수가 높은 속성을 차원이름으로 이용하는 방법, 그리고 브랜드와 같은 외형적인 특성(Physical Characteristics)에 의한 방법 등이 있다.

각 차원에 이름을 부여한 뒤 포지셔닝 맵(Positioning Map)을 얻을 수 있다. 포지셔닝 맵이란 성형외과 고객들이 의료장비, 병원 이미지 등을 평가하는 기준에서 어떠한 평가를 하고 있는가를 보여 주는 것이다. 포지션이란 고객들이 특정 대상에 대하여 느끼는 심리적인 공간 상의 위치를 말한다. 포지셔닝 맵은 의료시장과 의료산업의 경쟁구조에 대한 기본적인 진단을 통하여 고객들의 인지→선호→선택에 이르는 일련의 과정을 일관성 있게 속성 정보를 제공해 주기 때문에, 새로운 의료장비 개발, 의료시장세분화, 포지셔닝, 의료마케팅믹스 전략 등에 효과적으로 활용할 수 있다.

2.1.6 신뢰성과 타당성 검정

다차원척도 분석의 결과에 대해 신뢰성과 타당성을 살펴보기 위해서는 먼저 모형의 적합도 지수(Index of Fit)를 파악해야 한다. 모형의 적합도 지수는 회귀분석에서 R^2과 유사한 것이다. 적합도 지수는 0과 1 사이에 존재하며, 일반적으로 0.6 이상이면 설명력이 높다고 해석할 수 있다. 또 다른 측정방법으로 Test-retest Reliability가 있는데, 이것은 신뢰성 검정을 동일한 측정도구를 사용하여 1차 측정한 후에 재측정을 하여, 두 측정값들 간의 차이를 분석하는 방법이다.

2.2 전통적인 다차원척도법

2.2.1 상황 설정

전통적인 다차원척도법은 고객이 인지한 관측대상을 전체적인 상황으로 표현하기 위해서 포지셔닝 맵을 작성할 때 매우 효과적인 방법이다. 입력되는 행렬이 하나뿐인 경우에 이 방법이 적용된다. 예컨대 우리나라 8대 광역시의 각 거점응급의료센터 간의 거리표를 통하여 의료소비자들이 인지하는 바를 얼마나 정확하게 나타내 주고 있는지를 살펴보자.

표 14-2 8개 광역시 거점응급의료센터 간의 거리표

	서울	부산	대구	인천	대전	광주	울산	세종
1	0							
2	430.65	0						
3	310.68	119.97	0					
4	30.22	440.88	340.55	0				
5	188.86	272.37	152.43	188.12	0			
6	204.86	286.76	195.84	180.54	210.44	0		
7	394.54	84.56	100.45	430.22	246.87	260.44	0	
8	110.98	326.86	206.89	120.78	67.89	236.45	300.84	0

2.2.2 전통적 다차원척도법의 실행

〈표 14-2〉의 데이터를 입력하기 위해서 [데이터 보기(D)], [변수 보기(V)] 창을 사용하면 〈그림 14-3〉과 같이 나타난다.

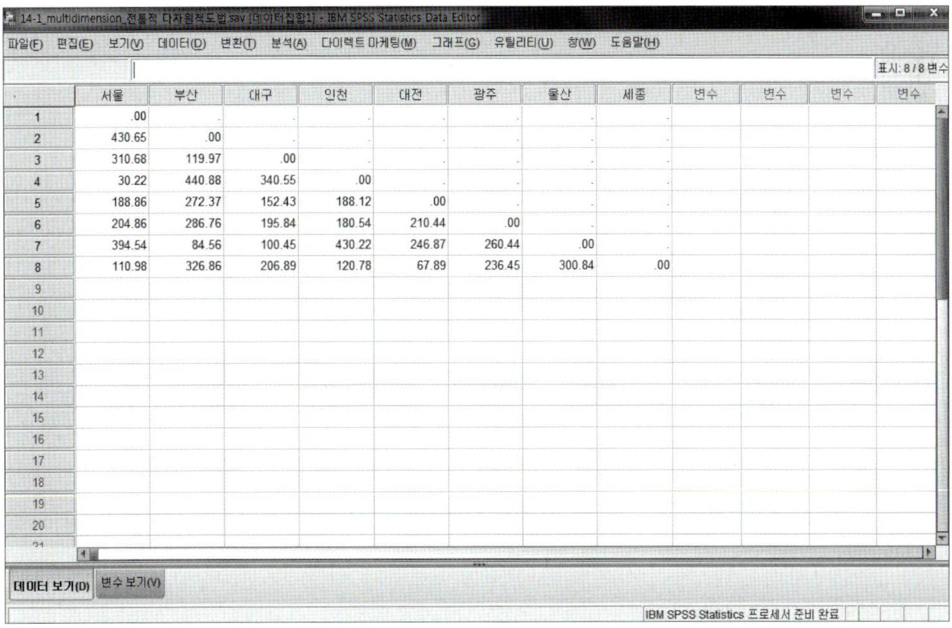

※ 저장 위치 : C:₩SPSS통계분석₩SPSS_SAV₩14-1_multidimension_거점응급의료센터_전통적 다차원척도법.sav

〈그림 14-3〉 8개 광역시 거점응급의료센터 간의 거리

〈그림 14-3〉에서 1행(서울 거점응급의료센터)와 1열(서울 거점응급의료센터)이 만나는 곳에 0이라고 입력한 이유는 자기 자신의 거리를 나타내기 때문이다. 2행(부산 거점응급의료센터)과 1열(서울 거점응급의료센터)이 만나는 430.65는 서울 거점응급의료센터와 부산 거점응급의료센터 간의 거리가 430.65㎞임을 의미한다.

포지셔닝 맵을 작성하기 위해 다음과 같은 절차를 밟으면, 〈그림 14-4〉와 같이 나타난다.

[분석(A)] → [척도(A)] → [다차원척도법(ALSCAL)(M)...]

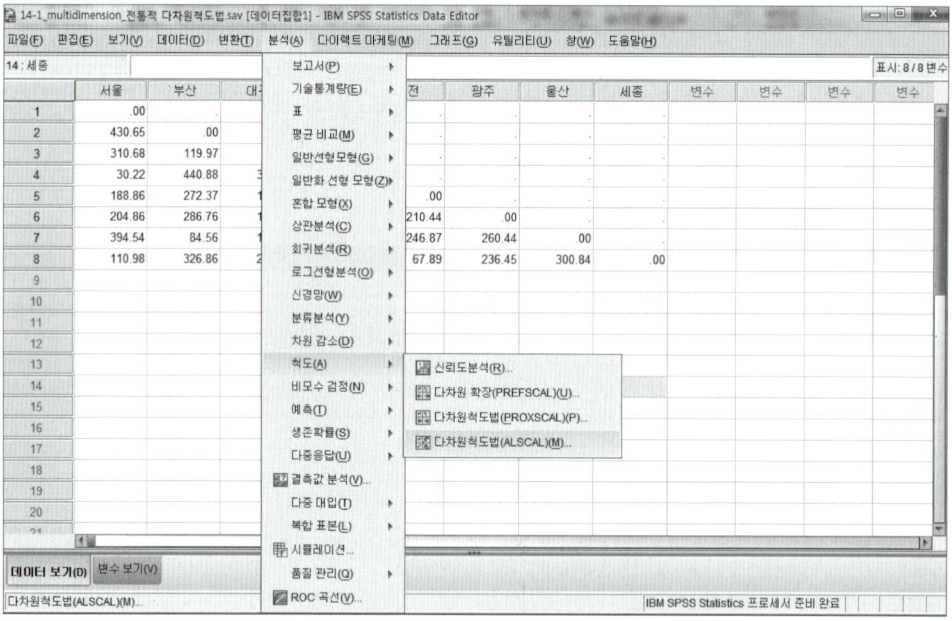

〈그림 14-4〉 [다차원척도법(ALSCAL)(M)] 분석절차 대화상자 창

〈그림 14-4〉에서 [다차원척도법(ALSCAL)(M)...]을 클릭하면 [다차원척도법] 대화상자 창이 나타나는데, 여기서 왼쪽의 변수상자로부터 서울, 부산, 대구, 인천, 대전, 광주, 울산, 세종을 선택하여 오른쪽의 [변수(V):]로 이동시키면, 〈그림 14-5〉와 같이 나타난다.

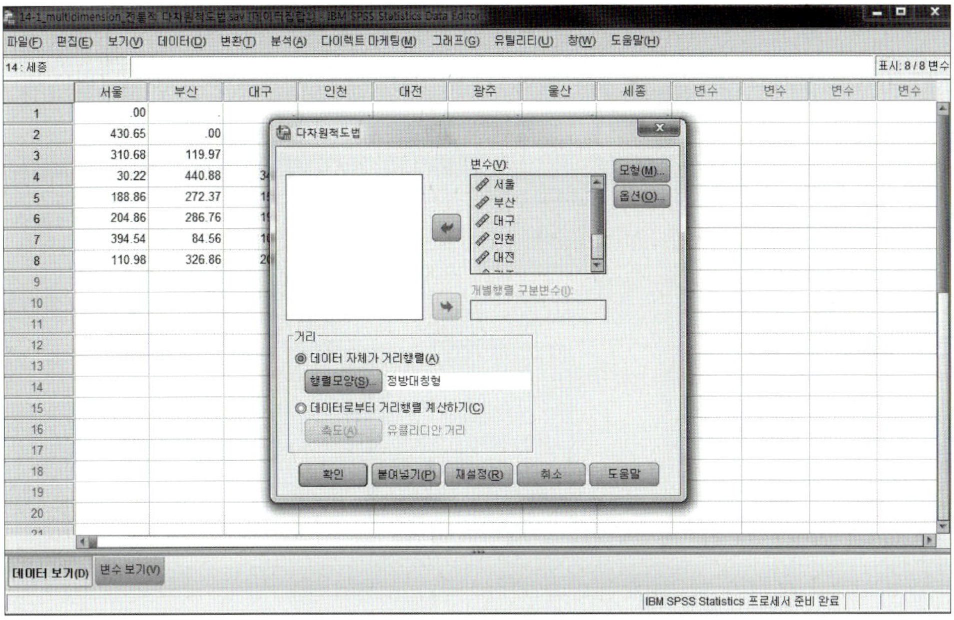

〈그림 14-5〉 [다차원척도법]의 대화상자 창

〈그림 14-5〉 [다차원척도법]의 대화상자 창에서 나타난 키워드에 대해 설명한 것이 〈표 14-3〉이다.

표 14-3 [다차원척도법] 대화상자에 대한 키워드 설명

키 워 드	설명 내용
개별행렬 구분변수(I)	집단을 구분하는 변수를 지정한다. 개별 거리 행렬은 개별 척도 모형의 선택 여부에 따라, 집단마다 계산되고 중복된 모형이나 가중된 모형이 계산된다. 만약 관측데이터가 이미 행렬 형태로 되어 있다면 선택할 필요가 없다.
거리	현재 입력된 데이터를 읽거나 거리행렬로 다시 계산하기 위해 사용된다. 다음 중의 하나를 선택한다.
⊙ 데이터 자체가 거리행렬(A)	이것은 데이터를 거리행렬로 나타내어, 유사성의 정도를 나타낸다.
◎ 데이터로부터 거리 행렬 계산하기(C)	데이터로부터 정방행렬과 대칭행렬을 계산한다.

자료 : SPSS 아카데미, 사회과학 통계분석, 2005, pp.428-429. 참조.

여기서는 [⊙ 데이터 자체가 거리행렬(A):]에 대해서만 설명한다. 기존 상이성 행렬의

특성을 정의할 수 있는데, 상이성 거리행렬의 입력 형태를 정하기 위해서 〈그림 14-5〉에서 [거리]의 [행렬모양(S)...]을 클릭하면 〈그림 14-6〉과 같은 대화상자 창이 나타난다.

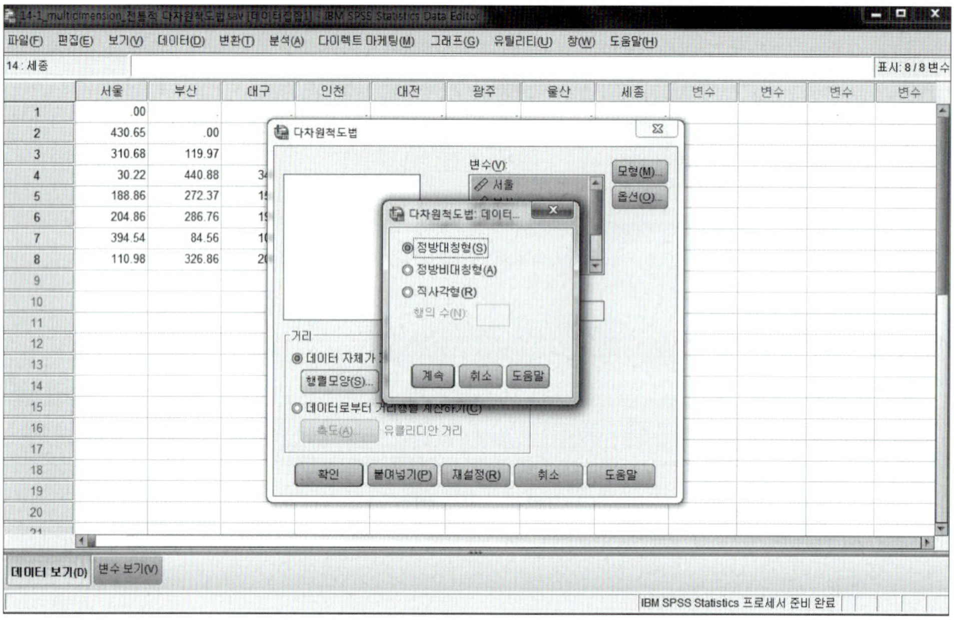

〈그림 14-6〉 [다차원척도법: 데이터] 대화상자 창

〈그림 14-6〉의 [다차원척도법: 데이터...] 대화상자 창에 대한 키워드를 설명한 것이 〈표 14-4〉이다.

표 14-4 [다차원척도법: 데이터] 대화상자 창에 대한 키워드 설명

키 워 드	설명 내용
⊙ 정방대칭형(S)	입력된 데이터가 정방행렬이면서 대칭행렬
◎ 정방비대칭형(A)	비대칭행렬로 대응값이 서로 다르다.
◎ 직사각형(R)	직사각행렬

자료 : SPSS 아카데미, 사회과학 통계분석, 2005, p.429, 일부 참조.

〈그림 14-6〉에서 [계속]을 클릭하면, 〈그림 14-5〉로 되돌아간다. 〈그림 14-5〉에 나타난 [모형(M)]과 [옵션(O)]에 대해서 차례로 설명하여 보자.

(1) 모형

입력모형의 측정, 조건, 차원, 척도 모형의 수준을 결정하기 위해서 〈그림 14-5〉의 [모형]을 클릭하면 〈그림 14-7〉과 같은 [다차원척도법: 모형] 대화상자 창이 나타난다.

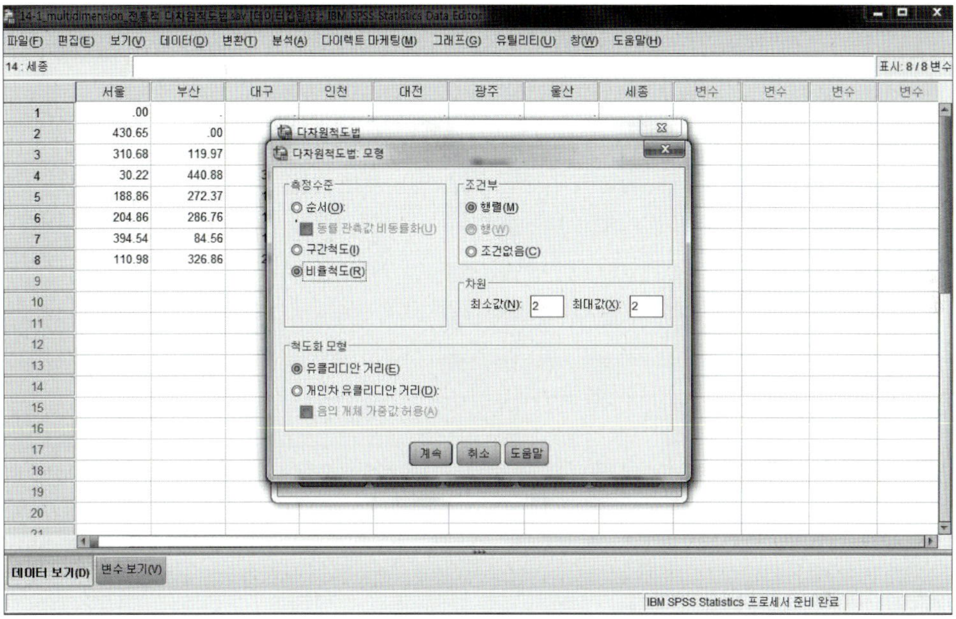

〈그림 14-7〉 [다차원척도법: 모형]의 대화상자 창

〈표 14-5〉는 〈그림 14-7〉의 [다차원척도법: 모형] 대화상자 창에 대한 키워드를 설명한 것이다.

표 14-5 [다차원척도법: 모형] 대화상자 창에 대한 키워드 설명

키 워 드	설명 내용
측정수준	측정수준을 나타냄.
◎ 순서척도(O)	서열척도를 처리하는 방법으로 Kruscal의 최소제곱 단일 변환을 사용하여 데이터를 순서 데이터나 정렬된 범주형 데이터로 처리한다. 분석은 비정량적이다. 디폴트로, 동률순위들은 분석내내 동률상태를 유지한다. 동률인 관측값을 비동률화를 선택하여 동률을 비동률로 바꾼다.
□ 동률 관측값을 동률로 인정치 않음(U)	이것을 선택하면 동리한 등급을 해체시킴.
◎ 구간척도(I)	등간척도인 경우
⊙ 비율척도(R)	비율척도인 경우
조건	조건하에 의한 자료치를 비교
◎ 행렬(M)	행렬 또는 속성별의 의미 있는 자료치 비교
◎ 행(W)	각 행렬 내의 행에서 의미 있는 자료치 비교, 이 키워드는 비대칭과 사각행렬에서만 유용하다.
◎ 조건없음(C)	입력행렬이나 행렬군의 모든 값 간 비교를 수행할 수 있는 경우 이 옵션을 선택한다. 행렬자료를 비교할 수 있으면 선택하지 않아도 됨.
차원 최소값(N) 최대값(X)	최소 [2], 최대 [2]는 1차원과 2차원을 각각 나타냄. 조기 지정값으로, SRSS에서는 2차원 해법을 작성한다. 다른 차원에 대한 해법을 구하려면 1과 6사이의 최소값과 최대값을 입력한다. 가중 모형에 대해서는 최소 차원이 2 이상이어야 한다.
척도화 모형	척도 모형
⊙ 유클리디안 거리(D)	유클리드 거리로 환산, 유클리디안 모형은 여러 행렬 유형에서 사용된다, 데이터가 단순 행렬일 때는 SPSS에서 조전적인 다차원 척도 (CMDS) 분석을 수행한다. 데이터가 둘 이상의 행렬일 때는 중복된 다차원척도 (RMDS) 분석이 작성된다.
◎ 개인차 유클리디안 거리(D) □ 음의 기준값 허용(A)	가중치가 있는 개별적인 유클리드 거리 모형, 음의 값을 갖는 속는 가중치는 포함되지 않는다.

자료 : SPSS 아카데미, 사회과학 통계분석, 2005, pp.430-431. 참조.

(2) 옵션

결과 형식을 선택하기 위해 〈그림 14-5〉에서 [옵션(O)]을 클릭하면 [다차원척도법: 옵션] 대화상자 창이 나타나는데, 이 때 [표시] 상자에서 [☑ 집단도표(G)]와 [☑ 개별 개체 도표(I)]를 체크하면 〈그림 14-8〉과 같이 나타난다. 이 [옵션]은 선택 창에서 결과 선택, 반복평가, 무응답치의 처리 등을 위해서 사용된다.

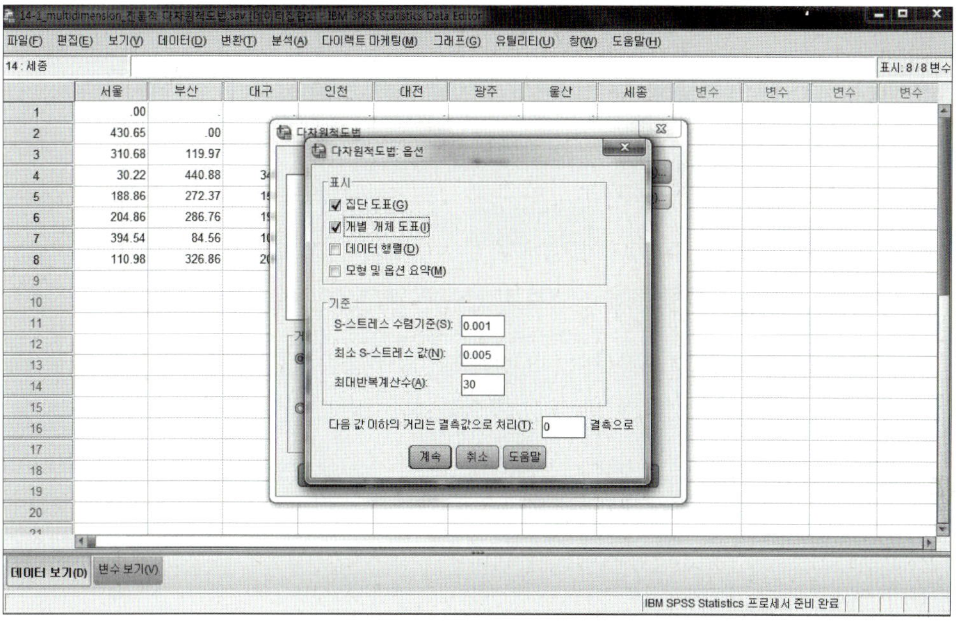

〈그림 14-8〉 [다차원척도법: 옵션] 대화상자 창

〈표 14-6〉은 〈그림 14-8〉의 [다차원척도법: 옵션] 대화상자 창에 대한 키워드를 설명한 것이다.

표 14-6 [다차원척도법: 옵션] 대화상자 창에 대한 키워드 설명

키 워 드	설명 내용
출력	출력결과를 보여주는 자료 형태
☑ 집단도표(G)	산포도
□ 개별 개체 도표(I)	개별 속성 산포(점)도를 표시함.
□ 데이터 행렬(D)	속성별 자료치와 입력된 행렬을 나타냄.
□ 모형 및 옵션 요약(M)	자료, 모형, 출력 그리고 선택에 대한 요약
기준	스트레스값의 기준
S-스트레스 수렴기준(S) : 0.001	최대로 수렴하는 스트레스값 0.001
최소 S-스트레스 값(N) : 0.005	최소 0.005 이하이면 모형이 적합함.
최대 반복 계산수(X) : 30	최대 반복 30회
결측값으로 처리할 수 있는 거리(T)	초기지정값으로 0보다 작은 자료는 무응답으로 처리한다. 만약 5를 입력하면 5 이하의 값은 무응답 처리한다.

자료 : SPSS 아카데미, 사회과학 통계분석, 2005, p.432. 참조.

2.2.3 분석 결과

〈그림 14-8〉에서 [계속]을 클릭하면, 〈그림 14-5〉로 되돌아간다. 여기서 [확인]을 클릭하면, 결과물이 출력된다.

분석결과 14-1 반복과정

Iteration history for the 2 dimensional solution (in squared distances)
Young's S-stress formula 1 is used.

Iteration	S-stress	Improvement
1	.06828	
2	.05992	.00836
3	.05952	.00040

Iterations stopped because S-stress improvement is less than .001000

Stress and squared correlation (RSQ) in distances

RSQ values are the proportion of variance of the scaled data (disparities) in the partition (row, matrix, or entire data) which is accounted for by their corresponding distances.

Stress values are Kruskal's stress formula 1.

For matrix

Stress = .06618 RSQ = .97768

※ 저장 위치 : C:₩SPSS통계분석₩SPSS_SPV₩14-1_multidimension_거점응급의료센터_01_전통적 다차원척도법.spv

[분석결과 14-1]은 반복적인 실행 결과를 보여주고 있다. S-stress는 0.06828로 시작하여 3회째 반복계산 결과 0.05952로 낮아졌다. 비록 3회까지 반복계산한 결과 최종 스트레스 값이 0.06618로 나타나서 Kruskal의 스트레스 값 기준치에 비해 양호한 적합도를 보인다고는 할 수 없으나, 3회째에서 S-stress 개선 값(Improvement)이 0.00040으로 나타나고 이것이 입력 값 0.001000보다 작기 때문에 반복계산은 여기서 종료되었다.

또 다른 적합도 기준인 RSQ는 회귀분석에서의 R^2과 유사한 개념으로 MDS로 변환된 자료가 전체 분산을 설명하는 정도를 의미한다. RSQ는 0.6 이상의 값을 나타내면 일반적으로 설명력이 높다고 할 수 있는데 이 모형은 RSQ가 0.97768이므로 모형의 설명력이 매우 높다는 것을 알 수 있다.

[분석결과 14-2]는 각 관측대상들이 지정된 2차원 평면에서 광역시 거점응급의료센터의 위치를 나타내는 좌표들이다. 예컨대 서울 거점응급의료센터의 경우 좌표값이 (1.6142, -0.075)를 나타내고 있다.

분석결과 14-2 좌표값

Stimulus Coordinates		Dimension	
Stimulus Number	Stimulus Name	1	2
1	서울	1.6142	-.0075
2	부산	-1.9248	-.0662
3	대구	-.9771	.1182
4	인천	1.7676	-.1868
5	대전	.2497	.6115
6	광주	.2504	-1.0760
7	울산	-1.7178	-.0294
8	세종	.7378	.6361

분석결과 14-3 포지셔닝 맵(2차원)

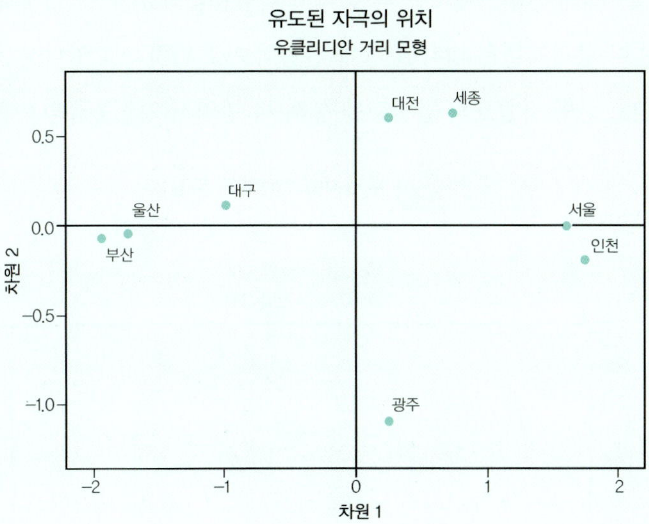

[분석결과 14-3]에 나타난 결과를 좌표 상에 표시한 것이다. 이 결과를 통하여 각 도시의 위치와 거리 관계를 알 수 있다. 예컨대 부산-울산-대구, 대전-세종, 서울-인천, 광주가 각각 동일 거점응급의료센터 권역을 나타내고 있다.

분석결과 14-4 유클리드 모형에 의한 선형 적합도의 산점도

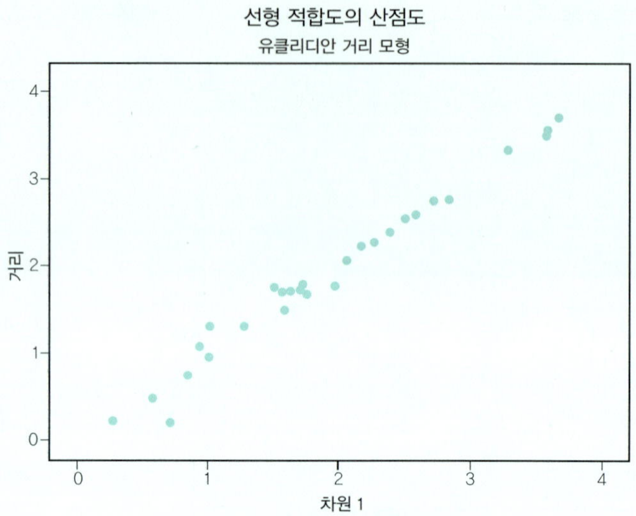

[분석결과 14-4]의 산점도에서는 각 광역시 거점응급의료센터들을 유클리드 거리로 나타내고 있다. 이 광역시들은 대각선 상에 선형적으로 위치하고 있어서 모형이 적절함을 보여주고 있다. 선형 적합도의 산점도를 통해 각 광역시 거점응급의료센터들 간의 거

분석결과 14-5 포지셔닝 맵(1차원 도표)

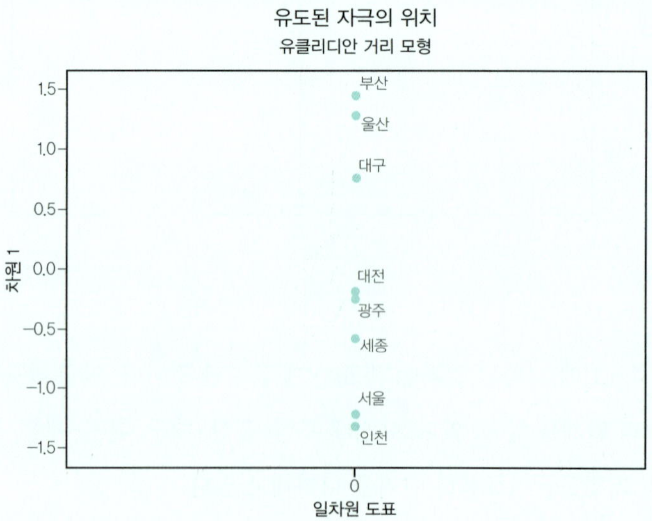

※ 저장 위치 : C:\SPSS통계분석\SPSS_SPV\14-1_multidimension_거점응급의료센터_02_전통적 다차원척도법(1차원 도표).spv

리가 2차 평면 상에 정보의 손실 없이 어떻게 잘 위치하였는지를 판단할 수 있다.

[분석결과 14-5]는 〈그림 14-7〉의 차원에서 [최대값(N) : 1 최소값(X) : 1]을 입력한 뒤, [계속]을 클릭하고 [확인]을 누르면 부산에서 인천까지 또는 인천에서 부산까지 실제로 위치하고 있는 각 광역시 거점응급의료센터들이 1차원적인 선에 시각적으로 표시되어 나타난다는 것을 보여준다.

2.3 반복 다차원척도법

반복 다차원척도법은 전통적인 다차원척도법을 확장한 것으로서, 하나 이상의 데이터 행렬을 분석하는 경우에 이용되는 방법이다. 이 방법은 유클리드 거리 모형을 응용해서 여러 개의 비유사성 행렬을 동시에 분석할 수 있다.

2.3.1 상황 설정

〈표 14-7〉과 〈표 14-8〉은 대전지역 5개 종합병원의 서비스 수준에 따른 병원 이미지가 어느 정도로 유사한지를 두 명의 응답자로부터 측정한 데이터들이다. 측정 대상 병원은 C병원, E병원, K병원, D병원, S병원이다.

표 14-7 병원 이미지 비교 문항(응답자 1)

	매우 유사하다	상당히 유사하다	약간 유사하다	보통	약간 다르다	상당히 다르다	매우 다르다
C병원-E병원	1	2	3	④	5	6	7
C병원-K병원	1	2	③	4	5	6	7
C병원-D병원	1	②	3	4	5	6	7
C병원-S병원	1	2	3	4	5	⑥	7
E병원-K병원	①	2	3	4	5	6	7
E병원-D병원	1	2	③	4	5	6	7
E병원-S병원	1	2	3	4	5	⑥	7
K병원-D병원	1	②	3	4	5	6	7
K병원-S병원	1	2	3	4	⑤	6	7
D병원-S병원	1	2	3	4	5	6	⑦

표 14-8 병원 이미지 비교 문항(응답자 2)

	매우 유사하다	상당히 유사하다	약간 유사하다	보통	약간 다르다	상당히 다르다	매우 다르다
C병원-E병원	1	2	3	4	⑤	6	7
C병원-K병원	1	2	3	④	5	6	7
C병원-D병원	①	2	3	4	5	6	7
C병원-S병원	1	2	3	4	5	6	⑦
E병원-K병원	1	②	3	4	5	6	7
E병원-D병원	1	2	3	④	5	6	7
E병원-S병원	1	2	3	4	5	6	⑦
K병원-D병원	1	②	3	4	5	6	7
K병원-S병원	1	2	3	4	5	⑥	7
D병원-S병원	1	2	3	4	⑤	6	7

이런 방법으로 설문에 응한 5명의 응답자로부터 얻은 설문결과를 차례로 입력한 데이터 창이 〈그림 14-9〉라고 하자.

2.3.2 반복 다차원척도법 실행

평가 대상 데이터를 짝을 지워 계산하면 자극(Stimulus) 개수가 n=5이기 때문에 n(n−1)/2=10이 된다. 예컨대 두 사람에 대한 설문조사 데이터를 입력하기 위해서 [데이터 보기(D)], [변수 보기(V)] 창을 이용하면 〈그림 14-9〉와 같은 데이터 입력 창을 얻을 수 있다.

〈그림 14-9〉에서 왼쪽 행의 1열-5열은 〈표 14-7〉의 설문 데이터에 대한 입력 데이터이고, 6열-10열은 〈표 14-8〉의 설문 데이터에 대한 입력 데이터이다. 〈그림 14-9〉의 입력 데이터를 기초로 포지셔닝 맵을 그리기 위해서 다음과 같은 절차를 거치면, [다차원척도법] 대화상자 창이 나타나는데, 이 때 왼쪽의 변수상자로부터 C병원, E병원, K병원, D병원, S병원을 선택하여 오른 쪽 [변수(V)]로 이동시키면 〈그림 14-10〉과 같이 나타난다.

[분석(A)] → [척도(A)] → [다차원척도법(ALSCAL)(M)...]

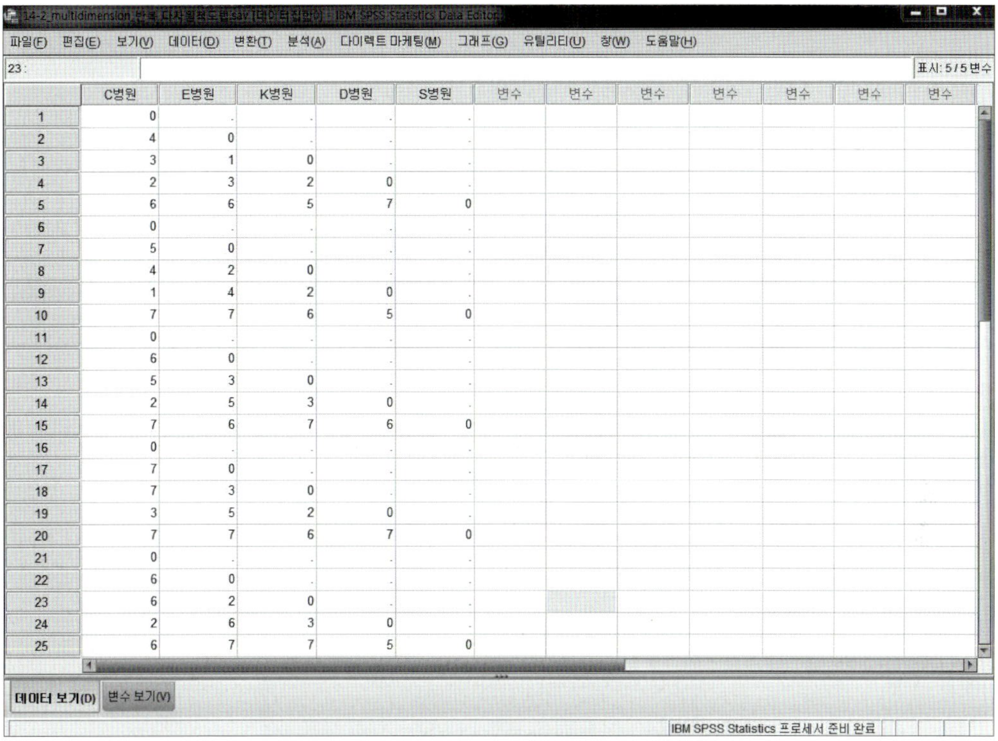

※ 저장 위치 : C:₩SPSS통계분석₩SPSS_SAV₩14-2_multidimension_지역상급병원_반복 다차원척도법.sav

〈그림 14-9〉 5명에 대한 설문조사 데이터 입력 창

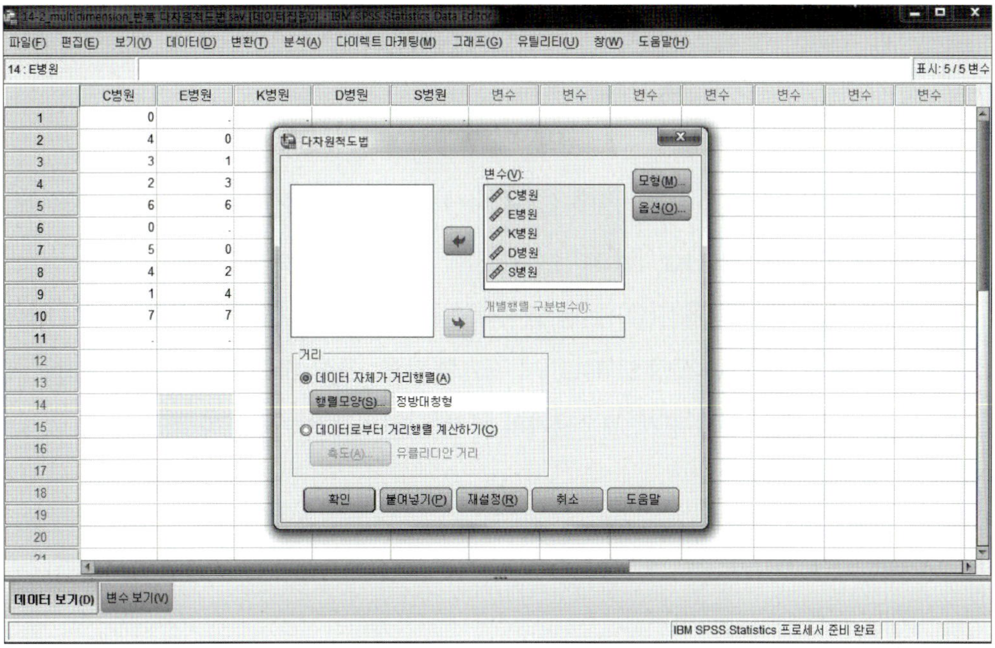

〈그림 14-10〉 [다차원척도] 대화상자 창

〈그림 14-10〉의 [거리]에서 [⊙ 데이터 자체가 거리행렬(A):]로 선택한 것은 거리 행렬로 유사성 또는 비유사성의 정도를 나타낸다.

모형의 특성을 결정하기 위해서 〈그림 14-10〉의 [모형(M)...]을 클릭하면 〈그림 14-11〉과 같은 [다차원척도법: 모형] 대화상자 창이 나타난다.

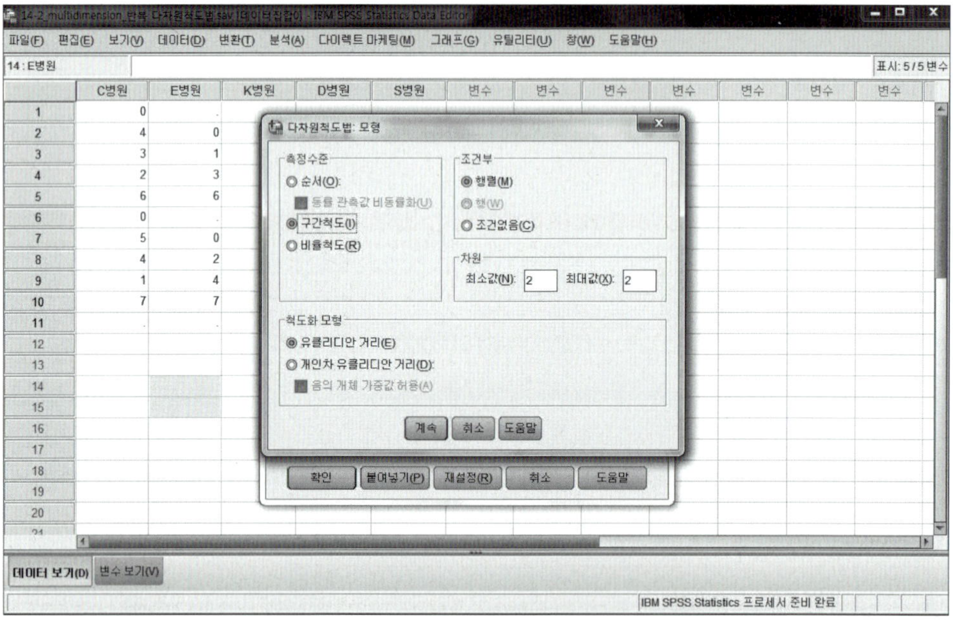

〈그림 14-11〉 [다차원척도법: 모형] 대화상자 창

입력 데이터가 등간척도인 경우 〈그림 14-11〉의 [측정수준]에서 [⊙ 구간척도(I)]를 선택한다. 여기서 [계속]을 클릭하면 〈그림 14-10〉으로 되돌아간다.

〈그림 14-10〉에서 [옵션(O)...]을 클릭하면 [다차원척도: 옵션] 대화상자 창이 나타나는데, [표시]에서 [☑ 집단 도표(G)]에 체크를 하면 〈그림 14-12〉와 같이 나타난다. 여기서는 결과 선택, 반복 평가, 무응답치의 처리 등을 위해서 이용된다.

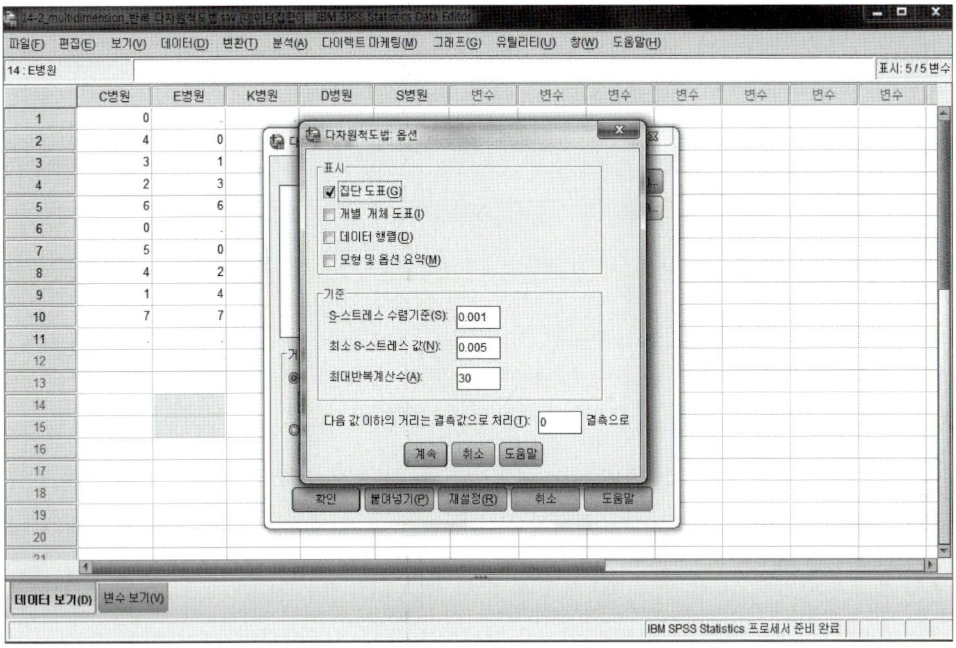

〈그림 14-12〉 [다차원척도: 옵션] 대화상자 창

〈그림 14-12〉에서는 포지셔닝 맵의 산점도를 나타내는 [☑ 집단 도표(G)]만을 선택한 대화상자 창을 보여주고 있다. [기준]에 나타난 [S-스트레스 수렴기준(S)], [최소 S-스트레스 값(N)], [최대반복계산수(A)] 초기 지정값을 그대로 적용한다.

2.3.3 반복 다차원척도의 분석결과

〈그림 14-12〉에서 [계속]을 클릭하면 〈그림 14-10〉으로 되돌아간다. 이 때 다시 [확인]을 클릭하면 결과물이 출력된다.

분석결과 14-6 반복과정

Iteration history for the 2 dimensional solution (in squared distances)
Young's S-stress formula 1 is used.

Iteration	S-stress	Improvement
1	.22515	
2	.21455	.01060
3	.21416	.00040

Iterations stopped because S-stress improvement is less than .001000

Stress and squared correlation (RSQ) in distances

RSQ values are the proportion of variance of the scaled data (disparities) in the partition (row, matrix, or entire data) which is ac-counted for by their corresponding distances.

Stress values are Kruskal's stress formula 1.

Matrix	Stress	RSQ	Matrix	Stress	RSQ	Matrix	Stress	RSQ
1	.212	.747	2	.166	.850	3	.139	.885
4	.184	.764	5	.161	.852			

Averaged (rms) over matrices

Stress = .17415 RSQ = .81947

※ 저장 위치 : C:₩SPSS통계분석₩SPSS_SPV₩14-2_multidimension_지역상급병원_01_반복 다차원척도법.spv

[분석결과 14-6]에서는 반복적인 실행결과를 보여주고 있는데, 모두 3차례의 반복이 발생하였으며, 스트레스 값의 개선이 마지막회 0.00040으로서 0.001보다 작아 반복과정이 종료되었음을 보여 주고 있다. 현재 스트레스 값은 0.17415로서 이 모형은 보통이다(〈표 14-1〉 스트레스 값의 해석 참조). 그리고 RSQ는 0.6이상인 0.81947의 값을 보여주고 있어서 모형이 적합하다는 것을 알 수 있다

분석결과 14-7 2차원 평면 상의 좌표값

Configuration derived in 2 dimensions

Stimulus Coordinates		Dimension	
Stimulus Number	Stimulus Name	1	2
1	C병원	-.4027	1.4183
2	E병원	-.5154	-1.2878
3	K병원	-.6070	-.7988
4	D병원	-.5039	.7224
5	S병원	2.0290	-.0541

※ 저장 위치 : C:₩SPSS통계분석₩SPSS_SPV₩14-2_multidimension_지역상급병원_01_반복 다차원척도법.spv

[분석결과 14-7]에서는 2차원 평면에서 병원 간의 좌표를 보여주고 있다. 예컨대 C병원의 경우 (-0.4027, 1.4183)와 D병원의 경우(-0.5039, 0.7224)의 값을 나타내고 있다. 이는 두 병원이 모두 1차원 좌표가 음(-)의 값이고, 2차원 좌표가 양(+)의 값이라는 점에서 동일 차원에 포지셔닝이 될 것이다라는 예측이 가능하다. 마찬가지로 E병원과 K

병원도 1, 2차원 모두 양(+)의 값을 가지고 있어 역시 동일차원에 배치될 가능성이 높다는 것을 알 수 있다.

분석결과 14-8 병원별 포지셔닝 맵

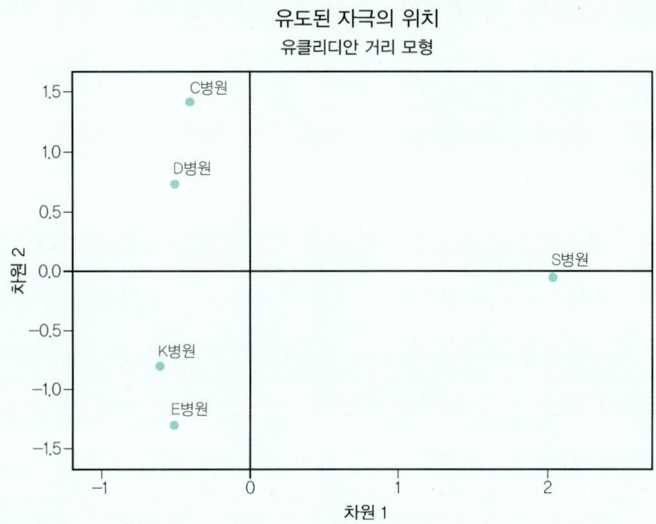

분석결과 14-9 유클리드 거리 모형에 의한 선형 적합도의 산포도

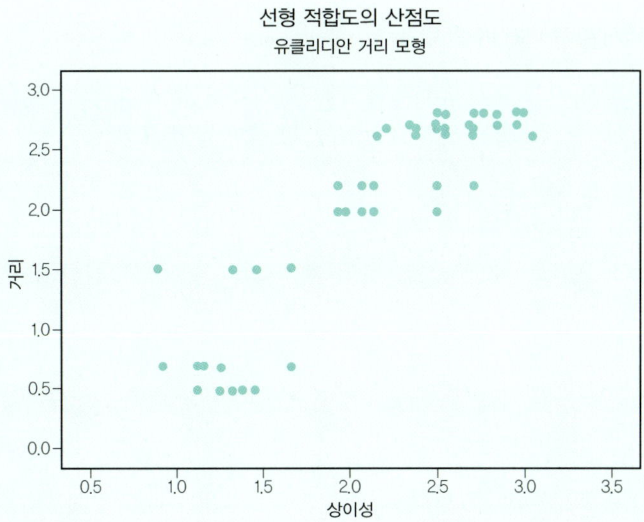

[분석결과 14-8]의 좌표 상에 배치된 결과를 보면 5명의 응답자가 느끼는 C병원과 D병원의 이미지가 비슷하고, K병원과 E병원의 이미지가 비슷한 것으로 나타났다. 그러나 S병원은 나머지 4개의 병원과는 매우 색다른 이미지를 가지고 있다는 것을 알 수 있다.

[분석결과 14-9]의 산점도에서 각 병원에 대한 데이터들을 유클리드 거리로 표시하고 있는 데, 이들은 선형적으로 분포하고 있어 모형이 적절하다는 것을 나타내주고 있다.

2.4 다차원척도법(PROXSCAL)

2.4.1 상황 설정

PROXSCAL 다차원척도법은 유클리드 거리 모형을 일반화한 것이다. 이 척도법은 여러 개의 비유사성 행렬들이 비선형적으로 서로 다르다는 것을 가정하고 있다. 반복 MDS는 개별 측정의 차이점만을 나타내 주지만, PROXSCAL MDS는 개인별 차이를 인지과정 상에서 설명하여 준다. 모든 사람에게 공통되는 공간이 있지만, 각 개인은 각 공간의 차원에 대해서 고유한 가중치를 갖는다고 가정하여 전체적인 차원과 개인별 가중치를 반영한 데이터를 제공해 준다. 이 방법은 개인별 또는 세부적인 집단별 차이를 평가할 수 있는 다차원척도법으로서 INDISCAL(INdividual DIfference SCALing)이라고도 한다.

표 14-9 광역시별 지역보건수준 비교

	평균수명	보통사망률	비례사망지수	영아사망률	1인당GRDP	도시환경	스포츠시설
서울	7	6	6	5	9	5	9
부산	6	6	5	4	4	5	6
대구	8	7	6	7	2	8	5
인천	8	8	7	6	7	6	6
대전	9	8	9	8	6	9	4
광주	7	5	4	5	5	4	4
울산	4	4	3	2	10	1	5
세종	6	4	4	3	2	3	2

※ 10점 만점으로 점수가 높을수록 보건수준이 높다는 것을 의미한다.

8개 광역시별 지역보건수준에 대한 설문결과가 〈표 14-9〉와 같이 나왔다고 가정하고 광역시별 포지셔닝 맵을 만들어보자.

2.4.2 다차원척도법(PROXSCAL)의 실행

〈표 14-8〉을 [IBM SPSS 21]의 [데이터 보기(D)]와 [변수 보기(V)]를 사용하여 입력하면 〈그림 14-13〉과 같이 나타난다.

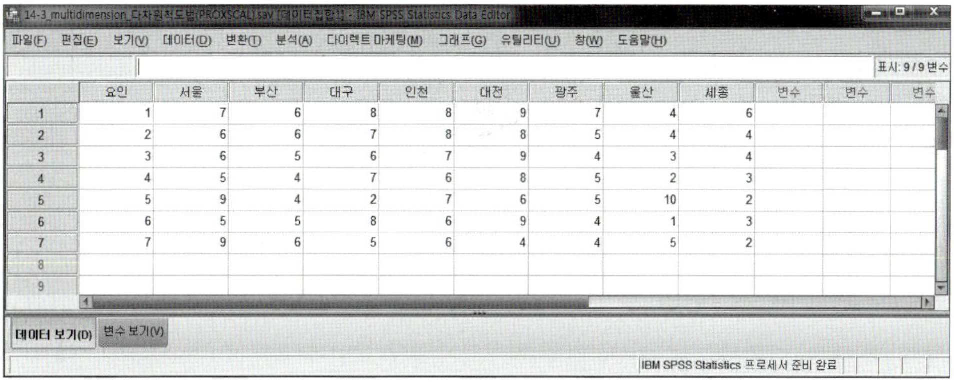

	요인	서울	부산	대구	인천	대전	광주	울산	세종	변수	변수	변수
1	1	7	6	8	8	9	7	4	6			
2	2	6	6	7	8	8	5	4	4			
3	3	6	5	6	7	9	4	3	4			
4	4	5	4	7	6	8	5	2	3			
5	5	9	4	2	7	6	5	10	2			
6	6	5	5	8	6	9	4	1	3			
7	7	9	6	5	6	4	4	5	2			
8												
9												

※ 저장 위치 : C:₩SPSS통계분석₩SPSS_SAV₩14-3_multidimension_지역보건수준_다차원척도법(PROXSCAL).sav

〈그림 14-13〉 [다차원척도법(PROXSCAL)] 데이터 입력 창

〈그림 14-13〉에서 [요인]은 지역보건수준을 반영하는 변수들을 의미한다. 이 입력 데이터를 기초로 포지셔닝 맵을 작성하기 위해서 다음과 같은 절차를 밟으면, [다차원척도법: 데이터 형식] 대화상자 창이 나타나는데 이 때 [데이터 형식] 상자에서 [⊙ 데이터로부터 근접행렬 작성(C)]과 [⊙ 다중행렬 소스(M)]를 선택하면 〈그림 14-14〉와 같이 나타난다.

[분석(A)] → [척도(A)] → [다차원척도법PROXSCAL(P)...]

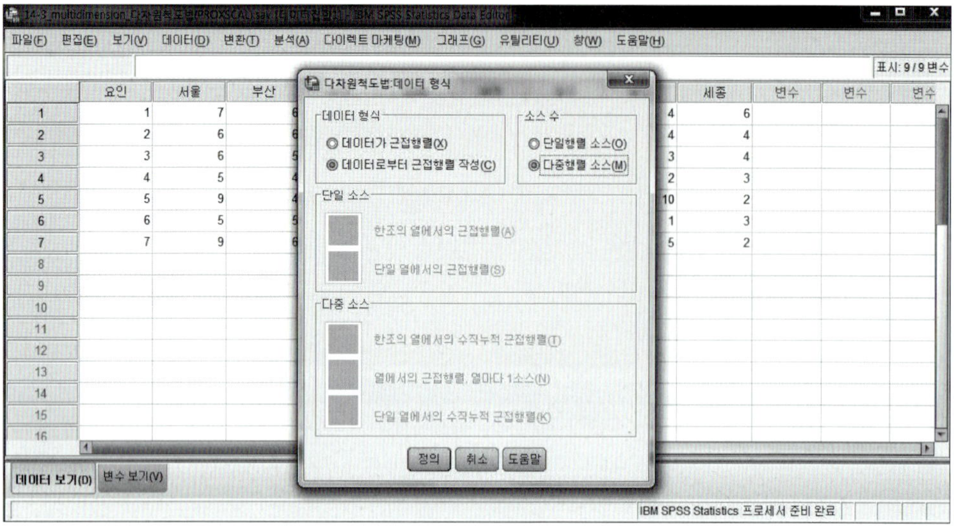

〈그림 14-14〉 [다차원척도법: 데이터 형식] 대화상자 창

〈그림 14-14〉에서 [정의]를 클릭하면 [다차원척도법(데이터로부터 근접행렬 작성)] 대화상자 창이 나타나는데, 이 때 왼쪽 변수상자에서 요인을 오른쪽 [소스(S)]로 이동시키고 서울, 부산, 대구, 인천, 광주, 울산, 세종을 [변수(V)]로 이동시키면, 〈그림 14-15〉와 같은 대화상자 창을 얻을 수 있다.

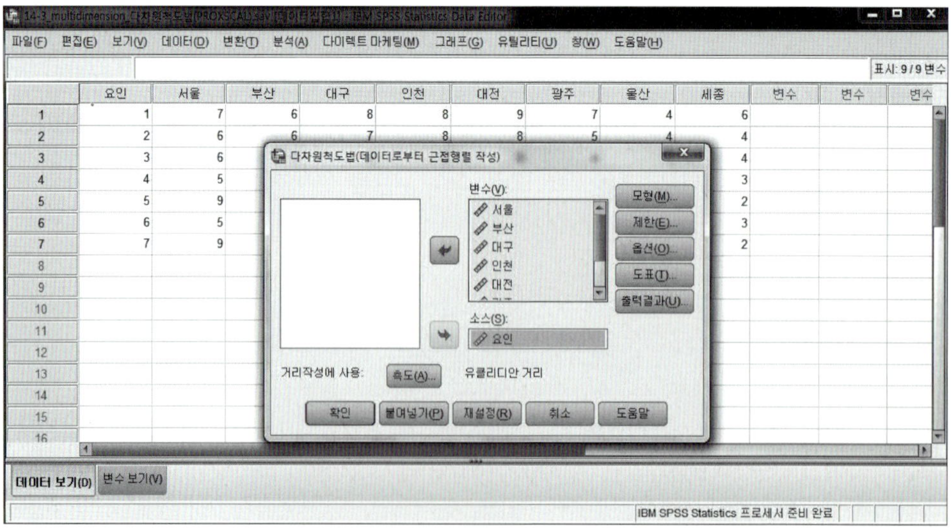

〈그림 14-15〉 다차원척도법(데이터로부터 근접행렬 작성)] 대화상자 창

2.4.3 다차원척도법의 분석결과

〈그림 14-15〉에서 [확인]을 클릭하면 다차원척도법에 대한 결과물이 출력된다.

분석결과 14-10 최종좌표

	차원	
	1	2
서 울	.088	-.460
부 산	-.133	-.171
대 구	.505	-.144
인 천	.397	.159
대 전	.807	.310
광 주	-.196	.097
울 산	-.817	.403
세 종	-.652	-.194

※ 저장 위치 : C:₩SPSS통계분석₩SPSS_SPV₩14-3_multidimension_지역보건수준_01_다차원척도법(PROXSCAL).spv

분석결과 14-11 광역시별 지역보건수준의 포지셔닝 맵

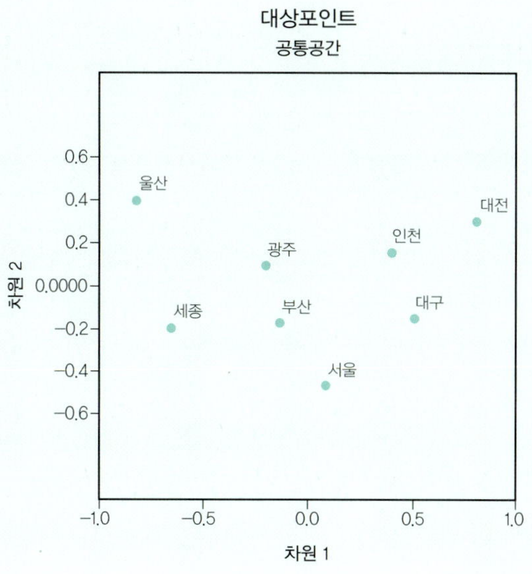

[분석결과 14-10]에서는 8개 광역시의 지역보건수준 요인변수의 속성을 대표하는 차원별 좌표가 계산되어 표시되어 있다. 서울의 경우 (0.088, -0.460)의 좌표를 나타내고 있다.

[분석결과 14-11]에서 대전, 인천, 대구가 동일 포지션에 있고, 광주, 부산, 서울이 동일포지션에, 그리고 울산, 세종이 또 다른 동일 포지션에 위치하고 있다는 것을 알 수 있다. MDS에서 유의할 사항은 맵의 형상만 의미가 있을 뿐, 차원의 방향에는 의미가 없다는 점이다. 경우에 따라서는 차원의 방향을 적절하게 회전시켜서 해석할 화살표를 표시하여, 그 차원의 명칭을 지역보건수준이 매우 높은 도시로 이름을 부여할 수 있다.

제 15 장 컨조인트 분석

유형의 제품과 무형의 서비스를 취급하는 병원경영자들의 가장 큰 고민은 고객(환자)가 선호하는 속성 분석을 통해 최고의 서비스 제공을 통한 가치를 창출하는 일일 것이다. 이러한 경우에 컨조인트 분석(Conjoint Analysis)이 필요하다.

01 컨조인트 분석의 개요

컨조인트 분석은 제품 대안들에 대한 고객의 선호 정도로부터 고객이 각 속성(Attribute)에 부여하는 상대적 중요도와 각 속성수준의 효용(Utility)을 추정하는 분석방법이다. 컴퓨터의 보급과 더불어 의료 마케팅 분석자들은 고객의 행동과 관련된 정보를 입력함으로써 예측변수의 조합을 통해 고객의 행동을 예측할 수 있다.

이 분석 기법은 전통적인 실험계획법과 비슷하다. 예컨대 탈모방지용 샴푸 제조회사의 분석자는 샴푸의 탈모방지 효능을 결정하는데 있어 성분과 세척의 효과를 알아보기를 원한다고 하자. 이러한 실험은 대부분 기업부설 연구소에서 이루어진다. 실험결과를 도출하기 위해서는 분산분석방법(ANOVA)을 실시하면 된다. 이 때 인간의 행위가 포함되어 있으며 요인을 통제하는 분석이 이루어지기 위해서는 '실험'이라는 행위가 요구된다. 샴푸를 부드럽게 하거나 아름다운 향기를 내는 일, 미용과 세척력, 소취기능을 향상시키는 일, 적정가격대를 결정하는 일 등이 포함된다.

컨조인트 분석은 질적 데이터인 예측변수(Predictor Variables)의 효과를 분석하기 위해 개발된 것이며, 이론적으로 정보의 통합과 기능적인 측정에 바탕을 둔 것이라고 할 수 있다. 이 분석 모형은 다음과 같이 양적 변수(Q_t)와 질적 변수(Q_r)를 모두 포함하고 있는 것이 특징이다.

$$Y = f(Q_t, Q_r)$$

컨조인트 분석을 통하여 잠재적으로 제품과 서비스의 속성 중에서 사전에 결정된 속성의 조합을 통해 고객의 행동을 파악할 수 있다. 이 방법은 ① 양적 변수와 질적 변수를 모두 이용할 수 있으며, ② 서열척도의 이용도 가능하고, ③ 종속변수와 독립변수의 관계에 대한 일반적인 가정이 가능하다는 장점이 있다.

성공적인 컨조인트 분석을 달성하기 위해서 분석자는 제품이나 서비스의 속성을 나타내는 요인과 요인 수준을 결정하여야 한다. 컨조인트 분석에서는 '특정요인'에서 '특정수준'이라는 용어를 사용한다. 그러나 실험계획에서는 제품과 서비스에 있어서 요인과 수준을 선택하는 것을 처리(Treatment) 또는 자극(Stimulus)이라고 한다.

컨조인트 분석은 다른 다변량분석 기법과는 3가지 측면에서 차이가 있다. ① 근본적인 요인 분해를 통하여 각 요인의 중요성을 찾는다. ② 추정치를 통해 개별수준을 파악한다. ③ 독립변수와 종속변수 간의 관계설정이 용이하다.

02 컨조인트 분석 절차

일반적인 컨조인트 분석의 절차는 〈그림 15-1〉과 같다.

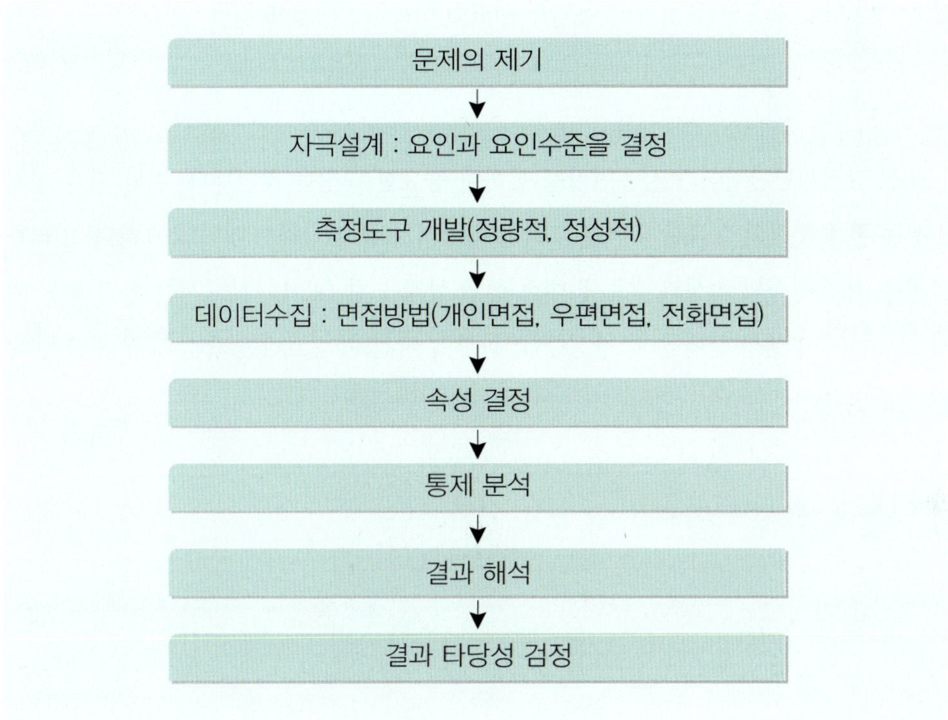

자료 : SPSS 아카데미, 사회과학 통계분석, 2005, p.456. 참조.

〈그림 15-1〉 컨조인트 분석 절차

2.1 문제의 제기

컨조인트 분석도 문제의 제기로 연구가 시작된다. 컨조인트 분석의 실험계획은 다음의 두 가지 목적 하에서 행하여진다.

첫째, 예측변수의 공헌과 고객 선호의 결정에 개별 가치를 결정하는데 있다. 예컨대 샴푸에 대한 수요의 경우, 향기가 고객 선호에 어느 정도 영향을 미치는가, 어느 정도의 향기가 최적의 수준인가, 샴푸의 서로 다른 향이 샴푸 구매에 어느 정도 영향을 주는가 등을 파악하는데 있다.

둘째, 고객으로부터 실제로 평가가 이루어지지 않았더라도 고객들이 마음 속으로 받아들일 가능성에 대한 속성의 조합을 통해, 고객 판단을 위한 타당성 있는 모형을 개발하는데 있다.

여기서는 샴푸를 생산 · 판매하는 중부 주식회사의 사례를 통해, 고객들에게 최대 효용을 제공하는 요인을 발견하고 신제품 개발전략을 강구하는데 있다.

2.2 자극 설계

우선 표적집단면접이나 심층면접을 통하여 중요한 속성을 찾아낸다. 이와 같은 질적 조사를 통해 분석의 효율성 측면을 고려한 속성의 수를 결정하는 것이 중요하다. 이러한 과정을 거쳐 병실의 속성과 수준에 대한 상황 설정을 한 〈표 15-1〉에서는 환자 또는 환자 보호자가 병실을 선택할 때 병실등급, 화장실 여건, 병실료라는 속성과 각 수준을 나타내고 있다.

표 15-1 병실의 속성과 수준

(가격 : 원)

속성	수준	
	숫자	설명
병실등급 (Room Grade)	1 2 3	1인실 2인실 6인실
화장실 여건 (Bathroom)	1 2 3	샤워시설 갖춘 병실 내 화장실 샤워시설 없는 병실 내 화장실 샤워시설 없는 공동화장실
병실료 (Price)	1 2 3	100,000 50,000 10,000

2.3 속성 결정

〈표 15-1〉의 내용을 토대로 3원 배치법에 의해 27개(3^3)의 서로 다른 병실을 고안해 낼 수 있다. 라틴 방격법을 사용하면 9회(3^2)의 실험을 통하여 병실 선택에 영향을 주는 요인이 R(병실등급), B(화장실 여건), P(병실료) 등 3가지라고 할 경우, R(병실등급), B(화장실 여건)를 이원배치에 그리고 라틴 방격(Latin Square)을 P(병실료)의 3가지 수준으로 표시하면 〈표 15-2〉와 같이 나타낼 수 있다.

표 15-2 3×3 라틴 방격법

	R_1	R_2	R_3
B_1	P_1	P_2	P_3
B_2	P_2	P_3	P_1
B_3	P_3	P_1	P_2

〈표 15-3〉에서는 9회의 실험 조건에서 실시한 실험에 대한 경우의 수를 나타낸 것이다. 이 때 9회의 실험은 랜덤하게 실험순서를 정하여 실험하여야 한다.

표 15-3 실험 조건

실험번호	실험조건
1	$R_1B_1P_1$
2	$R_1B_2P_2$
3	$R_1B_3P_3$
4	$R_2B_1P_2$
5	$R_2B_2P_3$
6	$R_2B_3P_1$
7	$R_3B_1P_3$
8	$R_3B_2P_1$
9	$R_3B_3P_2$

[IBM SPSS 21]에서는 ORTHOPLAN(직교배열) 프로그램을 사용하면, 선호도 특성을 분석하는 과정에서 요구되는 병실을 선택하는데, 하나의 요인의 효과를 구할 때 다른 요인의 효과에 치우침이 발생하지 않는다.

〈표 15-1〉의 상황 설정의 경우, 27종류의 병실 유형 중에서 9종류의 병실을 대상으로 고객의 선호도를 분석한다. 그리고 분석된 선호도 모형의 타당성 검정을 위해서 2종류의 병실 유형을 추가로 선정하기로 한다.

03 컨조인트 분석의 실행

3.1 직교계획

3.1.1 직교계획의 실행

직교계획 생성은 요인 수준의 조합을 모두 검정하지 않고, 그 중에서 일부 개수만 검정하기 위해서 데이터 파일을 작성한다. 즉 직교계획 프로그램은 불필요한 교호작용을 포함하고 있는 수준의 조합은 배제하고, 각 수준의 조합 중에서 일부만을 선택하여 실험을 실시하는 방법이다. 그런 의미에서 이것을 일부실시법(Fractional Factorial Desgin)이라고도 한다. 병실 유형 중에서 9종류의 유형을 선정하기 위해 [IBM SPSS 21]에서 다음과 같은 순서로 진행하면 〈그림 15-2〉의 직교계획 생성을 위한 대화상자 창이 나타난다.

[데이터(D)] → [직교계획(H)] → [생성(G)...]

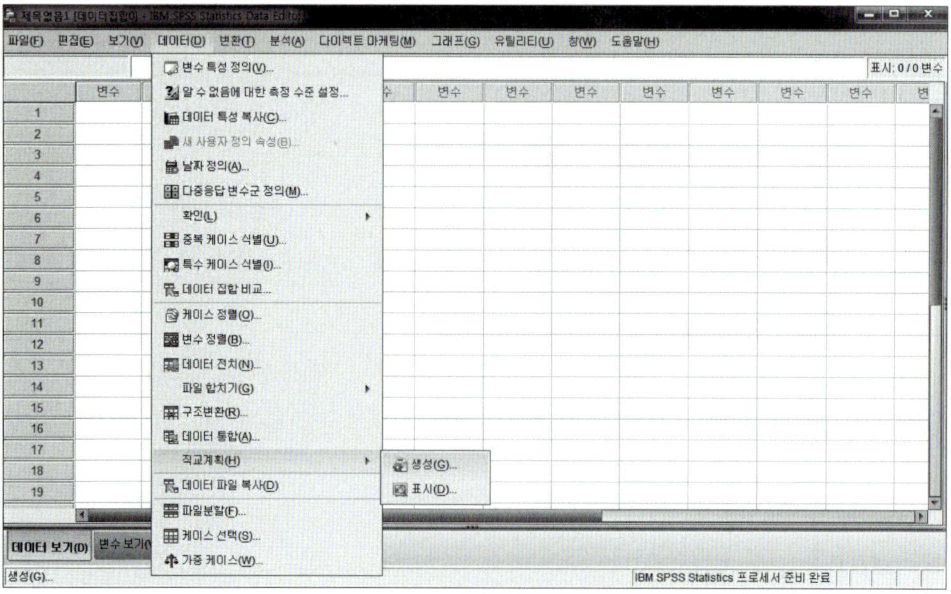

〈그림 15-2〉 [직교계획 생성] 분석절차 대화상자 창

〈그림 15-2〉에서 [생성(G)...]을 클릭하면 〈그림 15-3〉과 같은 [직교계획 생성] 대화상자 창이 나타난다. [요인이름(N):]에 3가지 요인과 변수 설명문을 순차적으로 입력하면 되는데, 입력하는 순서는 다음과 같다. 먼저 [요인이름(N):]에 'R'을 입력하고, [요인설명(L):]에는 '병실등급'을 입력하면 〈그림 15-3〉과 같이 나타난다.

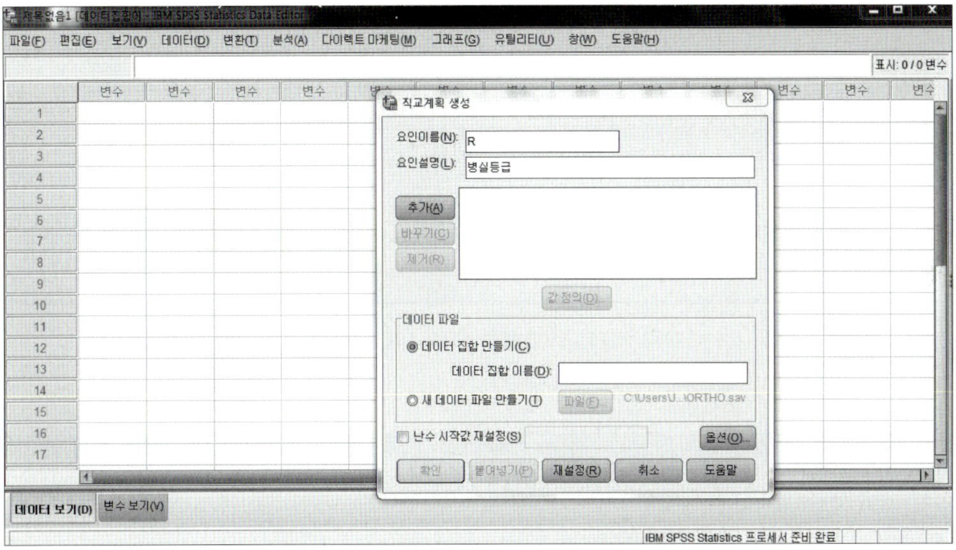

〈그림 15-3〉 [직교계획 생성] 대화상자 창 〈1〉

〈그림 15-3〉에서 반전된 [추가]를 클릭하고 다시 R '1인실'(?)을 마우스로 선택하면 〈그림 15-3〉과 같이 [값 정의(D)...]가 반전된다. 이 때 [데이터 파일] 상자에는 [⊙ 새 데이터 파일 만들기(T)]를 선택한다.

〈그림 15-4〉에서 [값 정의(D)...]를 클릭하면 [직교계획 생성: 값 정의] 대화상자 창이 나타나는데, 이 때 오른쪽 [자동-채움]에서 [1부터 다음까지(M)]에 3 을 입력하고 하단에 [채움(F)]을 클릭하면 [값(V)] 상자에 차례로 1, 2, 3이 자동 입력된다. 그리고 [설명] 상자에 차례로 '1인실', '2인실', '6인실'을 입력하면 〈그림 15-5〉와 같이 나타난다.

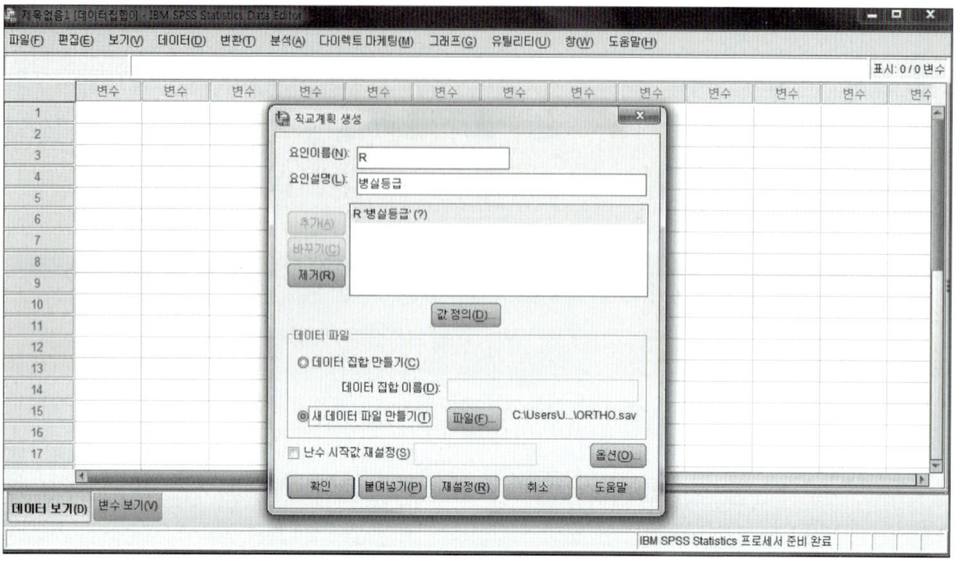

〈그림 15-4〉 [직교계획 생성] 대화상자 창 〈2〉

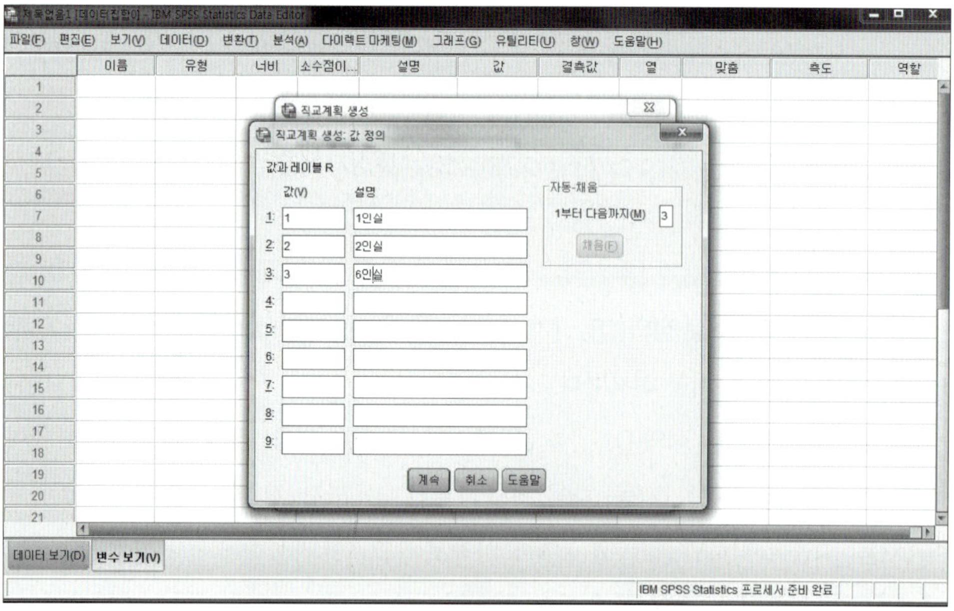

〈그림 15-5〉 [직교계획 생성: 값 정의] 대화상자 창

〈그림 15-5〉에서 [계속]을 클릭하면 〈그림 15-6〉과 같은 [직교계획 생성] 대화상자 창이 다시 나타난다.

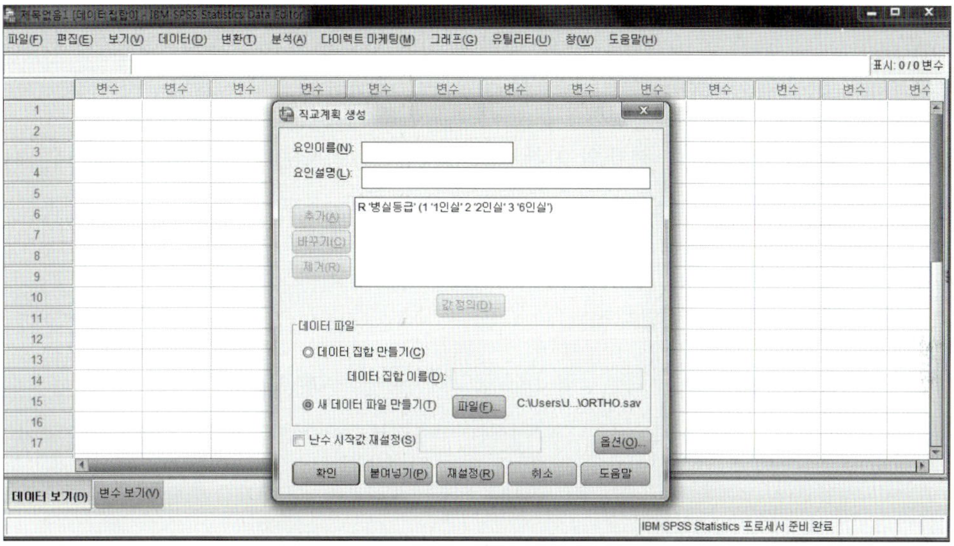

〈그림 15-6〉 [직교계획 생성] 대화상자 창 〈3〉

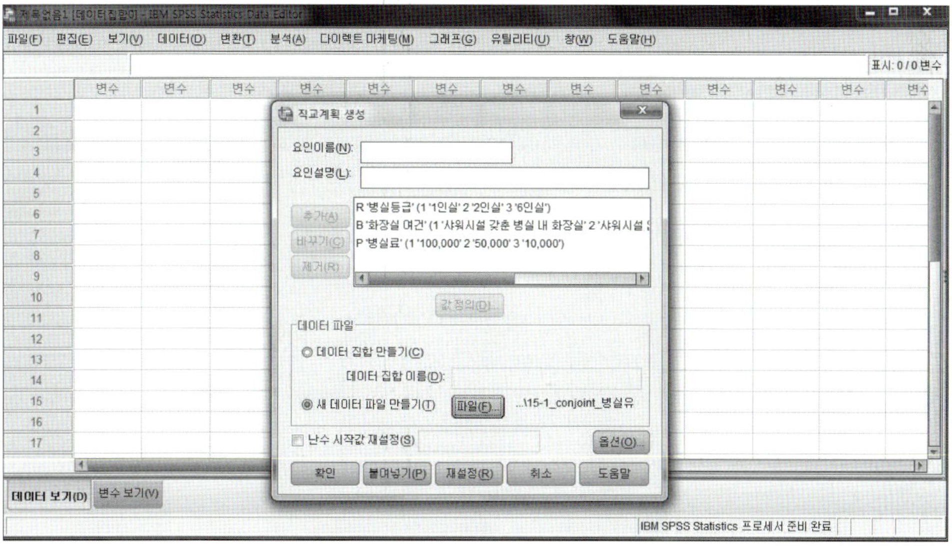

〈그림 15-7〉 [직교계획 생성] 대화상자 창 〈4〉

〈그림 15-6〉에서는 'R병실등급(1 '1인실' 2 '2인실' 3 '3인실')'에 대한 정보가 입력되어진 것을 확인할 수 있다. 같은 방법으로 'B 화장실 여건(1 '샤워시설 갖춘 병실 내 화장실' 2 '샤워시설 없는 병실 내 화장실' 3 '샤워시설 없는 공동화장실')', 'P 병실료(1 '100,000' 2 '50,000' 3 '10,000')' 등의 속성에 대한 정보를 순차적으로 입력하면 〈그림 15-7〉과 같이 나타난다.

〈그림 15-7〉은 병실유형 선택의 기본적인 속성에 대한 정보가 입력되어 있다. 데이터 파일 상자에는 〈표 15-4〉와 같은 키워드가 설명되어 있다.

표 15-4 [데이터 파일] 키워드 설명

키 워 드	설명 내용
⊙ 새 데이터파일 만들기(T)	계획에서 작성한 요인과 케이스가 있는 새 데이터 파일을 작성한다. 초기 지정값으로 이 데이터 파일명은 ortho.sav이고 현재 디렉토리에 저장된다. 다른 이름이나 위치를 지정하려면 [파일]을 클릭한다.
◎ 작업데이터 파일로 대체(W)	작업 데이터 파일을 생성된 계획으로 대체
□ 난수 시작값 재설정(S)	키워드는 지정한 값으로 난수 시작값을 재설정한다. 이 시작값은 0부터 2,000,000까지의 정수 값이 될 수 있으며 작업 중 사용자가 난수 시작값을 작성할 때마다 [IBM SPSS 21]에서는 다른 시작값을 사용하여 다른 결과를 작성할 수 있다.

자료 : SPSS 아카데미, 사회과학 통계분석, 2005, p.462. 참조.

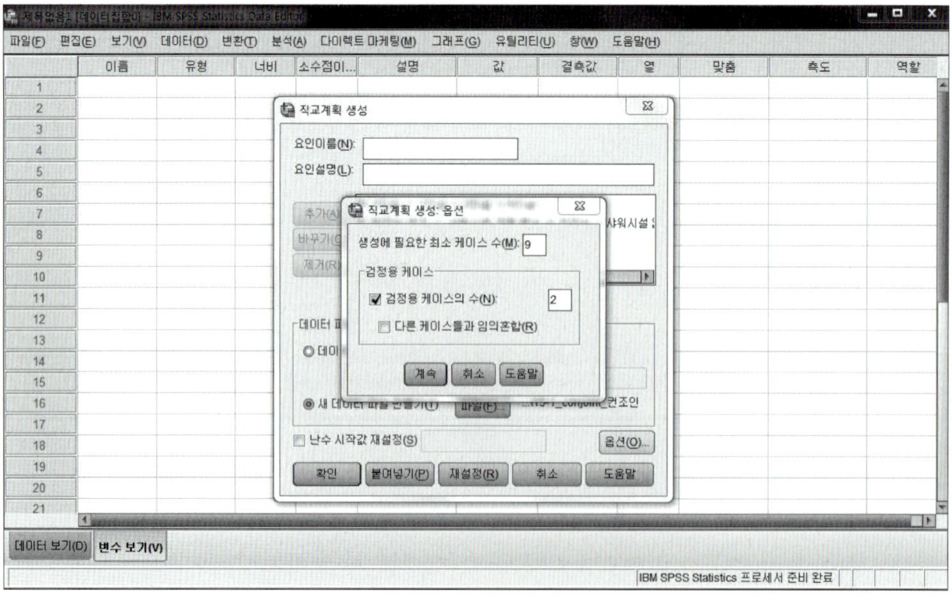

〈그림 15-8〉 [직교계획 생성: 옵션] 대화상자 창

지금까지는 속성수준별 부분-가치를 계산하기 위한 추정셋(Estimation Set)에 관한 것이었다. 이제 컨조인트 분석을 수행할 때 모형의 신뢰성과 타당성을 검정하기 위한 검정표본(Holdout Set) 상품 유형 추출에 관한 설명을 하고자 한다. 검정표본 상품을 추출하기 위해서는 [옵션(O)...]을 클릭하면 [직교계획 생성: 옵션] 대화상자 창이 뜨는데, 이 때 [생성에 필요한 최소 케이스 수(M):]에 9를 입력한다. 그리고 [☑ 검정용 케이스의 수(N):]에는 2를 입력한다. 이러한 과정을 완료하면 〈그림 15-8〉과 같은 대화상자 창이 나타난다.

〈표 15-5〉는 〈그림 15-8〉의 [직교계획 생성: 옵션] 대화상자 창에 대한 키워드 설명을 소개한 것이다.

표 15-5 [직교계획 생성: 옵션] 대화상자 창에 대한 키워드 설명

키 워 드	설명 내용
[생성에 필요한 최소 케이스 수(M):] □	여기에는 전체 케이스 수보다 작거나 같은 양의 정수를 선택하는데 전체 케이스 수는 요인 수준의 가능한 모든 조합의 수 범위 내에서 작성할 수 있다.
검정용 케이스	
☑ 검정용 케이스의 수(N) : □	정규 계획케이스에 덧붙여 예비 케이스를 작성한다. 요인 수준의 가능한 모든 조합에서 작성할 수 있는 전체 케이스 수와 같거나 작은 양의 정수를 지정할 수 있다. 예비 값을 지정하지 않으면 예비 케이스가 작성되지 않는다.
□ 다른 케이스들과 임의 혼합수(R)	실험 케이스를 예비 케이스와 무작위로 혼합한다. 이 옵션을 해제하면 파일에서 예비 케이스가 실험 케이스 다음에 개별적으로 나타난다.

자료 : SPSS 아카데미, 사회과학 통계분석, 2005, p.463. 참조.

〈그림 15-8〉에서 [계속]을 클릭하면 〈그림 15-7〉로 되돌아간다. 여기서 [파일(F)...]을 클릭한 뒤 다른 이름이나 위치를 지정하고 저장경로를 명시한다. 여기서는 〈그림 15-9〉와 같이 [C:\SPSS통계분석\SPSS_15-1_conjoint_병실유형_컨조인트 분석_직교계획.sav]라는 저장경로가 나타난다.

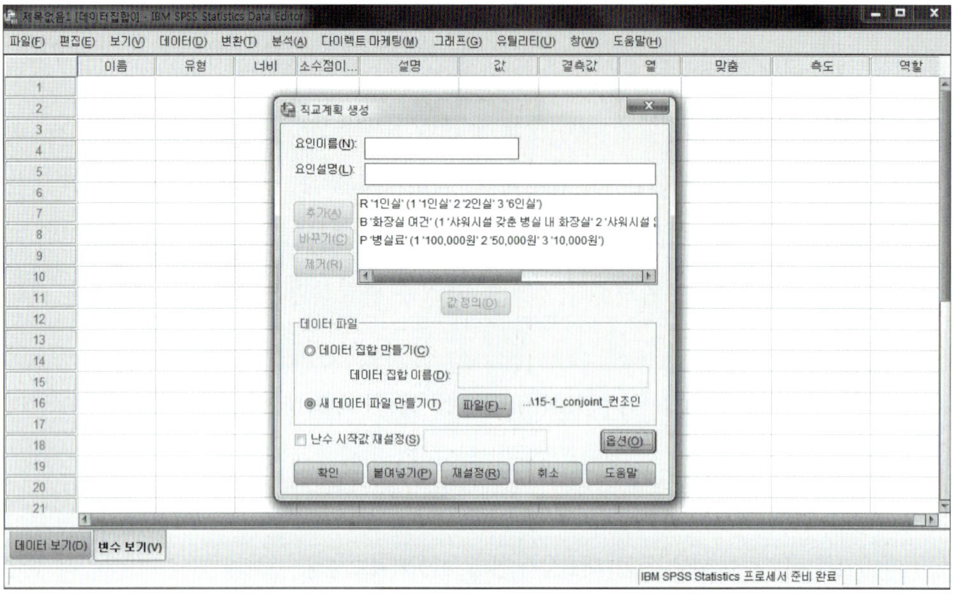

〈그림 15-9〉 [직교계획 생성] 파일 저장경로 대화상자 창

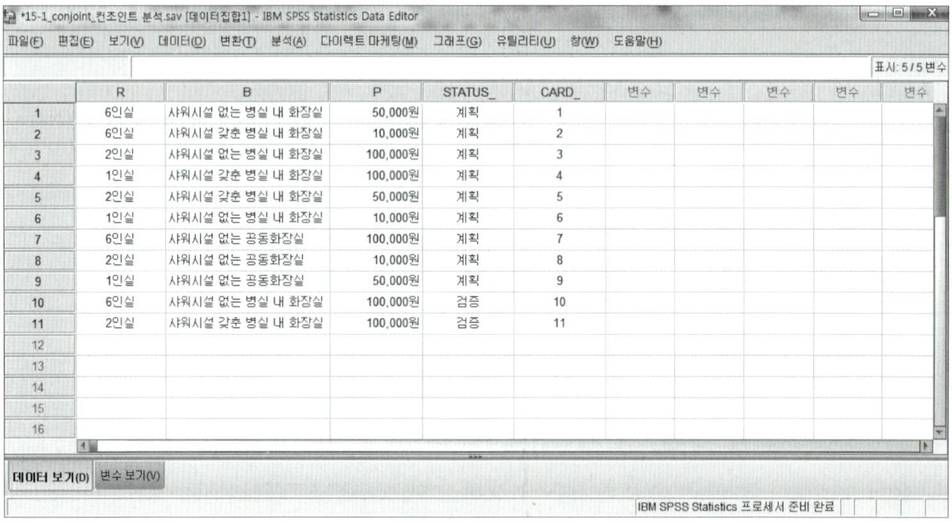

	R	B	P	STATUS_	CARD_
1	6인실	샤워시설 없는 병실 내 화장실	50,000원	계획	1
2	6인실	샤워시설 갖춘 병실 내 화장실	10,000원	계획	2
3	2인실	샤워시설 없는 병실 내 화장실	100,000원	계획	3
4	1인실	샤워시설 갖춘 병실 내 화장실	100,000원	계획	4
5	2인실	샤워시설 갖춘 병실 내 화장실	50,000원	계획	5
6	1인실	샤워시설 없는 병실 내 화장실	10,000원	계획	6
7	6인실	샤워시설 없는 공동화장실	100,000원	계획	7
8	2인실	샤워시설 없는 공동화장실	10,000원	계획	8
9	1인실	샤워시설 없는 공동화장실	50,000원	계획	9
10	6인실	샤워시설 없는 병실 내 화장실	100,000원	검증	10
11	2인실	샤워시설 갖춘 병실 내 화장실	100,000원	검증	11

※ 저장 위치 : C:₩SPSS통계분석₩SPSS_SAV₩15-1_conjoint_병실유형_컨조인트 분석_직교계획.sav

〈그림 15-10〉 [IBM SPSS 21] 데이터 입력 결과 창

〈그림 15-9〉에서 [확인]을 클릭하면 데이터 편집장에 9종류의 추정 병실유형과 2종

류의 검정용 병실유형이 생성된다. 이것을 확인하기 위해서 [C:\SPSS통계분석\SPSS_15-1_conjoint_병실유형_컨조인트 분석_직교계획.sav]를 불러오면 〈그림 15-10〉과 같이 나타난다.

직교계획 키워드에서는 가상 병실유형을 추출한다. 따라서 매회마다 같은 직교계획을 실시하더라도 서로 다른 결과가 나타나기 때문에 반드시 매회 저장을 하는 것이 좋다.

3.1.2 추정 병실유형의 출력

선정된 추정 병실유형에 대한 내용을 출력하려면 〈그림 15-10〉에서 다음과 같은 순서로 클릭하면 [계획 표시하기] 대화상자 창이 나타나는데, 이 때 왼쪽 변수상자에서 R(병실등급), B(화장실 여건), P(병실료)를 선택하여 [요인(F)] 상자로 이동시키고 [형식]에 [☑ 실험자 목록(L)]과 같이 체크하면 〈그림 15-11〉과 같이 [계획 표시하기] 대화상자 창이 나타난다.

[데이터(D)] → [직교계획(H)] → [표시(D)...]

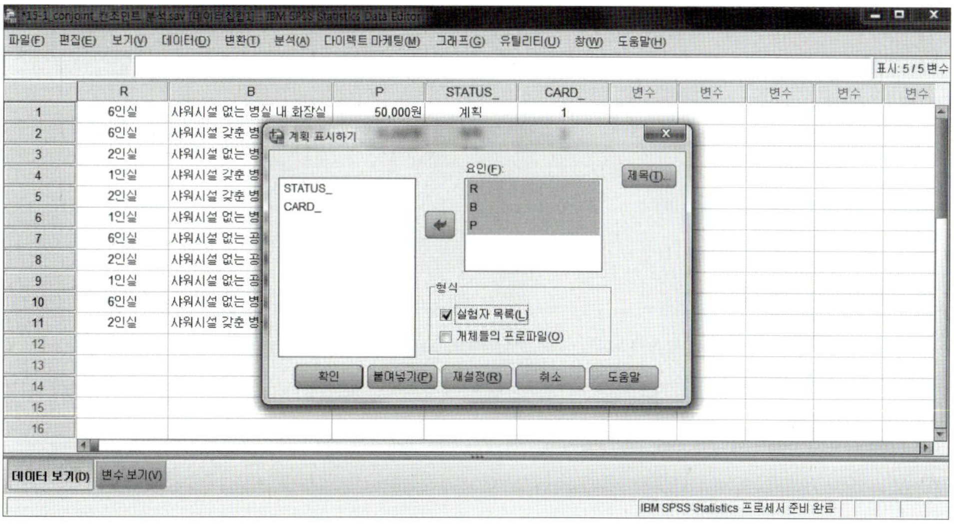

〈그림 15-11〉 [계획 표시하기] 대화상자 창

〈그림 15-11〉의 [계획 표시하기] 대화상자 창에 대한 키워드를 설명한 것이 〈표 15-6〉이다.

표 15-6 [계획 표시하기] 대화상자에 대한 키워드 설명

키 워 드	설명 내용
☑ 실험자 목록(L)	예비 프로파일을 실험 프로파일과 구분하는 계획을 초안 형식으로 나타내고 실험 프로파일과 예비 프로파일 뒤에 개별적으로 시뮬레이션 프로파일을 열거하는데 이 키워드를 지정하고 있다.
□ 개체들의 프로파일(O)	개체에 제공될 수 있는 프로파일을 작성한다. 이 형식은 예비 프로파일을 구분하지 않으며 시뮬레이션 프로파일도 생성하지 않는다.
제목	출력결과나 프로파일의 상단에 표시하는 텍스트를 정의하는 것이다.

자료 : SPSS 아카데미, 사회과학 통계분석, 2005, p.466. 참조.

3.1.3 분석결과

〈그림 15-11〉에서 [확인]을 클릭하면 컨조인트 분석 결과물이 출력된다.

분석결과 15-1 11개의 병실유형

카드 ID

	카드 ID	병실등급	화장실 여건	병 실 료
1	1	6인실	샤워시설 없는 병실 내 화장실	50,000원
2	2	6인실	샤워시설 갖춘 병실 내 화장실	10,000원
3	3	2인실	샤워시설 없는 병실 내 화장실	100,000원
4	4	1인실	샤워시설 갖춘 병실 내 화장실	100,000원
5	5	2인실	샤워시설 갖춘 병실 내 화장실	50,000원
6	6	1인실	샤워시설 없는 병실 내 화장실	10,000원
7	7	6인실	샤워시설 없는 공동화장실	100,000원
8	8	2인실	샤워시설 없는 공동화장실	10,000원
9	9	1인실	샤워시설 없는 공동화장실	50,000원
10[a]	10	6인실	샤워시설 없는 병실 내 화장실	100,000원
11[a]	11	2인실	샤워시설 갖춘 병실 내 화장실	100,000원

a. 검증용

※ 저장 위치 : C:₩SPSS통계분석₩SPSS_SPV₩15-1_conjoint_병실유형_01_컨조인트 분석_직교계획.spv

[분석결과 15-1]은 〈그림 15-9〉의 데이터를 고객들이 선택하기 편리하도록 카드형태로 출력을 한 것이다. 예컨대 [카드 ID 1]에서 [병실등급]은 6인실, [화장실 여건]은 샤워시설 없는 병실 내 화장실, 병실료는 50,000원인 병실유형을 의미한다. [카드 ID 1]에서 [카드 ID 9]까지는 실험계획을 위한 9가지 유형의 병실이며, [카드 ID 10], [카드 ID 11]은 검정용 병실유형이다.

3.2 고객의 선호도 조사

3.2.1 상황 설정

고객의 선호도 조사에서는 고객의 선택기준인 병실유형의 속성과 전반적인 선호를 알아보기 위해 [분석결과 15-1]의 정보에 바탕을 두고 10명에 대한 고객 설문조사를 실시한다. 여기서 가장 선호하는 병실유형의 [카드 ID]에는 순서대로 '1'번을 기입하도록 하고, 가장 선호하지 않는 병실유형은 11번을 기록하도록 한다. 총 10명에 대한 데이터는 〈그림 15-12〉와 같다고 하자.

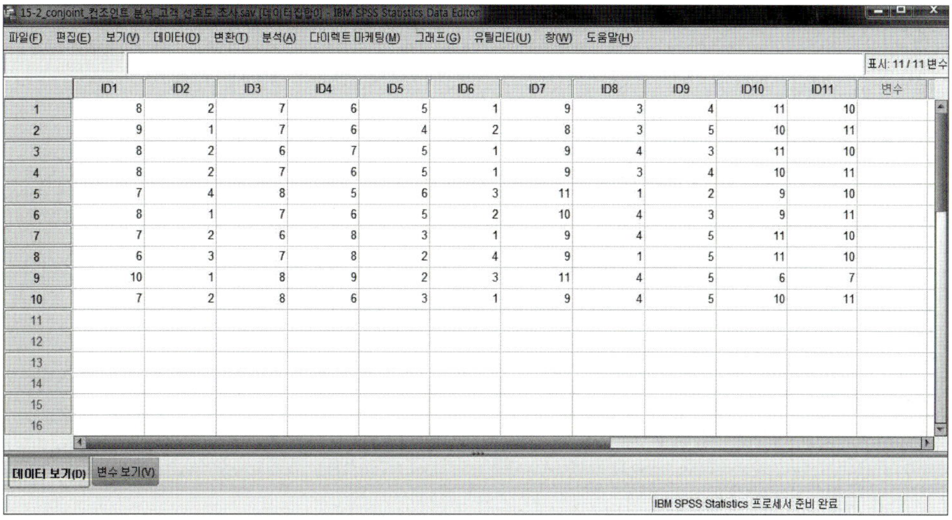

	ID1	ID2	ID3	ID4	ID5	ID6	ID7	ID8	ID9	ID10	ID11
1	8	2	7	6	5	1	9	3	4	11	10
2	9	1	7	6	4	2	8	3	5	10	11
3	8	2	6	7	5	1	9	4	3	11	10
4	8	2	7	6	5	1	9	3	4	10	11
5	7	4	8	5	6	3	11	1	2	9	10
6	8	1	7	6	5	2	10	4	3	9	11
7	7	2	6	8	3	1	9	4	5	11	10
8	6	3	7	8	2	4	9	1	5	11	10
9	10	1	8	9	2	3	11	4	5	6	7
10	7	2	8	6	3	1	9	4	5	10	11

※ 저장 위치 : C:₩SPSS통계분석₩SPSS_SAV₩15-2_conjoint_병실유형_컨조인트 분석_고객 선호도 조사.sav

〈그림 15-12〉 고객 선호도 조사 데이터 입력 창

여기서 ID1부터 ID11은 [분석결과 15-1]의 11개의 병실유형 변수를 의미하고 각 행의 숫자는 ID1부터 ID11까지에 대한 선호순위를 나타낸 것이다. 이것을 [C:\SPSS통계분석\SPSS_SAV\15-2_conjoint_컨조인트 분석_고객 선호도 조사.sav] 파일로 저장한다.

3.2.2 컨조인트 분석 실행

컨조인트 분석을 위해, [C:\SPSS통계분석\SPSS_15-1_conjoint_병실유형_컨조인트 분석_직교계획.sav]를 활성화시켜 놓은 상태에서 다음과 같은 절차에 따라 명령문 창을 열고 〈그림 15-13〉과 같이 명령문을 작성한다.

[파일(F)] → [새 파일(N)] → [명령문(S)...]

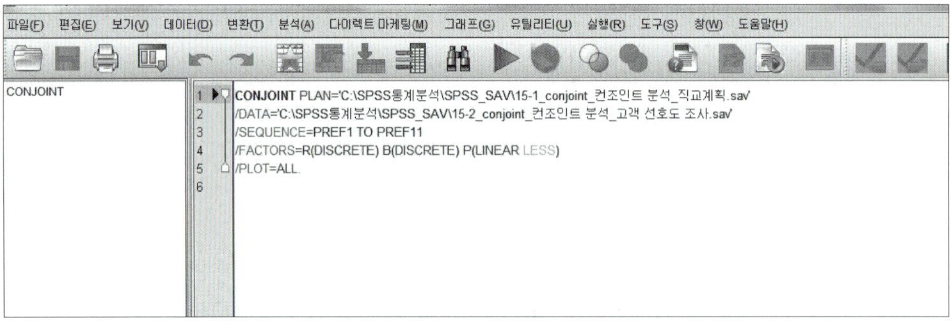

※ 저장 위치 : C:\SPSS통계분석\SPSS_SAV\15-3_conjoint_병실유형_컨조인트 분석_고객 선호도 조사_명령문.sps.

〈그림 15-13〉 컨조인트 [명령문(S)] 창

명령문 편집기에 입력한 명령어를 설명하면 다음과 같다.

① CONJOINT PLAN= ['C:\SPSS통계분석\SPSS_SAV\15-1_conjoint_컨조인트 분석_직교계획.sav'] : 컨조인트 설계파일.

컨조인트분석을 위해 선정 병실유형과 추정 병실유형의 파일을 불러오는 명령이다.

② /DATA = ['C:\SPSS통계분석\SPSS_SAV\15-2_conjoint_컨조인트 분석_고객 선호도 조사.sav'] : 컨조인트 응답자료 파일.

③ /SEQUENCE = PREF1 TO PREF11

변수1에서 변수11까지를 선호하는 순서대로 나열. 만약 데이터가 구간으로 되어 있으면 SEQUENCE 대신 RANK를, 점수로 되어 있으면 SCORE 명령어를 사용한다.

④ /FACTORS = R(DISCRETE) B(DISCRETE) P(LINEAR LESS)

여기서 R B P는 속성, ( )는 속성성격.

- DISCRETE : 속성의 성격이 명목이며, 속성 수준값의 크기와 효용수준은 무관함.
- LINEAR : 속성의 성격이 선형관계이며, 속성수준값이 작을수록 효용수준이 높아짐.
- LINEAR MORE : 속성의 성격이 선형관계이며, 속성수준값이 클수록 효용수준이 높아짐.

④ /PLOT=ALL

일반적인 컨조인트 결과물에 시각적인 효과를 제공해 준다. PLOT=ALL은 모든 내용을 나타내고, PLOT=NONE은 그래프를 제공하지 않는 경우를 의미한다. PLOT=SUMMARY는 모든 변수의 가치 중요도를 나타내는 것이다. PLOT=SUBJECT는 각 속성의 중요가치를 나타낸다.

3.2.3 컨조인트 분석 결과

〈그림 15-13〉에서 명령문 편집기를 실행하면 고객들의 취향에 관한 컨조인트 분석의 결과를 얻을 수 있다. 또는 명령문 편집기 창에서 다음과 같은 순서로 진행을 하면 동일한 결과물을 얻을 수 있다.

[실행(R)] → [모두(A)...]

분석결과 15-2 컨조인트 분석

모형 설명

	수준 수	순위 또는 점수에 관련
R	3	이산형
B	3	이산형
P	3	선형 (적은)

모든 요인이 직교됩니다.

유틸리티

		유틸리티 추정	표준 오차
R	1인실	-.733	.685
	2인실	-.267	.685
	6인실	1.000	.685
B	샤워시설 갖춘 병실 내 화장실	-.800	.685
	샤워시설 없는 병실 내 화장실	-.133	.685
	샤워시설 없는 공동화장실	.933	.685
P	100,000원	.950	.593
	50,000원	1.900	1.186
	10,000원	2.850	1.779
(상수)		3.100	1.281

중요도 값

R	32.298
B	32.298
P	35.404

평균 중요도 점수

계수

	B 계수
	추정값
P	.950

상관계수[a]

	값	유의확률
Pearson의 R	.837	.002
Kendall의 타우	.761	.002
검증용 Kendall의 타우	.	.

a. 관측 및 추정 기본 설정 간 상관관계

※ 저장 위치 : C:₩SPSS통계분석₩SPSS_SPV₩15-2_conjoint_병실유형_01_컨조인트 분석_고객 선호도 조사.spv

모형 설명에서 속성의 성격이 '이산형'이면 효용(유틸리티)의 합계는 '0'이 된다. 속성의 성격이 '선형(적은)'이면 효용의 합계가 '-', '선형(많은)'이면 효용의 합계가 '+'가 된다. [분석결과 15-2]의 모형 설명에서 병실 등급과 화장실 여건은 '이산형'이므로 효용의 합계가 각각 '0'이 되며, 병실료는 '선형(적은)'이므로 효용의 합계가 '-'로 나타났다.

속성의 중요도 값은 [(해당 속성의 효용범위)/(모든 속성의 효용범위의 합계)×100%]로 계산한다. 여기서 각 속성의 효용범위는 '가장 큰 효용값 – 가장 작은 효용 값'이다.

속성의 중요도 값은 응답자가 각 속성을 얼마나 중요하다고 생각하는가를 의미한다. 응답자 1이 가장 중요시하는 속성은 병실료이다.

계수는 유틸리티를 종속변수로 하는 회귀식의 독립변수와 그 회귀계수를 의미한다. 이산형 변수는 회귀식에 포함되지 않는다. [분석결과 15-2]에서는 병실 등급과 화장실 여건이 이산형이기 때문에 회귀식에 포함될 수가 없다.

컨조인트 분석결과에서는 양적 데이터나 질적 데이터를 막론하고, 이 분석을 통해 고객의 선호도를 정확하게 예측할 수 있다. 모형의 신뢰성 평가의 목적은 각 고객의 평가를 통해 개발된 모형이 일관성 있게 적용될 수 있을 것인가에 대한 검정이다. 예컨대 데이터가 명목-서열척도 등의 질적 데이터로 되어 있다면, Spearman의 로우(rho), Kendall의 타우(tau)를 통해 평가하면 된다. 데이터가 양적 데이터로 구성되어 있다면 Pearson의 R(계수)을 통해 적합성을 판단할 수 있다. [분석결과 15-2]에서 Pearson의 R은 병실 유형 프로파일에 대한 응답순위와 추정효용값 합 간의 모수적 상관관계를 나타내고, Kendall의 타우는 비모수적 상관관계를 나타낸다. [분석결과 15-2]에서는

분석결과 15-3 병실등급의 요약 유틸리티

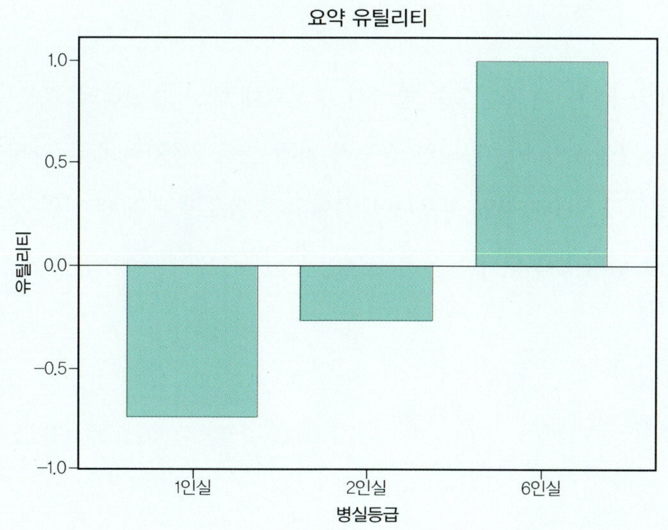

Pearson의 R이 .837, Kendall의 타우는 .761이다. 따라서 모형의 적합성은 인정된다고 할 수 있다.

[분석결과 15-3]은 각 속성수준 중에서 병실등급에 대한 유틸리티(효용)를 나타낸 것이다. 여기서는 6인실의 효용이 가장 높은 1의 값을 나타내고 있다.

분석결과 15-4 화장실 여건의 유틸리티

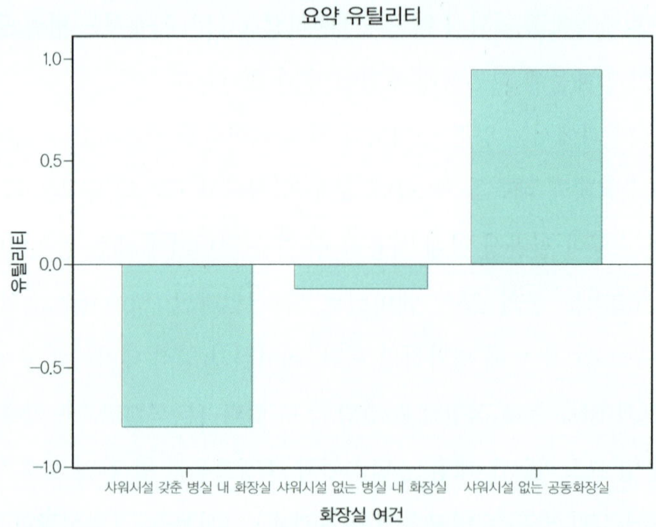

[분석결과 15-4]는 각 속성수준 중에서 화장실 여건에 대한 유틸리티(효용)를 나타낸 것이다.여기서는 샤워시설이 없는 공동 화장실이 효용이 가장 높은 0.933의 값을 나타내고 있다.

[분석결과 15-5]는 각 속성수준 중에서 병실료에 대한 유틸리티(효용)를 나타낸 것이다. 여기서는 병실료가 10,000원인 경우가 가장 높은 2.850의 값을 나타내고 있으며, 그 다음이 병실료가 50,000원인 경우(1.900)이고 병실료가 100,000원인 경우가 가장 낮은 0.950의 값을 나타내고 있다.

분석결과 15-5 병실료의 유틸리티

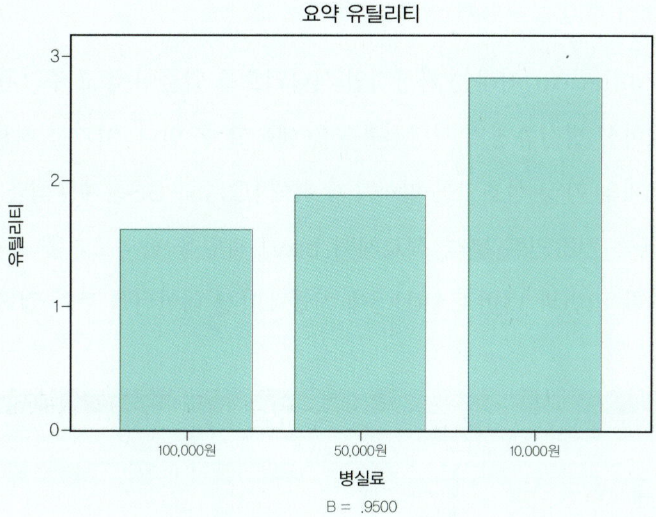

분석결과 15-6 속성의 중요도 요약

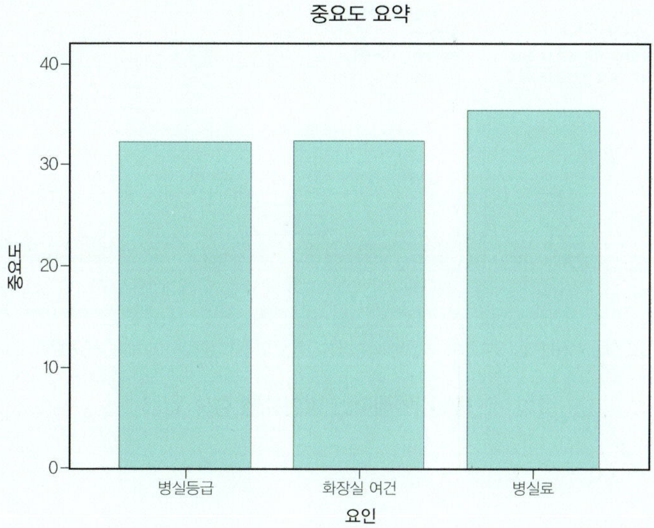

[분석결과 15-6]은 각 속성의 중요도를 나타내고 있다. 여기서는 고객들이 병실 선택 시 병실료의 중요도(35.404)가 가장 높은 반응을 보였으며, 그 다음으로 화장실 여건(32.298)과 병실등급(32.298)이 동일한 중요도로 반응하고 있다는 것을 알 수 있다.

3.3 시뮬레이션을 통한 컨조인트 추가분석

3.3.1 시뮬레이션 병실유형의 정보 입력

모의실험(Simulation)이라는 가상적인 시나리오를 만들어 놓고 추정된 계수들을 활용하여 시뮬레이션 병실유형별 시장점유율을 예측할 수 있다. 여기서 시뮬레이션 병실유형에 대한 고객의 가상 선호도를 알아보기 위해 [C:\SPSS통계분석\SPSS_SAV\15-1_conjoint_컨조인트 분석_직교계획.sav] 파일을 불러오기를 해서 〈표 15-7〉과 같이 사례수를 12번과 13번 CARD_]에 시뮬레이션 데이터를 추가 입력해 보자.

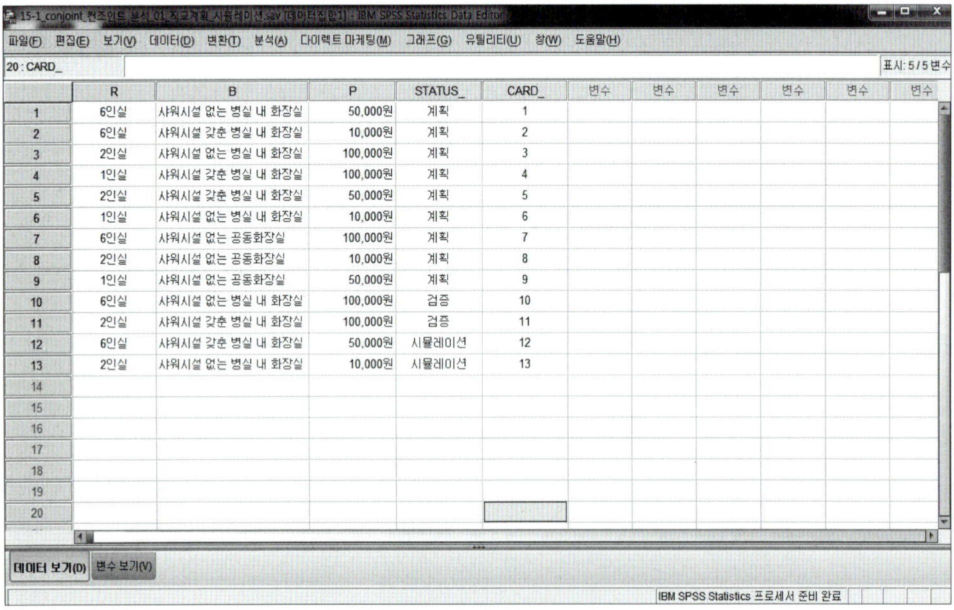

	R	B	P	STATUS_	CARD_
1	6인실	샤워시설 없는 병실 내 화장실	50,000원	계획	1
2	6인실	샤워시설 갖춘 병실 내 화장실	10,000원	계획	2
3	2인실	샤워시설 없는 병실 내 화장실	100,000원	계획	3
4	1인실	샤워시설 갖춘 병실 내 화장실	100,000원	계획	4
5	2인실	샤워시설 갖춘 병실 내 화장실	50,000원	계획	5
6	1인실	샤워시설 없는 병실 내 화장실	10,000원	계획	6
7	6인실	샤워시설 없는 공동화장실	100,000원	계획	7
8	2인실	샤워시설 없는 공동화장실	10,000원	계획	8
9	1인실	샤워시설 없는 공동화장실	50,000원	계획	9
10	6인실	샤워시설 없는 병실 내 화장실	100,000원	검증	10
11	2인실	샤워시설 갖춘 병실 내 화장실	100,000원	검증	11
12	6인실	샤워시설 갖춘 병실 내 화장실	50,000원	시뮬레이션	12
13	2인실	샤워시설 없는 병실 내 화장실	10,000원	시뮬레이션	13

※ 저장 위치 : C:₩SPSS통계분석₩SPSS_SAV₩15-4_conjoint_병실유형_컨조인트 분석_직교계획_시뮬레이션.sav

〈그림 15-14〉 시뮬레이션 병실유형 정보 입력

3.3.2 시뮬레이션 컨조인트 분석의 실행

컨조인트분석을 위해, 앞의 [C:/SPSS통계분석/SPSS_SAV/15-2_conjoint_병실유형_컨조인트 분석_직교계획_시뮬레이션.sav] 파일을 활성화시켜 놓은 상태에서, 해당 명령문을 작성하면 〈그림 15-15〉와 같이 나타난다.

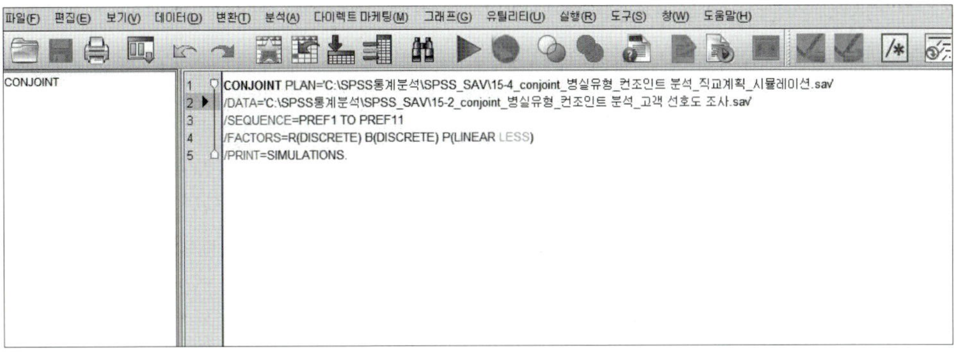

※ 저장 위치 : C:\SPSS통계분석\SPSS_SAV\15-4_conjoint_병실유형_컨조인트 분석_직교계획_시뮬레시션_명령문

〈그림 15-15〉 시뮬레이션 병실유형에 대한 선호도 측정 [명령문(S) 창

명령문 편집기에 입력한 명령어를 설명하면 다음과 같다.

① CONJOINT PLAN = ['C:/SPSS통계분석/SPSS_SAV/15-4_conjoint_병실유형_컨조인트 분석_직교계획_시뮬레이션.sav']

컨조인트분석을 위해 선정 병실유형과 추정 병실유형의 파일을 불러오는 명령어이다.

② /DATA = ['C:\SPSS통계분석\SPSS_SAV\15-2_conjoint_컨조인트 분석_고객 선호도 조사.sav'] : 컨조인트 응답자료 파일

③ /SEQUENCE = PREF1 TO PREF11

변수1에서 변수11까지를 선호하는 순서대로 나열. 만약 데이터가 구간으로 되어 있으면 SEQUENCE 대신 RANK를, 점수로 되어 있으면 SCORE 명령어를 사용한다.

④ /FACTORS = R(DISCRETE) B(DISCRETE) P(LINEAR LESS)

여기서 R B P는 속성, ( )는 속성성격

- DISCRETE : 속성의 성격이 명목이며, 속성 수준값의 크기와 효용수준은 무관함.
- LINEAR : 속성의 성격이 선형관계이며, 속성수준값이 작을수록 효용수준이 높아짐.
- LINEAR MORE : 속성의 성격이 선형관계이며, 속성수준값이 클수록 효용수준이 높아짐.

⑤ /PRINT=SIMULATIONS

시뮬레이션 데이터의 분석 결과물 출력 형태를 결정한다. ANALYSIS는 실험 데이터의 결과만을 출력하는 경우, SIMULATIONS는 시뮬레이션 데이터의 결과만을 출력하는 경우이며, 최대효용(Max Utility), Bradle-Terry-Luce(BTL), Logit 모형이 출력된다. SUMMARY ONLY는 개별 속성은 나오지 않고 요약본만 출력하는 경우이다. ALL은 모든 결과물이 출력된다는 것을 의미하고, NONE은 출력결과가 나타나지 않는 경우를 의미한다.

3.3.3 시뮬레이션 컨조인트 분석의 결과

〈그림 15-15〉의 명령문 편집기창에서 [실행(R)]을 클릭한 뒤 [모두(A)]를 클릭하면 고객들의 선호도에 관한 컨조인트 분석의 결과가 출력된다.

분석결과 15-7 시뮬레이션 병실유형에 대한 검정결과

모형 설명

	수준 수	순위 또는 점수에 관련
R	3	이 산 형
B	3	이 산 형
P	3	선형 (적은)

모든 요인이 직교됩니다.

시뮬레이션의 기본 설정 점수

카드 번호	ID	점수
1	12	5.200
2	13	5.550

시뮬레이션의 기본 설정 확률[b]

카드 번호	ID	최대 유틸리티[a]	Bradley-Terry-Luce	로짓 로그선형분석
1	12	0.0%	48.4%	41.3%
2	13	100.0%	51.6%	58.7%

a. 동률 시뮬레이션 포함

b. 이러한 개체에 모두 음수가 아닌 점수가 있기 때문에 1/1 개의 개체가 Bradley-Terry-Luce 및 로짓 방법에 사용됩니다.

※ 저장 위치 : C:₩SPSS통계분석₩SPSS_SPV₩15-4_conjoint_병실유형_01_컨조인트 분석_직교계획_시뮬레이션.spv

컨조인트분석에서 주로 이용되는 확률적인 선택모형에는 BTL모형(Bradly-Terry-Luce)과 로짓모형(Logit Model)이 있다.

(1) BTL 모형

특정 병실유형의 선호도를 U_{ij}라고 나타내면 $U_{ij}=\dfrac{U_{ik}}{(U_{i1}+U_{i2}+\cdots+U_{im})}$로 표현할 수 있다. [분석결과 15-7]을 토대로 BTL 모형의 결과를 계산할 수 있다.

$$BTL_{(12)}=\frac{5.20}{5.20+5.55}=48.4\%$$

$$BTL_{(13)}=\frac{5.55}{5.20+5.55}=51.6\%$$

(2) Logit 모형

로짓모형에서는 응답자 i가 병실유형 k를 구입할 확률이 다음과 같이 발생한다.

$$Logit_{(ij)}=\frac{\exp(U_{ik})}{[\exp(U_{i1})+\exp(U_{12})+\cdots+\exp(U_{im})]}$$

$$Logit_{(12)}=\frac{e^{5.20}}{e^{5.20}+e^{5.55}}=41.3$$

$$Logit_{(13)}=\frac{e^{5.55}}{e^{5.20}+e^{5.55}}=58.7$$

04 회귀분석을 통한 컨조인트 분석

4.1 상황 설정

고객들은 그들이 선호하는 병실유형에 대하여 다음과 같은 속성 프로파일을 만들 수 있다. 〈표 15-1〉을 토대로 고객 9명의 선호도를 측정한 것이 〈표 15-7〉이다. 각 속성수준의 프로파일은 명목척도이고, 종속변수에 속하는 선호도는 리커트 7점 척도 설문에 대한 응답결과이다.

표 15-7 병실유형의 프로파일과 선호도

프로파일 번호(ID)	속성수준			선호도 (PREF)
	병실등급(R)	화장실 여건(B)	병실료(P)	
1	1	1	1	4
2	1	2	2	5
3	1	3	3	6
4	2	1	2	6
5	2	2	3	7
6	2	3	1	2
7	3	1	3	7
8	3	2	1	1
9	3	3	2	2

4.2 회귀분석을 통한 컨조인트 분석의 실행

4.2.1 데이터 입력

〈표 15-7〉과 같은 데이터를 [IBM SPSS 21] 데이터 편집기창의 [데이터 보기(D)], [변수 보기(V)]를 사용하여 데이터를 입력하면 〈그림 15-16〉과 같이 나타난다.

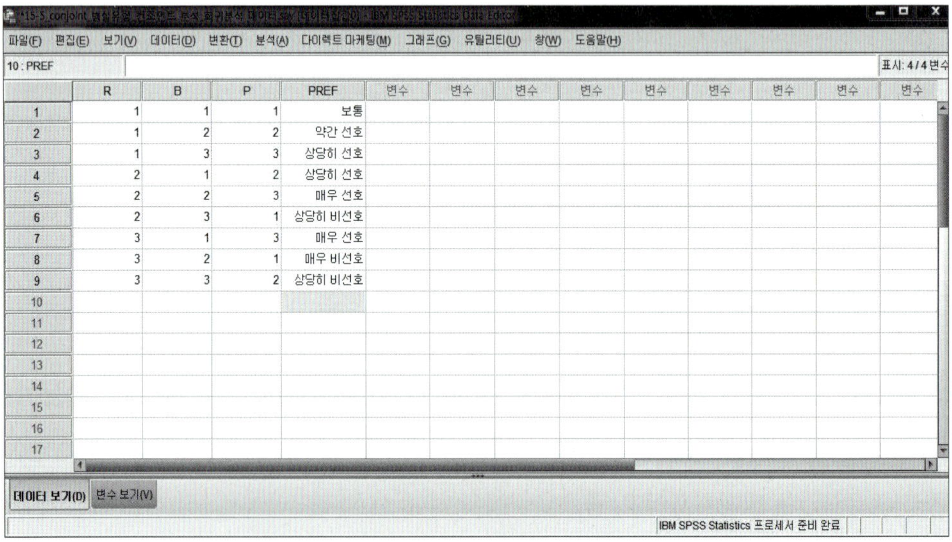

※ 저장 위치 : C:₩SPSS통계분석₩SPSS_SAV₩15-5_conjoint_병실유형_컨조인트 분석_회귀분석 데이터.sav

〈그림 15-16〉 병실유형의 프로파일과 선호도 입력 창

4.2.2 더미변수화

더미변수를 사용한 회귀분석을 할 수 있듯이 독립변수 중에서 명목변수가 포함되어 있으면, 명목변수를 더미변수(Dummy Variable) 또는 가상변수로 변환한 뒤 회귀분석을 해야 한다. 더미변수의 수는 원래 변수가 지닌 집단의 개수보다 하나 적다(n-1).

예컨대 R(병실등급)의 변수는 2(3-1)개의 변수, 즉 X_1, X_2로 새롭게 생성할 수 있다. 만약 (병실등급)의 더미변수는 〈표 15-8〉과 같이 나타낼 수 있다.

표 15-8 병실등급의 더미변수

	X_1	X_2
수준1	1	0
수준2	0	1
수준3	0	0

B(화장실 여건)은 X_3, X_4로, P(병실료)는 X_5, X_6으로 더미변수화할 수 있다. 이런 방법으로 〈표 15—9〉와 같이 3개의 속성변수를 6개의 더미변수로 나타낼 수 있다.

표 15-9 병실유형의 회귀분석을 위한 더미변수화

선호도 (Y)	속성					
	R		B		P	
	X_1	X_2	X_3	X_4	X_5	X_6
4	1	0	1	0	1	0
5	1	0	0	1	0	1
6	1	0	0	0	0	0
6	0	1	1	0	0	1
7	0	1	0	1	0	0
2	0	1	0	0	1	0
7	0	0	1	0	0	0
1	0	0	0	1	1	0
2	0	0	0	0	0	1

4.2.3 데이터 입력

〈표 15-9〉를 [IBM SPSS 21]의 [데이터 보기(D)]와 [변수 보기(V)]를 사용하여 입력하면 〈그림 15-17〉과 같이 나타난다.

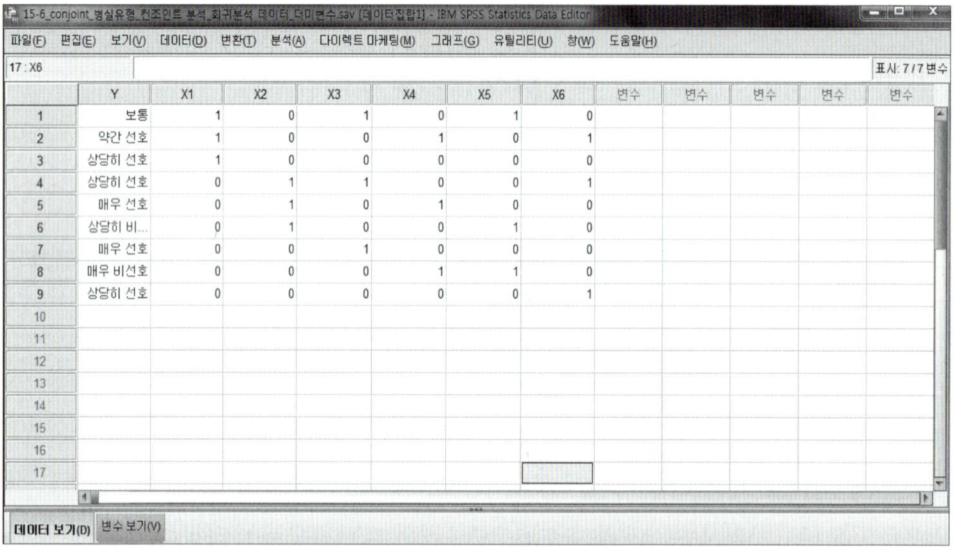

	Y	X1	X2	X3	X4	X5	X6
1	보통	1	0	1	0	1	0
2	약간 선호	1	0	0	1	0	1
3	상당히 선호	1	0	0	0	0	0
4	상당히 선호	0	1	1	0	0	1
5	매우 선호	0	1	0	1	0	0
6	상당히 비...	0	1	0	0	1	0
7	매우 선호	0	0	1	0	0	0
8	매우 비선호	0	0	0	1	1	0
9	상당히 선호	0	0	0	0	0	1

※ 저장 위치 : C:₩SPSS통계분석₩SPSS_SAV₩15-5_conjoint_병실유형_컨조인트 분석_회귀분석 데이터_더미변수.sav

〈그림 15-17〉 병실유형의 회귀분석을 위한 더미변수화 데이터 입력 창

〈그림 15-17〉에 나타난 더미변수의 데이터를 회귀분석하기 위해서는 다음과 같은 순서로 클릭하면 [선형 회귀분석] 초기 대화상자 창이 뜨는데, 생성된 각각의 더미변수를 독립변수(X_1~X_6)로 하고 선호도를 종속변수(Y)로 지정하면, 〈그림 15-18〉과 같이 나타난다.

[분석(A)] → [회귀분석(R)] → [선형(L)...]

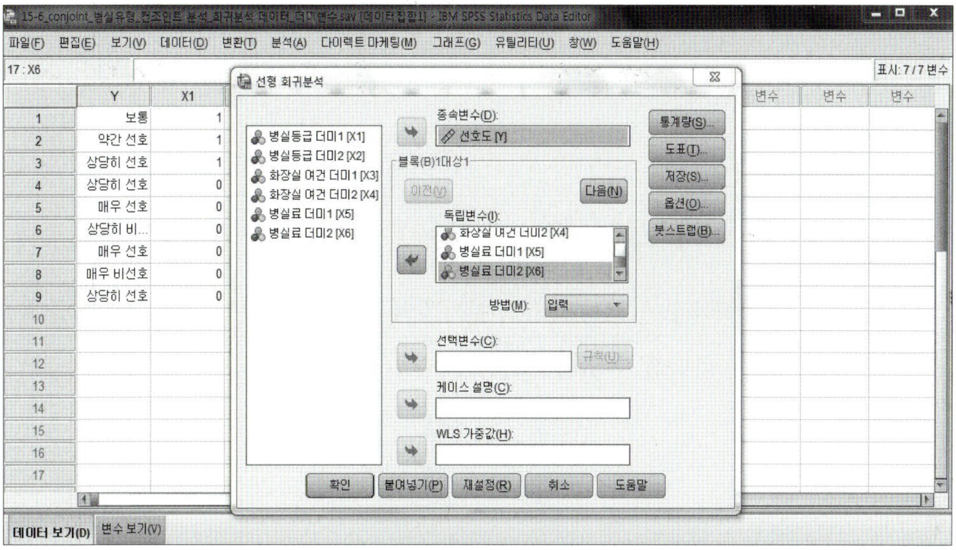

〈그림 15-18〉 [선형 회귀분석] 대화상자 창

4.3 회귀분석을 통한 컨조인트 분석의 결과

〈그림 15-18〉에서 [확인]을 클릭하면 더미처리한 컨조인트 회귀모형의 계수에 대한 분석 결과물이 출력된다.

분석결과 15-8 더미처리한 컨조인트 회귀분석의 회귀계수

계수[a]

모형		비표준화 계수		표준화 계수	t	유의확률
		B	표준오차	베타		
1	(상수)	6.222	1.060		5.870	.028
	병실등급 더미1	.333	.981	.078	.340	.766
	병실등급 더미2	.333	.981	.078	.340	.766
	화장실 여건 더미1	1.000	.981	.233	1.019	.415
	화장실 여건 더미2	-.333	.981	-.078	-.340	.766
	병실료 더미1	-4.333	.981	-1.009	-4.416	.048
	병실료 더미2	-1.000	.981	-.233	-1.019	.415

a. 종속변수 : 선호도

※ 저장 위치 : C:\SPSS통계분석\SPSS_SPV\15-5_conjoint_병실유형_컨조인트 분석_회귀분석 데이터_더미변수.spv

[분석결과 15-8]의 병실료 더미1을 제외하고는 각 더미변수는 통계적으로 유의하지 않으나(유의확률 P>0.05), 단지 더미변수화를 설명하기 위한 목적으로 회귀식을 나타내면 다음과 같다.

$$\hat{Y}=6.222+0.333X_1+0.333X_2+1.000X_3-0.333X_4-4.333X_5-1.000X_6$$

각 더미변수의 회귀계수는 각 수준의 부분가치의 차이라고 할 수 있다. 병실등급(R)의 경우, 다음과 같이 나타낼 수 있다.

$$a_{11}-a_{13}=b_1$$
$$a_{12}-a_{13}=b_2$$

부분가치의 해(Solution)를 풀기 위해서는 다음과 같은 추가적인 제약식이 요구된다.

$$a_{11}+a_{12}+a_{13}=0$$

이 세 식을 가지고 첫 번째 속성인 병실등급(R)에 대한 방정식을 풀면,

$$a_{11}-a_{13}=0.333$$
$$a_{12}-a_{13}=0.333$$
$$a_{11}+a_{12}+a_{13}=0$$

이며, 여기서 해를 구하면 $a_{11}=0.111$, $a_{12}=0.111$, $a_{13}=-0.222$ 이다.

두 번째 속성 화장실 여건(B)의 부분 가치는 다음과 같이 풀면,

$$a_{21}-a_{23}=b_3$$
$$a_{22}-a_{23}=b_4$$
$$a_{21}+a_{22}+a_{23}=0$$

$$a_{21}-a_{23}=1.000$$
$$a_{22}-a_{23}=-0.333$$
$$a_{21}+a_{22}+a_{23}=0$$

이며, 여기서 해를 구하면 $a_{21}=0.778$, $a_{22}=-0.555$, $a_{23}=-0.222$ 이다.

그리고 세 번째 속성 병실료(P)의 부분 가치는 다음과 같이 풀면,

$$a_{31}-a_{33}=b_5$$
$$a_{32}-a_{33}=b_6$$
$$a_{31}+a_{32}+a_{33}=0$$

$$a_{31}-a_{33}=-4.333$$
$$a_{32}-a_{33}=-1.000$$
$$a_{31}+a_{32}+a_{33}=0$$

이며, 여기서 해를 구하면 $a_{31}=-2.555$, $a_{32}=0.777$, $a_{33}=1.778$이다.

이 때 [분석결과 15-8]에서와 같이 속성의 중요도는 다른 속성의 상대적인 중요도로 규정지워진다. 이 중요도를 가중치(W)로 표시하면,

$$W=\frac{b_1}{b_1+b_3+b_5}+\frac{b_3}{b_1+b_3+b_5}+\frac{b_5}{b_1+b_3+b_5}$$

이다. 모든 속성의 중요도를 합하면 반드시 1이 된다.

병실등급(R)의 중요도 $=\dfrac{0.333}{-3.000}=-0.111$

화장실 여건(B)의 중요도 $=\dfrac{1.000}{-3.000}=-0.333$

병실료(P)의 중요도 $=\dfrac{-4.333}{-3.000}=1.444$

지금까지 나타난 컨조인트의 분석결과를 정리하면 〈표 15-10〉과 같다.

표 15-10 컨조인트 분석의 결과

속 성	설 명	효 용	중요도
	1인실	0.111	
R(병실등급)	2인실	0.111	-0.111
	6인실	-0.222	
	샤워시설 갖춘 병실내 화장실	0.778	
B(화장실 여건)	샤워시설 없는 병실내 화장실	-0.555	-0.333
	샤워시설 없는 공중화장실	-0.222	
	100,000	-2.555	
P(병실료)	50,000	0.777	1.444
	10,000	1.778	

결론적으로 컨조인트 분석결과, 고객들은 병실료(중요도 : 1.444)에 대해 가장 중요하게 생각을 하고, 화장실 여건(-0.111), 병실등급(-0.333)을 병실유형 선택시 그 다음으로 중요한 요인으로 생각하고 있다는 것을 알 수 있다.

제 16 장 비모수통계분석

01 비모수통계분석의 개요

1.1 비모수통계분석의 개념

추계통계학은 모수통계학(Parametric Statistics)과 비모수통계학(Nonparametric Statistics)으로 구분된다. 앞에서 살펴본 통계적 추론은 모집단(母集團)으로부터 추출된 표본 통계량을 사용하여 모집단의 특성을 나타내는 모수(Parameter)를 추정하거나 가설을 검정하였다. 이러한 통계학을 모수통계학이라고 말한다.

모수통계기법을 적용할 때는 가정이 필요하며, 주로 등간척도와 비율척도로 측정한 데이터를 분석하는데 이용된다. 그러나 비모수통계학은 비록 모집단의 특성을 추정하기는 하나 모수와 통계량의 관계를 취급하지 않기 때문에, 가정이 요구되지 않으며 명목척도와 서열척도로 측정된 데이터를 분석하는데 이용된다. 다시 말해서 비모수통계학의 검정도 모집단에 관한 것이어서 표본을 이용하지만, 모수통계학처럼 모집단의 분포가 정규분포라는 특별한 가정을 필요로 하지는 않는다. 따라서 비모수통계학은 엄격한 가정하에서 추론을 하는 모수통계학과는 달리, 비모수적(Nonparametric) 성격을 가졌고 특정분포 형식에 구애받지 않고 자유로운 형식으로 검정을 하게 된다. 비모수통계학이 모수통계학에 비해 다음과 같은 장점이 있다.

① 데이터를 명목척도나 순위척도로 측정하는 경우에 유용한 방법이다.

② 희귀한 질병의 경우 등과 같이 표본의 크기가 매우 작은 경우에 유용한 방법이다.

③ 모수적 방법에 대한 적용이 용이하고 이해가 쉬우므로 신속한 검정을 할 수 있다.

1.2 비모수통계분석의 종류

비모수통계기법에는 크게는 적합도 검정, 무작위성 검정, 변수 간 분포의 동질성, 집단 간 분포의 동질성, 변수 간의 상관관계 분석 등이 있다.

1.2.1 적합도 검정

모집단이 일정한 확률분포 형태를 취한다고 가정할 경우 표본에서 얻어진 분포가 모집단에서 가정하고 있는 분포에 적합한지를 검정하는 방법이다. 즉 한 표본의 분포가 적합도 측면에서 어떤 이론적인 분포와 일치된다고 볼 수 있는지 여부에 관한 비모수통계기법이다. 여기에는 단일표본 카이제곱(x^2) 검정, 일표본 Kolmogorov-Smirnov 검정, 이항분포 검정 등이 있다.

① 일표본 카이제곱 검정(Chi-square Test)은 한 표본의 값이 실제빈도와 기대빈도가 일치하는지를 검정할 때 사용된다.

② 일표본 Kolmogorov-Smirnov 검정은 콜모고로프-스미르노프(Kolmogorov-Smirnov)의 적합도 검정이라고 하는데, 주어진 어떤 표본분포가 이론적으로 기대되는 분포(이항분포, 정규분포, 포아송분포)와 일치하는지의 여부를 검정할 때 이용된다. 이 방법을 적용하기 위해서는 데이터가 서열 데이터 이상을 요구하며, 연속적 분포를 가정할 수 있어야 한다. x^2 검정의 경우는 이산적 분포라는 점에서 이 방법과는 차이가 있다

③ 이항분포 검정(Binomial Test)은 이항변수의 각 관측치가 기대도수와 일치하는지 또는 특정값이 발생할 기대확률과 실제로 발생할 확률이 일치하는지를 검정할 때 사용된다. 예컨대 주사위를 던져서 1이 나타날 확률 또는 동전의 앞뒤 면이 평평한 정도를 검정하기 위하여 앞면이 나타날 확률이 1/2이 되는지의 여부를 검정하고자 할 때 주로 사용된다.

1.2.2 무작위성 검정

일련의 관측치 예컨대 성공과 실패, 진실과 허위, 합격과 불합격, 남과 여 등이 무작위적(Random)으로 발생한 것인지 아니면 어떠한 규칙성, 즉 앞서 일어난 사건이 뒤에 일어날 사건에 어떤 영향을 미치는 것인지를 결정하는 방법이다.

무작위(Random)란 모집단을 구성하고 있는 개체가 표본으로 선택될 확률이 모두 동일한 상황을 말한다. 따라서 일련의 연속적인 관측치가 무작위적으로 나타난 것인지, 아니면 앞에서 나타난 관측치가 뒤에 나타나는 관측치에 어떤 영향을 미치는지를 검정하는 데 이용되는 것이 런 검정(Run Test)이다. Run이란 두 종류의 부호가 어떤 순서를 가지고 배열되었을 때 동일한 부호로 이루어진 부분을 뜻하며, 이 런(Run)의 수에 근거를 두고 무작위성을 검정하게 된다. 런(Run)의 수가 매우 많거나 매우 적으면 관측치 간의 연관성이 있다고 판단하게 되는 것이다.

1.2.3 두 변수 간 분포의 동질성 검정

두 변수 간 분포의 동질성 검정에는 부호검정, Wilcoxon 검정 및 McNemar 검정이 있다. 이때 확률분포는 정규분포와 같은 특정한 분포를 가정하지는 않는다.

① 부호검정(Sign Test) 방법은 n개의 짝을 이룬 표본 간에 분포의 차이가 있는가를 검정할 때 사용된다. 이것은 두 표본에 관한 t검정이나 윌콕슨의 검정이 적용 불가능한 데이터에 사용될 수 있는 방법이다. 두 표본의 각 관측치에 순위나 점수를 부여해서 부호검정을 하게 된다.

② 부호검정은 차이의 크기는 무시하고 단지 차이의 부호만을 사용하기 때문에, 수치측정이 곤란한 경우에 매우 유용하다. 그러나 윌콕슨 검정(Wilcoxon Test)은 부호검정과 같이 수치측정이 가능한 경우 정보의 손실이 매우 큰 단점을 보완하기 위해서 고안된 방법이다.

③ 맥네마르 검정(McNemar Test)은 이항변수로 되어 있는 두 변수 간의 분포의 차이를 검정할 때 사용되며 데이터가 명목변수와 순위변수로 구성되어 있을 때 적절한 분석방법이다.

1.2.4 세 변수 이상 간 분포의 동질성 검정

세 변수 이상 간 분포의 동질성 검정에는 Friedman 검정, Kendall의 W 검정 및 Cochran의 Q 검정이 있다. 이 경우에도 확률분포는 정규분포와 같은 특정한 분포를 가정하지는 않는다

① 프리드만 검정(Friedman Test)은 세 개 이상의 변수들의 평균순위에 차이가 있는지의 여부를 검정하는 경우에 사용된다. 따라서 순위데이터일 경우에도 이용할 수 있다.

② 켄달의 W 검정(Kendall W Test)은 순위데이터로 측정된 두 개 이상의 변수값들이 동일한 모집단에서 추출되었는지의 여부를 검정하는 방법이다. Kendall의 일치도 계수(Coefficient of Concordance)를 계산하여 관측치별로 각 변수에 대하여 매겨진 순위와 일치하는지의 여부를 검정한다.

③ 코크란의 큐 검정(Cochran Q Test)은 이항변수로 되어 있는 3개 이상의 변수 간 비율차이를 검정하는 방법이다. 따라서 McNemar 검정을 더 확대한 검정방법이라고 할 수 있다. 이 방법은 데이터가 명목변수 및 순위변수로 구성되어 있을 때 적용하면 좋다.

1.2.5 집단 간 분포의 동질성 검정

두 집단 혹은 세 집단 이상의 특정 변수에 대한 확률분포들이 동일한가를 검정하는 방법이다. 이 방법은 순위데이터를 이용한 분산분석과 비슷하다. 집단 간 분포의 동질성 검정에는 Mann-Whitney의 U 검정과 Wald-Wolfowitz 런 검정이 있다.

① 맨 위트니의 유 검정(Mann-Whitney의 U Test)은 Wilcoxon 검정과 같이 두 개의 표본이 동일한 모집단에서 추출되었는지의 여부를 검정하는 방법이다. 이 방법은 데이터가 적어도 연속적 서열척도라는 것을 가정하고 있다. 그리고 두 집단의 차이 검정에 있어서 분산의 동질성이나 정규분포를 요구하지 않으므로 일반적인 조건 하에서는 t-Test 만큼 통계적 검정력이 있는 방법이다. Mann-Whitney의 U 검정은 표본의 t-Test 시, 요구되는 기본가정의 잘못으로 도출된 결론이 오류를 범할 가능성이 상당히 클 때 이 방법이 특히 권할만하다. 이 방법에서는 입력된

데이터에 순위를 부여해서 각 집단의 순위평균을 비교하여 검정하게 된다. Wilcoxon 순위합계 검정 통계량이 사용되고 있다.

② 왈트-월포비치 런 검정(Wald-Wolfowitz Run Test)은 두 표본이 동일한 모집단으로부터 추출된 것인지를 런(Run)을 기준으로 검정하는 방법이다. 이 방법은 두 표본 데이터를 큰 순서로 열거한 다음 각 데이터가 속해 있었던 표본에 의해 런을 계산하고 그 런의 수를 검정하게 된다.

집단 간 분포의 동질성 검정에는 이 외에도 두 표본 Kolmogorov-Smirnov, 중앙값 검정, Kruskal-Wallis H 검정 등이 있다.

1.2.6 변수 간의 상관관계 분석

표 16-1 비모수통계 분석기법의 특징

사용목적	비모수통계기법	척도	대응되는 모수통계기법
적합도 검정	카이제곱(Chi-square) 검정(일표본)	명목척도	없음
	Kolmogorov-Smirnov 검정(일표본)	등간 및 비율척도	없음
	이항분포 검정(이항)	명목척도	없음
무작위성 검정	Run 검정(런)	명목척도	없음
두 변수 비교	부호(Sign) 검정(대응 2-표본)	등간 및 명목척도	Paired t-Test
	Wilcoxon 검정(대응 2-표본)	명목 및 서열척도	
	McNemar 검정(대응 2-표본)	명목척도	
세 변수 비교	Friedman 검정(대응 K-표본)	서열척도	MANOVA
	Kendall의 W 검정(대응 K-표본)	서열척도	
	Cochran Q 검정(대응 K-표본)	명목척도	
두 집단 비교	Mann-Whitney U 검정(독립 2-표본)	서열척도	t-Test
	Kolmogorov-Smirnov 검정(독립 2-표본)	등간 및 비율척도	
	Wald-Wolfowitz의 런 검정(독립 2-표본)	명목척도	
	중앙값 검정		
세 집단 이상의 비교	중앙값 검정		ANOVA
	Kruskal-Wallis H 검정((독립 K-표본)	서열척도	

측정된 데이터가 순위척도 또는 명목척도일 때 두 변수 간의 상관관계를 분석하는 방

법이 있다. 이 경우에는 명목척도로 된 변수 간의 상호독립성을 검정함으로써 두 변수의 도수분포 상의 상관관계를 검정하게 된다. 여기에는 스피어맨 순위상관분석, 교차분석 등이 있다.

비모수통계 분석기법의 특징을 비교하면 〈표 16-1〉과 같다.

02 적합도 검정

한 표본의 분포가 적합도 측면에서 어떤 이론적인 분포와 일치된다고 볼 수 있는지 여부에 관한 비모수통계기법을 알아보기로 한다.

2.1 일표본 카이제곱 검정

2.1.1 일표본 카이제곱 검정의 개념

일표본 카이제곱 검정(Chi-square Test)은 한 표본의 값이 실제빈도와 기대빈도가 일치하는지를 검정할 때 사용된다.

2.1.2 상황 설정

하인리히 법칙은 큰 사고가 일어나기 전, 일정기간 동안 여러 번의 징후와 전조들이 발생하며 이를 예방해야 큰 사고를 막을 수 있다는 법칙이다. 이 법칙의 비율은 300:29:1이라고 한다. 여기서 300은 인사사고를 당할 뻔한 단순 접촉사고자가 300명, 29는 동일 원인으로 발생한 경상자가 29명, 1은 동일 원인으로 발생한 사망 또는 중상자가 1명이라는 의미이다. 〈표 16-2〉은 2013년도 대전광역시의 교통사고 결과를 나타내고 있다고 가정하자.

표 16-2 2013년도 대전광역시 교통사고 현황

교통사고 유형(U)	단순 접촉사고	경상자	중상자 또는 사망자
교통사고 건수(G)	6,540	638	22

H_0 : 하인리히법칙과 일치한다

H_1 : 하인리히법칙과 일치하지 않는다.

2.1.3 일표본 카이제곱 검정의 실행

(1) 데이터 입력

카이제곱 검정을 실시하기 위해 교통사고 유형(U), 교통사고 건수(G) 등에 관한 데이터를 〈그림 16-1〉과 같이 입력한다.

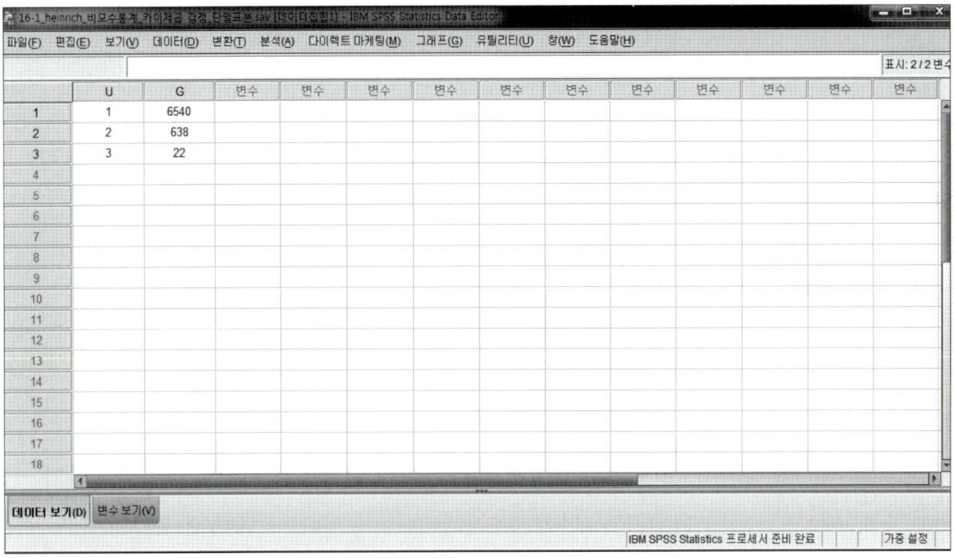

※ 저장 위치 : C:₩SPSS통계분석₩SPSS_SAV₩16-1_heinrich_비모수통계_카이제곱 검정_일표본.sav

〈그림 16-1〉 [일표본 카이제곱 검정]의 데이터 입력 창

(2) 가중치 부여

데이터에 가중치를 부여하려면 다음과 같은 순서로 진행하면 된다.

[데이터(D)] → [가중케이스(W)...]

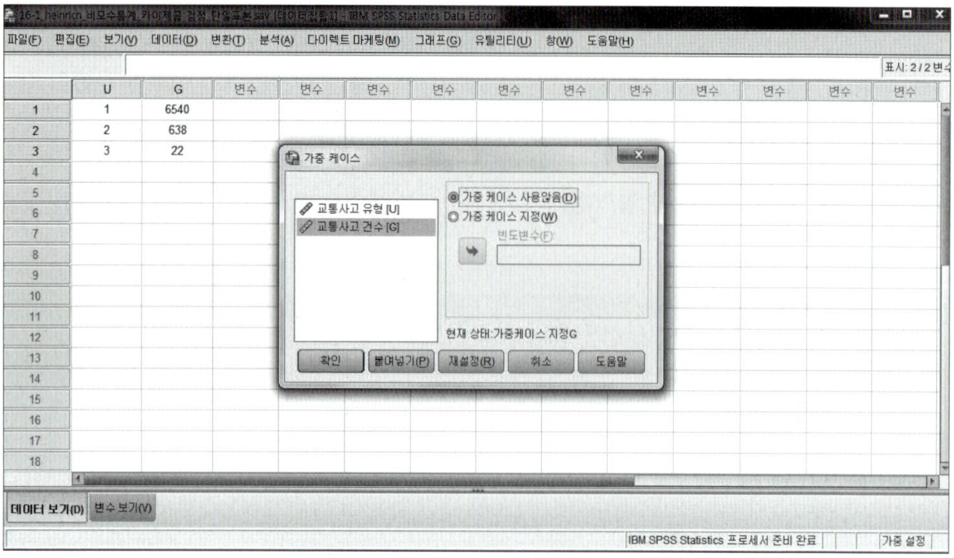

〈그림 16-2〉 [가중치 케이스] 대화상자 창 〈1〉

〈그림 16-2〉에서 [⊙ 가중케이스 지정(W)]으로 지정하고 변수상자에서 교통사고 건수(G) 변수를 선택하여 [빈도변수(F)]에 이동시키면, 〈그림 16-3〉과 같이 나타난다.

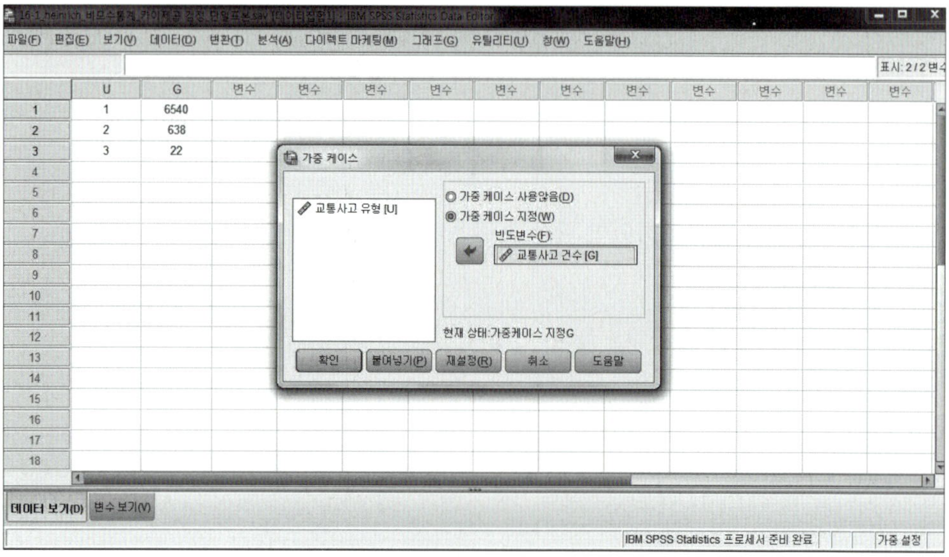

〈그림 16-3〉 [가중치 케이스] 대화상자 창 〈2〉

〈그림 16-3〉에서 [확인]을 클릭하면 양적변수에 대한 가중치 계산이 종료된다. 그리고 다음과 같은 순서로 클릭을 하면 〈그림 16-4〉와 같이 나타난다.

[분석(A)] → [비모수검정(N)] → [레거시 대화상자(L)] → [카이제곱검정(C)...]

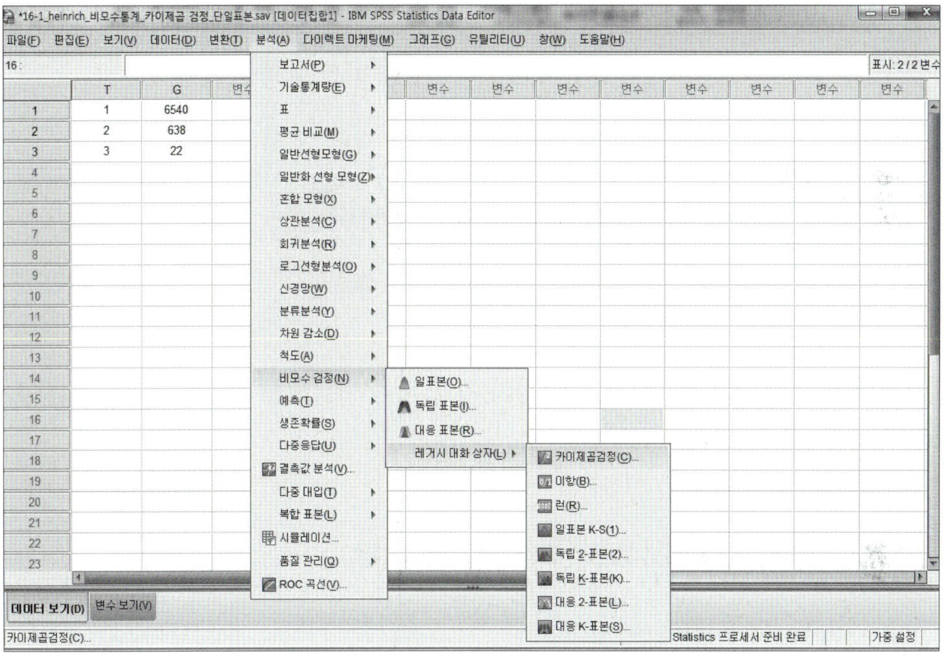

〈그림 16-4〉 [카이제곱 검정(C)]의 분석절차 대화상자 창

〈그림 16-4〉에서 [카이제곱검정(C)...]을 클릭하면 [카이제곱 검정] 대화상자 창이 뜨는데, 이 때 왼쪽 변수상자에 있는 '교통사고 유형(U)'과 '교통사고 건수(G)'를 선택하여 오른쪽 [검정변수(T)]로 이동시키고, [기대범위] 상자에는 [⊙ 데이터로부터 얻기(G)]를 체크하고 [기대값] 상자에는 [⊙ 값(V) ☐]을 체크한 뒤, 하인리히 법칙의 숫자(300, 29, 1)을 순차적으로 ☐ 안에 입력과 [추가(A)] 클릭을 반복하면 〈그림 16-5〉와 같이 나타난다.

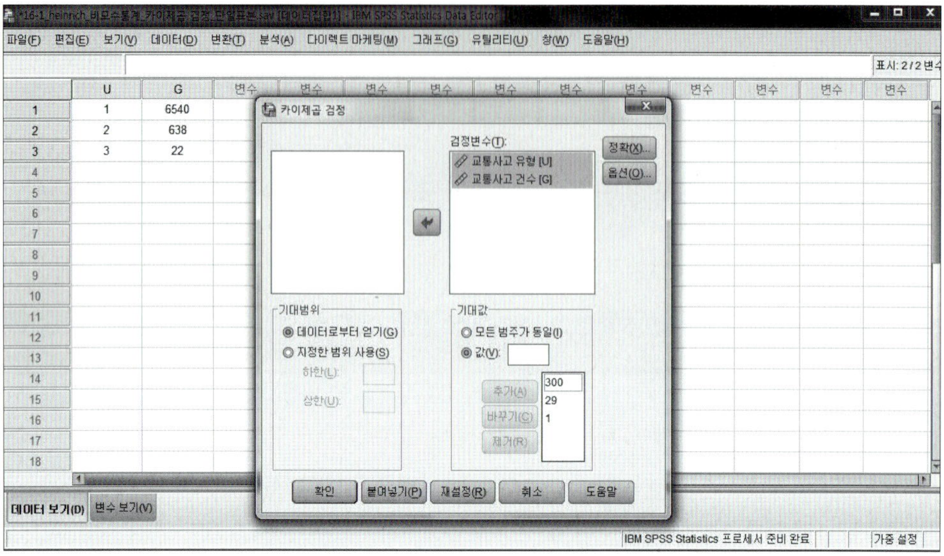

〈그림 16-5〉 [카이제곱 검정] 대화상자 창

〈그림 16-5〉 [카이제곱 검정] 대화상자 창에 대한 키워드를 설명한 것이 〈표 16-3〉이다.

표 16-3 [카이제곱 검정] 대화상자 창에 대한 키워드 설명

키 워 드	설명 내용
기대범위	
⊙ 데이터로부터 얻기(G)	데이터의 값에 따라 범주가 정의된다.
◎ 지정한 범위 사용(S)	범위의 하한값(Lower)과 상한값(Upper)을 지정
기댓값	
◎ 모든 범주가 동일(I)	모든 범위의 기대값은 동일함을 나타낸다.
⊙ 값(V)	기대치를 우선 선정한 뒤 [추가(A)]를 클릭한다. 예컨대 300, 29, 1을 입력하기 위해서는 먼저 300을 입력한 뒤 [추가(A)]를 클릭하면 된다.

자료 : SPSS 아카데미, 사회과학 통계분석, 2005, p.512. 참조.

〈그림 16-5〉에서 선택한 통계량의 유의수준을 계산하는데 [Monte Carlo(M)]나 [정확한 검정(E)] 방법이 필요한 경우, [정확]을 클릭하여 해당 방법을 선택하면 된다. 여기서는 〈그림 16-6〉처럼 초기 지정방법으로 [점근적 검정(A)]이 지정되어 있다.

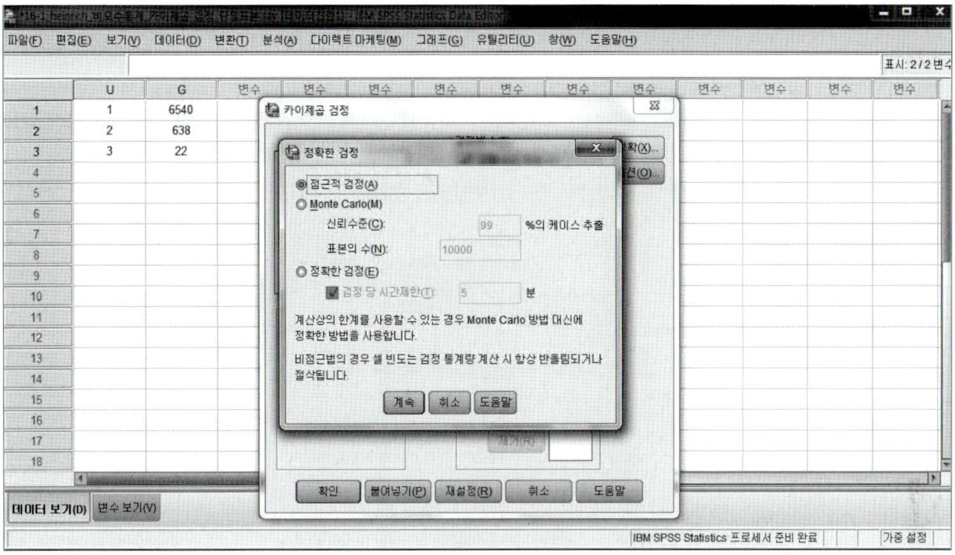

〈그림 16-6〉 [정확한 검정] 대화상자 창

〈그림 16-6〉 [정확한 검정] 대화상자 창에 나타난 키워드에 대한 설명을 요약한 것이 〈표 16-4〉이다.

표 16-4 [정확한 검정] 대화상자 창에 대한 키워드 설명

키 워 드	설명 내용
⊙ 점근적 검정(A)	이 유의수준은 검정통계량의 점근적 분포를 토대로 계산되며, 대표본 즉, 데이터의 많음을 가정한다. 데이터가 적거나 동률이 많고 불균형을 이루거나, 빈약하게 분포되어 있을 때, 정확한 분포를 토대로 유의수준을 계산하는 것보다 더 바람직하다.
◎ Monte Carlo(M) 신뢰수준(C) 표본수(N)	정확한 유의수준의 비편향 추정값으로 차원, 행과 열의 여백이 관측된 표의 경우와 같은 표의 참조 집합으로부터 반복적으로 표본을 추출하여 계산된다. Monte Carlo 방법을 사용하여 점근적 방법에 가정 없이도 정확한 유의수준을 추정을 할 수 있다. 이 방법은 변수군이 너무 커서 정확한 유의수준을 계산할 수 없을 때 유용하게 사용되지만 이러한 데이터는 점근적 방법의 가정을 만족시키지 않는다.
정확한 검정(E) □ 검정당 시간제한(T): 5분	관측 결과의 확률 또는 더 많은 극단값의 출현확률을 정확하게 계산한다.

자료 : SPSS 아카데미, 사회과학 통계분석, 2005, p.511. 참조.

〈그림 16-6〉에서 [계속]을 클릭하면 〈그림 16-5〉와 같은 화면으로 되돌아간다. 여기서 [옵션]을 클릭하면 [카이제곱 검정: 옵션] 대화상자 창이 나타나는데, [통계량] 상자

에서 [☑ 기술통계(D)]를 체크하면 〈그림 16-7〉과 같이 나타난다.

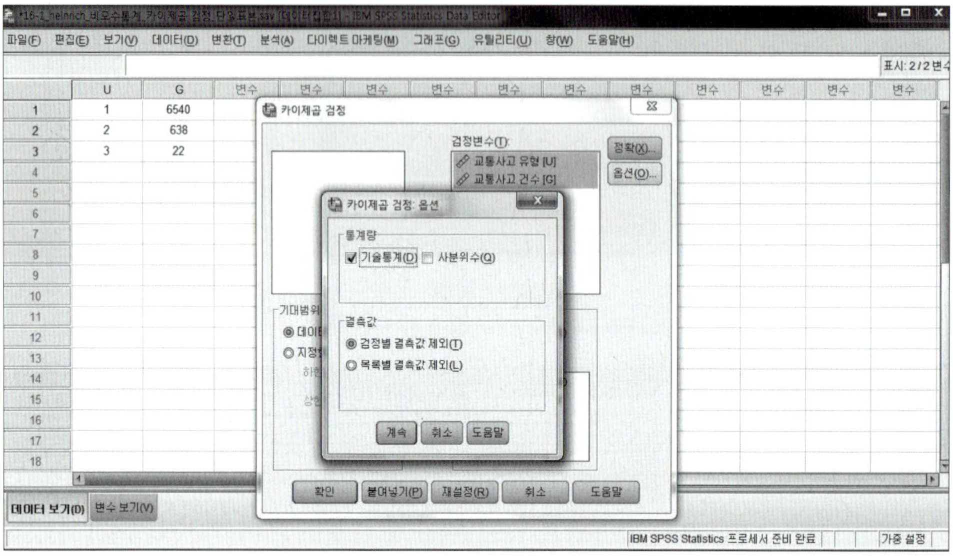

〈그림 16-7〉 [카이제곱 검정: 옵션] 대화상자 창

〈그림 16-7〉의 [카이제곱 검정: 옵션] 대화상자 창에 대한 키워드를 설명한 것이 〈표 16-5〉이다.

표 16-5 [카이제곱 검정: 옵션] 대화상자 창에 대한 키워드 설명

키 워 드	설명 내용
통계량	
☑ 기술통계(D)	사례수, 표준편차, 최소치, 최대치, 평균 등이 나타난다.
□ 사분위수(Q)	25백분위수, 50백분위수, 75백분위수와 일치하는 값이 나타난다.
결측값	무응답치 적용방법
⊙ 검정별 결측값 제외(T)	무응답치가 있는 사례들은 분석에서 제외됨을 나타낸다.

자료 : SPSS 아카데미, 사회과학 통계분석, 2005, p.513. 참조.

2.1.4 일표본 카이제곱 검정의 결과

〈그림 16-7〉에서 [계속]을 클릭하면, 〈그림 16-5〉로 되돌아간다. 이 때 [확인]을 클릭하면 결과물이 출력된다.

분석결과 16-1 일표본 카이제곱 검정

교통사고 유형

	관측수	기대빈도	잔차
1	6540	6545.5	-5.5
2	638	632.7	5.3
3	22	21.8	.2
합계	7200		

교통사고 건수

	관측수	기대빈도	잔차
22	22	6545.5	-6523.5
638	638	632.7	5.3
6540	6540	21.8	6518.2
합계	7200		

검정 통계량

	교통사고 유형	교통사고 건수
카이제곱	.050[a]	1953808.391[a]
자유도	2	2
근사 유의확률	.975	.000

a. 0 셀 (0.0%)은(는) 5보다 작은 기대빈도를 가집니다. 최소 셀 기대빈도는 21.8입니다.

※ 저장 위치 : C:₩SPSS통계분석₩SPSS_SPV₩16-1_heinrich_비모수통계_카이제곱 검정_일표본.spv

[분석결과 16-1]은 교통사고 유형(U), 교통사고 건수(G)의 카이제곱 검정으로써 빈도를 보여주고 있다. 교통사고 유형(U)의 적합도를 나타내고 있는 x^2(카이제곱) 통계량 값은 0.050이고 이의 확률값이 0.975이다. x^2통계량의 근사유의확률이 0.975>0.05이므로 귀무가설은 채택되어 검정변 교통사고 건수(G)에서 얻어진 교통사고 유형의 비율은 하인리히 법칙과 일치한다고 볼 수 있다.

2.2 일표본 Kolmogorov-Smirnov 검정

2.2.1 일표본 Kolmogorov-Smirnov 검정의 개요

이 방법은 콜모고로프-스미르노프(Kolmogorov-Smirnov)의 적합도 검정이라고 하는데, 주어진 어떤 표본분포가 이론적으로 기대되는 분포(이항분포, 정규분포, 포아송분포)와 일치하는지의 여부를 검정할 때 이용된다. 이 방법을 적용하기 위해서는 데이터가 서열 데이터 이상을 요구하며, 연속적 분포를 가정할 수 있어야 한다. x^2검정의 경우는 이산적 분포라는 점에서 이 방법과는 차이가 있다

2.2.2 상황 설정

다음 데이터는 공중보건학 수강생 10명의 점수이다. 공중보건학 점수가 정규분포를 이루는지 검정해 보자.

수험생(N)	1	2	3	4	5	6	7	8	9	10
점 수(S)	55	71	92	96	83	85	82	88	66	61

H_0 : 이 데이터는 정규분포를 이룬다.

H_1 : 이 데이터는 정규분포를 이루지 않는다.

2.2.3 일표본 Kolmogorov-Smirnov 검정의 실행

일표본 Kolmogorov-Smirnov 검정을 실시하기 위해 수험생(N), 점수(S)에 관한 데이터를 〈그림 16-8〉과 같이 입력한다.

〈그림 16-8〉에서 다음의 순서에 따라 클릭하면 〈그림 16-9〉와 같은 [일표본 K-S (1)...] 대화상자 열기 창이 나타난다.

[분석(A)] → [비모수검정(N)] → [레거시 대화상자(L)] → [일표본 K-S(1)...]

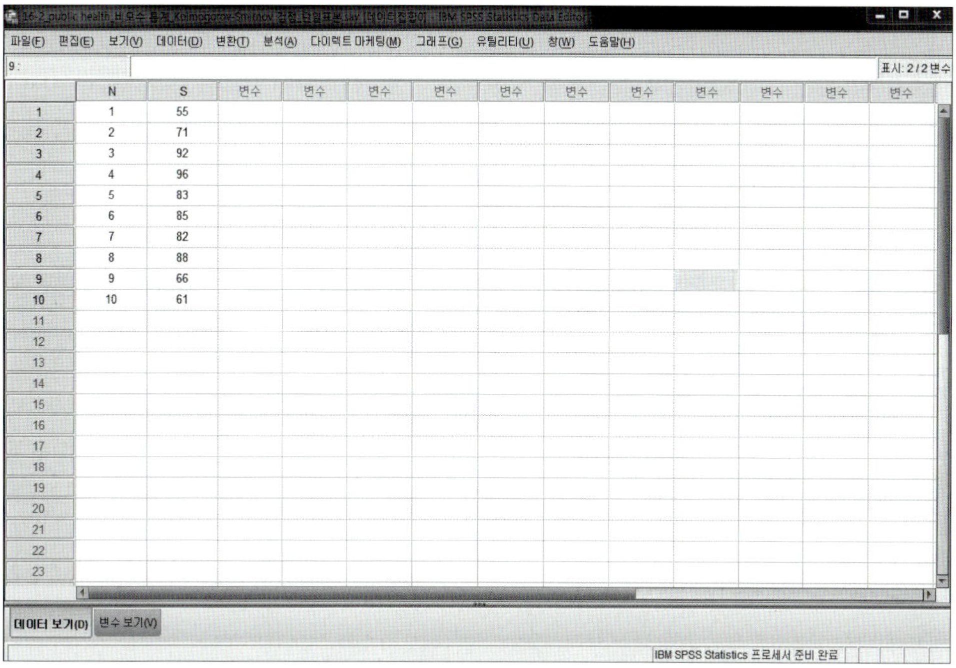

※ 저장 위치 : C:₩SPSS통계분석₩SPSS_SAV₩16-2_public health_비모수통계_Kolmogorov-Smirnov 검정_일표본.sav

〈그림 16-8〉 [일표본 Kolmogorov-Smirnov 검정] 데이터 입력 창

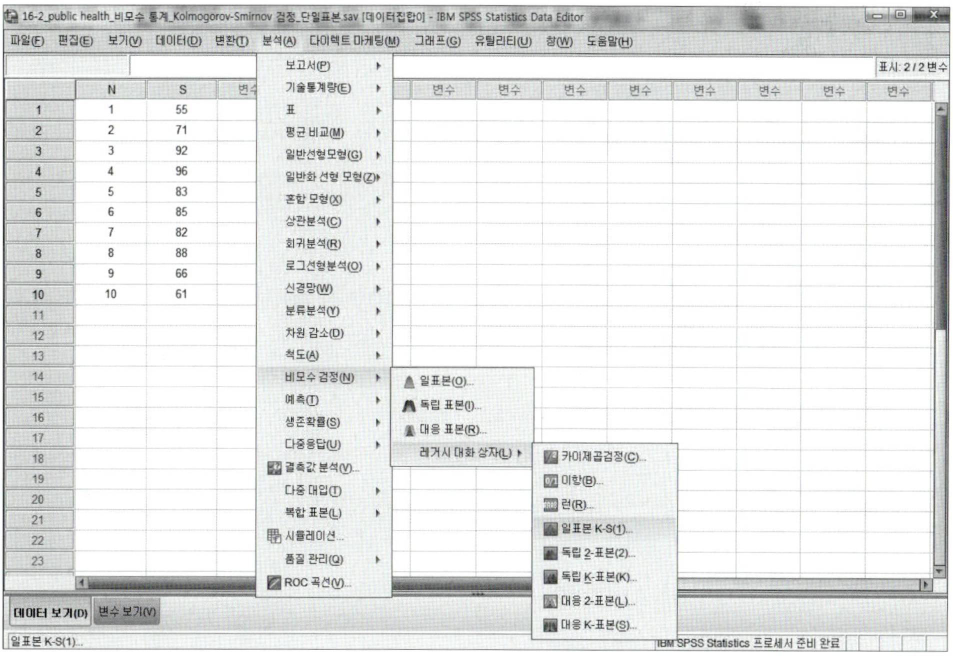

〈그림 16-9〉 [일표본 K-S(1)]의 분석절차 대화상자 창

〈그림 16-9〉에서 [일표본 K-S(1)...]을 클릭하면 [일표본 Kolmogorov-Smirnov 검정] 대화상자 창이 뜨는데, 이 때 왼쪽 변수상자에 있는 '점수(S)'를 선택하여 오른쪽 [검정변수(T)]로 이동시키고, [검정분포] 상자에는 [⊙ 정규(N)]로 체크하면, 〈그림 16-10〉과 같이 나타난다.

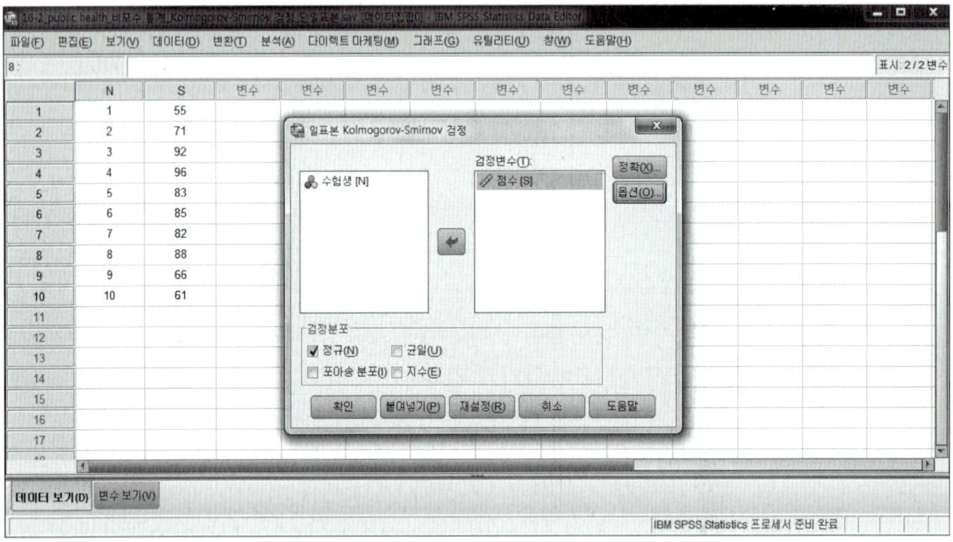

〈그림 16-10〉 [일표본 Kolmogorov-Smirnov 검정] 대화상자 창

〈그림 16-10〉에서 [정확]은 초기 지정상태를 그대로 유지하고 [옵션(O)...]을 클릭하여 [옵션] 대화상자 창이 나타나면 [통계량] 상자에서 [☑ 기술통계(D)]를 체크한 뒤, [계속]을 클릭하면 〈그림 16-10〉으로 되돌아간다.

〈그림 16-10〉의 [일표본 Kolmogorov-Smirnov 검정] 대화상자 창에 대한 키워드 설명이 〈표 16-6〉에 나타나 있다.

표 16-6 [일표본 Kolmogorov-Smirnov 검정] 대화상자 창에 대한 키워드 설명

키 워 드	설명 내용
검정분포	
☑ 정규(N)	정규분포
☐ 균일(U)	일양분포
☐ 포아송(T)	포아송분포
☐ 지수모형(E)	지수분포
정확(X)	초기 지정값
옵션(O)	
통계량	통계량
☑ 기술통계(D)	사례수, 표준편차, 최소치, 최대치, 평균 등이 나타난다.
◎ 검정별 결측값 제외(T)	여러 가지 검정들이 지정되었을 때, 각 검정은 무응답자에 대해서 무응답치가 있는 사례만 제외된다.

자료 : SPSS 아카데미, 사회과학 통계분석, 2005, pp.515-516. 참조.

2.2.4 일표본 Kolmogorov-Smirnov 검정의 결과

분석결과 16-2 일표본 Kolmogorov-Smirnov 검정

		SCORE
N		10
정 규 모 수	평 균[a,b]	70.90
	표 준 편 차	13.828
최 대 극 단 차	절 대 값	0.217
	양 수	0.105
	음 수	-0.217
Kolmogorov-Smirnov의 Z		0.685
근사 유의확률(양쪽)		0.736

a. 검정 분포가 정규입니다.

b. 데이터로부터 계산

※ 저장 위치 : C:₩SPSS통계분석₩SPSS_SPV₩16-2__public health_비모수통계_Kolmogorov-Smirnov 검정_일표본.spv

[분석결과 16-2]는 일표본 Kolmogorov-Smirnov 검정의 Z통계량값이 0.685이고 이에 대한 근사 유의확률(양쪽)이 0.736이다. 근사유의확률(양쪽) 0.736>0.05 이므로

공중보건학 점수의 분포가 정규분포를 이룬다는 귀무가설을 채택하다. 따라서 수험생 10명의 공중보건학 점수는 정규분포를 이룬다고 볼 수 있다.

2.3 이항분포 검정

2.3.1 이항분포 검정의 개요

이항분포 검정(Binomial Test)은 이항변수의 각 관측치가 기대도수와 일치하는지 또는 특정값이 발생할 기대확률과 실제로 발생할 확률이 일치하는지를 검정할 때 사용된다. 예컨대 주사위를 던져서 1이 나타날 확률 또는 동전의 앞뒤 면이 평평한 정도를 검정하기 위하여 앞면이 나타날 확률이 1/2이 되는지의 여부를 검정하고자 할 때 주로 사용된다.

2.3.2 상황 설정

바둑알을 반복해서 800회 움켜쥐었을 때 짝수(V_1)가 480회, 홀수(V_2)가 320회 나왔다. 이 바둑알을 움켜쥐었을 때 짝수가 나타날 확률이 1/2이라고 할 수 있는가?
H_0 : 확률이 0.5이다.
H_1 : 확률이 0.5가 아니다.

2.3.3 이항분포 검정의 실행

(1) 데이터 입력

[IBM SPSS 21] 데이터 입력 창을 클릭하여 [변수 보기(V)]에서 [이름]에 X와 H를 입력하고 [설명]에 X는 '바둑알 홀짝 실험', H는 '바둑알 홀짝 횟수'라고 입력한다. 그리고 [값]에는 X의 경우 '1-홀수', '2-짝수'라고 지정한다. 이항분포 검정을 실시하기 위해 바둑알 홀짝 실험(X), 바둑알 실험 횟수(H) 등에 관한 데이터를 〈그림 16-11〉과 같이 입력한다.

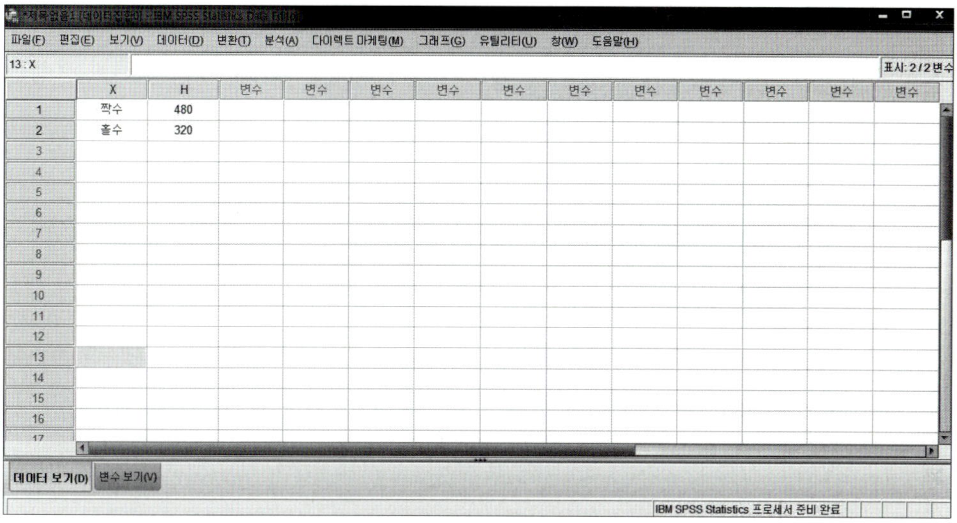

※ 저장 위치 : C:₩SPSS통계분석₩SPSS_SAV₩16-3_baduk_비모수통계_이항분포 검정.sav

〈그림 16-11〉 [이항분포 검정] 데이터 입력 창

(2) 이항분포 검정의 실행

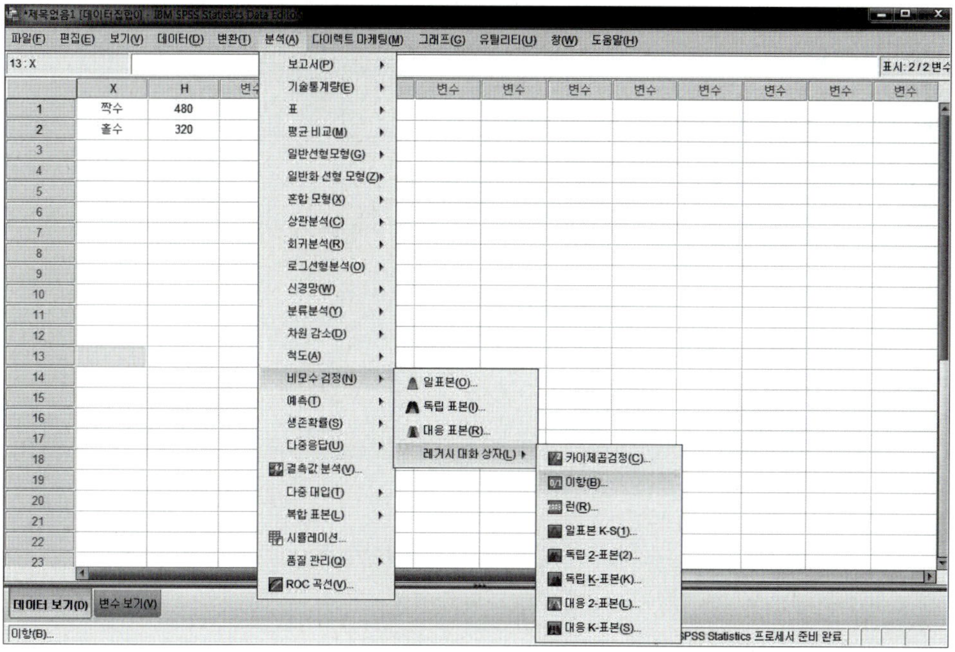

〈그림 16-12〉 [이항분포 검정]의 분석절차 대화상자 창

〈그림 16-11〉에서 다음의 순서에 따라 클릭하면 〈그림 16-12〉와 같은 [이항(B)...] 대화상자 열기 창이 나타난다. 이항분포 검정을 하기 위해서는 다음과 같은 순서로 진행을 하면 된다.

[분석(A)] → [비모수검정(N)] → [레거시 대화상자(L)] → [이항(B)...]

〈그림 16-12〉에서 [이항(B)...]을 클릭하면 [이항검정] 대화상자 창이 뜨는데, 이 때 왼쪽 변수상자에 있는 '바둑알 홀짝 실험(*X*)'과 '바둑알 실험 횟수(*H*)'를 선택하여 오른쪽 [검정변수(T)]로 이동시키고, [이분형 정의] 상자에는 [⊙ 데이터로부터 얻기(G)]로 체크한 뒤 [검정비율(E): 0.50]으로 입력하면 〈그림 16-13〉과 같이 나타난다.

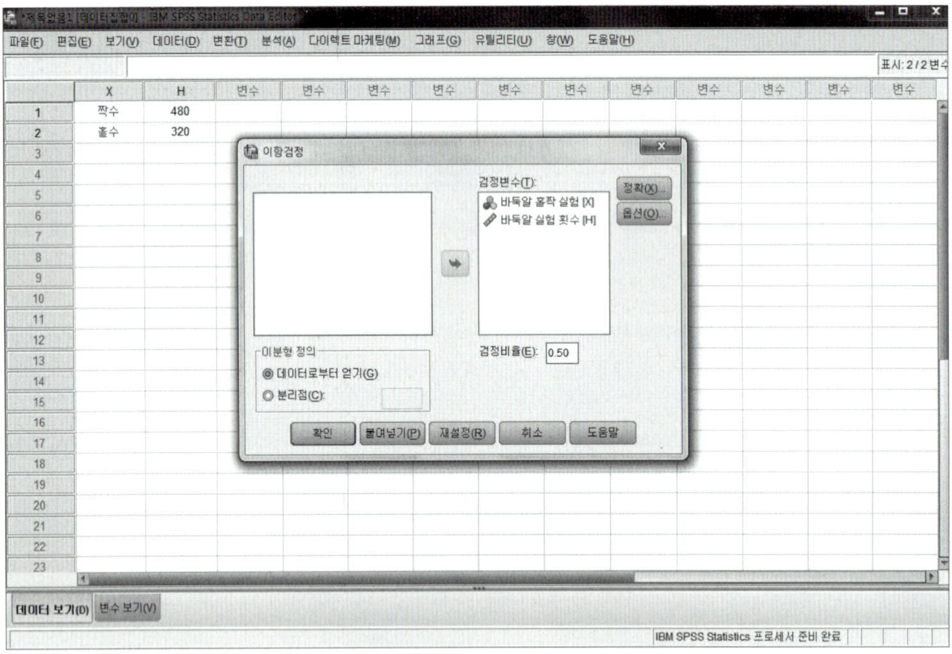

〈그림 16-13〉 [이항검정] 대화상자 창

이 때 〈그림 16-13〉 [이항검정] 대화상자 창에서 [정확(X)]은 초기 지정 값으로 유지시키고 [옵션(O)...]을 클릭하여 [옵션] 대화상자 창이 나타나면 [통계량] 상자에서 [☑ 기술통계(D)]를 체크한 뒤, [계속]을 클릭하면 〈그림 16-13〉으로 되돌아간다.

2.3.4 이항분포 검정의 결과

〈그림 16-13〉에서 [확인]을 클릭하면 결과물이 출력된다.

분석결과 16-3 이항분포 검정

	범주	N	관측비율	검정비율	정확한 유의확률(양쪽)
바둑알 홀짝 실험 집단1	홀수	1	0.50	0.50	1.00
집단2	짝수	1	0.50		
합 계		2	1.00		
바둑알 실험 횟수 집단1	480	1	0.50	0.50	1.00
집단2	320	1	0.50		
합 계		2	1.00		

※ 저장 위치 : C:₩SPSS통계분석₩SPSS_SPV₩16-3_baduk_비모수통계_이항분포 검정.spv

[분석결과 16-3]에서 검정비율은 검정하고자 하는 바둑알이 홀수가 나올 확률 0.50을 의미하고 관측비율은 실제 관측자료에서 홀수가 나올 확률을 의미한다. 정확한 유의확률(양쪽)=1.000〉0.05이므로 'H_0 : 확률이 0.5이다.'라는 귀무가설은 채택된다. 이번 바둑알 움켜쥐기에서 홀수가 나올 확률은 1/2이라고 할 수 있다.

03 무작위성 검정

3.1 무작위성 검정의 개요

무작위(Random)란 모집단을 구성하고 있는 개체가 표본으로 선택될 확률이 모두 동일한 상황을 말한다. 따라서 일련의 연속적인 관측치가 무작위적으로 나타난 것인지, 아니면 앞에서 나타난 관측치가 뒤에 나타나는 관측치에 어떤 영향을 미치는지를 검정하는 데 이용되는 것이 런 검정(Run Test)이다. Run이란 두 종류의 부호가 어떤 순서를 가지고 배열되었을 때 동일한 부호로 이루어진 부분을 뜻하며, 이 런(Run)의 수에 근거를 두고 무작위성을 검정하게 된다. 런(Run)의 수가 매우 많거나 매우 적으면 관측치 간의 연관성이 있다고 판단하게 되는 것이다.

3.2 상황 설정

다음은 중부병원 환자들의 나이의 일부분이다. 이 데이터가 무작위로 추출되었는지에 대해 검정해 보자.

52, 64, 75 43, 32, 23, 12, 74, 82

H_0 : 표본은 무작위로 추출되었다.

H_1 : 표본은 무작위로 추출되지 않았다.

3.3 런(Run) 검정의 실행

(1) 데이터 입력

[IBM SPSS 21] 데이터 입력 창을 클릭하여 [변수 보기(V)]에서 [이름]에 *A*를 입력하고 [설명]에 *A*는 '환자의 나이'라고 입력한다. 런(Run) 검정을 실시하기 위해 환자의 나이(A)에 관한 데이터를 〈그림 16-14〉와 같이 입력한다.

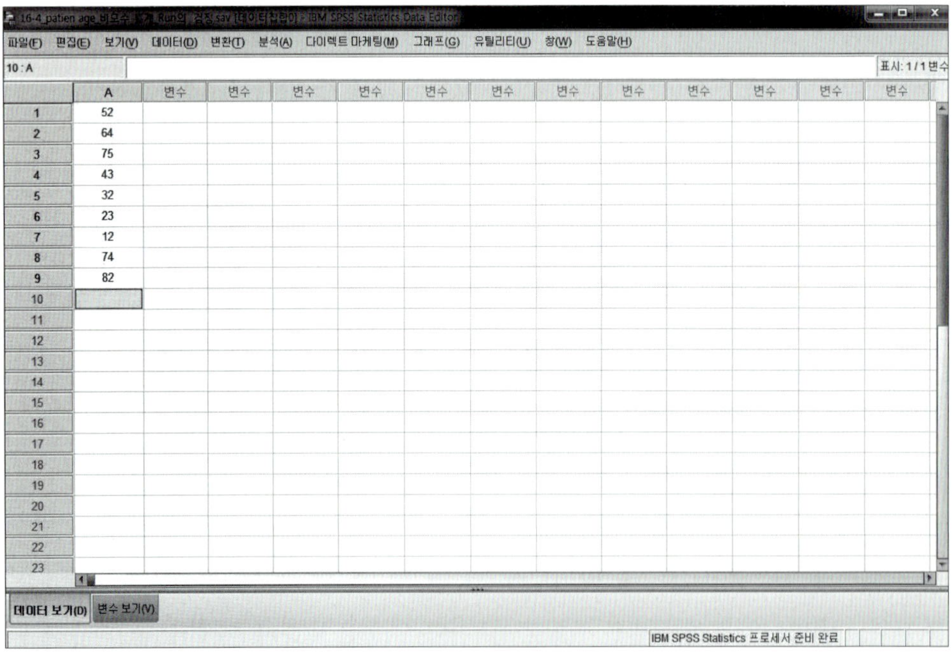

※ 저장 위치 : C:₩SPSS통계분석₩SPSS_SAV₩16-4_patient age_비모수통계_런(Run)의 검정.sav

〈그림 16-14〉 런(Run)의 검정 데이터 입력 창

(2) 런(Run) 검정의 실행

〈그림 16-14〉에서 다음의 순서에 따라 클릭하면 〈그림 16-15〉와 같은 [런(R)...] 대화상자 열기 창이 나타난다. 런(Run)의 검정을 하기 위해서는 다음과 같은 순서로 진행을 하면 된다.

[분석(A)] → [비모수검정(N)] → [레거시 대화상자(L)] → [런(R)...]

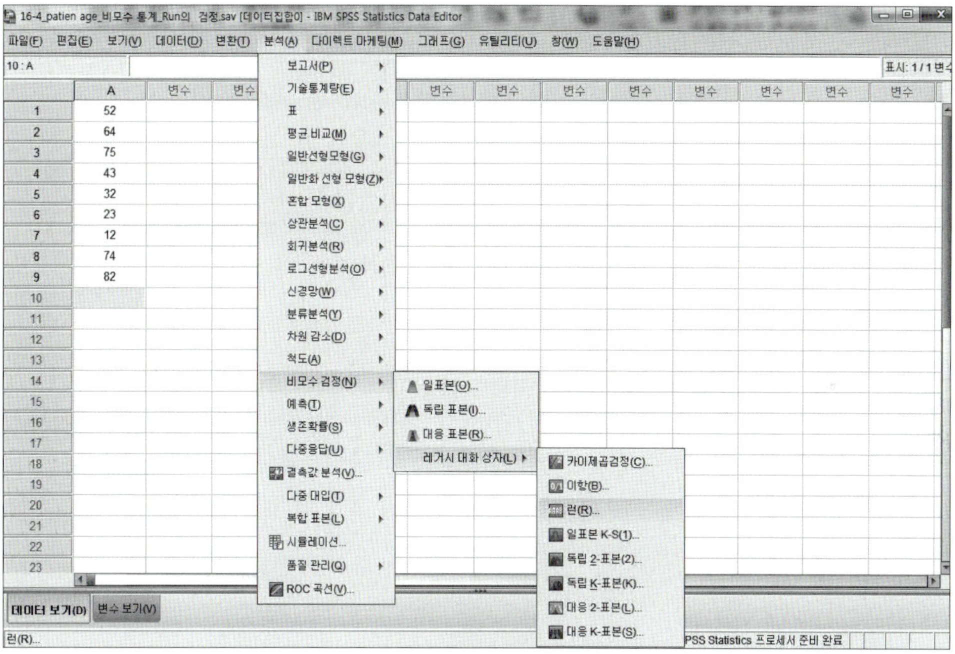

〈그림 16-15〉 [런(R) 검정]의 분석절차 대화상자 창

〈그림 16-15〉에서 [런(R)...]을 클릭하면 [런 검정] 대화상자 창이 뜨는데, 이 때 왼쪽 변수상자에 있는 '환자의 나이(A)'를 선택하여 오른쪽 [검정변수(T)]로 이동시키고, [절단점] 상자에는 [☑ 중위수]와 [☑ 평균]을 체크하면 〈그림 16-16〉과 같은 [런 검정] 대화상자 창이 나타난다.

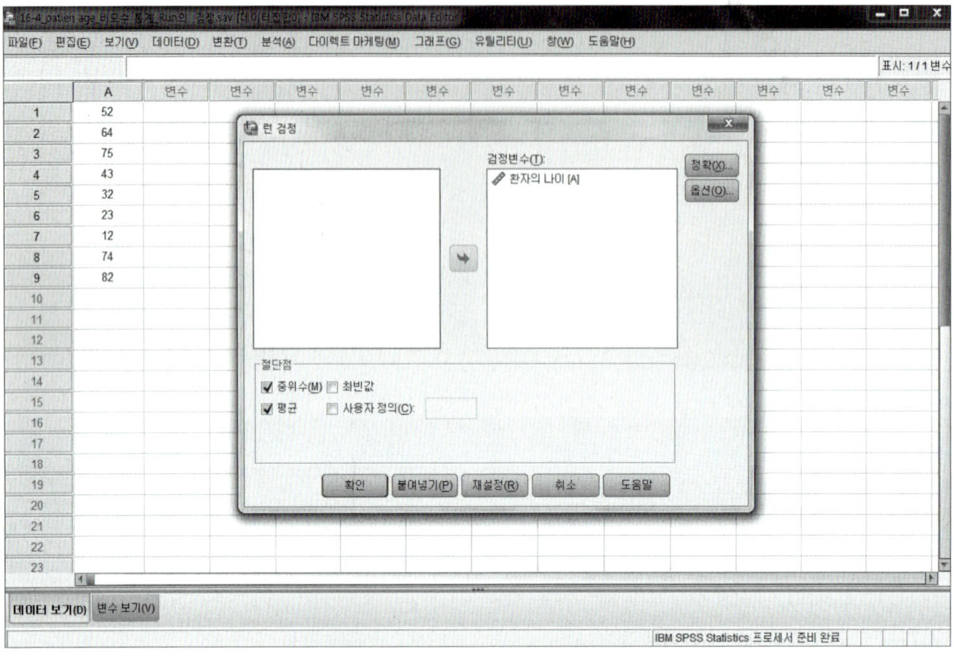

〈그림 16-16〉 [런 검정] 대화상자 창

표 16-7 [런 검정] 대화상자 창에 대한 키워드 설명

키 워 드	설명 내용
검정변수(T)	분석을 위해 선택한 변수를 표시한다. 변수마다 검정이 따로 작성된다.
절단점	절사점을 나타낸다.
☑ 중위수(M)	중앙값이 절사점이 된다.
☑ 평균(M)	평균이 절사점이 된다.
정확	초기 지정값
옵션	
통계량	통계량
기술통계(D)	사례수, 표준편차, 최소치, 최대치, 평균 등이 나타난다.
⊙ 검정별 결측값 제외(T)	여러 가지 검정들이 지정되었을 때, 각 검정은 무응답치에 대해서 무응답치가 있는 사례만 제외된다.

자료 : SPSS 아카데미, 사회과학 통계분석, 2005, p.520. 참조.

이 때 〈그림 16-16〉 [런 검정] 대화상자 창에서 [정확(X)...]은 초기 지정 값으로 유지시키고 [옵션(O)...]을 클릭하여 [옵션] 대화상자 창이 나타나면 [통계량] 상자에서 [☑

기술통계(D)]를 체크한 뒤, [계속]을 클릭하면 〈그림 16-16〉으로 되돌아간다.

〈그림 16-16〉의 [런 검정] 대화상자 창에 대한 키워드를 설명 한 것이 〈표 16-7〉이다.

3.4 런(Run) 검정의 결과

〈그림 16-16〉에서 [확인]을 클릭하면 런(Run) 검정에 대한 분석결과가 출력된다.

런(Run)의 계산기준으로는 중위수(중앙값), 평균 등을 사용한다. 첫 번째 명령어의 경우 런의 계산기준이 중위수이므로 그 기준은 52가 된다. 따라서 52를 기준으로 런을 계산해 보면 다음과 같다.

분석결과 16-4 중위수 기준 런(Run)의 계산

점 수	52	64	75	43	32	23	12	74	82
차이(점수 52)		+12	+23	−09	−20	−29	−40	+22	+30
런		+	+	−	−	−	−	+	+
런 의 수	3개								

분석결과 16-5 런(Run)의 검정

런 검정

	점 수
검정값[a]	52
케이스 < 검정값	4
케이스 >= 검정값	5
전체 케이스	9
런의 수	3
Z	−1.406
근사 유의확률(양쪽)	0.160

a 중위수

런 검정 2

	점 수
검정값[a]	50.78
케이스 < 검정값	4
케이스 >= 검정값	5
전체 케이스	9
런의 수	3
Z	−1.406
근사 유의확률(양쪽)	0.160

a 평균

※ 저장 위치 : C:₩SPSS통계분석₩SPSS_SPV₩16-4_patient age_비모수통계_런(Run)의 검정.spv

런(Run)의 개수는 3개이고 중앙값과 평균값보다 같거나 큰 관측치가 5개, 작은 것이 4개임을 나타내주고 있다. 근사 유의확률(양쪽)은 0.160>0.05이므로 이 데이터가 무작위로 추출되었다는 귀무가설은 채택된다. 따라서 중부병원 환자들의 나이는 무작위로 추출되었다고 볼 수 있다.

04 두 변수 간 분포의 동질성 검정

4.1 부호검정

4.1.1 부호검정의 개요

부호검정(Sign Test) 방법은 n개의 짝을 이룬 표본 간에 분포의 차이가 있는가를 검정할 때 사용된다. 이것은 두 표본에 관한 t검정이나 윌콕슨의 검정이 적용 불가능한 데이터에 사용될 수 있는 방법이다. 두 표본의 각 관측치에 순위나 점수를 부여해서 부호검정을 하게 된다.

4.1.2 상황 설정

다음은 두 상표의 인삼건강음료 맛에 대한 시음회에서 소비자들이 응답한 데이터이다. 두 상표의 인삼건강음료 맛에는 차이가 있는지를 검정하여 보자.

소비자	1	2	3	4	5	6	7	8	9	10
충심명작(C)	7	4	4	6	6	6	7	5	7	7
정관장(J)	5	6	3	4	6	7	4	7	5	2
부호($J-C$)	−	+	−	−	0	+	−	+	−	−

H_0 : 두 상표의 인삼건강음료 맛 차이는 없다.
H_1 : 두 상표의 인삼건강음료 맛 차이는 있다.

4.1.3 부호검정의 실행

(1) 데이터 입력

[IBM SPSS 21] 데이터 입력 창을 클릭하여 [변수 보기(V)]에서 [이름]에 C와 J를 입력하고 [설명]에 C는 '충심명작'이라고 입력하고, J는 '정관장'이라고 입력한 뒤, [데이

터 보기(D)]를 클릭해서 〈그림 16-17〉과 같이 데이터를 입력한다.

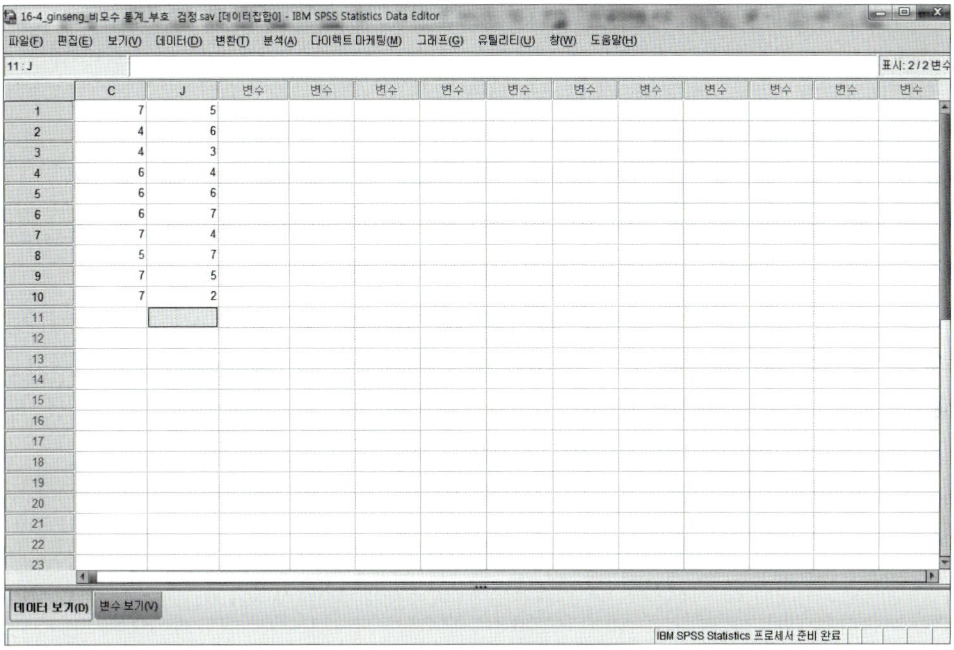

※ 저장 위치 : C:₩SPSS통계분석₩SPSS_SAV₩16-5_ginseng_비모수통계_부호검정.sav

〈그림 16-17〉 [부호검정] 데이터 입력 창

(2) 부호검정의 실행

〈그림 16-17〉에서 다음의 순서에 따라 클릭하면 〈그림 16-18〉과 같은 [대응 2-표본(L)...] 대화상자 열기 창이 나타난다.

[분석(A)] → [비모수검정(N)] → [레거시 대화상자(L)] → [대응 2-표본(L)...]

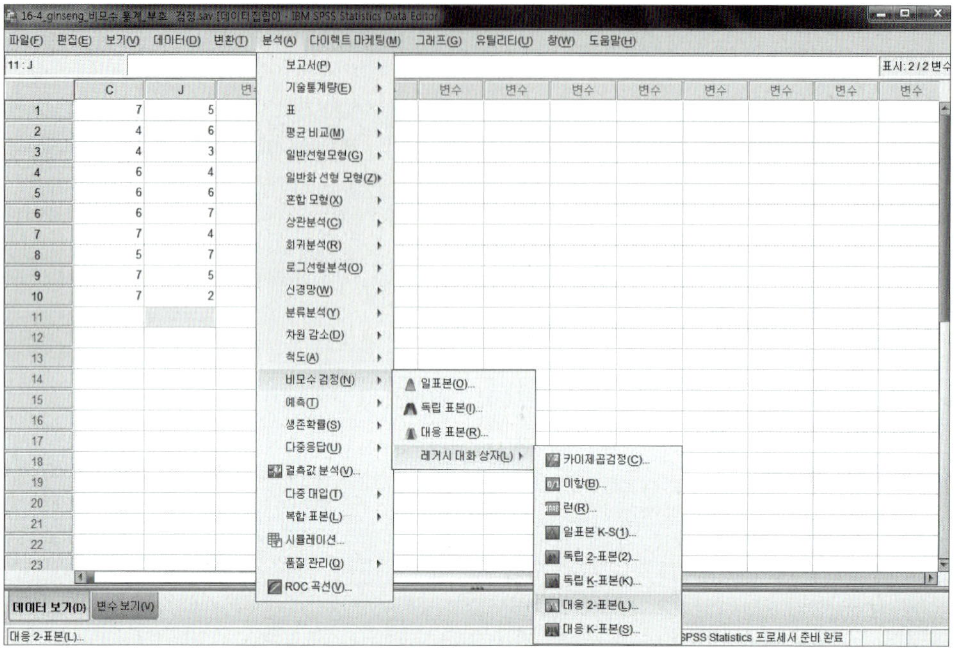

〈그림 16-18〉 [부호검정]의 분석절차 대화상자 창

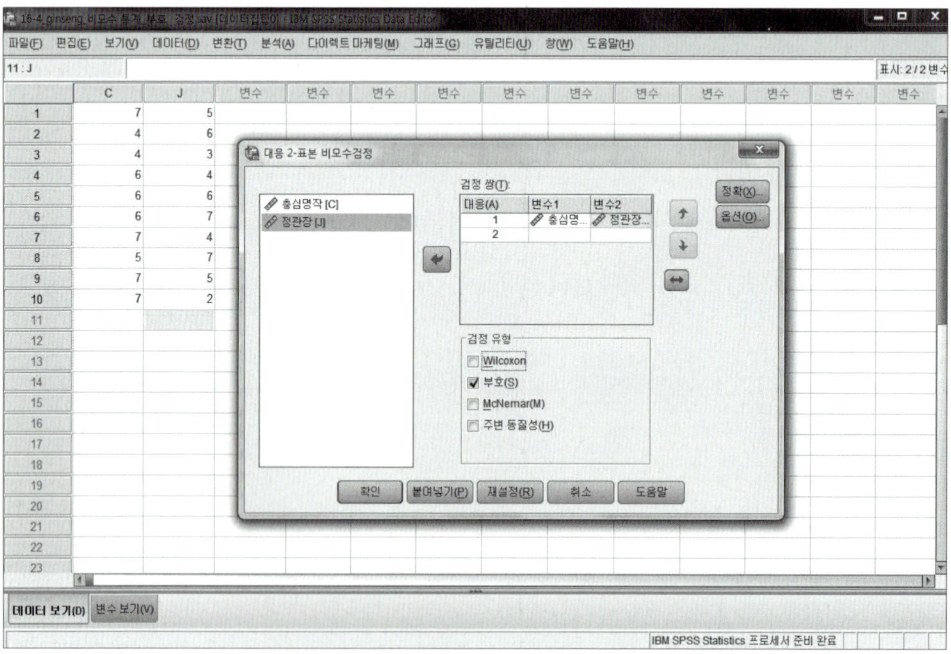

〈그림 16-19〉 [대응 2-표본 비모수검정] 대화상자 창

〈그림 16-18〉에서 [대응 2-표본(L)...]을 클릭하면 [대응 2-표본 비모수검정] 대화상자 창이 뜨는데, 이 때 왼쪽 변수상자에 있는 '충심명작(C)'과 '정관장(J)'을 차례로 선택하여 오른쪽 [검정 쌍(T)]으로 이동시키고, [검정유형] 상자에는 [☑ 부호(S)]를 체크하면 〈그림 16-19〉와 같은 [대응 2-표본 비모수검정] 대화상자 창이 나타난다.

〈그림 16-19〉의 [대응 2-표본 비모수검정] 대화상자 창에 대한 키워드를 설명 한 것이 〈표 16-8〉이다.

표 16-8 [대응 2-표본 비모수검정] 대화상자 창에 대한 키워드 설명

키 워 드	설명 내용
검정 대응변수(T)	변수 *C*, *J*를 입력한다.
검정유형	다음의 검정방법을 선택한다.
□ Wilcoxon(W)	윌콕슨 검정
☑ 부호(S)	부호검정
□ McNemar(M)	맥네마르 검정
□ 주변동질성(H)	두 가지 대응 순서 변수에 대한 비모수 검정. 이 검정은 이분형 응답으로부터 다중 응답까지 McNemar 검정을 확장한 것이다. 이 방법은 카이제곱 분포를 사용하여 반응에 대한 변화량을 검정한다. 사전-사후 계획에서 실험 조정에 따라 반응의 변화량을 검정하는데도 유용하다.
정확	초기 지정값
옵션	
통계량	통계량
기술통계(D)	평균, 표준편차
⊙ 검정별 결측값 제외(T)	여러 가지 검정들이 지정되었을 때, 각 검정은 무응답치에 대해서 무응답치가 있는 사례만 제외된다.

자료 : SPSS 아카데미, 사회과학 통계분석, 2005, p.523. 참조.

4.1.4 부호검정의 결과

〈그림 16-19〉에서 [확인]을 클릭하면 [대응 2-표본 비모수검정]에서 부호검정에 대한 분석 결과물이 출력된다.

분석결과 16-6 부호검정

빈도 분석

		N
정관장-충심명작	음수차[a]	6
	양수차[b]	3
	동 율[c]	1
	합 계	10

a. 정관장 < 충심명작
b. 정관장 > 충심명작
c. 정관장 = 충심명작

검정 통계량[a]

	정관장-충심명작
정확한 유의확률(양측)	0.508[b]

a. 부호검정
b. 사용된 이항분포

※ 저장 위치 : C:₩SPSS통계분석₩SPSS_SPV₩16-5_ginseng_비모수통계_부호검정.spv

[분석결과 16-6]에서 정관장 변수값이 충심명작 변수값보다 작은 관측치는 6개, 큰 관측치는 3개이며 동일한 경우는 1개이다. 동일한 관측치 1개는 분석대상에서 제외된다. 이에 대한 부호검정 결과 정확한 유의확률(양측)이 0.508>0.05이므로 두 상표의 인삼건강음료 맛에는 차이가 없다는 귀무가설을 채택할 수 있다. 따라서 두 인삼건강음료의 맛의 차이는 없다고 볼 수 있다.

4.2 Wilcoxon 검정

4.2.1 Wilcoxon 검정의 개요

부호검정은 차이의 크기는 무시하고 단지 차이의 부호만을 사용하기 때문에, 수치측정이 곤란한 경우에 매우 유용하다. 그러나 윌콕슨 검정(Wilcoxon Test)은 부호검정과 같이 수치측정이 가능한 경우 정보의 손실이 매우 큰 단점을 보완하기 위해서 고안된 방법이다.

4.2.2 상황 설정

다음은 두 상표의 인삼건강음료 맛에 대한 시음회에서 소비자들이 응답한 데이터이다. 두 상표의 인삼건강음료 맛에는 차이가 있는지를 검정하여 보자.

소비자	1	2	3	4	5	6	7	8	9	10
충심명작(C)	7	4	4	6	6	6	7	5	7	7
정관장(J)	5	6	3	4	6	7	4	7	5	2
부호($J-C$)	−	+	−	−	0	+	−	+	−	−

H_0 : 두 상표의 맛 차이는 없다.

H_1 : 두 상표의 맛 차이는 있다.

※ 앞에서 분석한 부호검정과 동일한 상황 설정임.

4.2.3 Wilcoxon 검정의 실행

(1) 데이터 입력

[IBM SPSS 21] 데이터 입력 창을 클릭하여 [변수 보기(V)]에서 [이름]에 C와 J를 입력하고 [설명]에 C는 '충심명작'이라고 입력하고, J는 '정관장'이라고 입력한 뒤, [데이터 보기(D)]를 클릭해서 〈그림 16-20〉과 같이 데이터를 입력한다.

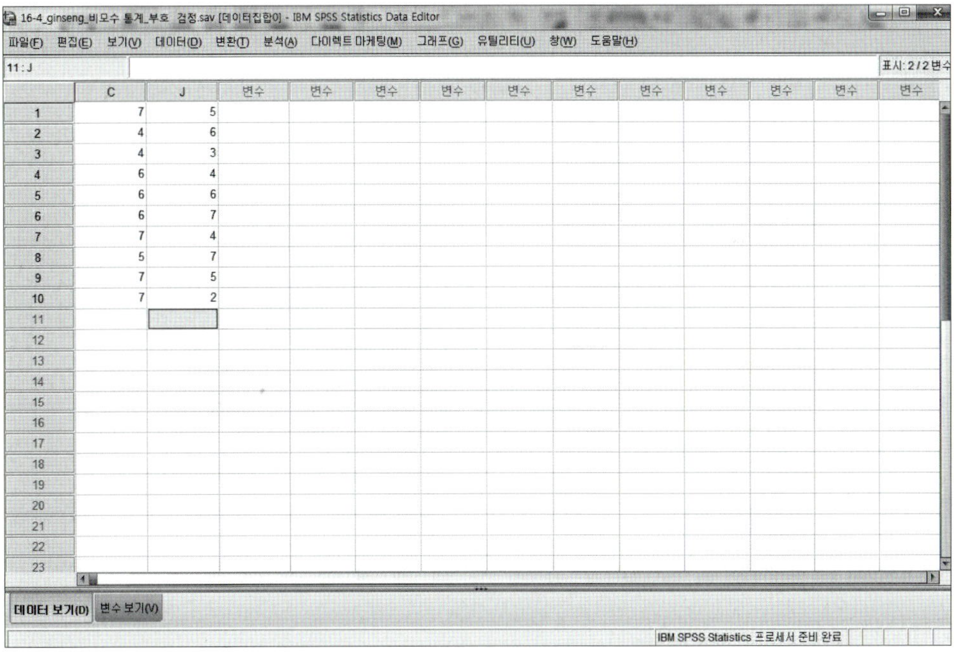

※ 저장 위치 : C:₩SPSS통계분석₩SPSS_SAV₩16-5_ginseng_비모수통계_Wilcoxon 검정.sav

〈그림 16-20〉 [Wilcoxon 검정] 데이터 입력 창

(2) Wilcoxon 검정의 실행

〈그림 16-20〉에서 다음의 순서에 따라 클릭하면 〈그림 16-21〉과 같은 [대응 2-표본(L)...] 대화상자 열기 창이 나타난다.

[분석(A)] → [비모수검정(N)] → [레거시 대화상자(L)] → [대응 2-표본(L)...]

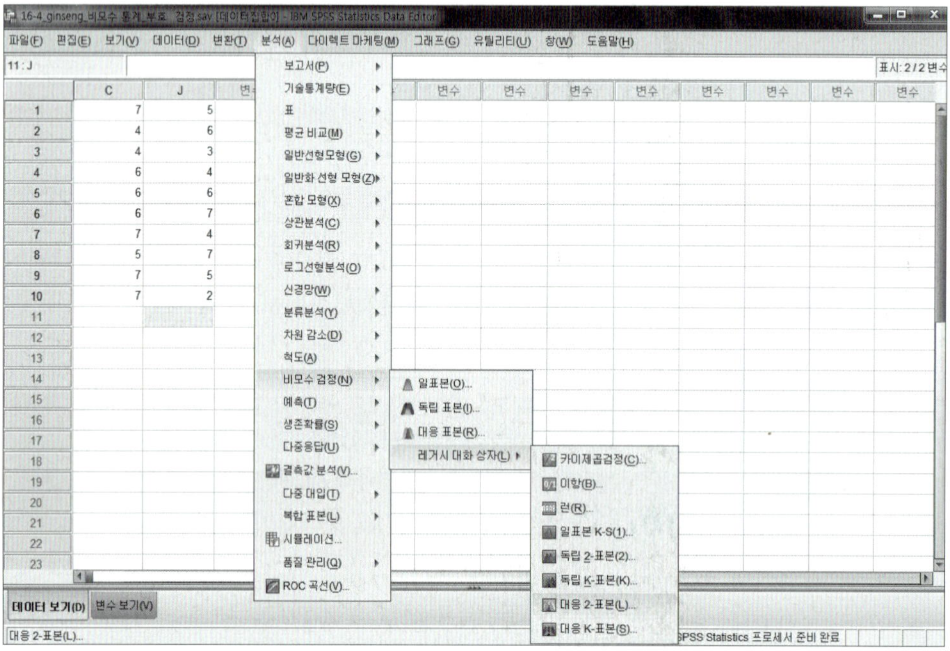

〈그림 16-21〉 Wilcoxon 검정 [대응 2-표본(L)]의 분석절차 대화상자 창

〈그림 16-21〉에서 [대응 2-표본(L)...]을 클릭하면 [대응 2-표본 비모수검정] 대화상자 창이 뜨는데, 이 때 왼쪽 변수상자에 있는 '충심명작(C)'과 '정관장(J)'을 차례로 선택하여 오른쪽 [검정 쌍(T)]으로 이동시키고, [검정유형] 상자에는 [☑ Wilcoxon]을 체크하면 〈그림 16-22〉와 같은 [대응 2-표본 비모수검정] 대화상자 창이 나타난다.

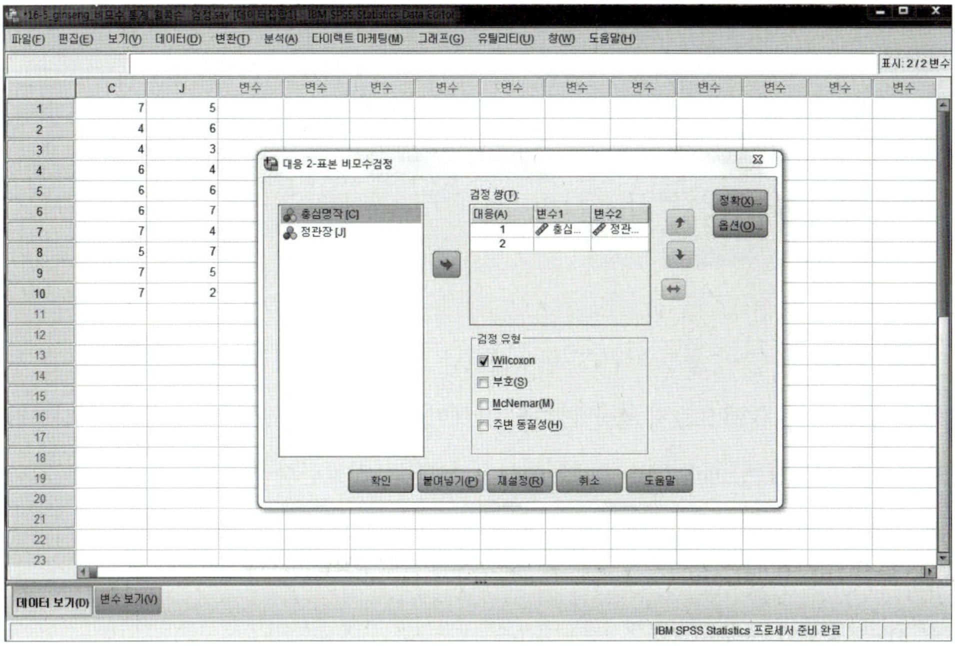

〈그림 16-22〉 [대응 2-표본 비모수검정] 대화상자 창

4.2.4 Wilcoxon 검정의 결과

〈그림 16-22〉에서 [확인]을 클릭하면 [대응 2-표본 비모수검정]에서 Wilcoxon 검정에 대한 분석 결과물이 출력된다.

분석결과 16-7 Wilcoxon 검정

순위

		N	평균순위	순위합
정관장 - 충심명작	음의순위	6[a]	5.58	33.50
	양의순위	3[b]	3.83	11.50
	동률	1[c]		
	합계	10		

a. 정관장 < 충심명작
b. 정관장 > 충심명작
c. 정관장 = 충심명작

검정 통계량[a]

	정관장 – 충심명작
Z	-1.328[b]
근사 유의확률(양측)	.184

a. Wilcoxon 부호순위 검정
b. 양의 순위를 기준으로.
※ 저장 위치 : C:₩SPSS통계분석₩SPSS_SPV₩16-5_ginseng_비모수통계_Wilcoxon 검정.spv

정관장(J) 변수값이 충심명작(C) 변수값보다 작은 경우의 평균순위는 5.58이고, 큰 경우의 평균순위는 3.83으로서 평균순위에 큰 차이를 나타내 주고 있다. 이에 대한 검정결과 근사 유의확률(양측)이 0.184>0.05이므로 두 상표 인삼건강음료 맛에는 차이가 없다는 귀무가설이 채택된다. 이는 앞에서 분석한 부호검정과 동일한 결과를 보이고 있다.

4.3 McNemar 검정

4.3.1 McNemar 검정의 개요

맥네마르 검정(McNemar Test)은 이항변수로 되어 있는 두 변수 간의 분포의 차이를 검정할 때 사용되며 데이터가 명목변수와 순위변수로 구성되어 있을 때 적절한 분석 방법이다.

4.3.2 상황 설정

중부병원에서는 새로운 아토피 치료법을 도입하고자 한다. 이를 위해 새로운 치료법과 기존 치료법을 사용하여 3개월 간 각각 치료를 실시한 뒤, 무작위로 추출된 10명의 아토피 환자들에게 '효과 있음(=1)' 및 '효과 없음(=2)' 의사를 물었다. 두 가지 치료법에 대한 아토피 환자들의 치료효과 유 · 무가 일치하는지를 검정하고자 한다.

아토피 환자(P)	1	2	3	4	5	6	7	8	9	10
신 치료법(T_1)	2	1	1	1	2	2	1	1	1	2
구 치료법(T_2)	1	2	2	2	1	1	2	2	2	1

H_0 : 치료효과 유 · 무 의견은 일치한다.
H_1 : 치료효과 유 · 무 의견은 일치하지 않는다.

4.3.3 McNemar 검정의 실행

(1) 데이터 입력

[IBM SPSS 21] 데이터 입력 창을 클릭하여 [변수 보기(V)]에서 [이름]에 P, T_1, T_2를 입력하고 [설명]에 P는 '아토피 환자', T_1은 '신 치료법', T_2는 '구 치료법',이라고 입력한다. 그리고 [데이터 보기(D)]를 클릭해서 각 변수 값들을 입력한 뒤, 다시 [변수 보기(V)]를 클릭하여 T_1, T_2 변수의 경우 모두 [값]에는 '1-치료효과 있음', '2-치료효과 없음'으로 지정한 뒤, [데이터 보기(D)]를 클릭하면 〈그림 16-23〉과 같이 나타난다.

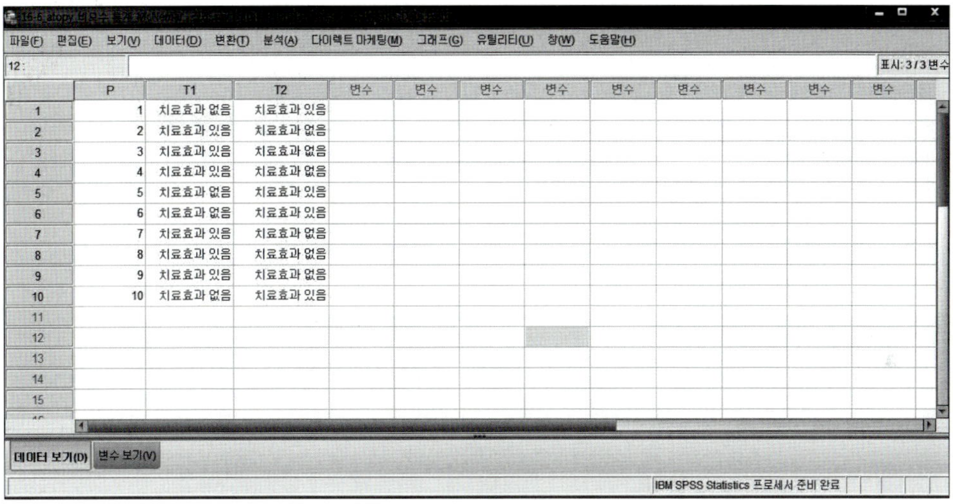

※ 저장 위치 : C:₩SPSS통계분석₩SPSS_SAV₩16-6_atopy_비모수통계_McNemar 검정.sav

〈그림 16-23〉 [McNemar 검정] 데이터 입력 창

〈그림 16-23〉에서 다음의 순서에 따라 클릭하면 〈그림 16-24〉와 같은 [대응 2-표본(L)...] 열기 창이 나타난다.

[분석(A)] → [비모수검정(N)] → [레거시 대화상자(L)] → [대응 2-표본(L)...]

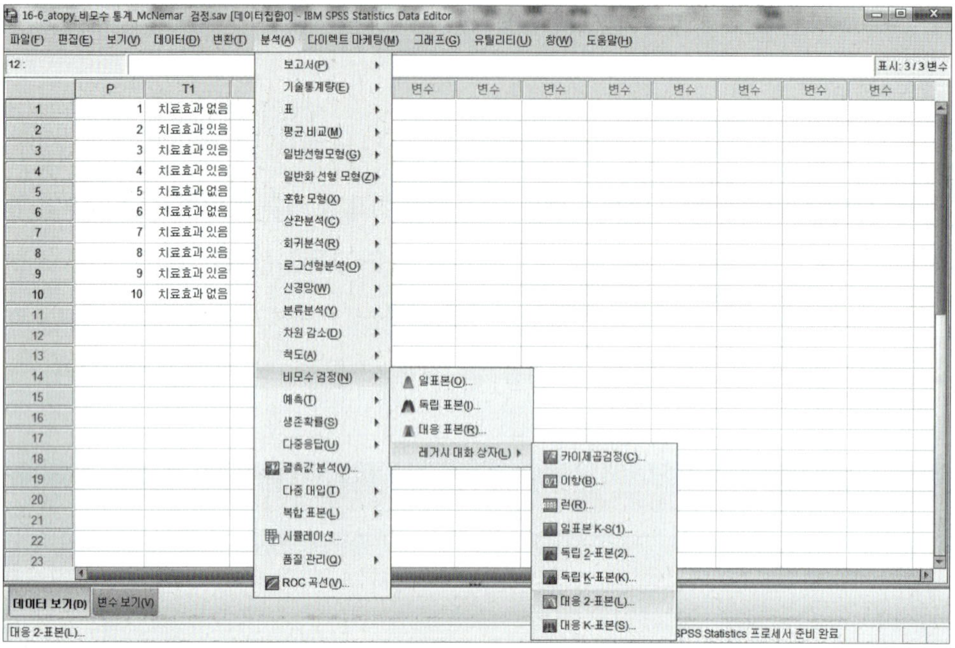

〈그림 16-24〉 McNemar 검정 [대응 2-표본(L)]의 분석절차 대화상자 창

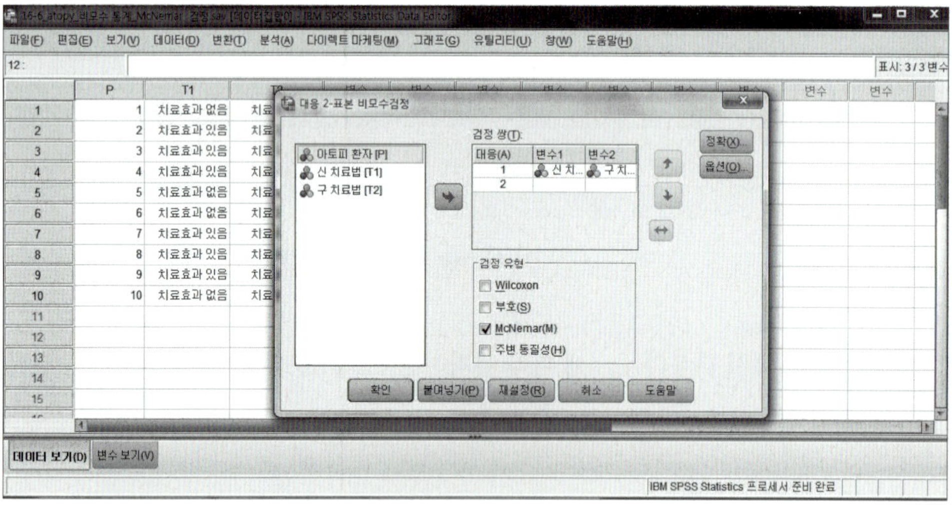

〈그림 16-25〉 [대응 2-표본 비모수검정] 대화상자 창

〈그림 16-24〉에서 [대응 2-표본(L)...]을 클릭하면 [대응 2-표본 비모수검정] 대화상자 창이 뜨는데, 이 때 왼쪽 변수상자에 있는 '신 치료법(T_1)'과 '구 치료법(T_2)'을 차례로 선택하여 오른쪽 [검정 쌍(T)]으로 이동시키고, [검정유형] 상자에는 [☑ Mc-

Nemar(M)]를 체크하면 〈그림 16-25〉와 같은 [대응 2-표본 비모수검정] 대화상자 창이 나타난다.

(2) McNemar 검정의 결과

〈그림 16-25〉에서 [확인]을 클릭하면 McNemar 검정의 분석 결과물이 출력된다.

분석결과 16-8 McNemar 검정

신 치료법 및 구 치료법

신 치료법	구 치료법	
	치료효과 있음	치료효과 없음
치료효과 있음	0	6
치료효과 없음	4	0

검정 통계량[a]

	신 치료법 및 구 치료법
N	10
정확한 유의확률(양측)	.754[b]

a. McNemar 검정

b. 이항분포를 사용함.

※ 저장 위치 : C:₩SPSS통계분석₩SPSS_SPV₩16-6_atopy_비모수통계_McNemar 검정.spv

[분석결과 16-8]에서 입력데이터가 2×2 분할표에 정리되어 있으며 데이터 수가 10개임을 나타내 주고 있다. '신 치료법(T_1)'과 '구 치료법(T_2)'에 대한 '치료효과 유 · 무 의견은 일치한다'라는 귀무가설은 정확한 유의확률이 0.754>0.05이기 때문에 채택된다. 따라서 중부병원에서 새로운 아토피 치료법을 반드시 도입하고자 한다면 이 새로운 치료법에 대한 기술연구를 더 보완한 다음 다시 아토피 환자들의 의견을 들어 보아야 할 것이다.

05 세 변수 이상 간 분포의 동질성 검정

5.1 Friedman 검정

5.1.1 Friedman 검정의 개요

프리드만 검정(Friedman Test)은 세 개 이상의 변수들의 평균순위에 차이가 있는지의 여부를 검정하는 경우에 사용된다. 따라서 순위데이터일 경우에도 이용할 수 있다.

5.1.2 상황 설정

중부자동차 제조업체에서는 자사에서 생산하고 있는 자동차의 색상에 따른 선호도를 조사하기 위해 무작위로 추출된 10명의 고객을 대상으로 자동차 색상에 따른 선호도 등급(1, 2, 3)을 매기도록 하였다.

고객(N)	1	2	3	4	5	6	7	8	9	10	순위합계
흑색(B)	3	1	3	1	2	2	2	1	3	2	20
은색(S)	1	2	1	3	1	3	1	2	2	3	19
흰색(W)	2	3	2	2	3	1	3	3	1	1	21

H_0 : 자동차 색상에 대한 선호도에는 차이가 없다.
H_1 : 자동차 색상에 대한 선호도에는 차이가 있다.

각 색상에 대한 순위를 합한 각 색상별 순위합계에 차이가 있다면 순위합계가 가장 높은 색상이 가장 선호되는 것으로 추정할 수 있다. 따라서 순위합계를 계산하여 변수들 간의 평균순위에 차이가 있는지의 여부를 검정하는 기법이 프리드만 검정이다.

5.1.3 Friedman 검정의 실행

(1) 데이터 입력

[IBM SPSS 21] 데이터 입력 창을 클릭하여 [변수 보기(V)]에서 [이름]에 N, B, S, W를 입력하고 [설명]에 N은 '고객', B는 '흑색', S는 '은색', W는 '흰색'이라고 입력한다. 그리고 [데이터 보기(D)]를 클릭해서 각 변수 값들을 입력하면 〈그림 16-26〉과 같이 나타난다.

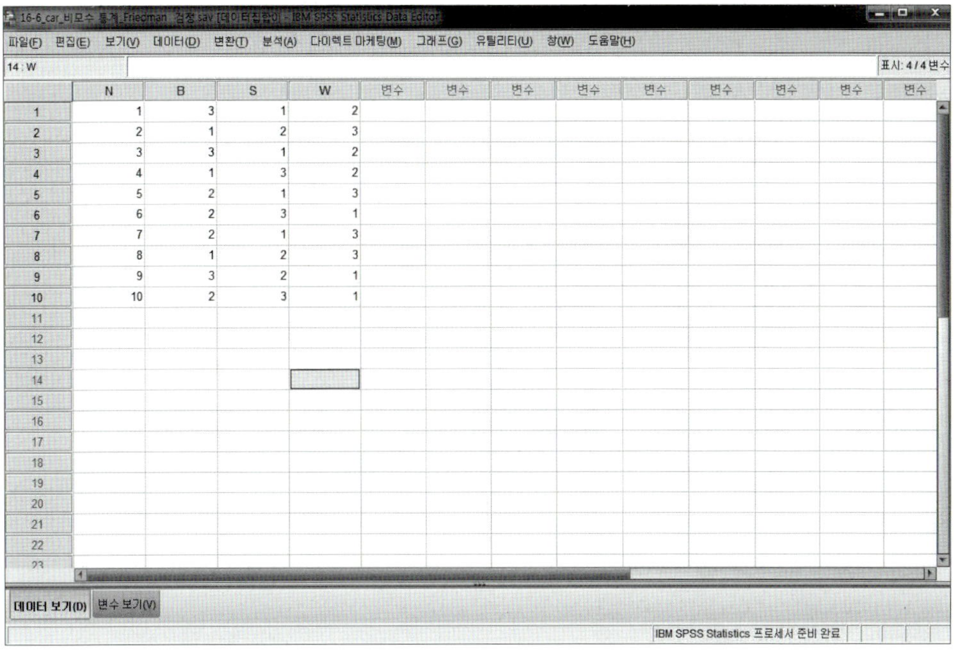

	N	B	S	W
1	1	3	1	2
2	2	1	2	3
3	3	3	1	2
4	4	1	3	2
5	5	2	1	3
6	6	2	3	1
7	7	2	1	3
8	8	1	2	3
9	9	3	2	1
10	10	2	3	1

※ 저장 위치 : C:₩SPSS통계분석₩SPSS_SAV₩16-7_car_비모수통계_Friedman 검정.sav

〈그림 16-26〉 [Friedman 검정] 데이터 입력 창

(2) Friedman 검정의 실행

〈그림 16-26〉에서 다음의 순서에 따라 클릭하면 〈그림 16-27〉과 같은 [대응 K-표본(S)...] 열기 창이 나타난다.

[분석(A)] → [비모수검정(N)] → [레거시 대화상자(L)] → [대응 K-표본(S)...]

〈그림 16-27〉에서 [대응 K-표본(S)...]을 클릭하면 [대응 K-표본 비모수검정] 대화상자 창이 뜨는데, 이 때 왼쪽 변수상자에 있는 '흑색(*B*)', '은색(*S*)', '흰색(*W*)'을 차례로 선택하여 오른쪽 [검정변수(T)]로 이동시키고, [검정유형] 상자에는 [☑ Friedman(F)]을 체크하면 〈그림 16-28〉과 같은 [대응 K-표본 비모수검정] 대화상자 창이 나타난다.

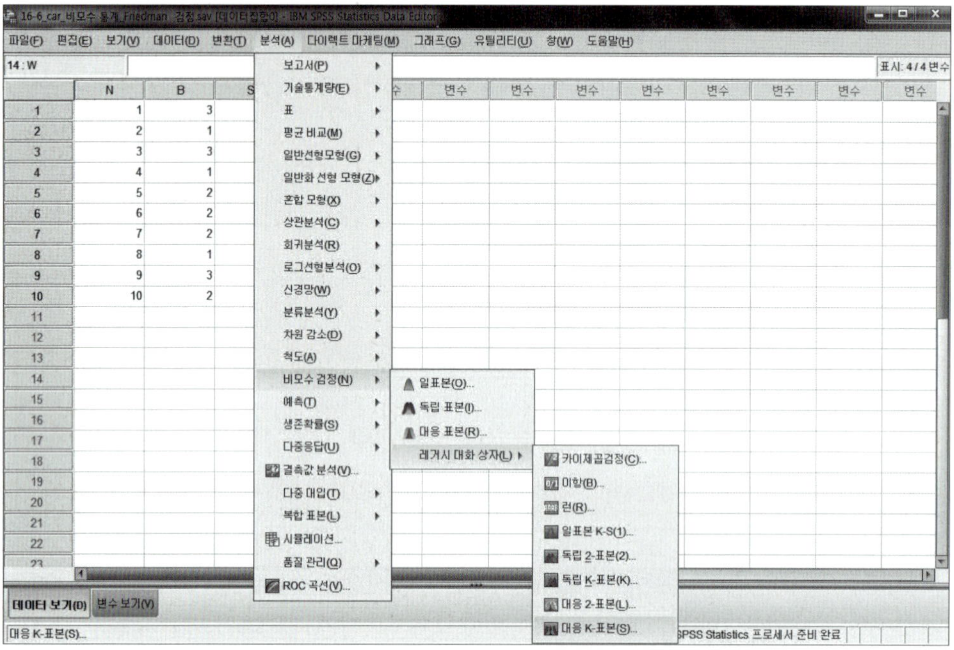

〈그림 16-27〉 Friedman 검정 [대응 K-표본(S)]의 분석절차 대화상자 창

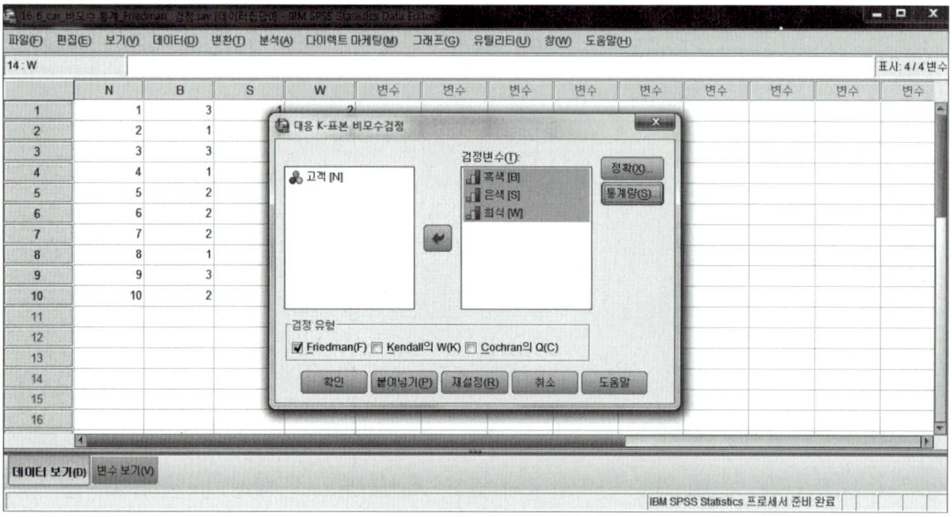

〈그림 16-28〉 [대응 K-표본 비모수검정] 대화상자 창

〈그림 16-28〉의 [대응 K-표본 비모수검정] 대화상자 창에 대한 키워드를 설명한 것이 〈표 16-9〉이다.

표 16-9 [대응 K-표본 비모수검정] 대화상자 창에 대한 키워드 설명

키 워 드	설명 내용
검정변수(T)	변수 *B*, *S*, *W*를 입력한다.
검정유형	다음의 검정방법을 선택한다.
☑ Friedman (F)	프리드만 검정
☐ Kendall W(K)	켄달검정
☐ Cochran Q(C)	코크란 Q 검정
정확	초기 지정값
옵션	
통계량	통계량
☑ 기술통계(D)	사례수, 표준편차, 최소치, 최대치, 평균 등이 나타난다.
⊙ 검정별 결측값 제외(T)	여러 가지 검정들이 지정되었을 때, 각 검정은 무응답치에 대해서 무응답치가 있는 사례만 제외된다.

자료 : SPSS 아카데미, 사회과학 통계분석, 2005, pp.529–530. 참조.

5.1.4 Friedman 검정의 결과

분석결과 16-9 Friedman 검정 결과

순 위

	평균순위
흑 색	2.00
은 색	1.90
흰 식	2.10

검정 통계량[a]

N	10
카 이 제 곱	.200
자 유 도	2
근 사 유 의 확 률	.905

a. Friedman 검정

※ 저장 위치 : C:₩SPSS통계분석₩SPSS_SPV₩16-7_car_비모수통계_Friedman 검정.spv

〈그림 16-28〉에서 [확인]을 클릭하면 Friedman 검정의 분석 결과물이 출력된다. [분석결과 16-9]에서 색상별 평균순위와 카이제곱(x^2) 통계량 값이 나와 있다. 근사

유의확률이 0.905>0.05이므로 세 가지 색상에 따라 자동차 선호도에는 차이가 없다는 귀무가설을 채택한다. 따라서 이 회사에서는 자동차 색상의 종류보다는 기능에 관한 연구개발에 더 많은 투자가 이루어지는 것이 자동차 마케팅 효과가 클 것이다.

5.2 Kendall의 W 검정

5.2.1 Kendall의 W 검정의 개요

켄달의 W 검정(Kendall W Test)은 순위데이터로 측정된 두 개 이상의 변수값들이 동일한 모집단에서 추출되었는지의 여부를 검정하는 방법이다. Kendall의 일치도 계수(Coefficient of Concordance)를 계산하여 관측치별로 각 변수에 대하여 매겨진 순위와 일치하는지의 여부를 검정한다.

5.2.2 상황 설정

2014년 소치동계올림픽에서 최종결선에 오른 4명의 피겨스케이트 선수에 대한 심사위원들의 채점순위는 다음과 같다고 하자. 이때 최종결선에 오른 피겨스케이트 선수와 관계자들은 심사위원들의 채점순위에 대해 무척 궁금해 할 것이다. 이러한 경우 심사위원들의 채점평가가 독립적인지의 여부를 검정하기 위해 Kendall W 검정을 이용해보자.

연주자 / 심사위원	S_1	S_2	S_3	S_4
1	3	1	3	4
2	1	2	4	3
3	1	2	4	3
4	1	2	3	4
5	1	3	2	4
6	2	1	3	3
7	1	2	3	4
8	1	2	3	4
9	3	1	2	4

H_0 : 심사위원의 채점순위는 독립적이다.

H_1 : 심사위원의 채점순위는 독립적이 아니다.

5.2.3 Kendall 검정의 실행

(1) 데이터 입력

[IBM SPSS 21] 데이터 입력 창을 클릭하여 [변수 보기(V)]에서 [이름]에 N, S_1, S_2, S_3, S_4를 입력하고 S_1, S_2, S_3, S_4의 변수에 대해 각각 [설명]에 S_1은 피겨스케이트 선수이름 즉 '소트니코바', S_2는 '김연아', S_3는 '코스트너', S_4는 '골드'를 차례로 입력한다. 그리고 [측도]를 클릭해서 [순서(O)]를 지정한 뒤, [데이터 보기(D)]를 클릭해서 각 변수 값들을 입력하면 〈그림 16-29〉와 같이 나타난다.

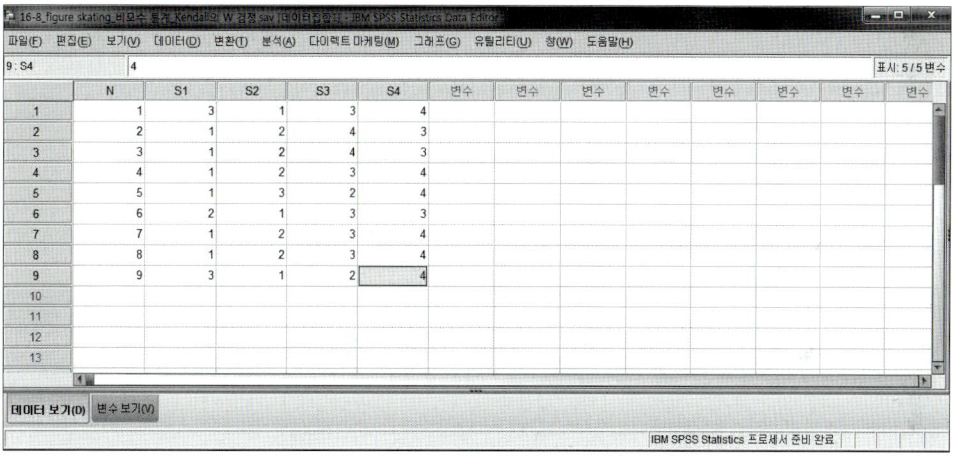

	N	S1	S2	S3	S4
1	1	3	1	3	4
2	2	1	2	4	3
3	3	1	2	4	3
4	4	1	2	3	4
5	5	1	3	2	4
6	6	2	1	3	3
7	7	1	2	3	4
8	8	1	2	3	4
9	9	3	1	2	4

※ 저장 위치 : C:₩SPSS통계분석₩SPSS_SAV₩16-8_figure skating_비모수통계_Kendall의 W 검정.sav

〈그림 16-29〉 [Kendall의 W 검정] 데이터 입력 창

(2) Kendal의 W 검정의 실행

〈그림 16-29〉에서 다음의 순서에 따라 클릭하면 〈그림 16-30〉과 같은 [대응 K-표본(S)...] 열기 창이 나타난다.

[분석(A)] → [비모수검정(N)] → [레거시 대화상자(L)] → [대응 K-표본(S)...]

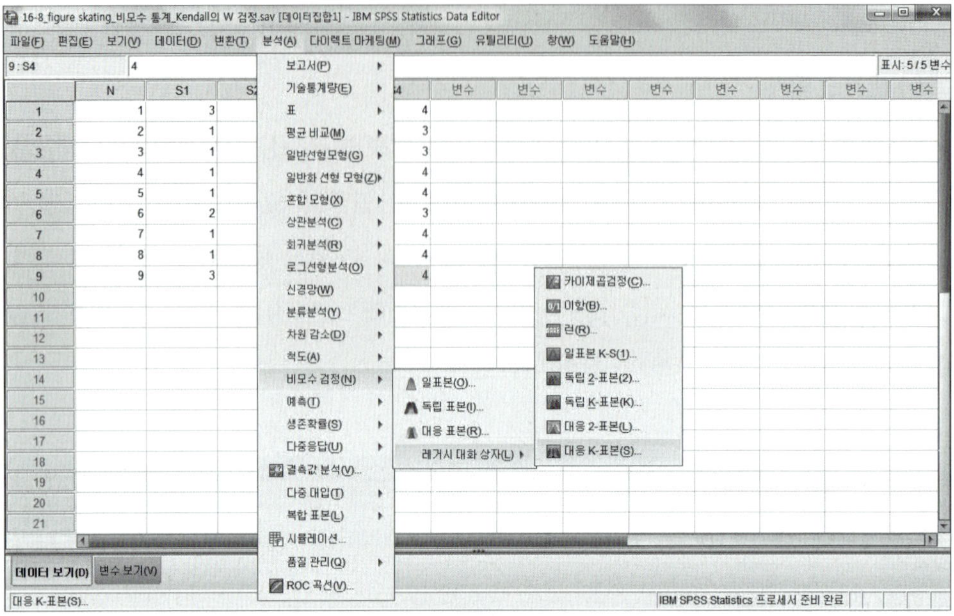

〈그림 16-30〉 Kendal의 W 검정 [대응 K-표본(S)] 분석절차 대화상자 창

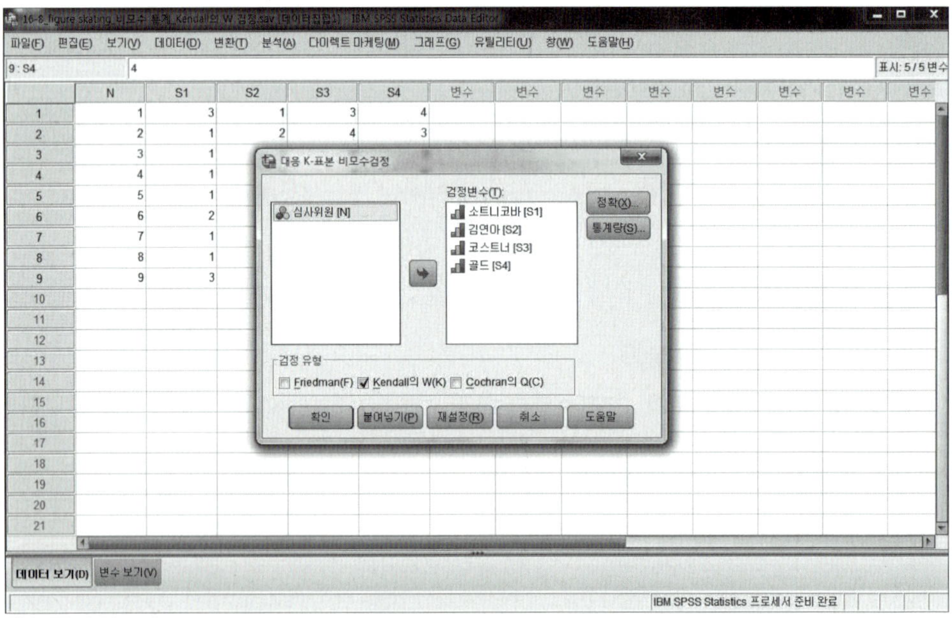

〈그림 16-31〉 [대응 K-표본 비모수검정] 대화상자 창

〈그림 16-30〉에서 [대응 K-표본(S)...]을 클릭하면 [대응 K-표본 비모수검정] 대화

상자 창이 뜨는데, 이 때 왼쪽 변수상자에 있는 S_1, S_2, S_3, S_4를 차례로 선택하여 오른쪽 [검정변수(T)]로 이동시키고, [검정유형] 상자에는 [☑ Kendall의 W(K)]를 체크하면 〈그림 16-31〉과 같은 [대응 K-표본 비모수검정] 대화상자 창이 나타난다.

5.2.4 Kendall의 W 검정의 결과

〈그림 16-31〉의 Kendall의 W(K)을 선택하고 [확인]을 클릭하면 Kendall의 W 검정의 분석 결과물이 출력된다.

분석결과 16-10 Kendall의 W 검정

순 위

	평균순위
소트니코바	1.50
김연아	1.78
코스트너	3.00
골드	3.72

검정 통계량

N	9
Kendall의 W[a]	.668
카이제곱	18.034
자유도	3
근사 유의확률	0.000

a. Kendall의 일치계수

※ 저장 위치 : C:₩SPSS통계분석₩SPSS_SPV₩16-8_figure skating_비모수통계_Kendall의 W 검정.spv

[분석결과 16-10]에는 각 피겨스케이트 선수들에 대한 평균순위와 Kendall의 일치도계수가 나타나 있다. Kendall의 일치도계수 W가 0.668이고 이를 카이제곱(x^2) 통계량값으로 환산하면 18.034이다. 이에 대한 근사 유의확률이 0.000인데 0.000〈0.05이므로 심사위원들 간의 순위평가가 독립적이라는 귀무가설을 기각한다. 따라서 피겨스케이트 선수들의 실력에 대한 심사위원들의 평가의견 간에는 상호관련이 있었기 때문에, 공정한 심사를 했다고 단정할 수는 없다는 결론에 도달한다.

5.3 Cochran의 Q 검정

5.3.1 Cochran의 Q 검정의 개요

코크란의 큐 검정(Cochran Q Test)은 이항변수로 되어 있는 3개 이상의 변수 간 비율차이를 검정하는 방법이다. 따라서 McNemar 검정을 더 확대한 검정방법이라고 할 수 있다. 이 방법은 데이터가 명목변수 및 순위변수로 구성되어 있을 때 적용하면 좋다.

5.3.2 상황 설정

중부성형외과에서는 세 가지 홍보전략을 기획하고 있다. 이 홍보전략들의 효과에 차이가 있는지를 조사하기 위해 홍보기획직원 10명에게 홍보 시 이용하고 있는 홍보전략에 대해 기입하도록 하였다(1=홍보효과 있음, 2=홍보효과 없음). 홍보전략 종류에 따라 홍보효과에 차이가 있는지 검정해 보자.

홍보기획직원	1	2	3	4	5	6	7	8	9	10
홍보전략〈1〉(A_1)	2	1	1	1	2	1	1	2	1	2
홍보전략〈2〉(A_2)	1	1	1	2	1	2	1	1	2	1
홍보전략〈3〉(A_3)	1	1	2	1	2	2	2	2	2	1

H_0 : 홍보전략별 효과차이가 없다.
H_1 : 홍보전략별 효과차이가 있다.

5.3.3 Cochran의 Q 검정의 실행

(1) 데이터의 입력

[IBM SPSS 21] 데이터 입력 창을 클릭하여 [변수 보기(V)]에서 [이름]에 N, A_1, A_2, A_3을 입력하고 각각에 대해 [설명]에서 N은 '홍보기획직원', A_1은 '홍보전략〈1〉' A_2는 '홍보전략〈2〉', A_3는 '홍보전략〈3〉'으로 입력한다. 그리고 A_1, A_2, A_3 변수 모두 [값]에는 '1-홍보효과 있음', 2-홍보효과 없음'으로 지정한 뒤, [데이터 보기(D)]를 클릭해서 각 변수 값들을 입력하면 〈그림 16-32〉와 같이 나타난다.

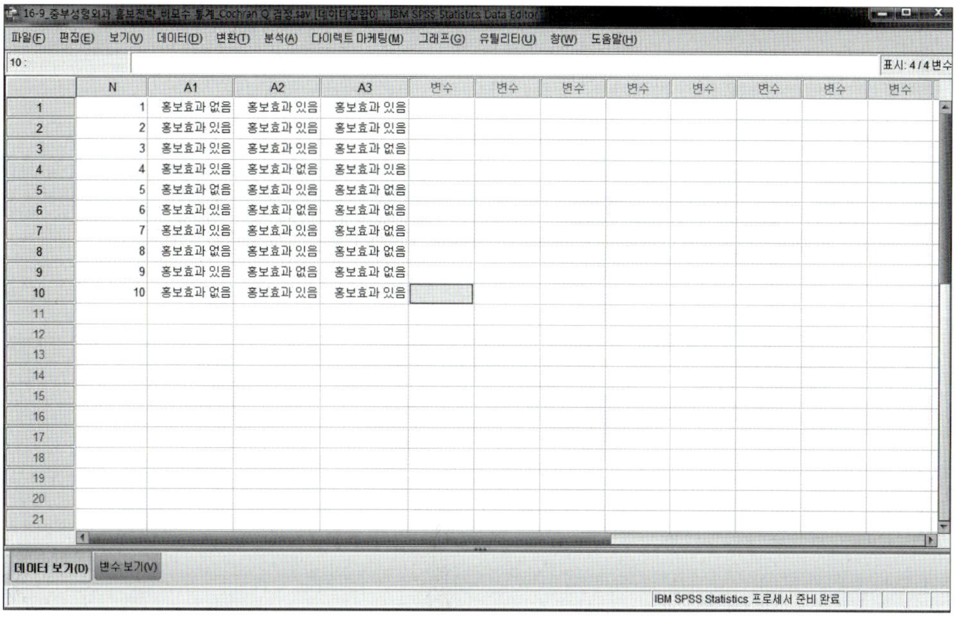

※ 저장 위치 : C:₩SPSS통계분석₩SPSS_SAV₩16-9_중부성형외과 홍보전략_비모수통계_Cochran의 Q 검정.sav

〈그림 16-32〉 [Cochran의 Q 검정] 데이터 입력 창

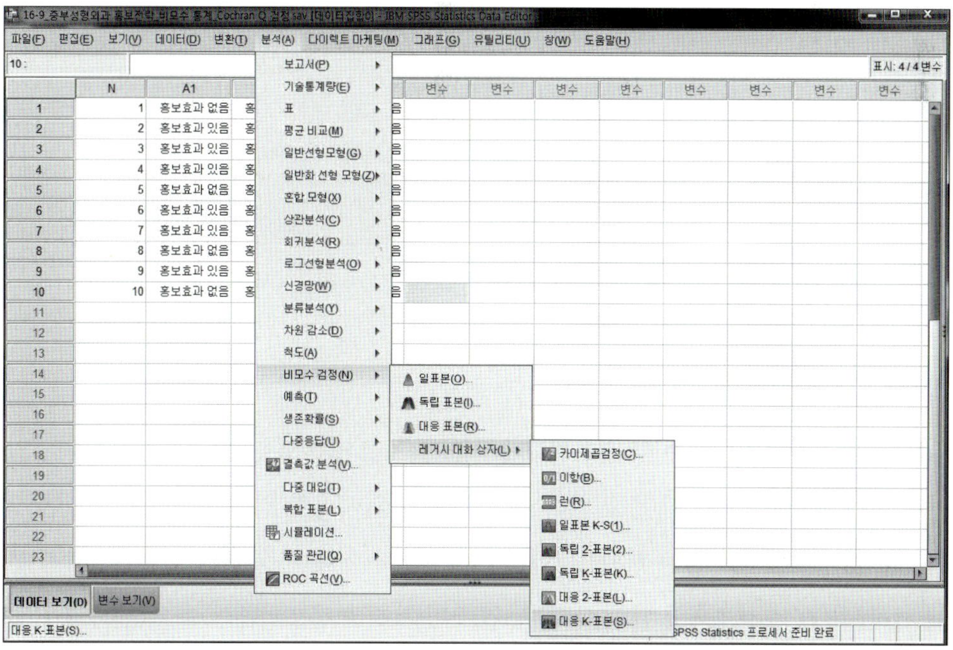

〈그림 16-33〉 Cochran의 Q 검정 [대응 K-표본(S)]의 분석절차 대화상자 창

〈그림 16-32〉에서 다음의 순서에 따라 클릭하면 〈그림 16-33〉과 같은 [대응 K-표본(S)...] 열기 창이 나타난다.

[분석(A)] → [비모수검정(N)] → [레거시 대화상자(L)] → [대응 K-표본(S)...]

〈그림 16-33〉에서 [대응 K-표본(S)...]을 클릭하면 [대응 K-표본 비모수검정] 대화상자 창이 뜨는데, 이 때 왼쪽 변수상자에 있는 A_1, A_3, A_3을 차례로 선택하여 오른쪽 [검정변수(T)]로 이동시키고, [검정유형] 상자에는 [☑ Cochran의 Q(C)]를 체크하면 〈그림 16-34〉와 같은 [대응 K-표본 비모수검정] 대화상자 창이 나타난다.

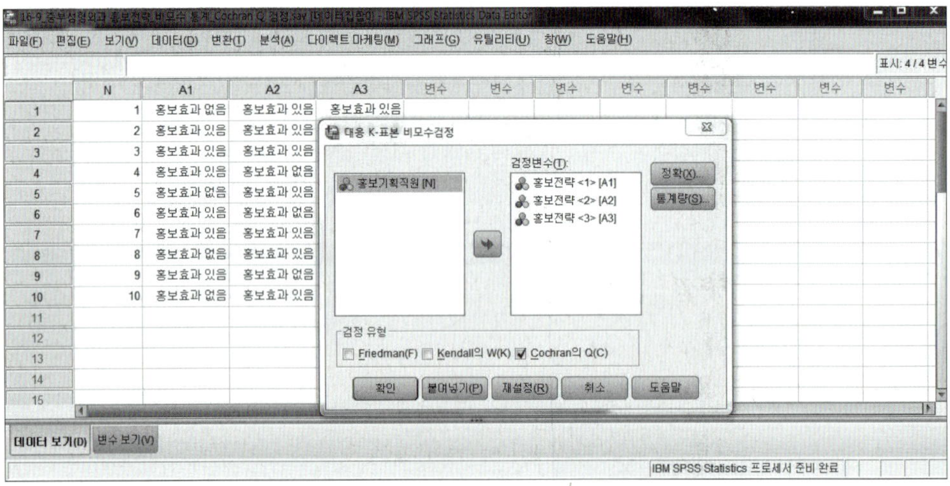

〈그림 16-34〉 [대응 K-표본 비모수검정] 대화상자 창

(2) Cochran의 Q 검정의 결과

[분석결과 16-11]에는 각 홍보전략에 따라 홍보효과가 있는 경우와 홍보효과가 없는 경우를 명료하게 나타내 주고 있다. 홍보전략〈1〉을 사용한 경우, 홍보효과가 있는 사례는 6건, 홍보효과가 없는 사례는 4건이고 홍보전략〈2〉를 사용한 경우 홍보효과가 있는 사례는 7건, 홍보효과가 없는 사례는 3건이다. 그리고 홍보전략〈3〉을 사용한 경우 홍보효과가 있는 사례는 4건, 홍보효과가 없는 사례는 6건임을 나타내 주고 있다. 따라서 3가지 홍보전략 중 홍보전략〈2〉를 사용했을 경우 홍보효과가 있는 경우(7건)가 가장 많

음을 알 수 있다. 그러나 Cochran의 Q 통계량 0.459에 대한 근사유의확률이 0.459〉0.05이므로 3가지 홍보전략별 효과가 동일하다는 귀무가설이 채택되었다. 따라서 중부성형외과에서는 현재 사용 중인 3가지 홍보전략 중에서 특별히 우수한 홍보전략이 없으므로 그대로 사용하든지, 새로운 변화를 모색하기 위해서 획기적인 홍보전략을 다시 수립해야 할 것이다.

분석결과 16-11 Cochran의 Q 검정

빈도분석

	값	
	1	2
홍보전략〈1〉	6	4
홍보전략〈2〉	7	3
홍보전략〈3〉	4	6

검정 통계량

N	10
Cochran의 Q	1.556[a]
자유도	2
근사 유의확률	0.459

a. 2은(는) 성공한 것으로 처리됩니다.

※ 저장 위치 : C:₩SPSS통계분석₩SPSS_SPV₩16-9_중부성형외과 홍보전략_비모수통계_Cochran의 Q 검정.spv

06 집단 간 분포의 동질성 검정

6.1 Mann-Whitney의 U 검정

6.1.1 Mann-Whitney의 U 검정의 개요

맨 위트니의 유 검정(Mann-Whitney의 U Test)은 Wilcoxon 검정과 같이 두 개의 표본이 동일한 모집단에서 추출되었는지의 여부를 검정하는 방법이다. 이 방법은 데이터가 적어도 연속적 서열척도라는 것을 가정하고 있다. 그리고 두 집단의 차이 검정에 있어서 분산의 동질성이나 정규분포를 요구하지 않으므로 일반적인 조건 하에서는 t-

Test 만큼 통계적 검정력이 있는 방법이다. Mann-Whitney의 U 검정은 표본의 t-Test 시, 요구되는 기본가정의 잘못으로 도출된 결론이 오류를 범할 가능성이 상당히 클 때 이 방법이 특히 권할만하다. 이 방법에서는 입력된 데이터에 순위를 부여해서 각 집단의 순위평균을 비교하여 검정하게 된다. 이 때 Wilcoxon 순위합계 검정 통계량이 사용되고 있다.

6.1.2 상황 설정

중부생명과학연구소에서 금산인삼에서 추출된 사포닌 성분을 활용하여 새로운 항암제를 개발하여 이 신약이 암을 억제하는 효과가 있다고 하자. 암에 걸린 쥐 10마리 중에서 5마리(처리집단)에게는 주사를 주입하고 나머지 5마리(통제집단)에게는 주사를 주입하지 않았다. 그 결과 암에 걸린 쥐의 수명은 다음과 같았다. 여기서 두 집단의 쥐의 수명(Life)이 같은지 검정해 보자.

(단위 : 개월)

집단구분(G)	수명(Life)				
처리집단(1)	46	68	54	55	42
통제집단(2)	20	10	34	38	32

H_0 : 두 집단의 평균수명은 같다.
H_1 : 두 집단의 평균수명은 같지 않다.

6.1.3 Mann-Whitney의 U 검정의 실행

(1) 데이터의 입력

[IBM SPSS 21] 데이터 입력 창을 클릭하여 [변수 보기(V)]에서 [이름]에 G, L을 입력하고 각각에 대해 [설명]에서 G는 '집단구분', L은 '수명'으로 입력한다. 이 때 G변수의 경우 [값]에 '1-처리집단' '2-통제집단'으로 지정한 뒤, [데이터 보기(D)]를 클릭해서 각 변수 값들을 입력하면 〈그림 16-35〉와 같이 나타난다.

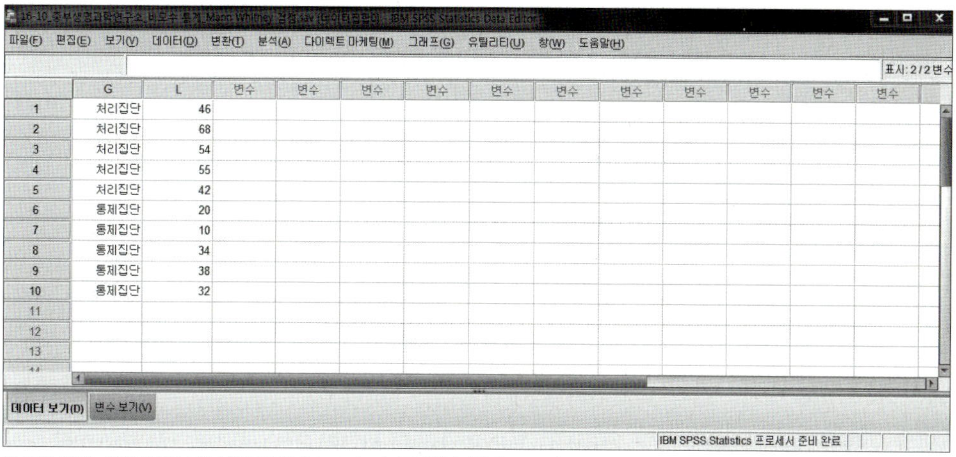

※ 저장 위치 : C:₩SPSS통계분석₩SPSS_SAV₩16-10_중부생명과학연구소_비모수통계_Mann-Whitney의 U 검정.sav

〈그림 16-35〉 [Mann-Whitney의 U 검정] 데이터 입력 창

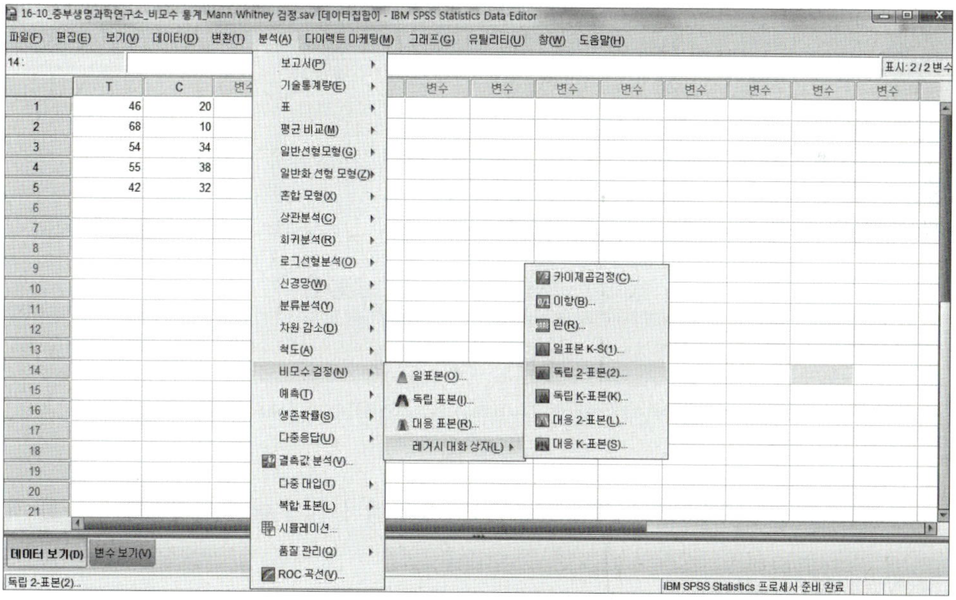

〈그림 16-36〉 Mann-Whitney의 U 검정 [독립 2-표본(2)]의 분석절차 대화상자 창

[분석(A)] → [비모수검정(N)] → [레거시 대화상자(L)] → [독립 2-표본(2)...]

〈그림 16-36〉에서 [독립 2-표본(2)...]을 클릭하면 [독립 2-표본 비모수검정] 대화상자 창이 뜨는데, 이 때 왼쪽 변수상자에 있는 수명(L)을 선택하여 오른쪽 [검정변수(T)] 상자로 이동시키고, 집단구분(G)을 선택하여 [집단변수(G)] 상자로 이동시키면 G(? ?) 상태가 보이면서 [집단정의(D)...]가 반전된다. 이 때 [집단정의(D)...]를 클릭해서 집단지정 대화상자가 뜨면 [집단 1]에 1, [집단 2]에 2를 입력한 뒤 [계속]을 클릭하고 [검정유형]에 [☑ Mann-Whitney의 U(M) 검정]을 체크하면 〈그림 16-37〉과 같은 [독립 2-표본 비모수검정] 대화상자 창이 나타난다.

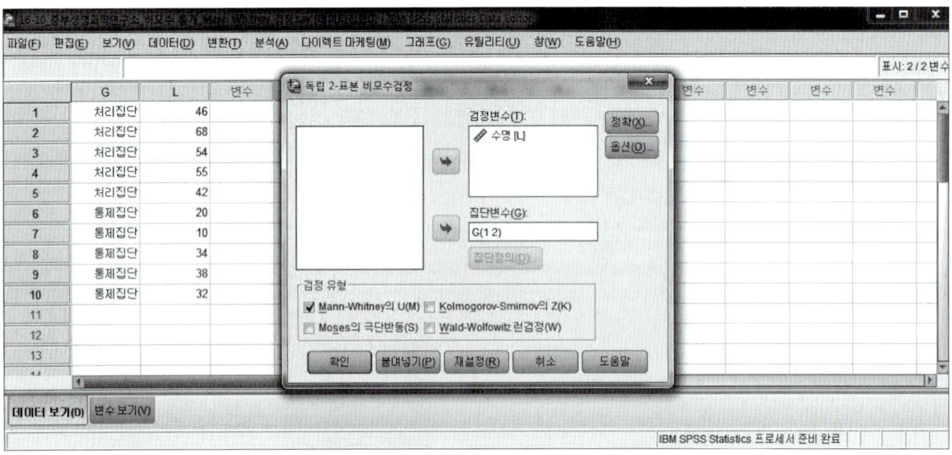

〈그림 16-37〉 [독립 2-표본 비모수검정] 대화상자 창

〈그림 16-37〉의 [독립 2-표본 비모수검정] 대화상자 창에 대한 키워드를 설명한 것이 〈표 16-10〉이다.

표 16-10 | 두 집단의 동질성 검정

키 워 드	설명 내용
검정변수(T)	변수 Life를 입력한다.
검정유형	다음의 검정방법을 선택한다.
☑ Mann-Whitney U(M)	맨-휘트니 검정
☐ Moses의 극단반동(S)	단일 오름차순 순서로 집단으로부터 위한 점수를 배열
☐ Komogorov-Smirnov의 Z(K)	Komogorov-Smirnov 검정 : 단일표본의 적합도검정에 이용되는 K-S 검정을 일반화시킨 것이다. 따라서 두 독립된 표본이 동일한 분포를 가진 모집단에서 추출되었는지를 검정할 때 이용된다.
☐ Wald-Wolfowitz 런 검정(W)	Wald-Wolfowitz 검정 : 두 표본의 동일한 모집단으로부터 추출된 것인지를 런(Run)을 기준으로 검정하는 방법이다.
정확	초기 지정값
옵션	
통계량	통계량
☑ 기술통계(D)	사례수, 표준편차, 최소치, 최대치, 평균 등이 나타난다.
⊙ 검정별 결측값 제외(T)	여러 가지 검정들이 지정되었을 때, 각 검정은 무응답치에 대해서 무응답치가 있는 사례만 제외된다.

자료 : SPSS 아카데미, 사회과학 통계분석, 2005, p.537. 참조.

6.1.4 Mann-Whitney의 U 검정의 결과

〈그림 16-37〉에서 [확인]을 클릭하면 Mann-Whitney의 U 검정의 분석 결과물이 출력된다.

[분석결과 16-12]는 처리집단(1)과 통제집단(2)에서 부여된 데이터 순위의 평균을 나타내 주고 있다. [처리집단(1)]의 평균순위는 8.00, [통제집단(2)]의 평균순위는 3.00이다. Z통계량에 대한 근사유의확률(양측)이 0.009〈0.05이므로 새로운 항암제를 투입한 [처리집단(1)]과 항암제를 투입하지 않은 [통제집단(2)] 간의 쥐의 평균수명에는 차이가 있다고 볼 수 있다. 따라서 새로 개발한 항암제가 암을 억제하는 효과가 있다고 볼 수 있다. 그러므로 중부생명과학연구소에서는 이 항암제가 동물실험에 긍정적인 결과가 나타났기 때문에 임상실험을 거쳐 시판 계획을 수립하는 전략이 요구된다.

분석결과 16-12 Mann-Whitney의 U 검정

순 위

집 단 구 분	N	평균순위	순위합
수명 처리집단	5	8.00	40.00
통 제 집 단	5	3.00	15.00
합 계	10		

검정 통계량[a]

Mann-Whitney의 U	.000
Wilcoxon의 W	15.000
Z	-2.611
근사 유의확률(양측)	.009
정확한 유의확률[2*(단측 유의확률)]	.008[b]

a. 집단변수: 집단별

b. 동률에 대해 수정된 사항이 없습니다.

※ 저장 위치 : C:₩SPSS통계분석₩SPSS_SPV₩16-10_중부생명과학연구소_비모수통계_Mann-Whitney의 U 검정.spv

6.2. Wald-Wolfowitz 런 검정

6.2.1 Wald-Wolfowitz 런 검정의 개요

왈트-월포비치 런 검정(Wald-Wolfowitz Run Test)은 두 표본이 동일한 모집단으로부터 추출된 것인지를 런(Run)을 기준으로 검정하는 방법이다. 이 방법은 두 표본 데이터를 큰 순서로 열거한 다음 각 데이터가 속해 있었던 표본에 의해 런을 계산하고 그 런의 수를 검정하게 된다.

6.2.2 상황 설정

다음은 강의방법〈1〉과 강의방법〈2〉에 의해 각각 대학원 수업을 받은 대학원생들의 [IBM SPSS 21] 고급통계분석기법에 대한 능력평가점수이다. 이들 두 방법에 의해 지도를 받은 대학원생들의 성적의 확률분포가 동일한지를 검정해 보자.

대학원생		1	2	3	4	5	6
강의기법구분(L)	강의기법〈1〉	95	92	88	82	90	
	강의기법〈2〉	86	98	92	93	86	97

H_0 : 두 확률분포는 동일하다.

H_1 : 두 확률분포는 동일하지 않다.

6.2.2 Wald-Wolfowitz 런 검정의 실행

(1) 데이터의 입력

[IBM SPSS 21] 데이터 입력 창을 클릭하여 [변수 보기(V)]에서 [이름]에 N, L, S를 입력하고 각각에 대해 [설명]에서 N은 '대학원생', L은 '강의기법구분', S는 '고급통계기법 평가점수'로 입력한다. 그리고 L의 경우 [값]에 '1-강의기법〈1〉', '2-강의기법〈2〉'로 지정한 뒤, [데이터 보기(D)]를 클릭해서 각 변수 값들을 입력하면 〈그림 16-38〉과 같이 나타난다.

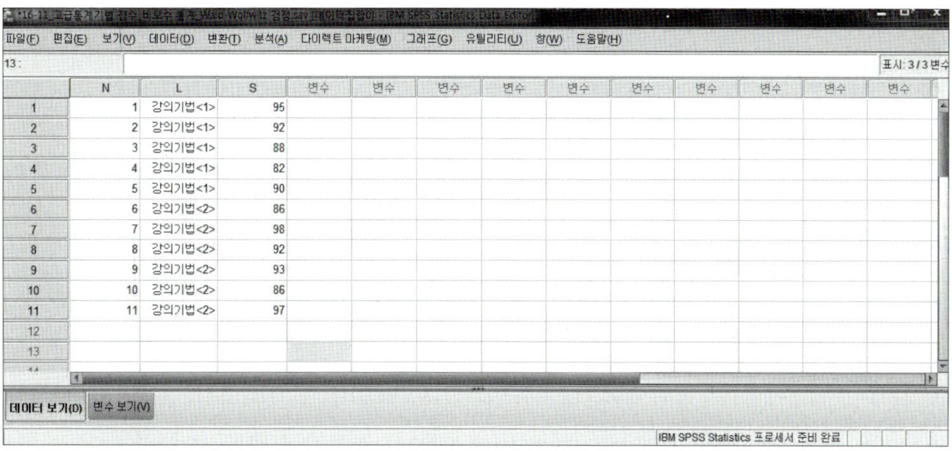

※ 저장 위치 : C:₩SPSS통계분석₩SPSS_SAV₩16-11_고급통계기법 평가점수_비모수통계_Wald-Wolfowitz 런 검정.sav

〈그림 16-38〉 [Wald-Wolfowitz 런 검정] 데이터 입력 창

(2) Wald-Wolfowitz 런 검정의 실행

〈그림 16-38〉에서 다음의 순서에 따라 클릭하면 〈그림 16-39〉와 같은 [독립 2-표본(2)...] 열기 창이 나타난다.

[분석(A)] → [비모수검정(N)] → [레거시 대화상자(L)] → [독립 2-표본(2)...]

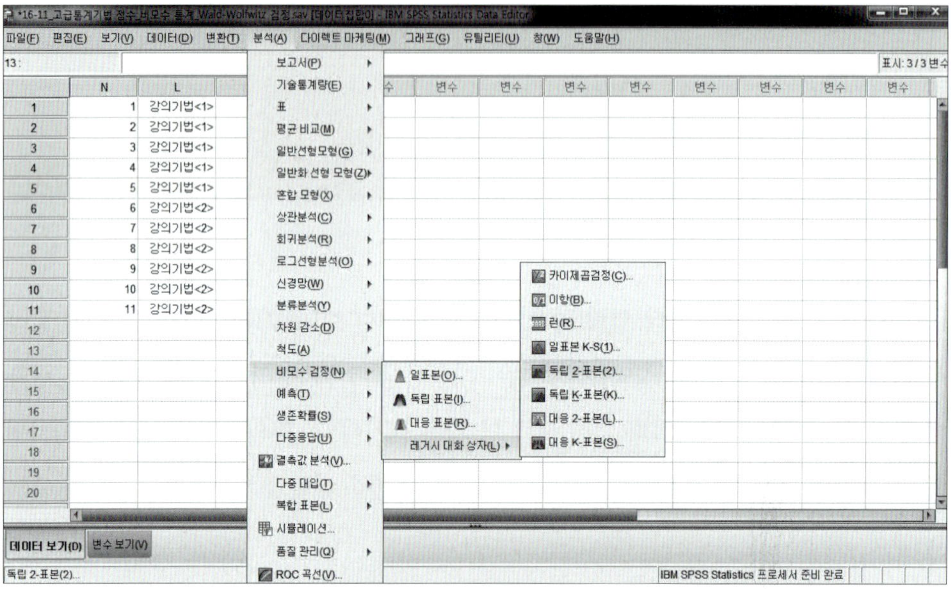

〈그림 16-39〉 Wald-Wolfowitz 런 검정 [독립 2-표본(2)]의 분석절차 대화상자 창

〈그림 16-39〉에서 [독립 2-표본(2)...]을 클릭하면 [독립 2-표본 비모수검정] 대화상자 창이 뜨는데, 이 때 왼쪽 변수상자에 있는 고급통계기법 평가점수(*S*)를 선택하여 오른쪽 [검정변수(T)] 상자로 이동시키고, 강의기법구분(*L*)을 선택하여 [집단변수(G)] 상자로 이동시키면 [L(? ?)] 상태가 보이면서 [집단정의(D)...]가 반전된다. 이 때 [집단정의(D)...]를 클릭해서 집단지정 대화상자가 뜨면 [집단 1]에 [1], [집단 2]에 [2]를 입력한 뒤 [계속]을 클릭하고 [검정유형]에 [☑ Wald-Wolfowitz 검정]을 체크하면 〈그림 16-40〉과 같은 [독립 2-표본 비모수검정] 대화상자 창이 나타난다.

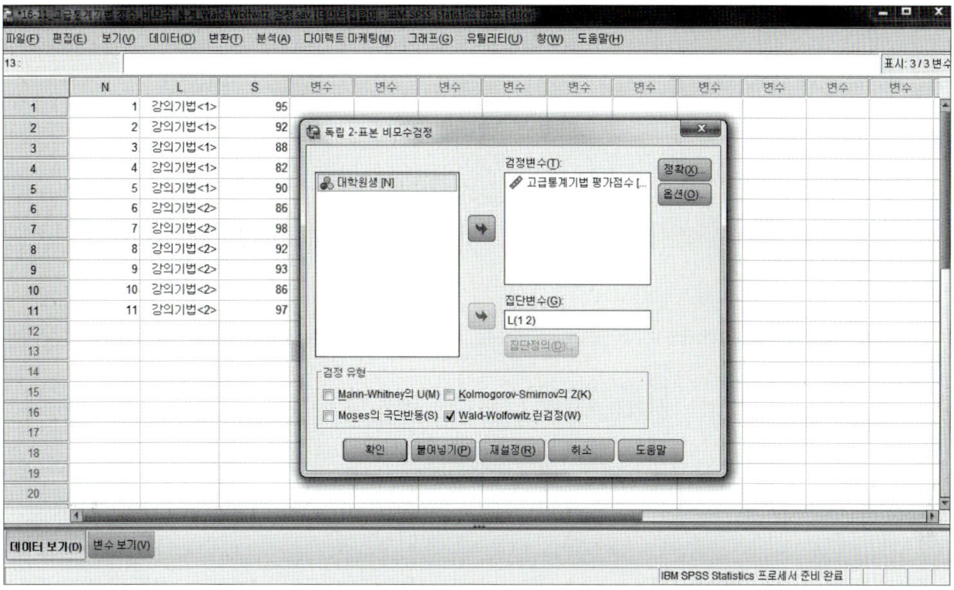

〈그림 16-40〉 [독립 2-표본 비모수검정] 대화상자 창

표 16-11 두 집단의 동질성 검정

키 워 드	설명 내용
검정변수(T)	변수 S를 입력한다.
검정유형	다음의 검정방법을 선택한다.
□ Mann- Whitney U(M)	맨-휘트니 검정
□ Mose 극단반동(S)	단일 오름차순 순서로 집단으로부터 위한 점수를 배열
□ Komogorov-Smirnov Z(K)	콜모고로프-스미르노프 검정 : 단일표본의 적합도검정에 이용되는 K-S 검정을 일반화시킨 것이다. 따라서 두 독립된 표본이 동일한 분포를 가진 모집단에서 추출되었는지를 검정할 때 이용된다.
☑ Wald-Wolfowitz 런 검정(W)	왈트-월포비치 검정 : 두 표본의 동일한 모집단으로부터 추출된 것인지를 런(Run)을 기준으로 검정하는 방법이다.
정확	초기 지정값
옵션	
통계량	통계량
☑ 기술통계(D)	사례수, 표준편차, 최소치, 최대치, 평균 등이 나타난다.
⊙ 검정별 결측값 제외(T)	여러 가지 검정들이 지정되었을 때, 각 검정은 무응답치에 대해서 무응답치가 있는 사례만 제외된다.

자료 : SPSS 아카데미, 사회과학 통계분석, 2005, p.541. 참조.

〈그림 16-40〉의 [독립 2-표본 비모수검정] 대화상자 창에 대한 키워드를 설명한 것이 〈표 16-11〉이다.

6.2.3 Wald-Wolfowitz 런 검정의 결과

〈그림 16-40〉에서 [확인]을 클릭하면 Wald-Wolfowitz 런 검정의 분석 결과물이 출력된다.

분석결과 16-13 Wald-Wolfowitz 런 검정

기술통계량

	N	평균	표준편차	최소값	최대값
S	11	90.82	4.976	82	98
강의기법구분	11	1.5455	0.52223	1.00	2.00

빈도분석

강의기법구분		N
S	강의기법〈1〉	5
	강의기법〈2〉	6
	합계	11

검정통계량[a,b]

		런의 수	Z	정확한 유의확률(한쪽)
S	가능한 최소값	6[c]	0.000	0.522
	가능한 최대값	8[c]	1.312	0.911

a. Wald-Wolfowitz 검정

b. 집단변수: 강의기법구분

c. 케이스 2를 포함하는 집단-내 동률 1이(가) 있습니다.

※ 저장 위치 : C:₩SPSS통계분석₩SPSS_SPV₩16-11_고급통계기법 평가점수_비모수통계_Wald-Wolfowitz 런 검정.spv

[분석결과 16-13]에는 평균 및 표준편차가 산출되어 있다. 그리고 학생들의 점수를 순서대로 배열하여 각 학생들이 속한 반을 표시하였을 때 그 반의 종류가 6이라는 숫자가 런(Run)의 개수를 의미한다. 총학생수가 11명이므로 학생들이 속한 반의 최대 개수는 11개(1, 2, 3, ...11반)일 것이다. 따라서 런의 최대개수도 11개가 될 것이다. Z통계량에 대한 정확한 유의확률이 0.522〉0.05이므로 두 방법으로 지도받은 학생들 간의 성적의 확률분포는 동일하다는 귀무가설을 채택할 수 있다. 즉 강의기법〈1〉과 강의기법〈2〉로 지

도받은 학생들 간에는 성적 차이가 없다고 볼 수 있다. 따라서 성적향상을 위해서는 새로운 창의적인 강의기법을 개발할 필요가 있다는 결론에 도달한다.

Statistical Analysis

[IBM SPSS 21] 기초 통계지식

Part 04

제17장
통계조사 연구방법의 기본지식

제18장
[IBM SPSS 21] 중급 활용단계 기본 통계지식

제19장
[IBM SPSS 21] 고급 활용단계 기본 통계지식

제 17 장 통계조사 연구방법의 기본지식

01 통계조사 연구방법

1.1 의의

통계조사 연구는 어떤 사회문제를 해석하는 데 있어서 자의적인 판단을 배제하면서 경험적이고 객관적인 사실에 근거한 연구에 바탕을 두어야 한다. 따라서 체계적인 통계조사 연구를 실시하려면 문제해결을 위해 논리적인 절차에 따르는 것이 필요하며 통계조사 연구의 데이터 및 분석결과가 신뢰성과 타당성을 가지고 있어야 한다.

최근 컴퓨터의 성능과 통계 프로그램의 개발로 새로운 계량분석이나 통계분석 기법이 도입되고 있다. 이러한 분석기법의 개선은 사회과학이나 의 · 생물학 등의 연구 분야에 커다란 영향을 주고 있다. 일반적으로 연구과제를 수행하기 위해 다음과 같이 5단계의 연구절차가 필요하다.

1.2 연구 절차

1.2.1 문제의 제기

연구자는 실질적인 중요성과 적합성을 충분히 고려한 상태에서 연구가치가 있다고 생각되는 경우, 문제의 제기를 해야 한다. 예컨대 어느 종합병원에서는 의료수익이 최근 계속 하락하고 있어 이에 대한 대책을 마련하기로 했다. 연구자는 직원의 친절성, 의사의 전문성, 병원시설 이미지, 첨단 의료장비 구축여부에 대한 정보나 관련 연구논문, 보고서, 간행물 등을 통하여 이 분야에 많은 지식을 가지고 있는 사람과의 면담을 통하여 연구가치가 있는지 여부를 판단한다. 일반적으로 보면 문제를 제기하고 인식하는 단계에서는 예비적인 조사를 통하여 연구과제에 대한 지식을 얻는다.

1.2.2 연구 설계

문제의 제기에 대해 충분히 인지가 되면 연구에 대한 설계를 해야 한다. 연구설계는 연구과제에 관련된 체계적인 정보를 밝히는 계획이며, 이 단계에서 데이터의 수집 및 분석방법을 계획한다. 종합병원의 연구자는 병원서비스와 이미지 관리에 관한 문헌조사를 계획하며 이 이론을 바탕으로 주요 서비스품질에 대해 면담이나 설문지 설계를 통하여 직접 데이터를 수집할 계획을 세우게 된다. 분석방법으로는 통계적 기법이나 계량적 기법을 고려하면서 설계를 할 것이다.

1.2.3 데이터의 수집

데이터 수집 단계에서는 실제 데이터를 어떠한 지역적 분포로 언제까지 수집할 것인지를 고려하게 된다. 데이터 수집의 방법은 시 · 공간적으로 설문조사나 문헌조사, 인터뷰 등 매우 다양하다.

데이터 수집 단계에서 전체 집단에 해당하는 모집단(Population)을 대상으로 데이터를 수집할 것인지 아니면 모집단에서 일부 추출된 표본(Sample)을 대상으로 데이터를 수집할 것인지 고려한다. 여기서 모집단 전체를 대상으로 통계데이터를 수집하는 조사를 전수조사(Complete Survey)라고 하며, 모집단에서 일부분이 추출된 표본을 대상으로 수집하는 조사를 표본조사(Sample Survey)라고 한다.

표본추출방법에는 단순확률추출법(Simple Random Sampling), 계통추출법(Systematic Sampling), 층화추출법(Stratified Sampling) 및 집락추출법(Cluster Sampling)이 있다.

① 단순확률추출법은 모집단의 구성요소들이 표본으로 선택될 기회가 동등한 상태에서 표본을 추출하는 방법이다. 예컨대 n/N 즉 유한 모집단 N개에서 표본 n개를

추출할 때 사용된다. 이 방법은 주로 난수표를 많이 이용한다.

② 계통추출법은 표본을 추출할 경우 일정한 간격(Class Interval)을 두고 표본을 추출하는 방법이다. 이 때 표본추출간격은 $N/n=k$가 된다.

③ 층화추출법은 모집단을 결과에 영향을 미칠 구성성분에 따라 몇 개의 동질적인 소집단(Stratum)으로 분류한 다음, 각 소집단으로부터 단순확률추출하는 방법이다. 동질적인 소집단의 경우 예컨대 연령별, 성별, 인종별, 지역별 등으로 분류할 수 있다.

④ 집락추출법은 모집단의 지역적 분포가 광범위할 경우 모집단을 몇 개의 집락(Cluster)으로 구분한 다음, 그 속에서 표본을 무작위로 추출하여 그 표본을 전수조사하는 방법이다.

1.2.4 분석결과의 해석

데이터 수집이 완료되면 통계 패키지를 이용하여 변수들 간에 다양한 통계분석을 실시하게 된다. 이 때 연구목적에 맞게 분석한 후 보고서나 논문을 작성한다. 앞의 종합병원 연구자의 경우에는 수집된 데이터를 기초로 병원서비스 품질에 대한 요인분석을 통해 서비스품질을 분류한 뒤, 서비스품질이 의료수익에 미치는 영향에 대해 회귀분석을 실시하여 궁극적으로 병원서비스 개선방안을 작성한다.

1.2.5 논문 또는 보고서 작성

연구결과에 대한 분석 및 해석의 단계가 끝나면 논문 또는 보고서를 작성하여 학회 또는 조사 의뢰자 및 이해관계자에게 발표나 보고를 해야 된다. 발표나 보고는 논리적이고 체계적이어야 한다. 특히 논문은 학문적으로 기여할 수 있는 독창성과 논리적 정합성이 요구되며 보고서는 대상자가 무엇을 원하는지를 잘 생각하면서 간단 명료하게 보고서를 작성하여야 한다.

02 설문지 설계

연구자가 연구목적을 달성하기 위하여 이용하는 데이터를 확보하는 방안은 두 가지가 있다. 첫째는 공인된 기관에서 발표한 데이터들을 활용하는 방법이고, 둘째는 자신이 직접 연구목적에 적합한 방법으로 수집하는 것이다. 대부분 연구자는 자신의 연구목적을 달성하기 위하여 관측치들이 지닌 속성을 직접 측정해야 하는 경우가 많다. 여기서는 면접법, 관찰법, 설문지법에 대해서 설명하고자 한다. 각 측정 방법은 조사경비와 시간 상의 제약, 연구자의 주관적 해석의 정도 등으로 인하여 각각 장 · 단점을 가지고 있다.

2.1 면접법

면접법은 전문가의 의견을 수집하거나 경험자의 경험담이 꼭 필요한 경우, 또는 심리학적으로 보다 자세한 데이터가 요구되는 경우에 이용된다. 이 방법은 시간과 비용이 많이 든다는 단점이 있다. 그러나 연구목적에 잘 부합되는 항목에 대해 객관적인 정보를 얻어낼 수 있는 전문가를 찾기가 쉽지 않다.

2.2 관찰법

관찰법은 연구자가 어떤 특수한 상황을 통제하거나 아니면 자연스러운 상태에서 발생하는 특수한 상황들을 직접 관측하고 그 변화의 정도를 기록하는 방식이다. 이 방법도 면접법과 마찬가지로 비용과 시간의 제약이 따른다. 그러나 이 방법의 한계는 실험 대상자가 자신이 관찰당하고 있다는 사실을 인지함으로써 원래 기대했던 자연스러운 행위보다는 의도적인 돌출 행위를 할 가능성이 높다는 점이다. 이 방법은 주로 공학적 또는 생물학적 실험에서 유용하게 사용되고 있다.

2.3 설문지법

설문지법은 사회과학 연구 분야에서 가장 많이 활용되고 있는 방법이다. 이 방법은 시간과 비용이 적게 든다는 장점이 있으나, 설문작성에 기술적 어려움이 존재하며 상당수준의 전문지식이 요구된다. 특히 바람직한 설문조사가 이루어지기 위해서는 연구자의 연구의도를 응답자가 사전에 인지하지 않아야 한다.

연구자는 연구의도가 반영된 속성을 정확히 표현하고 그 측정치를 부여하는 방식과 내적 타당성을 가져야 한다. 즉 연구의 기본 가설에 대한 충분한 사전 지식과 연구가 있어야만 바람직한 설문결과가 기대된다.

좋은 설문지를 설계하려면 본조사에 들어가기 전에 먼저 주위 사람들을 대상으로 몇 차례 예비설문을 설시하고 수정 · 보완하는 절차가 반드시 요구된다. 바람직한 설문지를 설계하기 위해서는 다음과 같은 점에 유의해야 한다.

첫째, 너무 많은 설문문항은 응답자로부터 성실한 응답을 기대하기 어렵다. 응답자로부터 얻은 설문 데이터의 생명은 데이터의 신뢰성이다. 응답자의 성실한 응답을 확보하기 위해서는 문항수를 최소화해야 한다. 문항의 수가 20개 정도, 응답에 걸리는 시간이 약 10분 정도로 설문지를 설계하는 것이 바람직하다.

둘째, 설문내용 중 추상적인 용어나 애매모호한 표현이 있어서는 안된다. 응답자가 설문 내용을 쉽게 이해할 수 있도록 설계되어야 한다. 경우에 따라서는 부연설명을 곁들이는 방법도 고려할 수 있다.

셋째, 응답방식은 연구목적과 사용할 분석방법이 적절하게 조화를 이루어야 한다. 설문에 응답하는 방식을 4개 문항 중에서 하나만을 선택하도록 할 것인지, 4개 전부에 대한 선호 순위를 나타내라고 할 것인지, 또는 2개 이상의 다중응답을 허용할 것인지 등을 결정해야 한다.

넷째, 설문의 시작과 끝은 쉽고 부드러운 내용으로 구성한다. 설문지 첫 문항부터 응답자의 극히 개인적인 신상에 관한 질문이나 민감한 내용으로 시작하면 응답자에게 불쾌감을 줄 수 있다. 따라서 첫 부분은 비교적 가벼운 내용의 설문 문항으로 시작하는 것이 바람직하다.

다섯째, 설문 문항 중에서 대조를 이루는 문항은 가급적 지양하거나 필요시에는 공간적 거리를 두어서 배치한다. 대조적인 설문 문항은 설문의 의도가 노출되는 결과를 초래하기 때문에 응답자는 객관적인 응답을 하지 않을 가능성이 있다. 물론 통계적으로 응답태도의 진위를 알아보기 위하여 대조 설문을 사용하는 경우가 있는데 이러한 경우에도 대조적인 설문 문항은 가급적 공간적 거리를 두는 것이 응답 왜곡을 방지할 수 있다.

여섯째, 기존 연구에서 이미 검증된 설문지를 응용한다. 아주 특수한 경우가 아니면 기존의 연구에서 사용한 설문 문항들을 기본 가정에서 벗어나지 않는 범위 내에서 응용하는 것이 바람직하다. 어떤 설문이 기존 연구에서 많이 사용되어 왔다는 것은 경험적으로 보아 그 설문 항목으로 측정하고자 하는 속성을 비교적 잘 반영하고 있다는 것을 의미한다. 이는 연구목적과 설문 문항 간에 내적 타당성을 확보할 가능성이 높기 때문이다.

일곱째, 설문의 내용이 응답자의 입장과 잘 조화를 이루어야 한다. 연구자가 조사하고자 하는 속성을 응답자가 가지고 있거나 잘 알고 있어야 한다. 예컨대 초등학생에게 한 달 평균 가계소득을 질문하거나 부모에게 중학생의 용돈 사용처를 질문하는 것은 설문이 잘못된 것이 아니라 응답자를 잘못 선택한 것이다.

여덟째, 사전 조사를 통해 응답자가 응답하기 곤란한 문항이 있는지 미리 확인하는 절차를 거쳐서 설문을 재설계해야 한다. 사전조사를 통해 응답하기 곤란한 문항이나 까다로운 항목은 삭제함으로써 정확한 정보를 수집하는데 도움이 된다.

이상에서 살펴보았듯이, 통계조사 연구의 문제 해결을 위해서는 데이터 수집 및 분석 단계를 거치게 된다. 통계조사 연구의 신빙성을 객관적으로 확보하기 위해서는 정확한 데이터에 의존할 수밖에 없다. 데이터는 어떤 대상에 대한 실험 또는 관측의 결과로 얻어진 기본적인 사실들로 구성되어 있다. 이러한 데이터를 체계적으로 수집하고 분석하려면 이에 대한 전문적인 개념이나 지식을 갖추고 있어야 한다.

03 데이터 측정

3.1 데이터 측정의 의의

데이터는 통계분석에 있어서 중요한 원료에 해당한다. 필요한 데이터를 수집하여 그것이 정확한지 또는 사용 가능한지에 대하여 미리 평가를 거친 뒤, 통계분석을 실시해야 올바른 분석이 가능하다. 데이터는 연구자의 연구목적에 따라 자율적으로 수집하는 일상적인 것도 있지만, 정부 또는 사설기관에서 수집하는 경제 및 사회분야에 관한 공식적인 것도 있다.

적절한 데이터를 확보하려면 관측대상에 내재하는 속성을 파악하는 기술이 필요하다. 이를 위해서는 규칙적인 관측대상에 대하여 기술적으로 수치를 부여하게 되는데, 이것을 측정이라고 한다. 여기서 규칙이란 어떻게 측정할 것인지를 정하는 것을 의미한다. 이와 같이 측정이란 관측대상이 지니고 있는 속성의 질적 상태에 따라 값을 부여하는 것을 의미한다.

3.2 척도

척도란 일정한 규칙을 가지고 관측대상을 측정하기 위하여 그 속성을 일련의 기호 또는 숫자로 나타내는 것을 의미한다. 즉 척도는 질적 데이터를 양적 데이터로 변환시켜 주는 도구와 같다. 척도에 의하여 관측대상을 측정하면 그 속성을 객관화시킬 수 있으며 본질을 명백하게 파악할 수 있다. 게다가 관측대상들을 상호 비교할 수도 있으며 이들 사이의 일정한 관계를 살펴볼 수도 있다. 관측대상에 부여한 척도의 특성을 아는 것은 매우 중요하다. 왜냐하면 척도의 성격에 따라서 통계분석기법이 달라질 수 있으며, 가설 설정과 통계적 해석의 오류를 사전에 방지할 수 있기 때문이다.

척도는 측정의 정밀성에 따라 다음과 같이 명목척도, 서열척도, 등간척도, 비율척도로 분류할 수 있다.

3.2.1 명목척도

명목척도는 단지 어떤 내용을 명목적으로 구분하는 목적으로 이용되는 척도이다. 명목척도에서 부여된 숫자는 양적인 의미는 없으며 단지 데이터의 속성을 명목적 · 상징적으로 구분하는데 의미가 있을 뿐이다. 따라서 이 척도는 관측대상을 범주로 분류하거나 확인하기 위하여 숫자를 사용한다. 예컨대 종합병원에 근무하는 직원을 남 · 녀로 구분한다고 하자. 남자에게는 1, 여자에게는 2를 부여한 경우에, 1과 2는 단순히 성별로 사람을 구분하기 위해 사용된 것이지 여성이 남성보다 크다거나 남성이 여성보다 앞선다는 것을 나타내지는 않는다.

3.2.2 서열척도

서열척도는 관측대상이 지닌 속성에 순위를 부여하는 특성만을 나타내는 척도이다. 이 때 척도 간의 차이가 정확한 양적 의미를 말해주는 것은 아니다. 예컨대 좋아하는 운동종목을 순서대로 나열한다고 하자. 제1순위로 선정된 종목인 '축구'에 '1'이라는 숫자가 부여되고 제2순위로 선정된 종목인 '야구'에 '2'라는 숫자가 부여되었다고 할 때, 야구보다 축구를 2배만큼 더 선호한다고 말할 수는 없다. 이것은 단지 야구보다 축구를 상대적으로 더 선호한다는 의미일 뿐이다. 이 척도는 관측대상의 비교우위만 반영할 뿐, 각 서열 간의 차이는 분석에 있어서 문제가 되지 않는다. 이들의 차이가 같지 않더라도 단지 상대적인 순위만 구분하기 때문에 이 척도는 정확하게 정량화하기 어려운 고객의 선호도 같은 것을 측정하는데 주로 사용된다.

3.2.3 등간척도

등간척도는 관측치가 지니는 속성 차이를 의도적으로 양적 차이로 측정하기 위해서 동일한 간격을 두고 분할하여 측정하는 척도이다. 여기에는 리커트 5점 척도와 7점 척도 등이 있다. 예컨대 리커트 5점 척도에서 '1과 2', '4와 5' 등의 각 간격의 차이는 동일하다. 즉 등간척도에서 구별되는 단위간격은 동일하다. 따라서 변수값은 상대적으로 크거나 작은 경우 또는 동일한 경우가 있을 수 있다. 따라서 속성에 대한 순위는 부여하되 순위 간의 간격은 동일하다. 측정대상의 위치에 따라 수치를 부여할 때 이 숫자 상의 차이를 산술적으로 다루는 것은 의미가 있다.

3.2.4 비율척도

비율척도는 서열척도와 등간척도의 속성에 비율개념이 부가된 척도이다. 연구조사에서 가장 많이 이용되는 척도로 절대적 0을 출발점으로 하여 측정대상이 가지고 있는 속성을 양적차이로 나타내는 척도이다. 이 척도는 서열성, 등간성, 비율성의 세 속성을 모두 가지고 있으므로 곱하거나 나누거나 가감하는 것이 가능하며, 그 차이는 양적인 의미를 가진다. 예컨대 A는 B의 두배가 되며, B는 C의 1/2배 등의 비율이 성립된다. 비율척도에서 값이 0인 경우에 이것은 측정대상이 아무 것도 가지고 있지 않다는 뜻이다.

이상에서 네 가지 종류의 척도에 대하여 알아보았다. 사실 측정 방법은 측정 대상과 연구자의 연구 목적에 따라 달라지며, 관측대상을 측정할 때 어떠한 척도 방법을 선택하는가에 따라 통계작업이 달라진다. 데이터의 기본 속성에서 크게 벗어나지 않는다면 연구 목적을 위해서 명목척도와 순위척도를 마치 등간척도나 비율척도처럼 사용하는 경우도 있다. 그러나 위의 네 가지 척도에서 정보의 수준이 높아져가는 단계를 보면 명목척도, 서열척도, 등간척도, 비율척도의 순이다. 이것을 표로 나타내면 다음과 같다.

명목척도와 서열척도로 측정된 데이터는 비정량적 데이터 또는 질적 데이터이며, 등간척도와 비율척도로 측정된 데이터는 정량적 데이터 또는 양적 데이터에 해당한다. 비정량적 데이터에 적용 가능한 방법은 비모수통계기법이며, 정량적 데이터에는 모수통계기법이 사용된다. 따라서 데이터의 속성에 적합한 분석기법을 선택하는 것은 매우 중요하다.

표 17-1 네 가지 척도의 정보 특성

척도 \ 특성	범주	순위	등간격	절대 0	통계기법
명목척도	유	무	무	무	모수통계/비모수통계
서열척도	유	유	무	무	비모수통계
등간척도	유	유	유	무	모수통계
비율척도	유	유	유	유	모수통계

비모수 통계분석은 주로 순위데이터와 명목데이터로 측정된 데이터에 대한 통계적 추론에 이용되는 분석방법이다. 그러나 주로 사용하는 통계기법은 모수통계분석인데, 이것은 주로 양적 데이터를 대상으로 표본의 특성치인 통계량을 이용하여 모집단의 모수를 추정하거나 검정하는 분석 방법이다.

04 모형설정과 가설검정

최근 데이터처리 방법 및 연구방법론에서는 현상을 구성하는 요소에 초점을 두는 시스템적인 접근이 크게 부각되고 있다. 데이터처리에서는 현상을 구성하는 주요 요인이 추출되며, 이 요인들은 상호작용하며 수학적으로 표현되는 것을 가정한다.

4.1 모형의 설정

4.1.1 모형 설정의 의의

모형(Model)이란 사물이나 현상의 특징을 모아 하나의 이론 빌딩을 구성한 것으로서, 인과관계나 상호관계를 설명할 수 있는 좋은 분석도구가 된다. 모형은 전체적 또는 부분적으로 실제 프로세스와 시스템을 반영하며, 특정 변수 또는 요인 사이의 관계를 설명해준다. 모형에는 언어모형, 도형모형, 수리모형이 있다.

언어모형(Verbal Model)은 현상을 나타내는 변수 간의 관계를 언어로 나타낸 모형을 말한다. 이 모형은 현상에 대한 서술 형식으로 표현한다. 그리고 도형모형(Graphical Model)은 변수 간의 관계를 시각적인 그림을 통해 제공하는 분석모형을 의미한다. 사각형(□), 원(○), 화살표(→), 꺽인 화살표(↳) 등으로 나타낸다. 마지막으로 수리모형(Mathematical Model)은 복잡한 현상을 단순화된 가정을 설정한 뒤, 변수들을 특수한 기호로 표시하거나 수학적인 방법으로 인과관계를 나타낼 수 있도록 모형화한 것이다. 특히 모형화 과정에서 영향변수의 추출과 분석은 계량화가 가능한 변수와 영향력이 큰 변수를 우선적으로 선정하고, 소요되는 시간과 비용을 고려하여 영향변수를 결정하는 것이 일반적이다.

이 3가지 모형의 유형 중 의사결정에서 가장 광범위하게 사용되는 모형은 수리모형이다.

4.1.2 모형 설정의 유형

연구목적을 실현하기 위해 완벽한 모형을 설정하는 일은 매우 힘들다. 완벽에 근접한 모형을 설정하기 위해서는 기존의 연구문헌을 참조하거나 완벽한 이해를 통해 논리적으로 잘 구성해야 한다.

우선 언어모형의 예를 들어 보자. 중부병원 원무부장은 환자들의 성향을 파악하고자 한다. 환자들은 중부병원에 대한 서비스 특성을 인식한 후, 중부병원에 대하여 관심을 가지고 평가를 하게 된다. 이러한 관심과 평가를 통해 중부병원에 대한 선호도를 나타낸다. 평균점수보다 높으면 환자들은 중부병원을 자주 이용할 것이다.

이러한 언어모형을 도형모형으로 나타내면 〈그림 17-1〉과 같다.

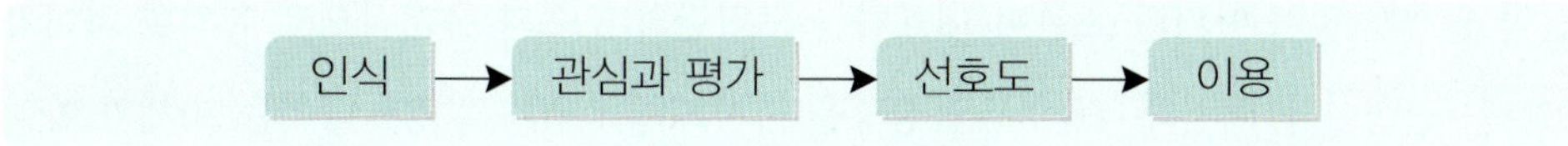

〈그림 17-1〉 도형모형 예

이것을 수리모형으로 나타내기 위해, 다음과 같은 수식을 만들면 된다.

$$Y = a_0 + \sum_{i=1}^{n} b_i X_i$$

여기서, Y : 선호도

a_0, b_i : 모수

X_i : 선택기준에 근거한 중부병원 이용요인

과 같다.

4.2 가설 검정

4.2.1 가설의 의미

가설(Hypothesis)은 연구자가 어떤 현상에 대해 "~은 그럴 것이다"이라는 잠정적인 진술을 의미한다. 이를 연구가설(Research Hypothesis)이라고 하는데, 예컨대 중부병원의 홍보기획팀장은 병원시설 이미지가 병원이용률을 높인다고 생각한다. 이러한 추측은 바로 가설이 되는데, 이러한 가설은 합리적인 근거와 경험, 관측에 바탕을 두고 설정되어야 한다. 그러나 가설은 아직 검증단계를 거치지 않았기 때문에, 검증결과에 따라 가설은 기각되거나 수정될 수 있다. 가설에는 귀무가설과 연구가설 두 가지가 있다.

연구가설은 연구자가 신뢰하고 지지하기를 의도하는 가설로서 대립가설(Alternative Hypothesis)이라고도 한다. 귀무가설(Null Hypothesis)은 0가설이라고도 하는데, 대립가설의 반대 입장을 반영하는 진술이며 통계적 검증의 대상이 된다. 통계적 검증을 통해 귀무가설이 기각된다면 연구가설이 채택(지지)되었다는 것을 의미한다.

귀무가설은 통계량의 차이가 단지 우연의 법칙에서 나온 표본추출오차로 발생한 특수한 경우라는 주장이다. 예컨대 귀무가설은 'H_0 : 집권 정당을 지지하는 유권자의 평균 나이는 30세이다.' 혹은 'H_0 : μ=30'으로 나타낼 수 있다. 연구가설은 통계량의 차이는 우연히 발생된 것이 아니라 표본이 대표하는 모집단의 모수와 통계적으로 유의한 차이가 있다는 진술이다. 예컨대 'H_1 : 집권정당을 지지하는 유권자의 평균나이는 30세가 아니다.' 혹은 '$H_1 : \mu \neq 30$'로 나타낼 수 있다.

따라서 귀무가설은 통계치가 제공하는 확률의 측면에서 평가하는 것이며 연구가설은 논리적 대안으로서 검정하고자 하는 현상에 대한 예측이다. 연구가설은 귀무가설을 부정하고 논리적인 대안을 수용하기 위한 진술이므로 대립가설 또는 대체가설이라고도 한다. 이 두 가설은 표본에 대한 정보를 모집단 정보와 연결시켜 주는 역할을 한다. 예컨대 기원에서 통에 담긴 바둑돌을 한 손으로 두 차례 가득 움켜 쥔 다음에 각각의 경우 바둑돌의 평균 무게를 알아보고, 이 바둑돌이 동일한 품질의 모집단에서 추출되었는지의 여부를 결정한다고 하자. 논리적으로 보아 첫 번째 경우의 평균 무게와 두 번째 경우의 평균 무게가 비슷하다면 동일한 모집단에서 추출되었다고 말할 수 있다. 그러나 임의추출 과정에서 생긴 표본추출오차 때문에 두 경우의 평균무게는 다를 수 있다. 평균 무게에서 차이가 나더라도 그 차이가 표본추출오차 정도라면 동일한 모집단에서 추출된 것이며, 만약 그 차이가 표본추출오차보다 더 크면 상이한 모집단에서 각각 추출된 것이라고 말할 수 있다.

4.2.2 가설검정의 절차

가설의 채택 또는 기각하는 절차를 가설검정이라고 하는데, 가설검정은 연구실험 또는 실제상황에서 예측한 것과 결과치를 비교하는 데 활용된다. 가설검정에 대한 절차를 간단히 살펴 보면 다음과 같다.

① 귀무가설(H_0)과 연구가설(H_1)의 설정

② 유의수준과 임계치의 결정

③ H_0의 채택영역과 기각영역 결정

④ 통계량의 계산

⑤ 통계량과 임계치의 비교분석

⑥ 논문 또는 보고서 작성

귀무가설과 연구가설은 서로 반대 상황이 설정되는데, 두 개의 상반된 가설 중에서 어느 것을 귀무가설로 설정하고 어느 것을 연구가설로 설정할 것인가를 결정해야 한다. 일

반적으로는 현재까지 주장되어 온 것을 귀무가설로 설정하며, 반대로 기존의 상태로부터 새로운 변화 또는 효과가 존재한다는 주장을 연구가설로 설정하게 된다.

가설검정의 종류는 〈표 17-2〉와 같이 크게 양측검정과 단측검정으로 구분하며, 단측검정은 다시 왼쪽꼬리검정과 오른쪽꼬리검정으로 구분한다.

표 17-2 가설검정의 종류

양측검정	단측검정	
	왼쪽꼬리검정	오른쪽꼬리검정
$H_0 : \mu = 30$	$H_0 : \mu \geq 30$	$H_0 : \mu \leq 30$
$H_1 : \mu \neq 30$	$H_1 : \mu < 30$	$H_1 : \mu > 30$

〈표 17-2〉에서 보면 양측검정은 등호를, 단측검정은 부등호를 가지고 있다. 검정방법을 선택하는 기준은 연구자의 판단에 의존한다. 연구자의 연구가설에 모평균이 진술된 값(30)과 같지 않다($H_1 : \mu \neq 30$)고 주장하면 양측검정을 사용한다. 모평균이 진술된 값보다 작다면($H_1 : \mu < 30$) 왼쪽꼬리검정, 진술된 값보다 크다면($H_1 : \mu > 30$) 오른쪽꼬리검정을 이용한다. 양측검정에서는 진술된 가설이 진실인가 거짓인가 만을 밝히며, 단측검정은 증감 방향을 구체적으로 검정한다. 이 때 가설의 채택 또는 기각 대상이 되는 귀무가설은 당연히 각각의 연구가설과 반대로 설정하면 된다.

다음 단계로는 가설검정에서 중요한 기준이 되는 유의수준을 결정해야 한다. 일반적으로 가설검정에서 유의수준(α)은 α=0.10(90% 신뢰구간), 0.05(95% 신뢰구간), 0.01(99% 신뢰구간) 중에서 결정한다. 유의수준이란 제1종오류 α의 최대치를 말한다. "유의하다"라고 할 때, 이것은 모수와 표본통계량의 차이가 현저하여 통계치의 확률이 귀무가설을 기각시킬 수 있을 만큼 낮은 경우를 뜻한다. 유의수준이 설정되었을 때 가설을 채택 또는 기각시키는 판단기준이 있어야 하는데, 이 값을 임계치(臨界値)라고 한다. α=0.05 수준에서 'P 〈 0.05'로 표기할 수 있는데, 이것은 계산된 확률수준이 0.05보다 작으면 귀무가설은 기각된다는 뜻이다. 이 때 '통계적으로 유의하다'라고 해석한다. 만약 'P〈 0.01'이면 '통계적으로 매우 유의하다'라고 한다.

가설검정을 실시하는 과정에서 두 가지 오류를 범할 수 있다. 실제로 올바른 가설을 기각시키는 경우 또는 잘못된 가설을 채택하는 경우이다. 예컨대 무죄의 피의자를 유죄로 선고한다든지, 또는 유죄의 피의자를 무죄로 선고하는 경우이다. 전자의 경우를 '제1종 오류'라고 하여 α로 표시하고, 후자의 경우는 '제2종 오류'라고 하여 β로 표시한다. 이 오류를 쉽게 설명하기 위하여 귀무가설의 검정결과에 대해 의사결정을 하는 경우를 표로 나타내면 〈표 17-3〉과 같다.

표 17-3 두 종류의 오류

실제상태 / 의사결정	올바른 H_0	잘못된 H_0
H_0 채택	올바른 결정	제2종 오류, β오류
H_1 기각	제1종 오류, α오류	올바른 결정(Power)

P(제1종오류) = $P(H_0$ 기각 ＼ H_0 진실$) = \alpha$
P(제2종오류) = $P(H_0$ 채택 ＼ H_0 거짓$) = \beta$

마지막으로, 세 종류의 검정방법에서 H_0의 채택 및 기각 영역을 그림으로 나타내고, 계산된 통계량을 임계치에 기준해서 비교할 때에 귀무가설(H_0)이 어떻게 채택 또는 기각되는가를 살펴보자.

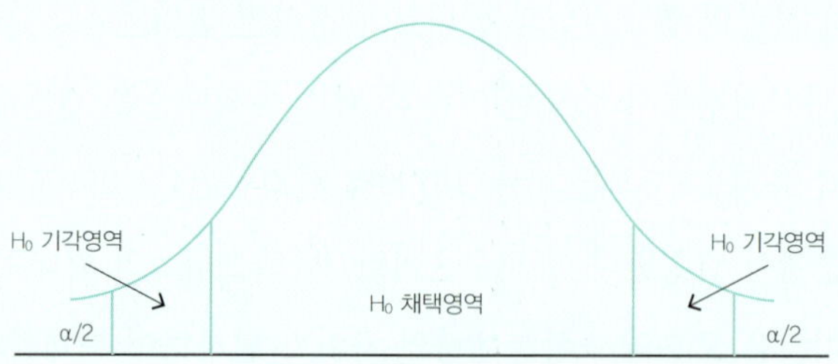

(a) 양측검정

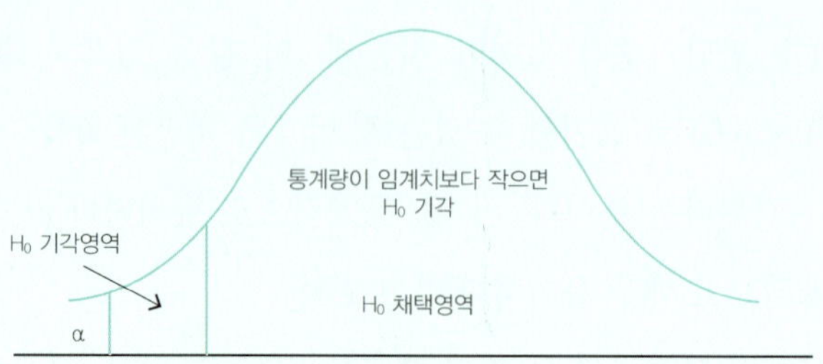

(b) 왼쪽꼬리검정

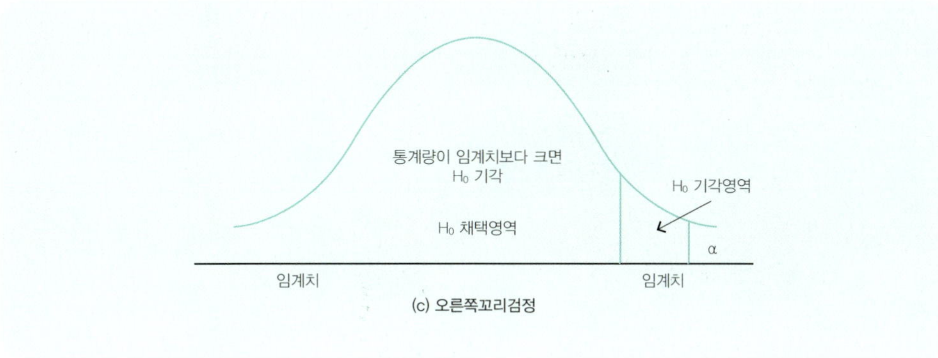

자료 : SPSS 아카데미, 사회과학 통계분석, 2005, p.97. 참조.

〈그림 17-2〉 H_0 채택영역 및 기각영역

4.2.3 통계분석 절차 및 데이터 분석방법

연구자가 자신의 연구목적을 달성하기 위하여 통계기법을 사용하고자 하는 경우에 〈그림 17-3〉과 같은 일반적인 절차를 거치게 된다.

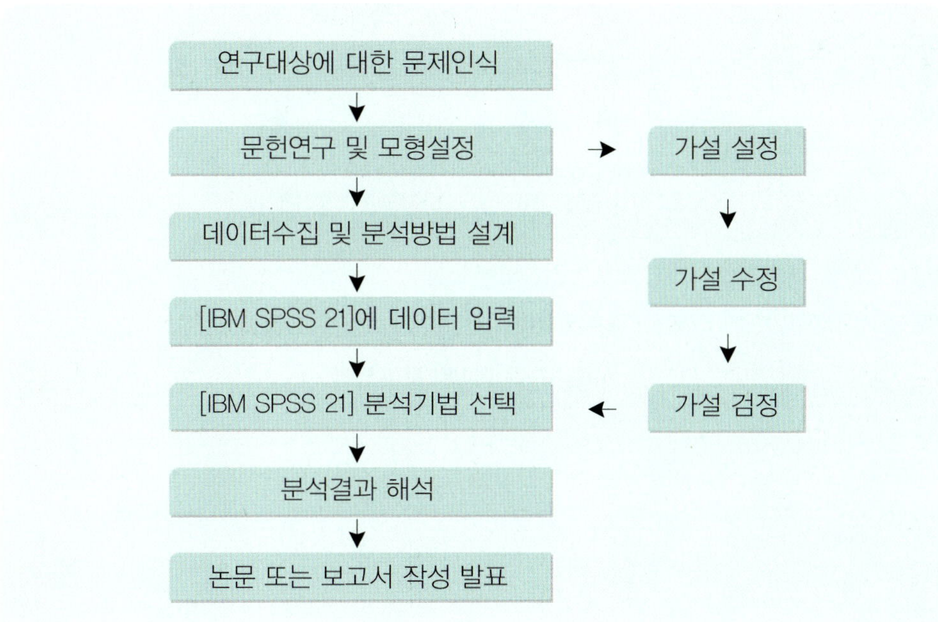

자료 : SPSS 아카데미, 사회과학 통계분석, 2005, p.99. 참조.

〈그림 17-3〉 통계분석 절차

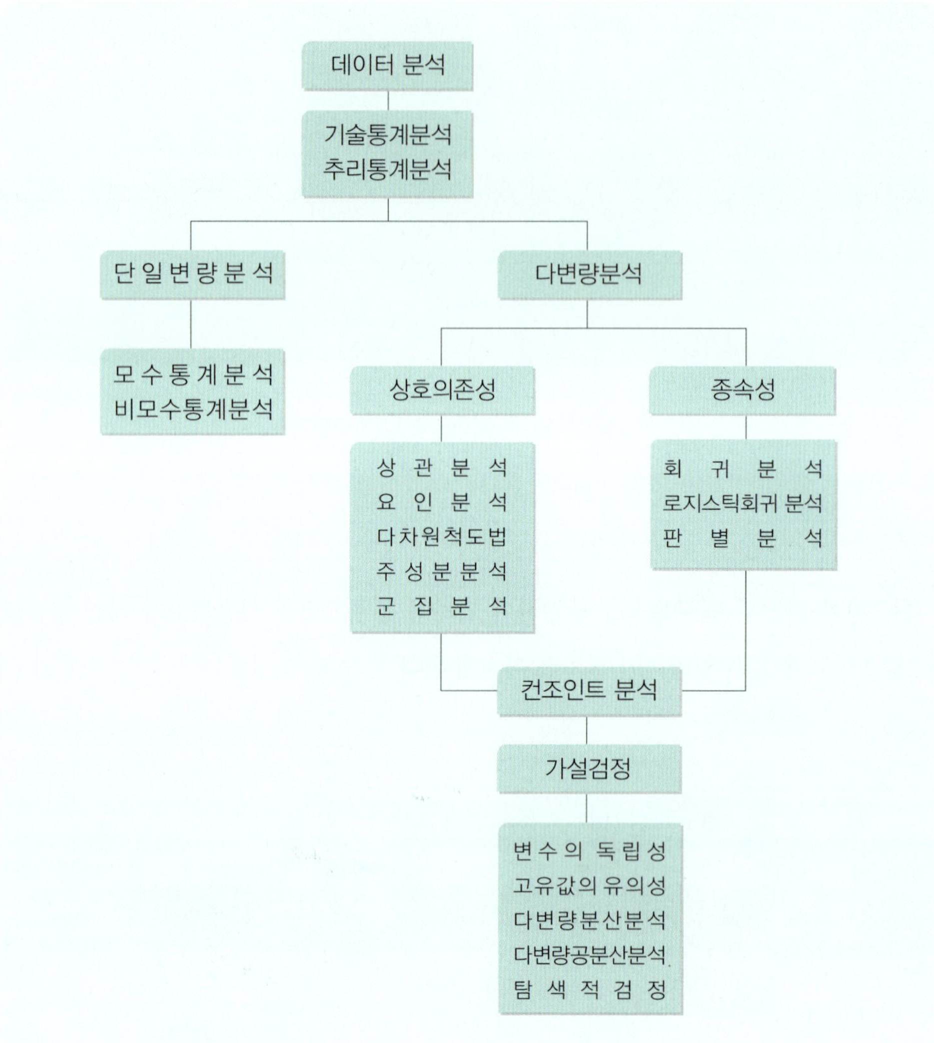

자료 : SPSS 아카데미, 사회과학 통계분석, 2005, p.99. 참조.

〈그림 17-4〉 데이터 분석 방법

제 18 장 [IBM SPSS 21] 중급 활용단계 기본 통계지식

01 평균(차이) 검정

1.1 단일모집단 일표본 평균검정

단일보집단 일표본 평균 T검정은 일정한 기준에서 평균에 대한 가설을 채택할 것인가 혹은 기각할 것인가를 결정하는 절차이다. 가설이란 모집단의 특성을 잠정적으로 설정한 것으로서 이것을 검정하는 절차가 가설검정이다. 통계적 추론의 목적은 표본에서 확보한 정보를 바탕으로 모수에 대하여 유추하는 데 있다. 따라서 가설검정은 모수를 유추하는 방법이라고 할 수 있다.

단일모집단 일표본 평균검정은 단일모집단에서 추출된 단일표본의 평균을 검정하는 것이다.

예컨대 2013년 H-병원의 환자들의 평균연령이 30세였다. 2014년 환자들의 평균연령도 대체로 30세 정도 될 것으로 받아들여진다. 이를 검정하기 위해 실제로 2014년 이 병원을 찾는 환자 30명을 표본추출하여 수집한 설문결과를 분석하였을 때, 이들의 평균연령이 30세가 아니라고 말할 수 있는가?

이 경우 그 동안 기정 사실로 받아들여진 경우의 가설을 영가설(Zero Hypothesis)

또는 귀무가설(H_0)이라고 하며 분석자가 논리적인 근거를 토대로 어떤 현상에 대해 '~일 것이다'라고 추측하는 경우를 연구가설(Research Hypothesis) 또는 대립가설(H_1)이라고 한다.

1.2 두 모집단 독립표본 평균차이 검정

모집단 독립표본 T검정 즉 두 모집단 표본 평균차이 검정은 서로 다른 두 모집단에서 추출된 두 개의 표본을 비교하는 문제이다. 예컨대 수도권 소재병원과 비수도권 소재병원에서 병원들의 평균 의료수익이나 임금의 차이를 비교하는 문제를 생각해 볼 수 있다.

1.3 동일 모집단 대응표본 평균차이 검정

앞에서 설명한 두 모집단 추론 문제는 두 표본이 독립적이라고 가정하였다. 즉 한 표본의 관측치는 다른 표본의 관측치와 관련이 없다는 점이다. 여기서는 두 표본이 독립적이지 아니하고 먼저 추출한 표본의 통계량과 나중에 추출한 표본의 통계량이 서로 관련이 있는 경우를 가정하여 분석한다. 이처럼 동일 모집단 대응표본 T검정(P)은 동일한 사람(사물)에 대하여 일정한 시간을 두고 두 번의 표본을 추출하는 경우이다.

예컨대 G-보건소의 식이요법 프로그램 효과 추정 사례를 아래와 같이 들어보자.

G-보건소에서는 지역 주민 중 당뇨병 환자들을 대상으로 3개월 간의 식이요법 프로그램이 효과가 있는지 여부를 분석하기로 하였다. 식이요법 프로그램에 참가한 10명의 당뇨병 환자의 공복 시 혈당수치가 다음과 같다고 하였을 때, 이 식이요법은 효과가 있다고 할 수 있는가?

표 18-1 식이요법 프로그램 효과 설문결과

대상자	1	2	3	4	5	6	7	8	9	10
식이요법 전	120	140	115	124	110	116	120	108	116	112
식이요법 후	112	120	106	120	112	110	118	110	112	110

이 프로그램이 효과가 있는지 여부를 판단하기 위해서 열 명을 표본 추출하여 프로그램 실시 전의 혈당수치와 실시 석달 후의 혈당수치를 측정하여 비교하였다고 하자. 이

경우에 두 평균 차이가 통계적으로 유의한지 여부를 분석하기 위해서는 [독립표본 T검정]대신 [대응표본의 T검정](Paired Samples T-test)을 이용해야 한다.

[대응표본 T검정]은 매우 유용한 통계기법이다. 일반적으로 두 표본의 평균차이 문제에서는 두 표본이 독립적이라는 것을 반드시 가정하여야 한다. 여기서는 이것을 가정할 필요도 없으며, 아울러 모분산이 같다고 가정하지 않아도 된다. [대응표본 T검정]에서 유의할 것은 두 표본 간의 대응관계를 맞추는 일이다. 동일한 대상을 계속해서 측정하는 경우에는 별문제가 없으나 대응되는 대상이 다른 경우에는 유의하여야 한다. 예컨대 두 종류의 치료법을 개발하여 환자를 두 집단으로 나누어 실험하였다고 가정하자. 한 치료법을 받은 환자 그룹의 평균치가 다른 치료법을 받은 환자그룹보다 더 젊거나 건강하다면 두 치료법의 효과는 불명확하다. 따라서 연령과 건강상태가 같은 두 집단을 한 명씩 차례로 대응시켜 실험하여야 한다. 이렇게 하여 여러 쌍에 대하여 실험을 계속하면 연령이나 건강과 같은 외생효과를 제거할 수 있을 것이다.

02 분산분석

두 개 이상의 여러 모집단을 동시에 비교하는 경우 분산분석이 활용된다. 예컨대 최종학력을 중졸이하, 고졸, 전문대졸, 대졸이상 등으로 구분한 뒤에 각 집단별로 인지하고 있는 창구직원 이미지를 비교 · 연구하기 위해서는 단일변량 분산분석(Analysis of Variance : ANOVA)기법을 활용할 수 있다. 이 기법은 두 개 이상의 모집단 평균차이를 동시에 검정할 수 있는 장점이 있다.

ANOVA는 최종학력이라는 하나의 독립변수와 창구직원 이미지라는 하나의 종속변수 사이의 관계를 연구하는 기법이다. 반면에 두 개 이상의 독립변수와 두 개 이상의 종속변수 사이의 관계를 동시에 관측하는 기법을 다변량 분산분석(Multivariate Analysis of Variance : MANOVA)이라고 한다. 예컨대 창구직원 이미지뿐만아니라 의료장비에 대해서도 동시에 분석하고자 할 때 MANOVA가 된다. ANOVA와 MANOVA의 차이는 실험개체를 대상으로 놓고 측정되는 종속변수가 한 개인지 아니면 여러 개인지에 달려 있다.

2.1 단일 분산분석

단일변량 분산분석은 독립변수에 대한 효과를 분석하는데 기본적으로 이용된다. 여기서 독립변수를 요인(Factor)이라고 부르며, 한 요인 내에서 실험개체에 영향을 미치는 여러 가지 특별한 형태를 요인수준(Factor Level) 또는 처리(Treatment)라고 한다. 교육수준을 요인이라고 한다면 중졸이하, 고졸, 전문대졸, 대졸이상은 한 요인 내에서 요인수준 또는 처리가 된다.

그런데 단일변량 분산분석은 독립변수의 종류에 따라서 여러 종류로 나눌 수 있다. 예컨대 최종학력이라는 단일요인과 창구직원 이미지 사이의 관계를 분석하는 것을 일원분산분석(One-way ANOVA)이라고 한다. 그런데 이 모형에 최종학력뿐만 아니라 남녀라는 성별요인을 추가하여 두 요인이 창구직원 이미지에 미치는 영향을 조사한다면 이원분산분석(Two-way ANOVA)이 된다.

분석절차를 살펴 보면 다음과 같다. 분산분석의 귀무가설은 여러 모집단의 평균들이 동일하다는 것이다. 분산분석에서 평균차이는 사실상 처리효과를 뜻하며, 따라서 서로 다른 처리에 대한 평균치에 초점을 맞춘다. 각 요인 수준의 확률분포로부터 얻어진 표본 데이터의 분석은 다음의 두 단계를 거친다.

먼저 모든 요인수준의 평균들이 같은지를 결정한다.

$$H_0 : \mu_1 = \mu_2 = \mu_3$$

$$H_1 : \mu_1 \neq \mu_2 \neq \mu_3$$

위 가설을 검정하기 위하여 다음과 같은 분산분석표를 만든다.

표 18-2 분산분석표(ANOVA Table)

원 천	제곱합(SS)	자유도(DF)	평균제곱(MS)	F
그룹간	$SSB = \Sigma_{nj}(\overline{Y}_j - \overline{Y})^2$	$g-1$	$MSE = \frac{SSB}{g-1}$	$\frac{MSE}{MSW}$
그룹내	$SSW = \Sigma_{nj}(Y_{ij} - \overline{Y}_j)^2$	$n-g$	$MSW = \frac{SSW}{n-g}$	
합 계	$SST = \Sigma\Sigma(Y_{ij} - \overline{Y})^2$	$n-1$		

검정통계량(F=MSE/MSW)이 임계치보다 작으면 귀무가설을 채택하고, 평균들이 같다고 결론을 내린다. 반대로 F값이 임계치보다 크면 귀무가설을 기각시키고 대립가설이 채택된다. 대립가설이 채택되어 모평균값이 서로 다르면, 신뢰구간을 이용하여 얼마나 다른가를 조사하고 그 차이가 의미하는 것이 무엇인가를 규명한다.

2.2 일원배치 분산분석

예컨대 H-병원 환자들의 최종학력(V_{15})에 따라 창구직원 이미지(V_{10})에 대한 데이터값 평균에 차이가 있는지 여부에 대하여 알아보기 위해서는 일원배치분산분석을 하면 된다.

분산분석이 유용하게 활용되기 위해서는 표본이 무작위로 추출되었으며 모집단은 동일한 분산을 가지고 있다는 가정을 충족시켜야 한다. 분석하고 있는 데이터가 이러한 가정을 충족시키는지를 알아보기 위해 일반적으로 Levene통계량을 이용한다. Levene통계량 값이 만약 2.002로서 충분히 크며 유의확률(P)이 0.138〉0.05이라면, 모집단의 분산이 동일하다는 귀무가설이 채택된다고 할 수 있다.

일원배치 분산분석의 결과 F값의 유의확률(P)이 0.008〈0.05라면 귀무가설이 기각된다. 따라서 평균차이는 통계적으로 유의한 차이가 있다고 할 수 있기 때문에 최종학력 수준별로 창구직원 이미지에는 통계적으로 유의한 차이가 있다는 것을 알았다. 이것은 사후분석을 통해 재확인할 수 있다.

2.3 이원분산분석

이원분산분석은 2개 이상의 요인(독립변수)을 활용하여 집단별로 평균 차이를 알아보는 통계분석기법이다. 이원분산분석은 일원분산분석과는 달리 다음과 같은 몇 가지 점에서 차이가 있다. ① 요인(독립변수)의 수가 두 개이다. ② 독립변수 간의 상호작용 유무를 밝혀내야 한다. ③ 이 상호작용을 고려하여 동시에 설명할 것인지 아니면 통제할 것인지 여부를 결정하여야 한다.

이원분산분석을 위해 다음과 같은 5단계에 따라 데이터를 분석하면 된다.

[단계 1] : 두 요인(독립변수)에 상호작용이 있는가를 조사한다.

[단계 2] : 이 때 상호작용이 없으면 두 요인(독립변수)을 별도로 분석하여 하나씩 조사한다.

[단계 3] : 만약 상호작용은 있으나 중요하지 않으면 [단계 2]로 돌아간다.

[단계 4] : 만약 상호작용이 중요하면, 그 데이터를 변환하여 그 상호작용을 중요하지 않게 만들 수 있는지 여부를 결정한다. 그렇게 할 수 있다면 데이터를 변환한 후에 [단계 2]로 돌아간다.

[단계 5] : 데이터의 의미 있는 변환으로도 상호작용이 중요하다면, 두 요인효과와 함께 분석한다.

분산분석의 유용성이 확보되기 위해서는 무작위적인 추출이 전제된 표본과 동일한 분산을 전제로 한 모집단 가정을 충족시켜야 한다. 분석하고 있는 데이터가 이러한 가정을 충족시키고 있는지를 알아보기 위해서 Levene통계량 값이 만약 1.760으로서 충분히 크며 유의확률(P)이 0.147>0.05라면 모집단의 분산이 동일하다는 귀무가설이 채택된다. 그러면 분산분석을 계속 진행해도 무방하다.

2.4 공분산 분석

앞에서의 분석방법은 두 독립변수 간에 상호작용이 존재하지 않는 것을 전제로 하고 있다. 만약 종속변수가 두 독립변수의 복합적인 관계에 의하여 영향을 받을 때에는, 한 요인을 통제하고 다른 한 요인의 효과를 분석하는 경우가 있다. 이 경우 회귀분석의 변형된 기법인 공분산 분석(ANCOVA : Analysis of Covariance)을 활용한다. 공분산 분석은 질적인 독립변수와 양적인 독립변수를 동시에 분석하는 것으로 양적인 독립변수를 통제하고 질적인 독립변수와 종속변수 간의 관계를 명확하게 규명하는 방법이다. 여기서 통제되는 양적인 독립변수를 공변량(Covariate)이라고 한다.

2.5 다변량 분산분석

다변량 분산분석(Mulitvariate Analysis of Variance : MANOVA)은 독립변수가 명목척도이고, 종속변수가 2개 이상의 양적 변수의 경우에 여러 모집단의 평균 벡터를 동시에 비교 · 분석하는 기법이다. 예컨대, 양방병원과 한방병원에 속한 여러 병원들의 병원경영실태를 분석하기 위하여 유동비율, 부채비율, 총자산회전율 등을 비교 · 분석할 때 MANOVA를 사용할 수 있다. MANOVA에서는 대부분의 경우 종속변수들은 서로 상관관계가 있기 때문에 종속변수의 조합에 대한 효과의 동시검정을 중요시한다.

ANOVA와 MANOVA는 실험개체를 대상으로 한 종속변수가 하나인가 아니면 여러 개인가에 그 차이가 있다. 백터변수인 종속변수는 각 모집단에 대하여 같은 공분산행렬을 가지며 다변량 정규분포를 하고 있다고 가정한다. MANOVA 분석의 핵심은 모집단의 중심(평균백터) 간에 차이가 있는지 여부에 대한 것이다.

다변량 분산분석에서 귀무가설은 여러 모집단의 평균벡터가 같다는 것을 전제로 한다. 이에 대한 분석절차는 다음과 같이 4단계를 거친다.

[1단계] : 우선 종속변수 간의 상관관계가 있는지 여부를 조사한다. 만약 상관관계가 없다면 변수들을 개별적으로 ANOVA 검정을 실시한다. 그러나 상관관계가 존재하는 경우에는 MANOVA를 실시하면 된다.

[2단계] : 변수들의 기본 가정인 다변량 정규분포성과 등공분산성 등을 조사한다.

[3단계] : 모든 요인수준의 평균벡터들이 차이가 있는지를 검정한다.

[4단계] : 만약 모든 평균백터들이 동일하다는 귀무가설이 채택되면 검정은 여기서 끝나지만, 귀무가설이 기각되어 모든 평균벡터들이 반드시 같지 않다면, 변수들을 개별적으로 조사하여 어떤 변수가 얼마나 다른가를 조사한다. 그리고 그 차이가 시사하는 바를 규명한다.

다변량 분산분석에서는 분석자의 연구목적에 따라 Pillais의 트레이스, Wilks의 람다, Hotelling의 트레이스, Roy의 최대근 등을 사용한다. 종속변수와 독립변수 간의 함수관계를 설정할 필요가 있다. 여기서는 Wilks통계량값을 사용하며, 각 판별함수 변량들로 설명되지 않은 분산의 적(積)으로 윌크스 람다(Wilks' Λ)는 다음과 같이 계산된다.

$$\Lambda = \frac{\text{그룹내분산}}{\text{총분산}}$$

만약 Λ 값이 작으면 귀무가설은 기각된다.

2.6 반복측정 분산분석

반복측정(Repeated Measure)은 사회과학 분야나 의학 분야에서 많이 이용되는 방법이다. 분석자는 실험대상이나 실험동물에게 실시한 실험효과를 특정 시점마다 결과치를 확인할 수 있는데 반복측정분석은 이 경우에 적합한 분석방법이다. [대응표본 T검정]의 경우는 동일 집단에 대하여 실험전 · 후의 차이만을 확인할 수 있지만 반복측정분석법은 두 집단 이상과 여러 시점별로 실험효과를 분석할 수 있다는 점이 특징이다. 분석자는 반복측정분석에서 분석결과를 보고 다음과 같은 내용을 확인할 필요가 있다. ① 개체간 효과 : 측정결과가 실험수준에 따라 어떤 차이가 존재하는가? ② 개체내 효과 : 측정결과는 관측시점에 따라 어떤 차이가 있는가? ③ 상호작용효과의 존재 유무 : 실험수준과 관측시점에 따른 상호작용효과는 존재하는가? ④ 프로파일 도표분석 : 시간에 따른 실험수준의 효과 변화 상황은 어떠한가?

예컨대 중부스포츠센터에서는 회원들을 세 그룹(1=Control Group, 2=Diet Group, 3=Diet+Exercise Group)으로 분류하여, 체중변화(Weight Loss)와 자기효능감(Self Esteem)의 변화를 각각 3개월 동안 조사하였다고 하자. 스포츠센터 운영팀장은 세 그룹간 체중변화와 자기효능감의 차이 여부를 알아볼 수 있다. 분석결과를 95% 신뢰수준($p=0.05$)에서 검정이 가능하다.

고려사항으로서 우선 반복측정의 실험계획에서는 이월효과(Carry-over Effect)가 나타나지 않도록 각 처리의 간격을 충분히 하거나 이월효과 자체를 직접 측정할 수 있는 실험방법을 강구해야 한다. 또한 실험을 실시할 때에는 나타나지 않았던 효과가 그 다음 실험할 시점에 나타나 실험효과가 중복되어 나타나는 경우가 있는데 이러한 현상이 예측되는경우에는 반복측정법을 적용해서는 안된다.

03 상관분석

3.1 상관분석의 개요

상관분석은 변수 간의 관계가 어느 정도 밀접한가를 측정하는 분석기법이다. 변수 간의 관계를 규명하기 위해서 우선 산포도를 알아본다. 그 다음 공분산을 계산하여 상관계수를 통해서 변수 간의 관련성을 규명할 수 있다.

어떤 두 변수 간의 관계를 안다면 한 변수의 값에 대한 정보를 가지고 있으면 다른 변수의 값을 추정할 수 있다. 예컨대 의료광고비의 지출이 늘어나면 의료수익은 증가할 것이고, 내원환자의 수가 많으면 많을수록 재료비는 늘어날 것이다. 이와 같이 상관분석(Correlation Analysis)은 두 변수 간의 관계가 어느 정도 밀접한가를 측정하는 분석 기법이다.

상관계수 구하는 방식을 모집단과 표본으로 나누어 설명하면 다음과 같다.

① 모집단상관계수 : $\rho = \dfrac{\sigma_{v_1 v_2}}{\sqrt{\sigma^2_{v_1}}\sqrt{\sigma^2_{v_2}}} = \dfrac{\sigma_{v_1 v_2}}{\sigma_{v_1}\sigma_{v_2}},\ -1 \le \rho \le 1$

② 표본상관계수 : $\gamma = \dfrac{S_{v_1 v_2}}{\sqrt{S^2_{v_1}}\sqrt{S^2_{v_2}}} = \dfrac{S_{v_1 v_2}}{S_{v_1} S_{v_2}},\ -1 \le \gamma \le 1$

여기서, $S^2_{v_1} = \dfrac{1}{n-1}\Sigma\,(v_1 - \overline{v_1})^2 \quad S^2_{v_2} = \dfrac{1}{n-1}\Sigma\,(v_2 - \overline{v_2})^2$

$$S_{v_1 v_2} = \frac{1}{n-1}\Sigma\,(v_1 - \overline{v_1})\,\Sigma\,(v_2 - \overline{v_2})$$

③ 편(부문)상관계수(표본) : $\gamma_{v_1 v_3 \cdot v_2} = \dfrac{\gamma_{v_1 v_3} - \gamma_{v_1 v_2}\gamma_{v_3 v_2}}{\sqrt{1-\gamma^2_{v_1 v_2}}\sqrt{1-\gamma^2_{v_3 v_2}}}$

$\gamma_{v_1 v_3 \cdot v_2}$는 v_2를 통제한 상태에서 v_1과 v_3의 편상관계수를 나타낸다.

상관관계의 종류에는 세 가지가 있다. ① 두 변수 간의 상관관계를 나타내는 단순상관계수(Simple Correlation Coefficient), ② 하나의 변수와 두 변수 이상의 변수 간의 상관관계를 나타내는 다중상관관계(Multiple Correlation), ③ 다른 변수들의 상관관계를 통제하고 나머지 두 변수 간의 상관관계를 나타내는 편상관관계(Patial Correlation)가 있다.

상관관계는 인과관계와는 다르다. 즉 상관분석은 종속변수와 독립변수 간의 인과관계를 반영하는 분석이 아니라, 상호 동등한 위치에서 변수들 상호 간의 변화의 방향과 정도를 파악하는 분석방법이다. 편(부분)상관분석(Partial Correlations)은 단순상관분석과 같이 두 변수 간의 관계를 분석한다는 점에서 비슷하지만, 두 변수에 영향을 미치는 제3의 변수를 통제한다는 점에서 차이가 있다.

상관계수는 두 변수 간의 일차적인 관계가 얼마나 강한가를 측정해주는 지수이다. 상관분석계수를 정확하게 구하기 전에 먼저 산포도를 그려봄으로써 두 변수 간의 개략적인 관계를 감각적으로 이해할 수 있다. 그 다음, 공식을 이용하여 상관계수를 계산하고 해석을 한다.

상관계수(ρ)	관련성 정도
$\lvert 0.7 \rvert \leq \rho \leq \lvert 1.0 \rvert$	매우 관련성이 강함
$\lvert 0.4 \rvert \leq \rho < \lvert 0.7 \rvert$	상당히 관련성이 있음
$\lvert 0.2 \rvert \leq \rho < \lvert 0.4 \rvert$	약간 관련성이 있음
$\lvert 0.0 \rvert \leq \rho < \lvert 0.2 \rvert$	관련성이 거의 없음

산포도와 상관계수 간의 관계를 그림으로 나타내면 〈그림 18-1〉과 같다.

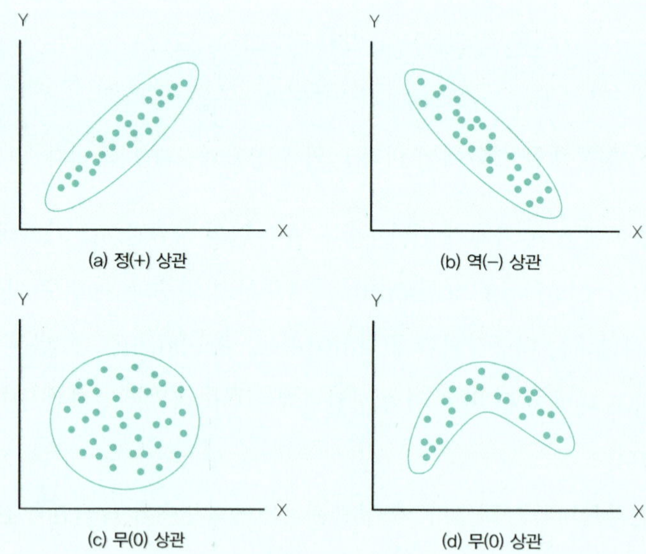

〈그림 18-1〉 산포도와 상관계수 간의 관계

3.2 상관계수의 가설검정

두 변수들의 상관계수를 계산한 후에는 두 변수 간의 선형관계가 통계적으로 유의한지 여부를 검정할 필요가 있다. 표본상관계수 γ에 근거하여, 모집단의 상관계수 ρ에 대한 가설을 검정한다. 이 가설을 검정하기 위해서는 두 변수 모두 정규분포에 따른 확률표본이 추출되었다는 기본가정이 전제되어야 한다. 검정절차는 다음과 같다.

① 가설설정

$H_0 : \rho_{xy}=0$, 상관관계가 없다.

$H_1 : \rho_{xy}\neq 0$, 상관관계가 있다.

② 검정통계량 : $T^* = \sqrt[\gamma_{xy}]{\dfrac{1-r_{xy}^2}{n-2}}$

(T^*는 귀무가설 H_0이 참이라면 자유도는 $n-2$인 t분포를 따른다)

③ 의사결정 : $|T^*| \leq t(\frac{\alpha}{2}, n-2)$이면, H_0을 선택한다.

$|T^*| > t(\frac{\alpha}{2}, n-2)$이면, H_0을 기각한다.

검정절차에 의하여 귀무가설이 기각되면, 두 변수 간에 통계적으로 유의한 상관관계가 있다고 판단할 수 있다. 이 때 통계적으로 유의한 상관관계라고 해서 반드시 중요한 상관관계라는 뜻은 아니다. 일반적으로 통계적으로 유의한 상관관계란 단지 두 변수에 상관관계가 존재하며 모집단에 대한 상관계수가 0이 아니라는 것을 의미한다.

04 회귀분석

4.1 회귀분석의 개요

회귀분석은 독립변수가 종속변수에 어떻게 영향을 미치는 지를 알아보기 위한 분석방법이다. 예컨대 연구결과 의료광고액이 의료수익에 영향을 미친다면, 여기서 영향을 주는 변수를 독립변수(Independent Variable)라고 하고 영향을 받는 변수를 종속변수(Dependent Variable)라고 한다. 만약 독립변수가 명목척도라면 변수 더미화를 통한 회귀분석을 실행할 수 있다.

여러 변수들 간의 관계를 분석하기 위하여 사용되는 회귀분석은 세 가지 목적 즉 기술 목적, 통제 목적, 예측 목적을 가지고 분석에 이용된다. 예컨대 첫째, 의료광고액과 의료수익 간의 관계를 기술하는 목적으로 회귀분석을 할 수 있다. 둘째, 의료비용과 의료수익 간의 관계를 조사하여 병원경영관리를 효율적으로 통제하기 위해 회귀분석을 사용할 수 있다. 셋째, 회귀분석 결과를 통해 의료광고예산액에 따른 향후 의료수익을 예측할 수 있다.

회귀분석은 단순회귀분석(Simple Regression Analysis)과 다중회귀분석(Multiple Regression Analysis)으로 구분할 수 있다. 이 구분은 독립변수의 수에 달려 있다. 종속변수는 하나이지만 독립변수가 하나이면 단순회귀분석이고, 독립변수가 여러 개인 경우를 다중회귀분석이라고 한다.

4.2 회귀분석 절차

회귀분석을 실시하기 위해서는 우선 산포도(산점도)를 그려보는 것이 좋다. 왜냐하면 산포도를 살펴봄으로써 회귀모형을 직선으로 나타낼 것인지 아니면 곡선으로 나타낼 것인지를 결정할 수 있다.

그 다음에는 회귀계수를 계산한다. 예컨대 회귀모형이 직선이라면 모형으로부터 기울기와 절편을 계산하여 해석한다.

$$\widehat{Y}=b_0+b_1X$$

$$\text{기울기 : } b_1=\frac{n\Sigma X_iY_i-(\Sigma X_i)(\Sigma Y_i)}{n\Sigma x_i^2-(\Sigma X_i)^2}=\frac{\Sigma(X_i-\overline{X})\Sigma(Y_i-\overline{Y})}{\Sigma(X_i-\overline{X})^2}$$

$$\text{절편 : } b_0=\frac{1}{n}\Sigma(Y_i-b_1X_i)=\overline{Y}-b_1\overline{X}$$

이 때 추정의 표준오차 또는 표본결정계수를 통해 회귀선이 관측데이터를 어느 정도로 설명하는지를 추정할 수 있다.

$$\text{추정의 표준오차 : } S_{y,x}=\sqrt{\frac{\Sigma(Y_i-\widehat{Y}_i)^2}{n-2}}=\sqrt{\frac{\Sigma(Y_i-b_0-b_1X_i)^2}{n-2}}$$

$$\text{표본의 결정계수} : R^2 = \frac{SSR}{SST} = 1 - \frac{SSE}{SST}$$

이제 회귀모형을 통계적으로 검정절차도 거쳐야 한다. 분산분석표를 사용하여 회귀선이 통계적으로 유의한지 여부를 검정한다.

$$\text{귀무가설 } H_0 : \beta_1 = 0$$

$$\text{대립가설 } H_1 : \beta_1 \neq 0$$

검정통계량(F=MSR/MSE)이 임계치보다 크면 귀무가설을 기각하고 회귀선은 통계적으로 유의하다고 해석한다. 이 때 회귀선이 통계적으로 유의하다고 하면 회귀계수에 대하여 통계적 추론을 실시한다.

$$\text{기울기 } \beta_1\text{의 신뢰구간} : \beta_1 = b_1 \pm t_{(\frac{a}{2}, n-2)} \cdot S_{b_1}$$

$$\text{여기서, } S_{b_1} = \sqrt{\frac{MSE}{\Sigma(X_i - \overline{X})^2}}$$

$$MSE = \frac{\Sigma(Y_i - \widehat{Y}_i)^2}{n-2}$$

4.3 회귀모형의 타당성

회귀분석을 본격적으로 실시하기 전에 데이터 분석을 위한 회귀모형의 타당성을 검토하는 것은 매우 중요하다. 검토방법은 네 가지가 있다. ① 결정계수 R^2이 0에 가까울 정도로 너무 작으면 회귀선은 부적합하다. ② 분산분석에서 회귀식이 통계적으로 유의하다는 가설이 기각된 경우에는 다른 모형으로 대체해야 한다. ③ 적합결여검정(Lack-of-Fit Test)을 통하여 모형의 타당성을 조사한다. ④ 잔차(Residual)를 검토하여 회귀모형의 타당성을 조사한다.

이 중에서 잔차에 대해서만 살펴보기로 한다. 회귀모형이 타당성을 가지려면 잔차들이 X축에 대하여 임의(Random)로 분포되어 있어야 한다. 〈그림 18-2〉의 잔차 산포도 중에서 (a)만이 전형적인 산포도를 보이고 있으며 나머지는 문제가 있는 경우이다.

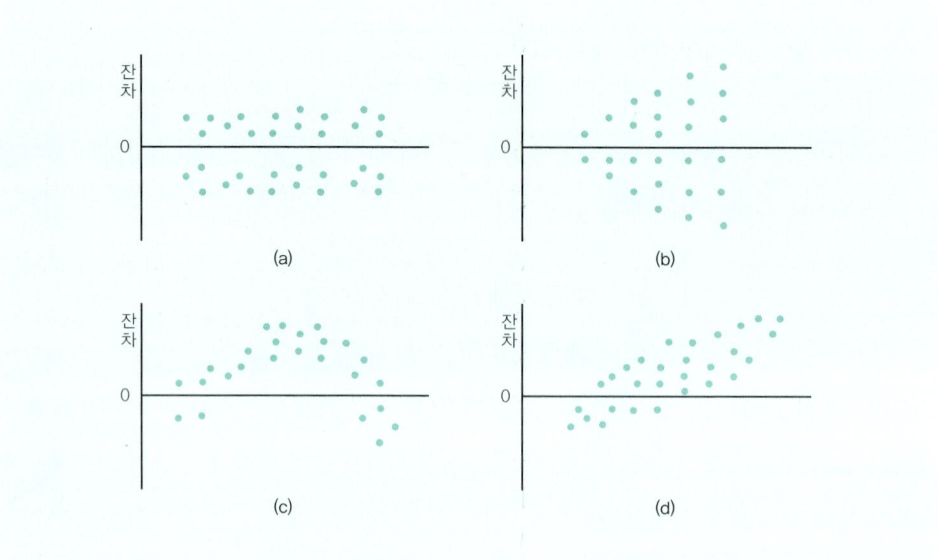

자료 : SPSS 아카데미, 사회과학 통계분석, 2005, p.255 참조.

〈그림 18-2〉 잔차의 산포도

4.4 회귀분석의 종류

회귀분석에는 단순회귀분석, 다중회귀분석, 더미변수를 이용한 회귀분석 등이 있다. 단순회귀분석이란 하나의 독립변수가 하나의 종속변수에 미치는 영향의 정도를 알아볼 때 사용된다.

예컨대 중부병원 홍보기획팀에서는 대전지역 의료기관을 대상으로 의료수익에 영향을 주는 주요 변수들을 알아보기 위해 의료광고액(X_1)이 의료수익(Y)에 영향을 미칠 것이라는 가정 하에서 회귀분석을 실시하였다면 이것은 단순회귀분석에 해당된다.

그러나 다중회귀분석은 종속변수에 영향을 주는 독립변수가 2개 이상일 경우의 회귀분석을 말한다. 예컨대 의료수익에 영향을 주는 변수로서 단순회귀모형에서 사용한 의료광고액 이외에 의료진의 근무년수, 1일 콜센터 전화건수라는 추가적인 독립변수를 고려할 수 있다. 일반적으로 회귀분석에서는 ① 독립변수 간의 상관관계, 즉 다중공선성(Multicollinearity) 문제, ② 어떤 잔차항이 다른 잔차항에 영향을 미치게 되는 경우 오차항의 자기상관(Autocorrelation) 또는 계열상관(Serial Correlation) 문제, ③ 종속변수가 독립변수의 변화에 따라 다른 분산을 보이는 이분산(Heteroscedaticity)

문제 등을 고려할 필요가 있다.

다중공선성이란 독립변수 간의 상관관계가 존재하는 것을 의미한다. 회귀식에 독립변수를 많이 투입할수록 일반적으로 모형의 설명력은 높아진다. 그러나 독립변수 중에서 다중공선성이 높은 독립변수가 존재한다면 이러한 독립변수를 탈락시키는 것이 좋다. 다중공선성을 검사하기 위해서는 공차한계(Tolerance)를 활용한다. 결정계수(R_i^2) 값이 매우 크다는 것은 i번째 독립변수가 투입되었을 때의 회귀식의 설명력이 매우 크다는 것을 말한다. 따라서 공차한계($1-R_i^2$)란 i번째 독립변수가 회귀분석에 투입되었을 때, 이미 투입된 독립변수가 설명하지 못하는 총변동 부분을 의미하는 것이다. 즉 다중공선성이 낮다는 것은 공차한계 값이 높다는 것을 의미한다.

잔차의 독립성에 관한 검정을 하기 위해서는 Durbin-Watson 테스트로 실시하면 된다. 이 테스트는 모형에서 자기상관관계가 존재하는지 여부를 알아보기 위한 검정방법이다.

$$H_0 : \rho = 0$$
$$H_1 : \rho > 0$$

독립변수 2(k=2), 관측치 12(N=12)의 Durbin Watson의 임계치는 $0.95 \leq d \leq 1.54$이다. 검정통계량 d가 $d < 0.95$이면 H_1이 채택되고, d가 $d > 1.54$ H_0이 채택된다. 그리고 d가 $0.95 < d < 1.54$이면 불확정적이다. 만약 제시된 d값이 2.108이므로 $d = 2.108 > 1.54$라면 H_0이 채택된다. 따라서 선형 회귀모형에서 자기상관이 없기 때문에 잔차의 독립성이 검정되었다고 해석할 수 있다.

회귀분석을 실시할 때 독립변수 중에서 명목변수가 있으면 그 독립변수를 더미변수(Dummy Variable)로 변환하여 분석하는 경우가 있다. 일반적으로 더미변수의 수는 원래 독립변수 수보다 하나 적다. 예컨대 성별이라는 변수가 독립변수로 하여 분석하게 될 때 남자와 여자의 두 분류만 있으므로 1개의 더미변수만 존재하게 된다.

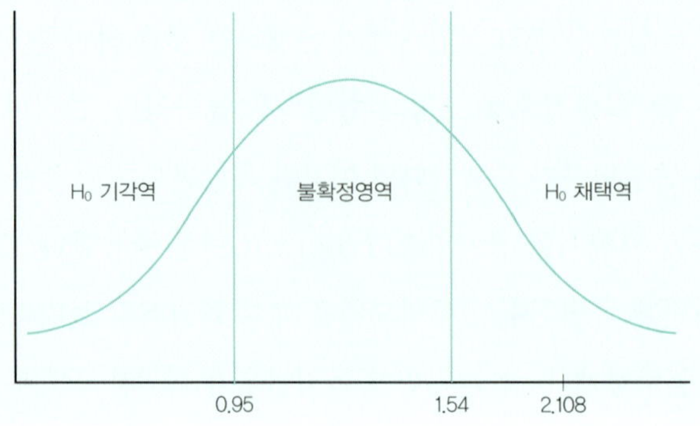

자료 : SPSS 아카데미, 사회과학 통계분석, 2005, p.282 참조.

〈그림 18-3〉 Durbin Watson 검정 기준

05 로지스틱 회귀분석

5.1 로지스틱 회귀모형의 개요

로지스틱 회귀모형(Logistic Regression Model)이란 양적 변수인 독립변수와 이변량 (0,1)의 질적 변수인 종속변수 간에 분석하는 비선형의 회귀분석 모형을 의미한다. 로지스틱 회귀분석을 실행하기 전에 우도비 검정통계량을 통해 모형의 적합성을 먼저 검정해야 한다.

회귀분석은 종속변수가 질적인 경우에는 회귀분석을 사용하는 데에 한계가 있다. 따라서 이 경우에는 로지스틱 회귀분석이나 판별분석을 실시하는 것이 좋다. 일반적으로 판별분석은 독립변수들이 정규분포를 가지고 있으며, 집단 간 분산-공분산이 동일하다고 가정하지만, 로지스틱회귀분석에서는 이러한 가정을 엄격하게 적용하지 않는다. 또한 로지스틱 회귀분석이 선형회귀분석과 비슷할 뿐만 아니라, 비선형적인 효과를 통합하고 전반적인 진단을 내릴 수 있기 때문에, 판별분석에서 그 가정이 충족된다고 할지라도 많은 분석자들이 로지스틱 회귀분석을 선호한다.

로지스틱 회귀모형은 종속변수가 이변량(0,1)의 값을 가지는 질적 변수인 경우에 사용된다는 점에서 다중회귀분석과도 차이가 있다. 이변량의 사례는 얼마든지 찾아볼 수 있다. 예컨대 보건교육을 받았거나 받지 않은 경우, 건강상태가 양호하거나 양호하지 않은 경우, 자동차를 구매하는 경우와 구매하지 않은 경우, 성공한 병원과 실패한 병원 등이 있다. 이러한 예들은 정규분포를 가정하는 회귀모형으로 분석하기에는 부적합하다.

로짓모형(Logit Model)은 두 개의 반응범주를 취하는 Y를 공변량(Covariate) X로 설명하기 위한 모형이다. 예컨대 의료장비 MRI(X) 소유여부에 따라서 환자가 증가하는지(1), 그렇지 않은지(0) 여부를 예측하기 위한 확률 비율을 승산율(Odds Ratio)라고 부른다.

$$\frac{P(Y=1/X)}{P(Y=0/X)}=e^{\beta_0+\beta_1 X}$$

이 승산율에 자연로그를 취하면 다음과 같은 로짓모형이 된다.

$$\text{In}\frac{P(Y=1/X)}{P(Y=0/X)}=\beta_0+\beta_1 X$$

여기서 회귀계수는 확률비율(승산율)의 변동을 추산한다. 이것은 로그로 표현되었기 때문에 결과치가 나오면 앤티로그를 취해서 해석을 하여야 한다. 사실 로지스틱 회귀분석은 로짓분석에서 파생되었으며 서로 같은 개념으로 사용되기도 한다.

로지스틱 회귀분석은 독립변수들이 효과를 분석하기 위해서 어떤 사건이 발생한 경우(1)와 발생하지 않은 경우(0)를 예측하기 보다는, 사건이 발생할 확률을 예측한다. 종속변수는 0(실패)과 1(성공)로 나타낸다.

로지스틱 회귀분석에서 독립변수와 종속변수의 관계는 S자의 비선형을 나타내고 있다. 이 때 독립변수의 수준이 높으면 성공할 확률은 증가한다. 독립변수가 한 개인 로지스틱 회귀모형을 나타내면 다음과 같다.

$$E(Y)=\frac{\exp(\beta_0+\beta_1 X)}{1+\exp(\beta_0+\beta_1 X)}=\pi$$

여기서 $E(Y)$는 Y가 1의 값을 취할 확률 즉 어떤 사건이 발생할 확률 π를 의미한다. $E(Y)$는 X가 커짐에 따라(작아짐에 따라) 확률 $E(Y)$의 증가율(감소율)이 줄어드는 S

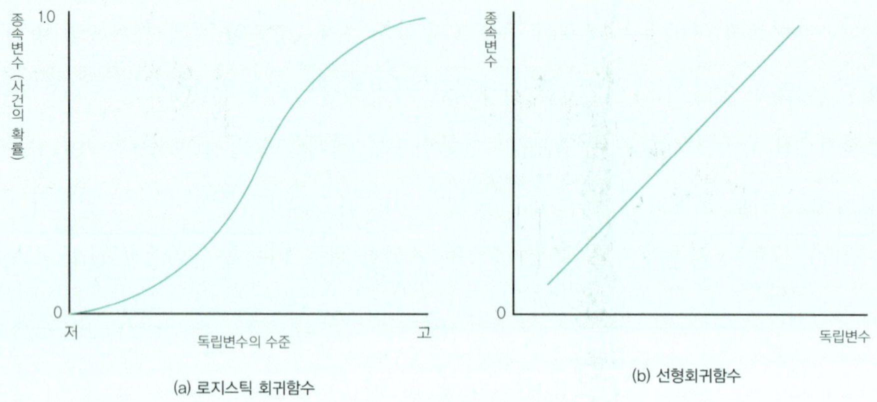

〈그림 18-4〉 로지스틱 회귀분석과 선형회귀분석

자 형태의 비선형관계를 가정한다. 로지스틱 반응함수는 회귀계수 β에 대하여 비선형이기 때문에, 선형화하기 위하여 자연로그를 취하는 로짓변환을 이용한다. π의 로짓변환이란 $\ln(\pi/1-\pi)$를 의미한다. 독립변수가 두 개인 경우의 선형 로지스틱 모형은 다음과 같다.

$$\ln\left(\frac{\pi}{1-\pi}\right)=\beta_0+\beta_1X_1+\beta_2X_2$$

예컨대 β_1의 해석은 다른 독립변수(X_2)의 수준을 일정이라는 가정 하에서 해당 독립변수(X_1)를 한 단위 증가하였을 때, $\exp(\beta_1)$만큼 평균적으로 증가하게 된다는 것을 의미이다. 만약 $\beta_1=2.0$이라면 독립변수를 한 단위 늘어나면 어떤 사건이 발생할 확률이 발생하지 않을 확률보다 2.0배 상승한다는 것을 의미한다.

5.2 로지스틱 회귀계수의 추정과 검정방법

로지스틱 회귀계수는 다른 선형회귀계수와 마찬가지로 종속변수와 독립변수들 사이의 관계를 설명하고 주어진 독립변수의 수준에서 종속변수를 예측하는데 활용된다. 선형회귀분석에서는 잔차의 제곱합을 최소화하고, 로지스틱 회귀분석은 우도(Likelihood) 즉 사건발생 가능성을 크게 한다는 점에서 차이가 있다.

지금부터 데이터로부터 로지스틱 회귀계수($\beta_0, \beta_1, \cdots \beta_k$)를 추정하는 방법에 대하여 살펴보자. 로지스틱 회귀계수를 추정하는 방법은 독립변수의 수준에서 반복적인 종속변수 관측여부에 따라 달라진다. 각 독립변수의 수준에서 비교적 많은 종속변수의 관측이 있으면 가중최소자승법을 사용하고 반복적인 관측이 없거나 아주 적은 경우에는 최대우도 추정을 이용한다.

5.2.1 가중최소자승법

가중최소자승 추정방법은 주어진 독립변수의 수준에서 반복적인 종속변수의 관측데이터가 주어진 경우에 이용된다. 예컨대 독립변수가 하나인 경우 관측된 X수준이 k개 있다고 가정하자. 각 수준 X_i(i=1, 2, ⋯, k)에서 종속변수 Y에 대한 반복적인 관측횟수를 n_i라 하자. 이때 독립변수 X_i 수준에서 Y값이 1인 횟수를 q_i(i=1, 2, ⋯, k)라 하였을 때 X_i에서 Y값이 1을 취할 표본비율은 $p_i=q_i/n_i$가 된다. 이때 어떤 사건이 발생할 확률 π_i는 표본비율 p_i로 대체하여 사용된다. 따라서 가중최소자승추정 방법에서는 표본비율 p_i를 로짓변환시킨 $\mathrm{In}(p_i/(1-p_i))$을 종속변수로 이용한다. 로짓변환은 비선형함수를 선형함수로 변환시킬 수 있으나 종속변수의 분산이 일정하지 않기 때문에 가중치 $w_i=n_ip_i(p_i/(1-p_i))$를 사용하여 분석을 하게 된다. 표본비율을 사용한 로짓반응함수는 다음과 같다.

$$p_i = \in \frac{p_i}{1-p_i} = \beta_0+\beta_1 X_{1i}+\cdots+\beta_k X_{ki}$$

5.2.2 최대우도추정법

독립변수의 각 수준에서 Y의 반복적인 관측이 아주 작거나 없으면, 표본비율을 사용할 수 없기 때문에 독립변수의 각 수준에서 하나의 Y값에 대하여 최대우도추정법을 사용하여 로지스틱 반응함수를 추정한다. 일단 최대우도추정법에 의하여 회귀계수가 추정되면 로지스틱 회귀모형이 데이터에 대해 어느 정도 설명력을 가지고 있는지를 검정한다. 로지스틱 회귀모형에서는 다중회귀모형에서 사용한 F-검정과 유사한 우도값 검정(Likelihood Value Test)을 실시한다. 최우도 검정의 추정방법은 다음과 같은 절차에 따른다.

(1) 가설설정

$$H_0 : \beta_1 = \cdots = \beta_k = 0$$

H_1 : 적어도 하나는 0이 아니다.

(2) 우도비 검정통계량

추정된 모형의 적합성은 우도값 검정에 의해 판단되며 우도값은 로그 -2배(-2LL, 또는 -2Log Likelihood)라고 한다. -2Log 우도는 데이터에 모형이 얼마나 적합한 지에 대한 정도를 나타낸다. 여기서 값이 작을수록 더 적합하다는 것을 의미한다. 단계적 선택법에서 -2 log 우도의 변화량은 모형에서 삭제된 항의 계수가 0이라는 가설을 검정한다.

우도값의 식은 다음과 같다.

$$\Lambda = -2In\frac{L_0}{L} = -2InL_0 + 2InL$$

여기서 L은 k개의 독립변수들의 정보를 모두 이용한 우도를 의미하며, L_0는 k개 독립변수들이 종속변수의 변화에 전혀 영향을 주지 못했다는 가정 하에서의 우도를 나타낸다. 따라서 모형에 포함된 독립변수들이 중요한 변수가 아니라면 두 개의 우도가 거의 같은 값을 나타내기 때문에 L_0/L는 1이라는 값에 접근하게 되어, 우도비 대수함수인 검정통계량 Λ 의 값이 0에 가까운 작은 값을 지니게 된다. 이는 모형이 적합하지 못하다는 것을 의미한다. 반대로 중요한 독립변수가 포함되어 있을 경우에는 검정통계량 Λ 의 값이 커지게 되며, 검정통계량 Λ 의 표본분포는 귀무가설이 참일 때 df=k인 χ^2분포를 따른다.

(3) 기각치 설정 및 의사결정

유의수준 α에서 기각치 χ^2(df=k)과 검정통계량의 값을 비교하여 귀무가설 채택 여부를 결정한다.

만약 $\Lambda \leq \chi^2$이면 H_0을 채택한다.

$\Lambda > \chi^2$이면 H_0을 기각하고 H_1을 채택한다.

그리고 추정된 계수의 통계적 유의성 판단은 Wald통계량으로 한다.

(4) P-값 계산

[IBM SPSS 21] 프로그램에서는 추정회귀계수의 유의성을 검정하는 값은 자동적으로 계산되어 나타내준다.

제 19 장 [IBM SPSS 21] 고급 활용단계 기본 통계지식

01 신뢰성 분석

1.1 신뢰성과 타당성

분석을 위해 수집한 데이터가 측정오류를 내포하고 있는 경우가 있다. 첫째, 분석자가 원하지 않은 속성을 측정한 경우이다. 둘째, 응답자의 특유한 성향에 의해 측정오류가 생길 수도 있다. 매사에 긍정적인 사람과 항상 극단적인 편견을 가지고 부정적으로 생각하는 사람 간의 응답 결과는 다르게 나타날 수 있다. 셋째, 응답자가 처한 상황에 따라 응답에도 차이가 발생할 수 있다. 그 외에 측정도구 상의 문제 등으로 인해 측정오류가 발생하기도 한다.

이와 같은 측정오류는 크게 체계적 오류와 비체계적 오류로 구분할 수 있다. 체계적 오류란 측정 시에 일정한 방향으로 발생하는 오류이며, 비체계적 오류는 무작위적으로 크기와 방향이 수시로 변화하면서 나타나는 오류이다. 비체계적 오류와 관련된 개념이 신뢰성이며, 체계적 오류와 관련된 개념이 타당성이다.

1.1.1 신뢰성

신뢰성(Reliability)은 동일한 개념에 대해서 반복적으로 측정했을 때 나타나는 측정값들의 분산을 의미한다. 신뢰성에는 측정의 안정성, 일관성, 예측가능성, 정확성 등의 개념이 포함되어 있다.

신뢰성의 정도(신뢰도)를 측정하는 방법에는 반분 신뢰도(Split-Half Reliability), 재측정 신뢰도(Test-Retest Reliability), 문항분석(Item-Total Correlation), 동등척도 신뢰도(Chronbach's Alpha, Alternative Reliablity), 평가자간 신뢰도(Inter-Rater Reliability) 등이 있다.

이 중에서 반분 신뢰도가 가장 많이 사용되기 때문에 여기서는 반분 신뢰도에 대해서만 알아보기로 한다. 반분 신뢰도는 내적 상관의 형태로 변수들을 두 개의 그룹으로 구분하여 그룹 간의 신뢰도를 측정하는 방법이다. 한 개의 개념에 대하여 여러 개의 항목으로 구성된 척도를 이용할 경우, 해당문항을 가지고 가능한 모든 반분 신뢰도를 구하여 이들의 평균치를 계산한 크론바흐 알파(Chronbach's Alpha)라는 알파계수를 사용한다. 크로바흐 알파 값을 구하는 공식은 다음과 같다.

$$a = \frac{N}{N-1}(1-\Sigma\frac{a_i^2}{a_t^2})$$

N = 문항수, a_t^2 = 총분산, a_i^2 = 각 문항의 분산

문항 전체 수준인 경우 크론바흐 알파 값이 0.5 이상, 개별 문항 수준인 경우 0.6 이상이면 신뢰도가 높다고 할 수 있다. 만약 신뢰도가 이보다 낮은 경우 신뢰도를 개선하기 위해서 애매모호한 측정항목을 뺀다든지, 척도점을 조정하거나 측정 항목수를 늘리는 방법이 있다. 그러나 사전에 신뢰도가 검증된 측정항목을 이용하는 것이 가장 바람직하다.

1.1.2 타당성

타당성(Validity)은 측정하고자 하는 개념이나 속성을 일관성 있게 정확하게 측정하였는지를 나타내는 개념이다. 다시 말해서 측정개념이나 속성을 측정하기 위해 개발된 측정도구가 해당속성을 정확하게 반영하고 있는 지를 알아보는 측정방법이다. 타당도는 세 가지 종류로 나누어 볼 수 있다. ① 내용타당도(Content Validity)는 측정도구를 구성하고 있는 항목들이 측정하고자 하는 개념을 대표하고 있는 정도를 의미한다. 이는 전문가나 분석자의 주관적 판단에 의해 이루어진다. ② 예측타당도(Presictive Validity)는 한 속성이나 개념에 대한 측정값이 다른 속성의 변화를 예측하는 정도에 의해 평가되

는 타당도를 의미한다. ③ 구성타당도(Construct Validity)는 측정도구가 분석하고자 하는 개념 즉 구성을 측정하였는지를 검증하는 방법이다. 구성타당도를 평가하는 방법에는 다속성 측정방법(Multitrait-Multimethod Matrix)과 요인분석방법 등이 있다.

요인분석의 기본원리는 항목들 간의 상관관계가 높은 것끼리 하나의 요인으로 묶어냄으로써 각 요인들 간에는 상호독립성을 유지하도록 할 수 있다. 따라서 요인들 사이에는 서로 상관관계가 없으므로 각 요인들은 서로 다른 개념으로 정의할 수 있다. 이는 요인 내의 항목들에 대해 집중타당성을 유지하고 요인 간에는 판별타당성을 유지하고 있다는 것을 반영한다. 그러나 신뢰도가 높다고 타당도가 높은 것은 아니지만 타당도가 높으면 신뢰도는 높다고 해석할 수 있다.

02 요인분석

2.1 요인분석의 개요

요인분석(Factor Analysis)은 여러 변수들 간의 상관관계를 바탕으로 하여 정보의 손실을 최소화하면서 유사한 변수들의 집단 속성을 하나의 요인으로 명칭을 부여함으로써 변수의 개수보다 적은 수의 요인으로 데이터 변동을 설명하는 다변량 분석방법이다. 이와 같이 새로 생성된 요인과 종속변수의 관계를 알아보기 위해 회귀분석을 실시할 수 있다.

예컨대 어떤 병원에서 간호사의 직무만족도를 측정하기 위하여 20개의 질문항목을 사용했을 때, 이를 5개 정도의 요인으로 묶어 간호사의 직무만족에 대한 특성 요인을 분석할 수 있을 것이다. 요인분석의 요인은 여러 변수들이 공통적으로 지니고 있는 개념적 특성을 의미하지만, 분산분석의 요인은 단일 변수의 의미를 가지고 있다는 점에서 차이가 있다.

요인분석이 회귀분석이나 판별분석 등과 같은 다른 다변량 분석 방법과 차이가 나는 것은 독립변수와 종속변수가 지정되지 않고 변수들 간의 상호작용을 분석하는데 있다. 요인분석에서는 예컨대 20개의 측정변수를 묶을 때 상관관계가 높은 것끼리 동질적인 몇 개의 요인으로 묶기 때문에 다음과 같은 취지에서 요인분석을 실시한다.

① 변수들의 양을 줄여 정보를 요약할 필요가 있을 때
② 변수들 내에 존재하는 구조를 발견할 필요가 있을 때
③ 중요도가 낮아 요인으로 채택하기 어려운 변수를 삭제할 필요가 있을 때
④ 동일 개념의 측정변수들이 동일 요인으로 묶여지는지를 확인할 필요가 있을 때
⑤ 요인분석을 통해 얻어진 요인들을 회귀분석이나 판별분석에서 변수로 활용할 필요가 있을 때

요인분석을 실시할 때 표본의 수는 최소한 변수 개수의 4~5배가 적당하며, 변수는 등간척도나 비율척도로 측정된 것이어야 한다. 요인분석을 실시하기 전에 분석자가 분석하고자 하는 데이터가 요인분석에 적합한 것인가를 미리 조사해 보아야 하는데 이것을 검토하는 방법에는 다음과 같은 세 가지 방법이 있다.

첫째, 상관행렬의 상관계수를 알아보아야 한다. 만일 모든 변수 간의 상관계수가 전체적으로 낮다면 요인분석에 부적합하다고 할 수 있다. 만약 일부 변수들 간에는 비교적 높은 상관관계가 존재하고 다른 변수들 간에서는 낮은 상관관계가 나타난다면, 그 데이터는 요인분석에 적합하다고 할 수 있다. 둘째, 모상관행렬이 단위행렬인지를 미리 검정해 보아야 한다. 이를 위해서는 바틀렛(Bartlett)검정이 이용된다. 즉 KMO and Bartlett's Test of Sphericity를 이용하여 '모상관행렬은 단위행렬이다'라는 귀무가설을 검정할 수 있다. 전체변수에 대한 표본적합도를 나타내주는 KMO(Kaiser-Meyer-Olkin)통계량을 이용하여 이 귀무가설이 기각되어야 변수들의 상관관계가 통계적으로 유의하다고 볼 수 있어 요인분석을 적용할 수 있다. 셋째, 최초요인 추출단계에서 확보한 고유값을 스크리차트(Scree Chart)에 나타냈을 때, 지수함수분포와 같은 부드러운 곡선이 나타나면 요인분석에 적합하지 않고, 반대로 한 군데 이상에서 크게 꺾이는 곳이 있어야 요인분석에 적합하다고 할 수 있다.

2.2 요인분석의 절차

요인분석을 실행하기 위해서 다음과 같이 6단계의 절차를 밟아야 한다.

2.2.1 상관관계 계산

데이터를 입력한 후 요인분석을 실시하기 위해서는 변수 혹은 응답자 간의 상관관계를 계산해야 한다. 변수들 간의 상관관계를 계산하여 몇 개 차원으로 묶어내는 경우를 R-유형, 응답자들 간의 상관관계를 계산하는 경우를 Q-유형이라 한다. 일반적으로 사회과학분야의 요인분석에서 R-유형이 많이 사용되며, 군집분석에서는 Q-유형이 주로 이용된다. Q-유형 요인분석은 군집분석과 비슷한 방법으로 서로 다른 특성을 가지고 있는 평가자들을 동질적인 몇 개의 집단으로 묶어내는 방식이다.

2.2.2 요인추출모형 결정

요인추출모형에는 PCA(Principle Component Analysis), CFA(Common Factor Analysis), ML(Maximum Linklihood), GLS(Generalized Least Square) 등이 있으나 주성분분석(PCA) 방식이나 공통요인분석(CFA) 방식이 널리 사용되고 있다. 주성분분석(PCA)과 공통요인분석(CFA)의 차이점은 측정결과 얻어진 데이터에 나타난 분산구성요소 가운데 어떤 분산을 분석의 기초로 활용하는가에 있다. 분산은 다른 변수들과 공통으로 변하는 공분산(Common Variance), 변수자체에 의해서 일어나는 특정분산(Specific Variance), 그리고 기타의 외생변수나 측정오류에 의하여 발생하는 오류분산(Error Variance)으로 구분된다. PCA방식은 정보의 손실을 최소화하면서 보다 적은 수의 요인을 구하고자 할 때에 주로 이용되며 데이터의 총분산을 분석한다. CFA방식은 변수들 간에 내재하는 차원을 찾아냄으로써 변수들 간에 구조를 파악하고자 할 때 사용된다. 이 방식에서는 데이터의 공분산만을 분석한다. 따라서 총분산에서 공분산이 차지하는 비율이 크거나, 데이터의 특성에 대하여 사전 정보가 없으면 CFA방식을 선택하는 것이 좋다.

2.2.3 요인수 결정

최초 요인을 추출한 뒤 회전시키지 않은 요인행렬로부터 몇 개의 요인을 추출해야 할 것인가를 결정한다. 요인수를 결정하는 방법에는 분석자가 임의로 요인의 수를 미리 정하기도 하지만 다음과 같이 세 가지 기준에 따라 정할 수도 있다.

(1) 고유값 기준

고유값(Eigen Value)은 요인이 설명할 수 있는 변수들의 분산의 크기를 나타낸다. 고유값이 1보다 크다는 것은 하나의 요인이 변수 1개 이상의 분산을 설명해 준다는 것을 의미한다. 따라서 고유값이 1이상인 경우를 기준으로 해서 요인수를 결정하게 된다. 고유치가 1보다 적다는 것은 1개 요인이 변수 1개의 분산도 설명해 줄 수 없다는 것을 의미하므로 요인으로서의 자격을 상실하게 된다.

(2) 공통분산의 총분산에 대한 비율

공통분산(Communality)은 총분산 중에서 요인이 설명하는 분산비율을 의미한다. 일반적으로 사회과학분야에서는 공통분산이 최소한 총분산의 60% 이상을 설명해 주는 요인까지를 선정하며, 자연과학분야에서는 95%까지 포함시키는 경우가 많다. 이 때 60%를 기준으로 요인의 수를 결정한다는 것은 40%의 정보손실을 감수해야 함을 의미한다.

(3) 스크리검정

스크리검정(Scree Test)은 각 요인의 고유값을 종축에, 요인의 개수를 횡축에 나타내는 것을 의미한다. 고유값을 산포도로 표시한 스크리 차트를 지수함수와 비교하였을 때 적어도 한 지점에서 지수함수 분포의 형태에 많이 벗어나는 지점이 추출하여야 할 요인의 개수가 된다.

2.2.4 요인부하량 산출

요인부하량(Factor Loading)은 각 변수와 요인 간의 상관관계의 정도를 나타내기 때문에, 각 변수는 요인부하량이 가장 높은 요인에 배속된다. 요인부하량의 제곱값은 결정계수를 의미하기 때문에, 요인부하량은 요인이 해당변수를 설명해 주는 정도를 말한다. 일반적으로 요인부하량의 절대값이 0.4 이상이면 유의한 변수로 간주하고 0.5를 넘으면 아주 중요한 변수라고 할 수 있다. 그러나 표본의 수와 변수의 수가 증가할수록 요인부하량 고려수준은 낮게 설정해야 할 것이다.

2.2.5 요인회전 방식 결정

변수들이 여러 요인에 대하여 비슷한 요인부하량을 나타낼 경우, 변수들이 어느 요인에 속하는지를 분류하기가 힘들다. 요인부하량이 어느 한 요인에 높게 나타나도록 하기 위해서 변수들의 요인축을 회전시키는 방법이 있다. 회전방식은 크게 직각회전(Orthogonal Rotation)과 사각회전(Oblique Rotation)으로 구분된다. 〈그림 19-1〉은 직각회전의 예를 나타낸 것인데, 이 그림에서 보면 회전 후 변수들이 두 집단으로 나뉘는 형태는 회전 전보다 훨씬 명확히 구분된다는 것을 알 수 있다.

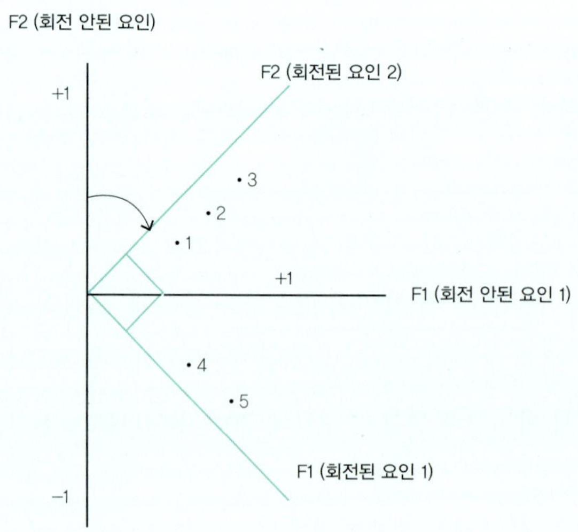

자료 : SPSS 아카데미, 사회과학 통계분석, 2005, p.336 참조.

〈그림 19–1〉 직각회전

(1) 직각회전방식

직각회전 방식은 직각의 회전축을 유지하며 회전시키기 때문에 요인들 간의 상관계수는 0이 된다. 이 경우는 요인들의 관계가 서로 독립적이어야 하거나 서로 독립적이라고 간주할 수 있는 경우 또는 요인점수를 이용하여 회귀분석이나 판별분석을 추가적으로 실시할 때 다중공선성 문제를 피하기 위한 경우 등에 유용하게 활용된다. 사회과학 분야에서는 상이한 두 개의 개념(요인)이 완전히 독립적이지 못한 경우가 많이 존재하기 때문에 사각회전 방식이 주로 사용된다. 직각회전 방식에는 Varimax, Quartimax, Equimax 등이 있는데 Varimax방식이 가장 많이 이용된다. Varimax방식은 요인분석의 목적이 각 변수들의 분산구조보다 각 요인의 특성을 알고자 할 때 더 유용한다.

(2) 사각회전 방식

사각회전 방식은 주로 사회과학 분야에서 사용되는데 그 이유는 사회과학 분야에서는 요인들 간의 어느 정도의 상관관계가 항상 존재하기 때문이다. 사각회전 방식은 요인을 회전시킬 때 요인들이 서로 직각을 유지하지 않기 때문에 직각회전 방식에 비해 높은 요인부하량은 더 높아지고, 낮은 요인부하량은 더 낮아지도록 요인을 회전시키는 방법이다. 비직각회전방식에는 Oblimin(=Oblique), Covarimin, Quartimin, Biquartimin 등이 있는데 주로 Oblimin방식이 많이 사용된다.

2.2.6 분석결과 해석

요인행렬에서 우선 각 요인별로 검토하여 어떤 변수들이 높은 부하량, 혹은 낮은 부하량을 지니고 있는지를 살펴본다. 이어서 변수들을 검토하여 어떤 변수가 한 요인에 대한 부하량이 높고 다른 모든 요인에 대한 부하량이 낮은가를 알아본다. 요인이 추출되면 어느 특정 요인에 함께 묶여진 변수들의 공통된 특성을 감안하여 분석자가 주관적으로 요인 명칭을 부여한다. 요인에 대한 해석은 분석자에 따라 다를 수 있다. 물론 추출된 요인이 보편적인 지식과 어느 정도 부합해야 한다는 것이다. 요인이 추출되면 각 사례별로 변수들이 선형 결합되어 형성된 요인점수를 산정할 수 있으며, 이 요인들을 새로운 변수로 취급하여 회귀분석이나 판별분석에서 이용할 수 있다.

2.3 요인분석을 이용한 다중회귀분석

일반적으로 직각회전방법은 성분점수를 사용하여 회귀분석이나 판별분석 등을 수행할 경우, 요인(성분) 간에 독립성이 요구되기 때문에 요인들의 공선성 문제점을 발생시키지 않도록 하기 위해서이다. 이 분석결과를 가지고 분석자는 변수의 공통점을 발견하여 각 요인(성분)에 대해 적절한 명칭을 부여하게 된다. 예컨대 X_1(진료비 만족도), X_3(의료장비 만족도), X_5(진료서비스 만족도)는 [요인(성분) 1]에 속하며 이것을 '진료서비스 요인', X_2(창구직원 이미지)와 X_4(병원시설 이미지)는 [요인(성분) 2]에 속하는데 이것을 '병원이미지 요인'이라고 명칭을 부여할 수 있다.

여기서는 [요인 1]은 [FAC1-1], [요인 2]는 [FAC2-1]로 새롭게 생성된 것을 알 수 있다. 그러나 회귀분석을 실시하기 전에 각 요인에 대하여 신뢰성 검정을 실시하는 것이 바람직하다. 여기서는 신뢰성 검정은 생략하기로 한다. [요인 1]인 진료서비스 요인은 X_1(진료비 만족도), X_3(의료장비 만족도), X_5(진료서비스 만족도)로, [요인 2]인 병원이미지 요인은 X_2(창구직원 이미지)와 X_4(병원시설 이미지)로 구성되어 있다.

따라서 진료서비스 요인(FAC1_1)과 병원이미지 요인(FAC2_1)이라는 2개의 변수를 사용하여 연평균 내원횟수(Y)에 미치는 영향력을 조사하기 위하여 다중회귀분석을 실시할 수 있다.

03 판별분석

3.1 판별분석의 개요

각 관측대상들이 어느 집단에 속하는지를 알아보기 위해서 판별분석(Discriminant Analysis)이 필요하다. 판별분석은 기존의 데이터를 이용하여 관측대상들을 몇 개의 집단으로 분류하고자 하는 경우에 이용된다. 판별분석은 등간척도나 비율척도로 이루어진 독립변수를 사용하여 여러 개의 집단으로 분류하는 분석방법이다. 예컨대 사교성, 평점, 경력, 직무성적을 독립변수로 사용하여 종속변수인 판매실적집단을 하위범주와 상위범주로 분류하는 분석을 하고자 할 때 또는 식물학자가 버섯의 색깔, 냄새, 점액상태, 찢어지는 결방향 등을 측정하여 독버섯인지 식용버섯인지를 두 개 이상의 집단을 구분하는 과정에서 분류 오류를 최소화할 수 있는 선형결합을 도출하는 것이 주요 분석목적이다. 이 선형결합을 선형판별식 또는 선형판별함수(Linear Discriminant Function)라고 하는데, 아래의 식과 같이 i개의 독립변수에 일정한 가중치를 부여한 선형결합 형태를 지니고 있다.

$$D = w_1X_1 + w_2X_2 + \cdots + w_iX_i$$

여기서 D는 판별점수(Discriminant Score), w_i는 i번째의 독립변수의 판별가중치,

X_i는 i번째의 독립변수를 의미한다.

판별분석에서는 독립변수를 선형결합의 형태로 판별식을 분석하여 판별대상의 판별점수를 구한 뒤, 이 판별점수를 기준으로 하여 집단을 분류한다. 판별함수의 목적이 종속변수를 정확하게 분류할 수 있는 예측력을 높이는데 있다면, 일단 판별함수로부터 판별력이 통계적으로 유의한 독립변수들을 선택한 다음 판별함수로부터 구한 판별점수나 분류함수로부터 구한 분류점수를 활용할 수 있다. 변수가 2개일 때 관측대상을 판별하는 것을 나타낸 그림이 〈그림 19-2〉이다.

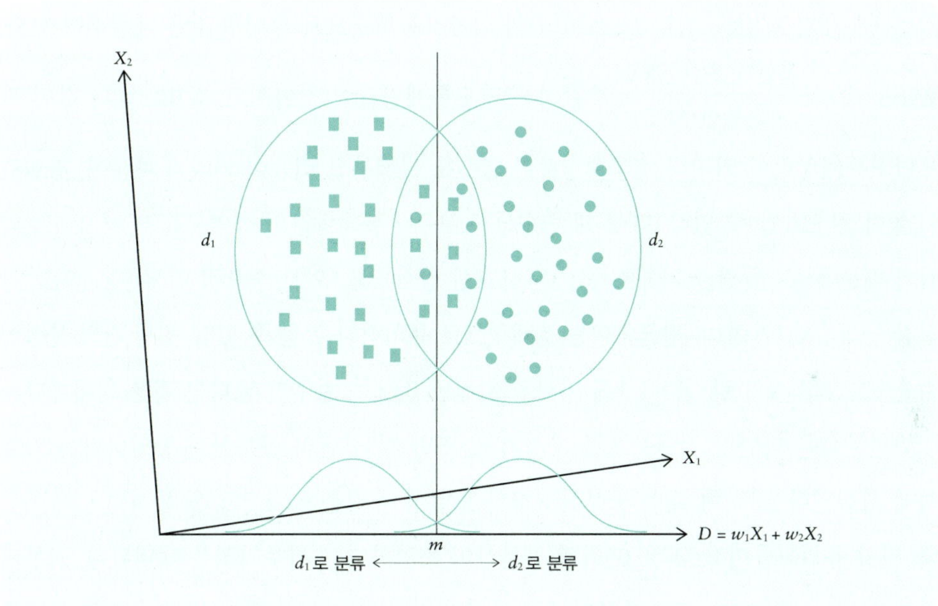

자료 : SPSS 아카데미, 사회과학 통계분석, 2005, p.361 참조.

〈그림 19-2〉 판별분석의 기하학적 표현

〈그림 19-2〉에서 ■는 [집단 1]의 구성원에 대한 관측치이며 ●는 [집단 2]의 구성원에 대한 관측치이다. ■와 ●를 둘러싸고 있는 두 타원은 각 집단에서 90% 정도를 포함한다고 할 수 있다. 〈그림 19-2〉의 산포도는 각 관측치들의 위치를 알려주며 두 개의 타원은 두 집단을 분류하는 이변량 집합군을 나타낸다.

판별분석에서 필요한 기본가정은 독립변수들의 결합분포는 다변량정규분포이며, 각 변수들 간의 공분산행렬은 동일하다는 것이다. 판별분석의 절차는 다음과 같다. ① 변수의 선정, ② 표본의 선정, ③ 판별식의 수 결정, ④ 상관관계 및 기술통계량의 계산, ⑤ 판별함수의 도출, ⑥ 판별함수의 타당성 검정, ⑦ 검증된 판별함수의 해석, ⑧ 판별함수를 사용한 예측

3.2 판별분석의 해석

판별분석을 하기 위해서 우선 집단 평균의 동질성 검정을 실시해야 한다. 예컨대 X_1(월평균 가계소득), X_2(사교성 인식), X_3(외모 중요성 인식), X_4(외모 자신감 인식), X_5(연령)에 대한 Wilks' 람다(Lambda)와 이를 F통계량으로 환산한 값을 계산해야 한다. $Wilks'\Lambda = \frac{\text{집단내분산}(SSW)}{\text{총분산}(SST)}$ 값이 크면 F통계량값이 작아지고, Wilks람다 값이 작으면 F통계량값이 커진다. F통계량값이 클수록 전체분산 비율이 커지기 때문에, 판별력이 높아진다고 할 수 있다. 다섯 개 변수들은 모두 F통계량값의 유의확률(P)이 0.05보다 작기 때문에 X_1(월평균 가계소득), X_2(사교성 인식), X_3(외모 중요성 인식), X_4(외모 자신감 인식), X_5(연령)의 평균차이는 통계적으로 유의하다고 할 수 있다. 집단 간의 분산이 적을수록 Wilks의 람다값은 1에 가까워져 집단 간에는 차이가 없다는 것을 의미한다.

판별분석은 다변량 정규분포를 가정하고, 또한 각 집단의 공분산이 동일하다는 가정하에 성립된다. 집단에 대한 공분산행렬의 동일성 검정은 Box검정을 통하여 이루어진다. 만약 유의확률이 0.087>0.05라면 공분산이 동일하다는 귀무가설은 채택된다. 귀무가설이 채택된 경우에는 판별분석이 유효하지만, 기각되는 경우에는 별도의 조치가 필요하다. 등공분산성의 가정이 위반되는 경우에는 독립변수를 표준화시켜서 변형시킬 수 있다.

그러나 두 공분산행렬이 크게 차이가 나지 않는 경우에는 선형 판별함수를 그대로 사용해도 좋지만, 공분산 행렬이 동일하지 않다는 것은 정규분포의 가정도 위반하였다는 것을 의미할 수도 있다. 이 경우에는 각 독립변수의 정규분포성을 검정하여 위반 시에는 이를 시정하고 Box의 M검정을 재시도할 필요가 있다. 데이터가 다변량 정규분포를 이루고 있으나 공분산행렬의 동일성 가정에 위반될 경우에는 비선형 판별함수를 사용하는 것이 좋다.

결국 판별식에 의해 계산된 판별점수가 분류기준보다 크면 [집단 1], 반대로 작으면 [집단 2]로 분류한다. 이 때 집단 중심값(Group Centroids) 혹은 각 집단의 평균 판별점수가 분석결과로 출력된다. 두 집단의 표본수가 다른 경우($n_1 \neq n_2$)에는 다음과 같이 계산된다.

$$\text{중심값} = \frac{n_2 C_1 + n_1 C_2}{n_1 + n_2}$$

여기서 C_1과 C_2는 각 집단의 중심값이다.

04 군집분석

4.1 군집분석의 개요

군집분석(Cluster Analysis)이란 다양한 특성을 가진 관측 대상을 유사성을 근간으로 동질적인 집단으로 분류하는 데 사용되는 기법이다. 판별분석에서는 분류하기 전에 미리 집단의 수를 정할 뿐만 아니라 새로운 관측대상을 미리 결정된 집단들 중의 하나에 할당하는 것을 목적으로 하지만, 군집분석에서는 집단의 수를 미리 결정하지 않는다. 군집분석은 오로지 전체 대상들에 대한 유사성이나 거리에 의거하여 동질적인 집단으로 분류한 뒤, 각 군집별 평균차이를 보고 각 군집에 명칭을 부여할 수 있다. 군집분석은 시장세분화 유형 분류와 같은 분석에 유용하게 사용할 수 있다.

4.2 군집분석의 절차

군집분석은 특성들의 유사성 즉 특성 데이터가 얼마나 유사한 값을 지니고 있는지를 거리로 환산하여 근접 대상들을 동일한 집단으로 분류시키게 된다. 요인분석이나 판별분석 등은 데이터의 상관관계를 활용하여 유사한 집단분류를 하게 되지만 군집분석은 측정치 그 자체의 차이를 사용하는 방법이다. 따라서 군집분석에는 다음과 같은 3단계의 절차가 중요시 된다.

[1단계] - 변수 선정 문제 : 어떠한 특성에 대한 측정치의 차이를 비교할 것인가?

[2단계] - 유사성 측정방법 : 어떻게 유사성의 차이를 측정할 것인가?

[3단계] - 군집화 방법 : 어떻게 동질적인 집단으로 묶을 것인가?

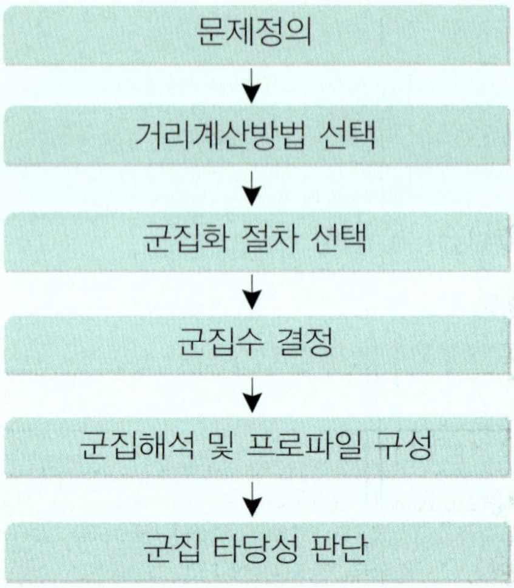

자료 : SPSS 아카데미, 사회과학 통계분석, 2005, p.391 참조.

〈그림 19-3〉 군집분석의 절차

4.2.1 변수 선정

군집분석에서 가장 중요한 것이 변수 선정이다. 중요한 변수가 누락되거나 불필요한 변수가 편입되면 변수값들의 유사성 평가에 오류를 범하게 되기 때문이다. 군집분석에서는 회귀분석이나 판별분석과 같이 의미 없는 변수를 제거할 수 있는 방법이 없다. 따라서 군집분석에서는 선정된 변수들이 모두 동일한 비중으로 유사성 평가에 사용된다. 그래서 변수의 선정이 잘못되면 엉뚱한 결과가 나올 수도 있다. 그리고 군집분석은 다른 분석방법들과는 달리 최종결과에 대한 통계적 유의성을 검정할 수 있는 방법이 없다는 문제점도 내포하고 있다.

4.2.2 유사성 측정방법

유사성은 각 대상이 가지고 있는 특성에 대한 측정치들을 하나의 거리로 환산하여 측정하게 되는데, 거리의 측정방식에는 다음과 같은 세 가지 방식들이 있다.

(1) 유클리디안 거리(Euclidean Distance)

유클리디안 거리는 가장 일반적으로 이용되는 거리측정방법이다. 이것은 변수값들의 차이를 제곱하여 합산한 거리로서 다차원공간에서 직선최단거리를 의미한다.

$$d=\sqrt{\sum_{i=1}^{p}(X_{1i}-X_{2i})^2}$$

X_{ji} = 개체 j의 변수 i의 좌표

(2) 유클리디안 제곱거리(Squared Euclidean Distance)

유클리디안 제곱거리란 단순히 유클리디안 거리를 제곱한 거리이다.

$$d=\sum_{i=1}^{p}(X_{1i}-X_{2i})^2$$

(3) 민코우스키 거리(Minkowski Distance)

민코우스키 거리는 거리를 산정하는 방식을 일반화한 것이다. 이것은 함수에 포함된 지수들을 조정하는 방식으로 여러 가지 방식의 거리를 계산해낼 수 있다.

$$d=\left[\sum_{i=1}^{p}|X_{1i}-X_{2i}|m\right]^{\frac{1}{m}}$$

민코우스키 거리는 절대값을 사용하며 특히 m=1일 때 p차원의 두 점거리는 '도시블럭'거리라고 한다. 그리고 m=2일 때에는 유클리디안 거리와 같게 된다. 이 식은 거리를 측정하는 일반식으로서 m 값에 따라 다양한 방식의 거리를 구하는 데에 사용된다.

4.3 군집화 방법

대상을 군집화하는 방법에는 크게 계층적 군집화 방법과 비계층적 군집화 방법이 있다. 이 중 계층적 군집화 방법이 폭넓게 활용된다. 계층적 군집화 방법에는 가까운 대상끼리 순차적으로 묶어 가는 Agglomerative Hierarchical Method(AHM)와 전체 대상을 하나의 군집으로 출발하여 개체들을 분할해 나가는 Devisive Hierarchical Method(DHM)가 있다. 여기서는 AHM의 방식만을 세 가지 소개하겠다.

(1) 단일기준 결합방식(Single Linkage, Nearest Neighbor)

어느 한 군집에 속해 있는 개체와 다른 군집에 속해 있는 개체 간의 거리가 가장 가까운 경우에 두 군집이 새로운 하나의 군집이 형성되는 방식을 말한다. 여기서 거리가 가장 가깝다는 것은 두 개체가 가장 유사하다는 것을 의미한다.

〈그림 19-4〉에서 대상 1과 대상 4가 가장 가깝기 때문에 군집 A와 군집 B는 새로운 군집을 만들게 된다.

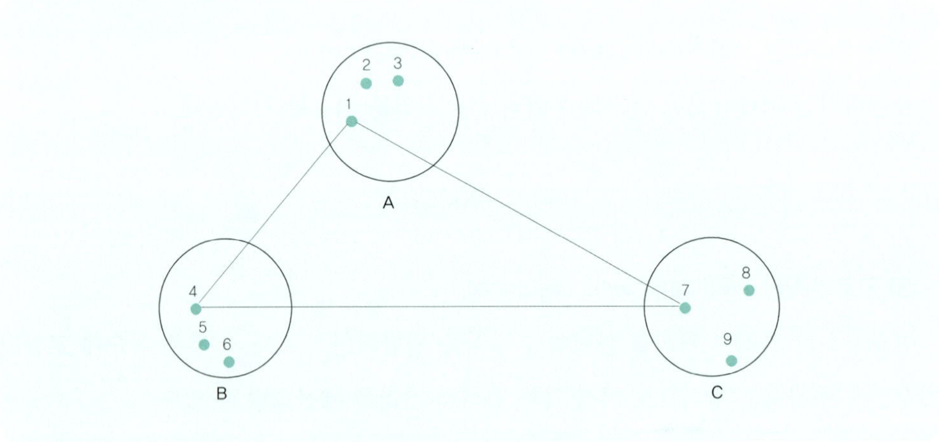

자료 : SPSS 아카데미, 사회과학 통계분석, 2005, p.393 참조.

〈그림 19-4〉 단일기준 결합방식 사례

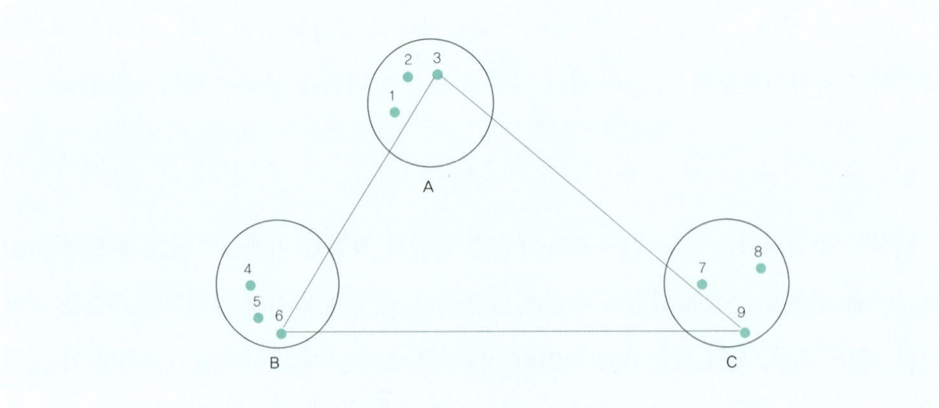

자료 : SPSS 아카데미, 사회과학 통계분석, 2005, p.394 참조.

〈그림 19-5〉 완전기준 결합방식 사례

(2) 완전기준 결합방식(Complete Linkage, Furthest Neighbor)

단일기준 결합방식에서 유사성이 최소거리로 결정되는 것과는 달리, 완전기준 결합방식은 각 단계마다 한 군집에 속해 있는 대상과 다른 군집에 속해 있는 대상 간의 유사성이 최대거리로 결정되는 방식이다.

(3) 평균기준 결합방식(Average Linkage)

평균기준 결합방식은 한 군집 내에 속해 있는 모든 대상과 다른 군집에 속해 있는 모든 대상의 쌍집합에 대한 거리를 평균적으로 계산하는 방식이다. 제1단계로 거리행렬에서 가까운 거리에 있는(유사한) 두 대상, 예컨대 A와 B를 선발하여 한 군집(AB)에 편입시킨다.

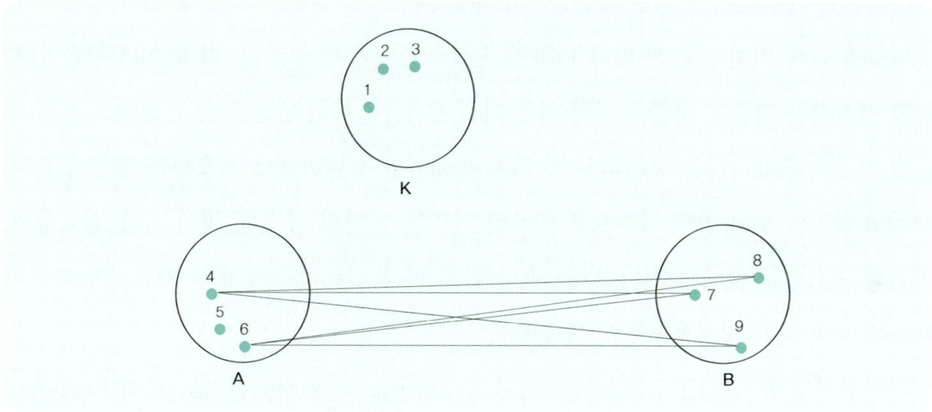

자료 : SPSS 아카데미, 사회과학 통계분석, 2005, p.394 참조.

〈그림 19-6〉 평균기준 결합방식

그 다음으로 그 군집(AB)와 다른 군집(K) 사이의 거리를 다음 식에 의하여 계산한다.

$$d_{(AB)K} = \sum_i \sum_j d_{ij} / N_{(AB)} N_K$$

여기서 ij는 군집(AB)의 개체 i와 군집 K의 개체 j사이의 거리를 의미하며, N(AB)와 N(K)는 각각 군집(AB)와 군집(K)에 포함된 개체들의 수를 말한다.

그러나 비계층적 군집분석은 일반적으로 이용되는 계층적인 군집분석과 달리 군집화 과정이 순차적으로 이루어지지 않는 군집분석 방법을 의미한다. 비계층적인 군집화 방법을 실행하기 위해서는 중심을 기준으로 군집의 수와 최초 시작점을 지정하여야 한다. 비계층적인 군집화 방법에서 K-평균 군집분석방법이 가장 많이 사용되고 있기 때문에 비계층적인 군집방법을 일반적으로 K-평균 군집분석방법이라고도 한다. K-평균 군집분석방법은 군집화의 각 단계가 끝나면서 발생하는 오류를 계산하여 주고 오류가 발생하지 않는 방향으로 군집화를 계속하는 것이 특징이다.

05 다차원척도 분석

5.1 다차원척도 분석의 개요

사람들은 끊임없이 수많은 대상들과 관계를 맺으면서 살아가고 있다. 그 과정에서 관측대상에 대해 어떤 기준에 따라 다양한 속성으로 분류하게 된다. 이 때 대상물을 인지하고 평가하는 기준은 사람에 따라 서로 다를 수 있다. 특히 인간은 인지 능력의 한계 때문에 자신이 중요하다고 생각되는 몇 가지 속성만을 선택적으로 사용하는 경향이 높다. 예컨대 환자의 병원 선택 기준으로 의사의 전문성, 병원의 접근성, 병원 시설, 의료장비, 직원의 친절성 등을 고려한다고 할 때, 사람에 따라 선택기준에 대한 가중치가 다르기 때문에 각기 다른 병원을 선택하게 된다.

다차원척도 분석(Multidimensional Scaling : MDS)은 인지도 분석(Perceptual Mapping)이라고도 하는데, 대상들에 대한 많은 속성을 2차원 또는 3차원이라는 적은 공간 위에 단순하게 시각화하여 주는 통계분석기법이다. 이 기법은 판별분석이나 군집분석과 유사한 분류기법이지만, 단순분류 특성의 차원을 넘어서 대상물을 속성에 따라 공간적으로 위치를 배정해 준다는 점에서 유용하게 사용된다.

이 분석법은 사회과학 분야에서 주로 사용되고 있으며 적용범위는 다음과 같다.

① 열성고객과 일반고객 간의 병원에 대한 이미지 측정

② 의료시장세분화 전략

③ 새로운 의료장비 개발

④ 의료광고효과 측정

⑤ 진료비 분석

⑥ 고객들이 관심을 가지고 있는 서비스의 특성파악

이 분석기법은 사회과학 분야 이외에도 이학 분야에서도 널리 이용되고 있다. 다차원척도분석 기법을 통해 고객이 대상을 인지하거나 평가할 때 적정수의 평가차원을 결정한 뒤, 각 차원의 의미를 좌표를 통해 해석하게 된다. 이 때 2차원이면 평면을 나타내고, 3차원이면 공간을 나타낸다는 의미를 갖는다. 일반적으로 관측대상을 육안으로 알아보기가 쉬운 차원은 2차원이나 3차원과 같은 저차원이다.

5.2 다차원척도의 분석 절차

다차원척도법을 분석 절차는 다음과 같다. 우선 좌표 평면에서 차원수를 몇 개로 할 것인지를 결정해야 한다. 그 다음 차원의 이름을 적절하게 부여한 뒤, 분석 결과에 대한 평가도 중요한 대목이다.

다차원척도법의 실행절차를 구체적으로 나타내면 〈그림 19-7〉과 같다.

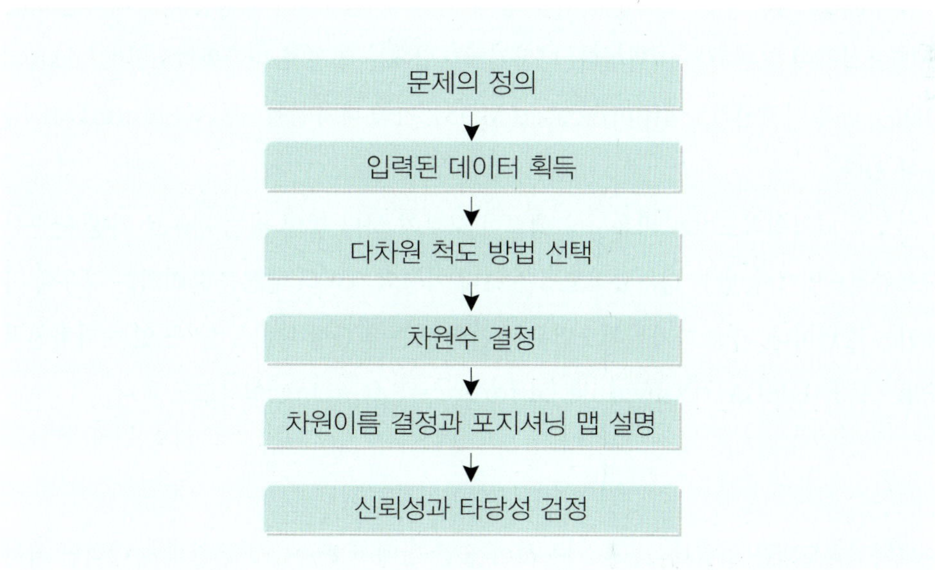

자료 : SPSS 아카데미, 사회과학 통계분석, 2005, p.422 참조.

〈그림 19-7〉 다차원척도법의 절차

5.2.1 문제의 정의

문제의 정의를 위해서 분석자는 다차원척도법의 결과가 어떤 용도에 사용될 것인지에 대하여 정확하게 파악하기 위해서 문제에 대한 정의가 필요하다. 여기서는 우리나라 광역시 거점응급의료센터의 위치가 광역시 간의 거리표를 2차원 평면에 표시하는 문제를 취급한다. 그리고 병원의 이미지 비교 및 병원 서비스에 대한 만족도 등의 예제를 통하여 다차원척도법의 문제 정의에 대하여 설명한다.

5.2.2 입력데이터 획득

다차원척도에서의 입력데이터는 유사성 또는 선호도의 데이터가 이용된다. 유사성이나 선호도에 따라 데이터는 정량데이터와 정성데이터로 구분되는데, 정량데이터는 유사성이나 선호도가 등간척도나 비율척도로 측정하여 확보된 데이터이며, 정성데이터는 서열척도에 의하여 확보된 데이터를 의미한다.

5.2.3 다차원척도법 선택

다차원척도법은 주로 고객들이 심리 상에 위치해 있는 평가 대상들의 상대적인 속성을 도표화하여 표현하는 기법이다. 다차원척도법에는 전통적 다차원척도법(Classical MDS), 반복 다차원척도법(Replicated MDS), 가중 다차원척도법(Weighted MDS) 등이 있다.

전통적 다차원척도법은 비유사성 행렬이 오로지 하나 밖에 없는 경우로 가장 단순한 다차원척도법이다. 반복 다차원척도법은 하나 이상의 데이터 행렬을 분석하는 경우에 사용되는 방법이다. 가중 다차원척도법은 개인별 또는 집단별 평가를 할 수 있는 다차원척도법으로 INDISCAL(INdividual DIfference SACALing)이라고도 한다.

5.2.4 차원수 결정

다차원척도법은 입력데이터를 사용하여 공간 상에서 관측대상들 간의 상대적인 거리를 정확히 위치시킴으로써 다차원평가 공간을 만든다. 관측대상들의 상대적인 거리의 정확도를 높이기 위해서 다차원 공간에 대한 적합화(Fitting)는 더 이상의 개선이 불가능할 때까지 반복적으로 계속된다. 이 적합화의 정도는 S-stress(스트레스 값)로 표현되는데, S-stress는 불일치의 정도(Badness of Fits, Lack of Fit Measure)로 해석된다. 즉 이것은 관측대상 간의 거리와 적합된 거리 사이의 오차 정도를 나타내 주는 것이며 스트레스 값의 크기에 따라 차원수 결정이 적절하게 이루어졌는지를 알 수 있다. 스트레스 값의 공식은 다음과 같다.

$$S_v = \sqrt{\frac{\sum_{i=1,\, i \neq j}^{n} (d_{ij} - \widehat{d_{ij}})^2}{\sum_{i=1,\, i \neq j}^{n} (d_{ij})^2}}$$

S_v : 스트레스 값

d_{ij} : 관찰대상 i부터 j까지의 실제 거리

$\widehat{d}_{ij}$: 프로그램에 의해 추정된 거리

분석 프로그램에 의해 추정된 거리($\widehat{d_{ij}}$)가 실제 거리(d_{ij})와 일치하면, 스트레스 값($d_{ij}-\widehat{d_{ij}}$)은 0이 된다. 이것은 추정이 완벽하다는 것을 의미한다. 추정이 잘 되었는지를 보여주는 적합도를 크루스칼(Kruskal)은 〈표 19-1〉과 같이 제시하고 있다.

표 19-1 스트레스 값의 해석

스트레스 값	적합 정도
0.2 이상	매 우 나 쁨
0.2	나 쁨
0.1	보 통
0.05	좋 음
0.025	매 우 좋 음
0	완 벽 함

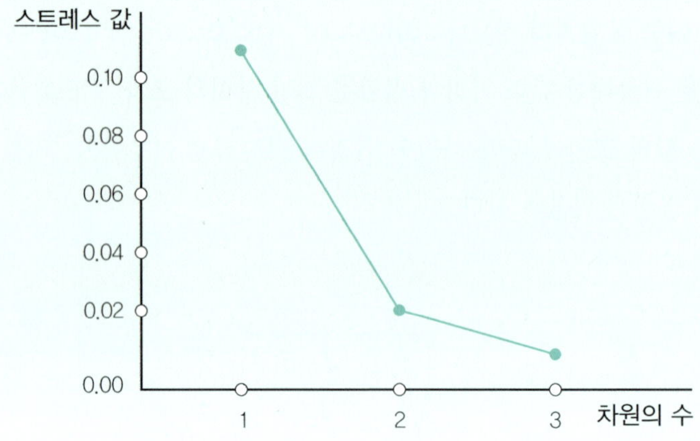

〈그림 19-8〉 차원별 스트레스 값

이론적으로 n개 대상에 대하여 (n-1)차원에서 완벽한 적합도를 구성할 수 있다. 그러나 3차원 이상의 포지셔닝 맵은 시각적인 제한으로 인하여 분석이 거의 어렵다. 〈그림 19-8〉은 스트레스 값과 차원수가 동시에 표시된 분석 결과를 나타내 주는 스크리 플롯(Scree Plot)이다. 스트레스 값의 감소폭이 줄어드는 팔꿈치(Elbow)지점에서 차원의 수를 결정하게 된다. 여기서는 차원수가 2차원이다.

5.2.5 차원이름과 포지셔닝 맵 설명

요인분석에서 요인이름을 결정하는 것과 같이 다차원척도법에서도 분석자는 차원의 수가 결정되면 곧바로 차원이름을 부여해야 한다. 차원이름을 부여하는 방법은 관측대상들에 대해서 잘 알고 있는 전문가에 의한 방법, 개체의 특성을 고려한 회귀분석을 통한 방법, 점수 간의 상관계수가 높은 속성을 차원이름으로 이용하는 방법, 그리고 브랜드와 간은 외형적인 특성(Physical Characteristics)에 의한 방법 등이 있다.

각 차원에 이름을 부여한 뒤 포지셔닝 맵(Positioning Map)을 얻을 수 있다. 포지셔닝 맵이란 성형외과 고객들이 의료장비, 병원 이미지 등을 평가하는 기준에서 어떠한 평가를 하고 있는가를 보여 주는 것이다. 포지션이란 고객들이 특정 대상에 대하여 느끼는 심리적인 공간 상의 위치를 말한다. 포지셔닝 맵은 의료시장과 의료산업의 경쟁구조에 대한 기본적인 진단을 통하여 고객들의 인지→선호→선택에 이르는 일련의 과정을 일관성 있게 속성 정보를 제공해 주기 때문에, 새로운 의료장비 개발, 의료시장세분화, 포지셔닝, 의료마케팅믹스 전략 등에 효과적으로 활용할 수 있다.

5.2.6 신뢰성과 타당성 검정

다차원척도 분석의 결과에 대해 신뢰성과 타당성을 살펴보기 위해서는 먼저 모형의 적합도 지수(Index of Fit)를 파악해야 한다. 모형의 적합도 지수는 회귀분석에서 R^2과 유사한 것이다. 적합도 지수는 0과 1 사이에 존재하며, 일반적으로 0.6 이상이면 설명력이 높다고 해석할 수 있다. 또 다른 측정방법으로 Test-retest Reliability가 있는데, 이것은 신뢰성 검정을 동일한 측정도구를 사용하여 1차 측정한 후에 재측정을 하여, 두 측정값들 간의 차이를 분석하는 방법이다.

06 컨조인트 분석

유형의 제품과 무형의 서비스를 취급하는 병원경영자들의 가장 큰 고민은 고객(환자)이 선호하는 속성 분석을 통해 최고의 서비스 제공을 통한 가치를 창출하는 일일 것이다. 이러한 경우에 컨조인트 분석(Conjoint Analysis)이 필요하다.

6.1 컨조인트 분석의 개요

컨조인트 분석은 제품 대안들에 대한 고객의 선호 정도로부터 고객이 각 속성(Attribute)에 부여하는 상대적 중요도와 각 속성수준의 효용(Utility)을 추정하는 분석방법이다. 컴퓨터의 보급과 더불어 의료마케팅 분석자들은 고객의 행동과 관련된 정보를 입력함으로써 예측변수의 조합을 통해 고객의 행동을 예측할 수 있다.

이 분석 기법은 전통적인 실험계획법과 비슷하다. 예컨대 탈모방지용 샴푸 제조회사의 분석자는 샴푸의 탈모방지 효능을 결정하는데 있어 성분과 세척의 효과를 알아보기를 원한다고 하자. 이러한 실험은 대부분 기업부설 연구소에서 이루어진다. 실험결과를 도출하기 위해서는 분산분석방법(ANOVA)을 실시하면 된다. 이 때 인간의 행위가 포함되어 있으며 요인을 통제하는 분석이 이루어지기 위해서는 '실험'이라는 행위가 요구된다. 샴푸를 부드럽게 하거나 아름다운 향기를 내는 일, 미용과 세척력, 소취기능을 향상시키는 일, 적정가격대를 결정하는 일 등이 포함된다.

컨조인트 분석은 질적자료인 예측변수(Predictor Variables)의 효과를 분석하기 위해 개발된 것이며, 이론적으로 정보의 통합과 기능적인 측정에 바탕을 둔 것이라고 할 수 있다. 이 분석 모형은 다음과 같이 양적 변수(Q_t)와 질적 변수(Q_r)를 모두 포함하고 있는 것이 특징이다.

$$Y = f(Q_t, Q_r)$$

컨조인트 분석을 통하여 잠재적으로 제품과 서비스의 속성 중에서 사전에 결정된 속성의 조합을 통해 고객의 행동을 파악할 수 있다. 이 방법은 ① 양적 변수와 질적 변수를 모두 이용할 수 있으며, ② 서열척도의 이용도 가능하고, ③ 종속변수와 독립변수의 관계에 대한 일반적인 가정이 가능하다는 장점이 있다.

성공적인 컨조인트 분석을 달성하기 위해서 분석자는 제품이나 서비스의 속성을 나타내는 요인과 요인 수준을 결정하여야 한다. 컨조인트 분석에서는 '특정요인'에서 '특정수준'이라는 용어를 사용한다. 그러나 실험계획에서는 제품과 서비스에 있어서 요인과 수준을 선택하는 것을 처리(Treatment) 또는 자극(Stimulus)이라고 한다.

컨조인트 분석은 다른 다변량분석 기법과는 다음과 같이 3가지 측면에서 차이가 있다. ① 근본적인 요인 분해를 통하여 각 요인의 중요성을 찾는다. ② 추정치를 통해 개별수준을 파악한다. ③ 독립변수와 종속변수 간의 관계설정이 용이하다.

6.2 컨조인트 분석 절차

일반적인 컨조인트 분석의 절차는 〈그림 19-9〉와 같다.

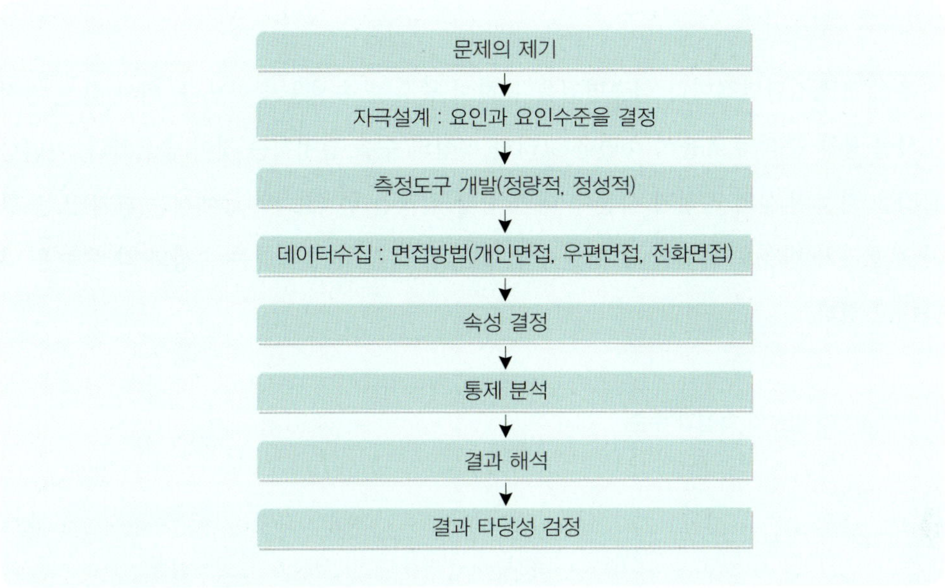

자료 : SPSS 아카데미, 사회과학 통계분석, 2005, p.456. 참조.

〈그림 19-9〉 컨조인트 분석 절차

6.2.1 문제의 제기

컨조인트 분석도 문제의 제기로 연구가 시작된다. 컨조인트 분석의 실험계획은 다음의 두 가지 목적 하에서 행하여진다.

첫째, 예측변수의 공헌과 고객 선호의 결정에 개별 가치를 결정하는데 있다. 예컨대 샴푸에 대한 수요의 경우, 향기가 고객 선호에 어느 정도 영향을 미치는가, 어느 정도의 향기가 최적의 수준인가, 샴푸의 서로 다른 향이 샴푸 구매에 어느 정도 영향을 주는가 등을 파악하는데 있다.

둘째, 고객으로부터 실제로 평가가 이루어지지 않았더라도 고객들이 마음 속으로 받아들일 가능성에 대한 속성의 조합을 통해, 고객 판단을 위한 타당성 있는 모형을 개발하는데 있다.

여기서는 샴푸를 생산 · 판매하는 중부 주식회사의 사례를 통해, 고객들에게 최대 효용을 제공하는 요인을 발견하고 신제품 개발전략을 강구하는데 있다.

6.2.2 자극 설계

우선 표적집단면접이나 심층면접을 통하여 중요한 속성을 찾아낸다. 이와 같은 질적 조사를 통해 분석의 효율성 측면을 고려한 속성의 수를 결정하는 것이 중요하다. 이러한 과정을 거쳐 병실의 속성과 수준에 대한 상황 설정을 한 〈표 19-2〉에서는 환자 또는 환자 보호자가 병실을 선택할 때 병실등급, 화장실 여건, 병실료라는 속성과 각 수준을 나타내고 있다.

표 19-2 병실의 속성과 수준

(가격 : 원)

속 성	수준	
	숫자	설명
병실등급 (Room Grade)	1 2 3	1인실 2인실 6인실
화장실여건 (Bathroom)	1 2 3	샤워시설 갖춘 병실 내 화장실 샤워시설 없는 병실 내 화장실 샤워시설 없는 공동화장실
병실료 (Price)	1 2 3	100,000 50,000 10,000

6.2.3 속성 결정

〈표 19-2〉의 내용을 토대로 3원 배치법에 의해 27개(3^3)의 서로 다른 병실을 고안해 낼 수 있다. 라틴 방격법을 사용하면 9회(3^3)의 실험을 통하여 병실 선택에 영향을 주는 요인이 R(병실등급), B(화장실 여건), P(병실료) 등 3가지라고 할 경우, R(병실등급), B(화장실 여건)를 이원배치에 그리고 라틴 방격(Latin Square)을 P(병실료)의 3가지 수준으로 표시하면 〈표 19-3〉과 같이 나타낼 수 있다.

표 19-3 3×3 라틴 방격법

	R_1	R_2	R_3
B_1	P_1	P_2	P_3
B_2	P_2	P_3	P_1
B_3	P_3	P_1	P_2

표 19-4 실험 조건

실험번호	실험조건
1	$R_1B_1P_1$
2	$R_1B_2P_2$
3	$R_1B_3P_3$
4	$R_2B_1P_2$
5	$R_2B_2P_3$
6	$R_2B_3P_1$
7	$R_3B_1P_3$
8	$R_3B_2P_1$
9	$R_3B_3P_2$

〈표 19-4〉에서는 9회의 실험 조건에서 실시한 실험에 대한 경우의 수를 나타낸 것이다. 이 때 9회의 실험은 랜덤하게 실험순서를 정하여 실험하여야 한다.

[IBM SPSS 21]에서는 ORTHOPLAN(직교배열) 프로그램을 사용하면, 선호도 특성을 분석하는 과정에서 요구되는 병실을 선택하는데, 하나의 요인의 효과를 구할 때 다른 요인의 효과에 치우침이 발생하지 않는다.

〈표 19-2〉의 상황 설정의 경우, 27종류의 병실 유형 중에서 9종류의 병실을 대상으로 고객의 선호도를 분석한다. 그리고 분석된 선호도 모형의 타당성 검정을 위해서 2종류의 병실 유형을 추가로 선정하기로 한다.

6.3 추가적인 컨조인트 분석

시뮬레이션을 이용하거나 회귀분석을 이용해서 컨조인트 분석을 추가적으로 실시할 수 있다. 여기서 시뮬레이션을 통한 컨조인트의 경우 연구자가 시뮬레이션 병실유형을 설정하고 가상의 정보를 입력하여 컨조인트 분석을 하는 방법이다. 예컨대 모의실험(Simulation)이라는 가상적인 시나리오를 만들어 놓고 추정된 계수들을 활용하여 시뮬레이션 병실유형별 시장점유율을 예측할 수 있다.

회귀분석을 통한 컨조인트 분석을 실시하기 위해서는 우선 고객들이 선호하는 병실유형에 대한 속성 프로파일을 만들어야 한다. 〈표 19-2〉를 토대로 각 속성에 대해 고객 9명의 선호도를 측정하여 분석하면 된다. 이 때 각 속성수준의 프로파일은 명목척도이고, 종속변수에 속하는 선호도는 리커트 7점 척도 설문조사를 실시하여 회귀분석을 실시할 수 있다.

또한 더미변수를 사용한 회귀분석을 할 수 있듯이 독립변수 중에서 명목변수가 포함되어 있으면, 명목변수를 더미변수(Dummy Variable) 또는 가상변수로 변환한 뒤 회귀분석을 해야 한다.

07 비모수통계분석

7.1 비모수통계분석의 개요

추계통계학은 모수통계학(Parametric Statistics)과 비모수통계학(Nonparametric Statistics)으로 구분된다. 앞에서 살펴본 통계적 추론은 모집단(母集團)으로부터 추출된 표본 통계량을 사용하여 모집단의 특성을 나타내는 모수(Parameter)를 추정하거나 가설을 검정하였다. 이러한 통계학을 모수통계학(Parametric Statistics)이라고 말한다.

모수통계기법을 적용할 때는 가정이 필요하며, 주로 등간척도와 비율척도로 측정한 데이터를 분석하는데 이용된다. 그러나 비모수통계학은 비록 모집단의 특성을 추정하기는 하나 모수와 통계량의 관계를 취급하지 않기 때문에, 가정이 요구되지 않으며 명목척도와 서열척도로 측정된 데이터를 분석하는데 이용된다. 다시 말해서 비모수통계학의 검정도 모집단에 관한 것이어서 표본을 이용하지만, 모수통계학처럼 모집단의 분포가 정규분포라는 특별한 가정을 필요로 하지는 않는다. 따라서 비모수통계학은 엄격한 가정하에서 추론을 하는 모수통계학과는 달리, 비모수적(Nonparametric) 성격을 가졌고 특정분포 형식에서 구애받지 않고 자유로운 형식으로 검정을 하게 된다. 비모수통계학이 모수통계학에 비해 다음과 같은 장점이 있다.

① 데이터를 명목척도나 순위척도로 측정하는 경우에 유용한 방법이다.
② 희귀한 질병의 경우 등과 같이 표본의 크기가 매우 작은 경우에 유용한 방법이다.
③ 모수적 방법에 대한 적용이 용이하고 이해가 쉬우므로 신속한 검정을 할 수 있다.

7.2 비모수통계분석의 종류

비모수통계기법에는 크게는 적합도 검정, 무작위성 검정, 변수 간 분포의 동질성, 집단 간 분포의 동질성, 변수 간의 상관관계 분석 등이 있다.

7.2.1 적합도 검정

모집단이 일정한 확률분포 형태를 취한다고 가정할 경우 표본에서 얻어진 분포가 모집단에서 가정하고 있는 분포에 적합한지를 검정하는 방법이다. 즉 한 표본의 분포가 적합도 측면에서 어떤 이론적인 분포와 일치된다고 볼 수 있는지 여부에 관한 비모수통계기법이다. 여기에는 단일표본 카이제곱(χ^2) 검정, 일표본 Kolmogorov-Smirnov 검정, 이항분포 검정 등이 있다.

① 일표본 카이제곱 검정(Chi-square Test)은 한 표본의 값이 실제빈도와 기대빈도가 일치하는지를 검정할 때 사용된다.
② 일표본Kolmogorov-Smirnov검정은콜모고로프-스미르노프(Kolmogorov-Smirnov)의 적합도 검정이라고 하는데, 주어진 어떤 표본분포가 이론적으로 기대되는 분포(이항분포, 정규분포, 포아송분포)와 일치하는지의 여부를 검정할 때 이용된다. 이 방법을 적용하기 위해서는 데이터가 서열 데이터 이상을 요구하며, 연속적 분포를 가정할 수 있어야 한다. χ^2검정의 경우는 이산적 분포라는 점에서 이 방법과는 차이가 있다
③ 이항분포 검정(Binomial Test)은 이항변수의 각 관측치가 기대도수와 일치하는지 또는 특정값이 발생할 기대확률과 실제로 발생할 확률이 일치하는지를 검정할

때 사용된다. 예컨대 주사위를 던져서 1이 나타날 확률 또는 동전의 앞뒤 면이 평평한 정도를 검정하기 위하여 앞면이 나타날 확률이 1/2이 되는지의 여부를 검정하고자 할 때 주로 사용된다.

7.2.2 무작위성 검정

일련의 관측치 예컨대 성공과 실패, 진실과 허위, 합격과 불합격, 남과 여 등이 무작위적(Random)으로 발생한 것인지 아니면 어떠한 규칙성, 즉 앞서 일어난 사건이 뒤에 일어날 사건에 어떤 영향을 미치는 것인지를 결정하는 방법이다.

무작위(Random)란 모집단을 구성하고 있는 개체가 표본으로 선택될 확률이 모두 동일한 상황을 말한다. 따라서 일련의 연속적인 관측치가 무작위적으로 나타난 것인지, 아니면 앞에서 나타난 관측치가 뒤에 나타나는 관측치에 어떤 영향을 미치는지를 검정하는 데 이용되는 것이 런 검정(Run Test)이다. Run이란 두 종류의 부호가 어떤 순서를 가지고 배열되었을 때 동일한 부호로 이루어진 부분을 뜻하며, 이 런(Run)의 수에 근거를 두고 무작위성을 검정하게 된다. 런(Run)의 수가 매우 많거나 매우 적으면 관측치 간의 연관성이 있다고 판단하게 되는 것이다.

7.2.3 두 변수 간 분포의 동질성 검정

두 변수 간 분포의 동질성 검정에는 부호검정, Wilcoxon 검정 및 McNemar 검정이 있다. 이때 확률분포는 정규분포와 같은 특정한 분포를 가정하지는 않는다.

① 부호검정(Sign Test) 방법은 n개의 짝을 이룬 표본 간에 분포의 차이가 있는가를 검정할 때 사용된다. 이것은 두 표본에 관한 t검정이나 윌콕슨의 검정이 적용 불가능한 데이터에 사용될 수 있는 방법이다. 두 표본의 각 관측치에 순위나 점수를 부여해서 부호검정을 하게 된다.

② 부호검정은 차이의 크기는 무시하고 단지 차이의 부호만을 사용하기 때문에, 수치 측정이 곤란한 경우에 매우 유용하다. 그러나 윌콕슨 검정(Wilcoxon Test)은 부호검정과 같이 수치측정이 가능한 경우 정보의 손실이 매우 큰 단점을 보완하기 위해서 고안된 방법이다.

③ 맥네마르 검정(McNemar Test)은 이항변수로 되어 있는 두 변수 간의 분포의 차이를 검정할 때 사용되며 데이터가 명목변수와 순위변수로 구성되어 있을 때 적절한 분석방법이다.

7.2.4 세 변수 이상 간 분포의 동질성 검정

세 변수 이상 간 분포의 동질성 검정에는 Friedman 검정, Kendall의 W 검정 및 Cochran의 Q 검정이 있다. 이 경우에도 확률분포는 정규분포와 같은 특정한 분포를 가정하지는 않는다.

① 프리드만 검정(Friedman Test)은 세 개 이상의 변수들의 평균순위에 차이가 있는지의 여부를 검정하는 경우에 사용된다. 따라서 순위데이터일 경우에도 이용할 수 있다.

② 켄달의 W 검정(Kendall W Test)은 순위데이터로 측정된 두 개 이상의 변수값들이 동일한 모집단에서 추출되었는지의 여부를 검정하는 방법이다. Kendall의 일치도 계수(Coefficient of Concordance)를 계산하여 관측치별로 각 변수에 대하여 매겨진 순위와 일치하는지의 여부를 검정한다. Kendall의 일치도 계수(W)는 다음과 같은 식에 의해서 계산된다.

$$W=\frac{S}{\frac{1}{12}K^1(n^3-n)} \quad \text{이 때 } S=\sum_{i=1}^{n}(R_i-\bar{R})^2$$

여기서 K: 평가자의 수, R : 서열의 합계, $\bar{R}$: R의 평균, n : 평가대상의 수

③ 코크란의 큐 검정(Cochran Q Test)은 이항변수로 되어 있는 3개 이상의 변수 간 비율차이를 검정하는 방법이다. 따라서 McNemar 검정을 더 확대한 검정방법이라고 할 수 있다. 이 방법은 데이터가 명목변수 및 순위변수로 구성되어 있을 때 적용하면 좋다.

7.2.5 집단 간 분포의 동질성 검정

두 집단 혹은 세 집단 이상의 특정 변수에 대한 확률분포들이 동일한가를 검정하는 방

법이다. 이 방법은 순위데이터를 이용한 분산분석과 비슷하다. 집단 간 분포의 동질성 검정에는 Mann-Whitney의 U 검정과 Wald-Wolfowitz 런 검정이 있다.

① 맨 위트니의 유 검정(Mann-Whitney의 U Test)은 Wilcoxon 검정과 같이 두 개의 표본이 동일한 모집단에서 추출되었는지의 여부를 검정하는 방법이다. 이 방법은 데이터가 적어도 연속적 서열척도라는 것을 가정하고 있다. 그리고 두 집단의 차이 검정에 있어서 분산의 동질성이나 정규분포를 요구하지 않으므로 일반적인 조건 하에서는 t-Test 만큼 통계적 검정력이 있는 방법이다. Mann-Whitney의 U 검정은 표본의 t-Test 시, 요구되는 기본가정의 잘못으로 도출된 결론이 오류를 범할 가능성이 상당히 클 때 이 방법이 특히 권할만하다. 이 방법에서는 입력된 데이터에 순위를 부여해서 각 집단의 순위평균을 비교하여 검정하게 된다. Wilcoxon 순위합계 검정 통계량이 사용되고 있다.

② 왈트-월포비치 런 검정(Wald-Wolfowitz Run Test)은 두 표본이 동일한 모집단으로부터 추출된 것인지를 런(Run)을 기준으로 검정하는 방법이다. 이 방법은 두 표본 데이터를 큰 순서로 열거한 다음 각 데이터가 속해 있었던 표본에 의해 런을 계산하고 그 런의 수를 검정하게 된다.

집단 간 분포의 동질성 검정에는 이 외에도 두 표본 Kolmogorov-Smirnov, 중앙값 검정, Kruskal-Wallis H 검정 등이 있다.

7.2.6 변수 간의 상관관계 분석

측정된 데이터가 순위척도 또는 명목척도일 때 두 변수 간의 상관관계를 분석하는 방법이 있다. 이 경우에는 명목척도로 된 변수 간의 상호독립성을 검정함으로써 두 변수의 도수분포 상의 상관관계를 검정하게 된다. 여기에는 스피어맨 순위상관분석, 교차분석 등이 있다.

비모수통계 분석기법의 특징을 비교하면 〈표 19-5〉과 같다.

표 19-5 비모수통계 분석기법의 특징

사용목적	비모수통계기법	척도	대응되는 모수통계기법
적합도 검정	카이제곱(Chi-square) 검정(일표본)	명목척도	없음
	Kolmogorov-Smirnov 검정(일표본)	등간 및 비율척도	없음
	이항분포 검정(이항)	명목척도	없음
무작위성 검정	Run 검정(런)	명목척도	없음
두 변수 비교	부호(Sign) 검정(대응 2-표본)	등간 및 명목척도	Paired t-Test
	Wilcoxon 검정(대응 2-표본)	명목 및 서열척도	
	McNemar 검정(대응 2-표본)	명목척도	
세 변수 비교	Friedman 검정(대응 K-표본)	서열척도	MANOVA
	Kendall의 W 검정(대응 K-표본)	서열척도	
	Cochran Q 검정(대응 K-표본)	명목척도	
두 집단 비교	Mann-Whitney U 검정(독립 2-표본)	서열척도	t-Test
	Kolmogorov-Smirnov 검정(독립 2-표본)	등간 및 비율척도	
	Wald-Wolfowitz의 런 검정(독립 2-표본)	명목척도	
	중앙값 검정		
세 집단 이상의 비교	중앙값 검정		ANOVA
	Kruskal-Wallis H 검정((독립 K-표본)	서열척도	

[부록 1 – 통계포도]

표준정규분포도

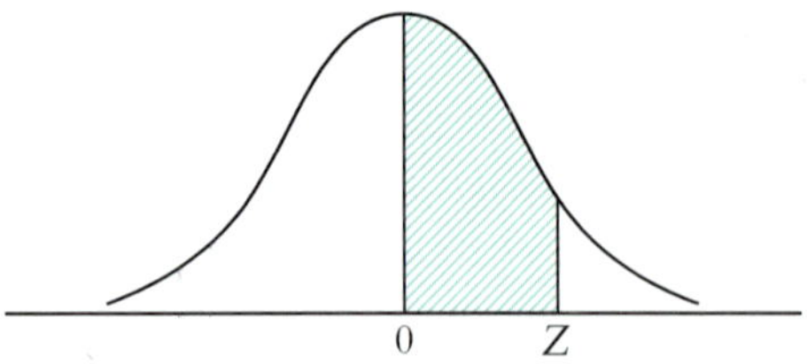

이 표는 Z=0에서 Z 값까지 면적을 나타낸다. 예를 들어 Z=1.55일 때 0~1.55 사이의 면적은 0.4394이다.

Z값	0.00	0.01	0.02	0.03	0.04	0.05	0.06	0.07	0.08	0.09
0.0	0.0000	0.0040	0.0080	0.0120	0.0160	0.0199	0.0239	0.0279	0.0319	0.0359
0.1	0.0398	0.0438	0.0478	0.0517	0.0557	0.0596	0.0636	0.0675	0.0714	0.0753
0.2	0.0793	0.0832	0.0871	0.0910	0.0948	0.0987	0.1026	0.1064	0.1103	0.1141
0.3	0.1179	0.1217	0.1255	0.1293	0.1331	0.1368	0.1406	0.1443	0.1480	0.1517
0.4	0.1554	0.1591	0.1628	0.1664	0.1700	0.1736	0.1772	0.1808	0.1844	0.1879
0.5	0.1915	0.1950	0.1985	0.2019	0.2054	0.2088	0.2123	0.2157	0.2190	0.2224
0.6	0.2257	0.2291	0.2324	0.2357	0.2389	0.2422	0.2454	0.2486	0.2517	0.2549
0.7	0.2580	0.2611	0.2642	0.2673	0.2704	0.2734	0.2764	0.2794	0.2823	0.2852
0.8	0.2881	0.2910	0.2939	0.2967	0.2995	0.3023	0.3051	0.3078	0.3106	0.3133
0.9	0.3159	0.3186	0.3212	0.3238	0.3264	0.3289	0.3315	0.3340	0.3365	0.3389
1.0	0.3413	0.3438	0.3461	0.3485	0.3508	0.3531	0.3554	0.3577	0.3599	0.3621
1.1	0.3643	0.3665	0.3686	0.3708	0.3729	0.3749	0.3770	0.3790	0.3810	0.3830
1.2	0.3849	0.3869	0.3888	0.3907	0.3925	0.3944	0.3962	0.3980	0.3997	0.4015
1.3	0.4032	0.4049	0.4066	0.4082	0.4099	0.4115	0.4131	0.4147	0.4162	0.4177
1.4	0.4192	0.4207	0.4222	0.4236	0.4251	0.4265	0.4279	0.4292	0.4306	0.4319
1.5	0.4332	0.4345	0.4357	0.4370	0.4382	0.4394	0.4406	0.4418	0.4429	0.4441
1.6	0.4452	0.4463	0.4474	0.4484	0.4495	0.4505	0.4515	0.4525	0.4535	0.4545
1.7	0.4554	0.4564	0.4573	0.4582	0.4591	0.4599	0.4608	0.4616	0.4625	0.4633
1.8	0.4641	0.4649	0.4656	0.4664	0.4671	0.4678	0.4686	0.4693	0.4699	0.4706
1.9	0.4713	0.4719	0.4726	0.4732	0.4738	0.4744	0.4750	0.4756	0.4761	0.4767
2.0	0.4772	0.4778	0.4783	0.4788	0.4793	0.4798	0.4803	0.4808	0.4812	0.4817
2.1	0.4821	0.4826	0.4830	0.4834	0.4838	0.4842	0.4846	0.4850	0.4854	0.4857
2.2	0.4861	0.4864	0.4868	0.4871	0.4875	0.4878	0.4881	0.4884	0.4887	0.4890
2.3	0.4893	0.4896	0.4898	0.4901	0.4904	0.4906	0.4909	0.4911	0.4913	0.4916
2.4	0.4918	0.4920	0.4922	0.4925	0.4927	0.4929	0.4931	0.4932	0.4934	0.4936
2.5	0.4938	0.4940	0.4941	0.4943	0.4945	0.4946	0.4948	0.4949	0.4951	0.4952
2.6	0.4953	0.4955	0.4956	0.4957	0.4959	0.4960	0.4961	0.4962	0.4963	0.4964
2.7	0.4965	0.4966	0.4967	0.4968	0.4969	0.4970	0.4971	0.4972	0.4973	0.4974
2.8	0.4974	0.4975	0.4976	0.4977	0.4977	0.4978	0.4979	0.4979	0.4980	0.4981
2.9	0.4981	0.4982	0.4982	0.4983	0.4984	0.4984	0.4985	0.4985	0.4986	0.4986
3.0	0.49865	0.4987	0.4987	0.4988	0.4988	0.4989	0.4989	0.4989	0.4990	0.4990
4.0	0.49997									

t 분포도

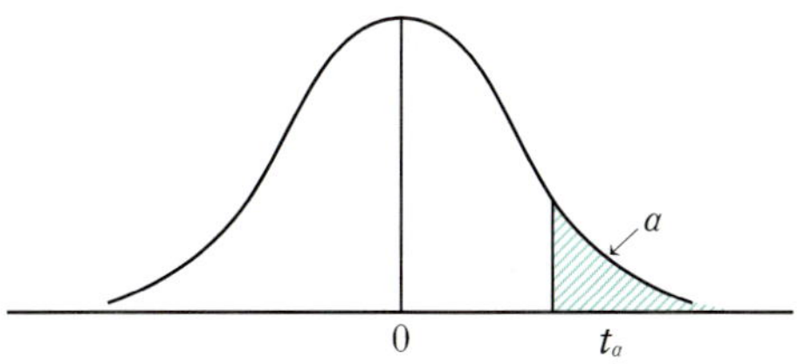

d.f.	0.25	1	α 0.05	0.025	0.01	0.005
1	1.000	3.078	6.314	12.716	31.821	63.657
2	0.816	1.886	2.920	4.303	6.965	9.925
3	0.765	1.638	2.353	3.182	4.541	5.841
4	0.741	1.533	2.132	2.776	3.747	4.604
5	0.727	1.476	2.015	2.571	3.365	4.032
6	0.718	1.440	1.943	2.447	3.134	3.707
7	0.711	1.415	1.895	2.365	2.998	3.499
8	0.706	1.397	1.860	2.306	2.896	3.355
9	0.703	1.383	1.833	2.262	2.821	3.250
10	0.700	1.372	1.812	2.223	2.764	3.169
11	0.697	1.363	1.796	2.201	2.718	3.106
12	0.695	1.356	1.782	2.179	2.681	3.055
13	0.694	1.350	1.771	2.160	2.650	3.012
14	0.692	1.345	1.761	2.145	2.624	2.977
15	0.691	1.341	1.753	2.131	2.602	2.947
16	0.690	1.337	1.746	2.120	2.583	2.921
17	0.689	1.333	1.740	2.110	2.567	2.898
18	0.688	1.330	1.734	2.101	2.552	2.878
19	0.688	1.328	1.729	2.093	2.539	2.861
20	0.687	1.325	1.725	2.086	2.528	2.845
21	0.686	1.323	1.721	2.080	2.518	2.831
22	0.686	1.321	1.717	2.074	2.508	2.819
23	0.685	1.319	1.714	2.069	2.500	2.807
24	0.685	1.318	1.711	2.064	2.492	2.797
25	0.684	1.316	1.708	2.060	2.485	2.787
26	0.684	1.315	1.706	2.056	2.479	2.779
27	0.684	1.314	1.703	2.052	2.473	2.771
28	0.683	1.313	1.701	2.048	2.467	2.763
29	0.683	1.311	1.699	2.045	2.462	2.756
30	0.681	1.310	1.697	2.042	2.457	2.750
40	0.681	1.303	1.684	2.021	2.423	2.704
60	0.679	1.296	1.671	2.000	2.390	2.660
120	0.677	1.289	1.658	1.980	2.358	2.617
∞	0.674	1.282	1.645	1.960	2.326	2.576

x^2 분포도

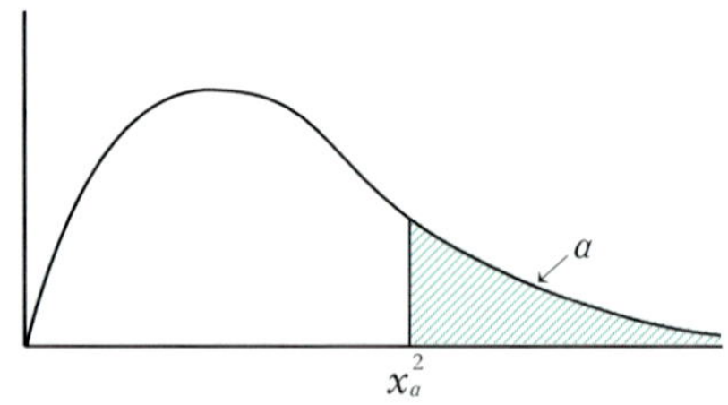

d.f. v	0.990	0.975	0.950	0.900	0.500	a 0.100	0.050	0.025	0.010	0.005
1	0.0002	0.0001	0.004	0.020	0.45	2.71	3.84	5.02	6.63	7.88
2	0.02	0.05	0.10	0.21	1.39	4.61	5.99	7.38	9.21	10.60
3	0.11	0.22	0.35	0.58	2.37	6.25	7.81	9.35	11.34	12.84
4	0.30	0.48	0.71	1.06	3.36	7.78	9.49	11.14	13.28	14.86
5	0.55	0.83	1.15	1.61	4.35	9.24	11.07	12.83	15.09	16.75
6	0.87	1.24	1.64	2.20	5.35	10.64	12.59	14.45	16.81	18.55
7	1.24	1.69	2.17	2.83	6.35	12.02	14.07	16.01	18.48	20.28
8	1.65	2.18	2.73	3.49	7.34	13.36	15.51	17.53	20.09	21.95
9	2.09	2.70	3.33	4.17	8.34	14.68	16.92	19.02	21.67	23.59
10	2.56	3.25	3.94	4.87	9.34	15.99	18.31	20.48	23.21	25.19
11	3.05	3.82	4.57	5.58	10.34	17.28	19.68	21.92	24.72	26.76
12	3.57	4.40	5.23	6.30	11.34	18.55	21.03	23.34	26.22	28.30
13	4.11	5.01	5.89	7.04	12.34	19.81	22.36	24.74	27.69	29.82
14	4.66	5.63	6.57	7.79	13.34	21.06	23.68	26.12	29.14	31.32
15	5.23	6.26	7.26	8.55	14.34	22.31	25.00	27.49	30.58	32.80
16	5.81	6.91	7.96	9.31	15.34	23.54	26.30	28.85	32.00	34.27
17	6.41	7.56	8.67	10.09	16.34	24.77	27.59	30.19	33.41	35.72
18	7.01	8.23	9.39	10.86	17.34	25.99	28.87	31.53	34.81	37.16
19	7.63	8.91	10.12	11.65	18.34	27.20	30.14	32.85	36.19	38.58
20	8.26	9.59	10.85	12.44	19.34	28.41	31.41	34.17	37.57	40.00
21	8.90	10.28	11.59	13.24	20.34	29.62	32.67	35.48	38.93	41.40
22	9.54	10.98	12.34	14.04	21.34	30.81	33.92	36.78	40.29	42.80
23	10.20	11.69	13.09	14.85	22.34	32.01	35.17	38.08	41.64	44.18
24	10.86	12.40	13.85	15.66	23.34	33.20	36.42	39.36	42.98	45.56
25	11.52	13.12	14.61	16.47	24.34	34.38	37.65	40.65	44.31	46.93
26	12.20	13.84	15.38	17.29	25.34	35.56	38.89	41.92	45.64	48.29
27	12.88	14.57	16.15	18.11	26.34	36.74	40.11	43.19	46.96	49.64
28	13.56	15.31	16.93	18.94	27.34	37.92	41.34	44.46	48.28	50.99
29	14.26	16.05	17.71	19.77	28.34	39.09	42.56	45.72	49.59	52.34
30	14.95	16.79	18.49	20.60	29.34	40.26	43.77	46.98	50.89	53.67
40	22.16	24.43	26.51	29.05	39.34	51.81	55.76	59.34	63.69	66.77
50	29.71	32.36	34.76	37.69	49.33	63.17	67.50	71.42	76.15	79.49
60	37.48	40.48	43.19	46.46	59.33	74.40	79.08	83.30	88.38	91.95
70	45.44	48.76	51.74	55.33	69.33	85.53	90.53	95.02	100.43	104.21
80	53.54	57.15	60.39	64.28	79.33	96.58	101.88	106.63	112.33	116.32
90	61.75	65.65	69.13	73.29	89.33	107.57	113.15	118.14	124.12	128.30
100	70.06	74.22	77.93	82.36	99.33	118.50	124.34	129.56	135.81	140.17

F 분포도

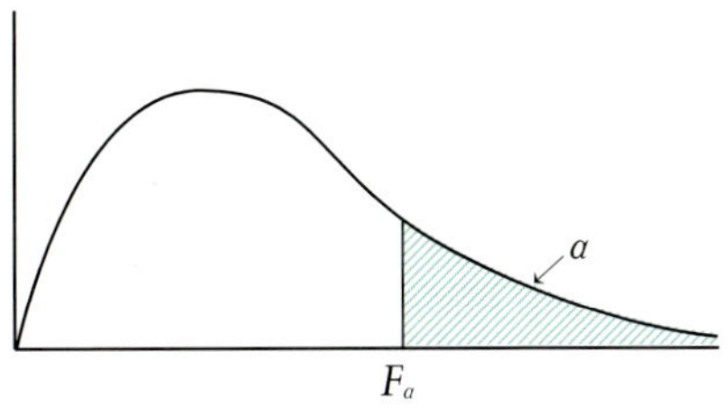

$a = 0.05$

df_2	df_1 1	2	3	4	5	6	7	8	9
1	161.45	199.50	215.71	224.58	230.16	233.99	236.77	238.88	240.54
2	18.51	19.00	19.16	19.25	19.30	19.33	19.35	19.37	19.38
3	10.13	9.55	9.28	9.12	9.01	8.94	8.89	8.85	8.81
4	7.71	6.94	6.59	6.39	6.26	6.16	6.09	6.04	6.00
5	6.61	5.79	5.41	5.19	5.05	4.95	4.88	4.82	4.77
6	6.99	5.14	4.87	4.53	4.39	4.28	4.21	4.15	4.10
7	5.59	4.74	4.35	4.12	3.97	3.87	3.79	3.73	3.68
8	5.32	4.46	4.07	3.84	3.69	3.58	3.50	3.44	3.39
9	5.12	4.26	3.86	3.63	3.48	3.37	3.29	3.23	3.18
10	4.96	4.10	3.71	3.48	3.33	3.22	3.14	3.07	3.02
11	4.84	3.98	3.59	3.36	3.20	3.09	3.01	2.95	2.90
12	4.75	3.89	3.49	3.26	3.11	3.00	2.91	2.85	2.80
13	4.67	3.81	3.41	3.18	3.03	2.92	2.83	2.77	2.71
14	4.60	3.74	3.34	3.11	2.96	2.85	2.76	2.70	2.65
15	4.54	3.68	3.29	3.06	2.90	2.79	2.71	2.64	2.59
16	4.49	3.63	3.24	3.01	2.85	2.74	2.66	2.59	2.54
17	4.45	3.59	3.20	2.96	2.81	2.70	2.61	2.55	2.49
18	4.41	3.55	3.16	2.93	2.77	2.66	2.58	2.51	2.46
19	4.38	3.52	3.13	2.90	2.74	2.63	2.54	2.48	2.42
20	4.35	3.49	3.10	2.87	2.71	2.60	2.51	2.45	2.39
21	4.32	3.47	3.07	2.84	2.68	2.57	2.49	2.42	2.37
22	4.30	3.44	3.05	2.82	2.66	2.55	2.46	2.40	2.34
23	4.28	3.42	3.03	2.80	2.64	2.53	2.44	2.37	2.32
24	4.26	3.40	3.01	2.78	2.62	2.51	2.42	2.36	2.30
25	4.24	3.39	2.99	2.76	2.60	2.49	2.40	2.34	2.28
26	4.23	3.37	2.98	2.74	2.59	2.47	2.39	2.32	2.27
27	4.21	3.35	2.96	2.73	2.57	2.46	2.37	2.31	2.25
28	4.20	3.34	2.95	2.71	2.56	2.45	2.36	2.29	2.24
29	4.18	3.33	2.93	2.70	2.55	2.43	2.35	2.28	2.22
30	4.17	3.32	2.92	2.69	2.53	2.42	2.33	2.27	2.21
40	4.08	3.23	2.84	2.61	2.45	2.34	2.25	2.18	2.12
60	4.00	3.15	2.76	2.53	2.37	2.25	2.17	2.10	2.04
120	3.92	3.07	2.68	2.45	2.29	2.17	2.09	2.02	1.96
∞	3.84	3.00	2.60	2.37	2.21	2.10	2.01	1.94	1.88

$\alpha = 0.05$

df_2	df_1 10	15	20	24	30	40	60	120	∞
1	241.88	245.95	248.01	249.05	250.09	251.14	252.20	253.25	254.32
2	19.40	19.43	19.45	19.45	19.46	19.47	19.48	19.49	19.50
3	8.79	8.70	8.66	8.64	8.62	8.59	8.57	8.55	8.53
4	5.96	5.86	5.80	5.77	5.75	5.72	5.69	5.66	5.63
5	4.74	4.62	4.56	4.53	4.50	4.46	4.43	4.40	4.36
6	4.06	3.94	3.87	3.84	3.81	3.77	3.74	3.70	3.67
7	3.64	3.51	3.44	3.41	3.38	3.34	3.30	3.27	3.23
8	3.35	3.22	3.15	3.12	3.08	3.04	3.01	2.97	2.93
9	3.14	3.01	2.94	2.90	2.86	2.83	2.79	2.75	2.71
10	2.98	2.84	2.77	2.74	2.70	2.66	2.62	2.58	2.54
11	2.85	2.72	2.65	2.61	2.57	2.53	2.49	2.45	2.40
12	2.75	2.62	2.54	2.51	2.47	2.43	2.38	2.34	2.30
13	2.67	2.53	2.46	2.42	2.38	2.34	2.30	2.25	2.21
14	2.60	2.46	2.39	2.35	2.31	2.27	2.22	2.18	2.13
15	2.54	2.40	2.33	2.29	2.25	2.20	2.16	2.11	2.07
16	2.49	2.35	2.28	2.24	2.19	2.15	2.11	2.06	2.01
17	2.45	2.31	2.23	2.19	2.15	2.10	2.06	2.01	1.96
18	2.41	2.27	2.19	2.15	2.11	2.06	2.02	1.97	1.92
19	2.38	2.23	2.16	2.11	2.07	2.03	1.98	1.93	1.88
20	2.35	2.20	2.12	2.08	2.04	1.99	1.95	1.90	1.84
21	2.32	2.18	2.10	2.05	2.01	1.96	1.92	1.87	1.81
22	2.30	2.15	2.07	2.03	1.98	1.94	1.89	1.84	1.78
23	2.27	2.13	2.05	2.00	1.96	1.91	1.86	1.81	1.76
24	2.25	2.11	2.03	1.98	1.94	1.89	1.84	1.79	1.73
25	2.24	2.09	2.01	1.96	1.92	1.87	1.82	1.77	1.71
26	2.22	2.07	1.99	1.95	1.90	1.85	1.80	1.75	1.69
27	2.20	2.06	1.97	1.93	1.88	1.84	1.79	1.73	1.67
28	2.19	2.04	1.96	1.91	1.87	1.82	1.77	1.71	1.65
29	2.18	2.03	1.94	1.90	1.85	1.81	1.75	1.70	1.64
30	2.16	2.01	1.93	1.89	1.84	1.79	1.74	1.68	1.62
40	2.08	1.92	1.84	1.79	1.74	1.69	1.64	1.58	1.51
60	1.99	1.84	1.75	1.70	1.65	1.59	1.53	1.47	1.39
120	1.91	1.75	1.66	1.61	1.55	1.50	1.43	1.35	1.25
∞	1.83	1.67	1.57	1.52	1.46	1.39	1.31	1.22	1.00

[부록 2 – Durbin-Watson 검정의 상한과 하한]

5% 유의수준

n	k=1		k=2		k=3		k=4		k=5	
	d_L	d_U	d_L	d_U	d_L	d_U	d_L	d_U	d_L	d_U
15	1.08	1.36	0.95	1.54	0.82	1.75	0.69	1.97	0.56	2.21
16	1.10	1.37	0.98	1.54	0.86	1.73	0.74	1.93	0.62	2.15
17	1.13	1.38	1.02	1.54	0.90	1.71	0.78	1.90	0.67	2.10
18	1.16	1.39	1.05	1.53	0.93	1.69	0.82	1.87	0.71	2.06
19	1.18	1.40	1.08	1.53	0.97	1.68	0.86	1.85	0.75	2.02
20	1.20	1.41	1.10	1.54	1.00	1.68	0.90	1.83	0.79	1.99
21	1.22	1.42	1.13	1.54	1.03	1.67	0.93	1.81	0.83	1.96
22	1.24	1.43	1.15	1.54	1.05	1.66	0.96	1.80	0.86	1.94
23	1.26	1.44	1.17	1.54	1.08	1.66	0.99	1.79	0.90	1.92
24	1.27	1.45	1.19	1.55	1.10	1.66	0.01	1.78	0.93	1.90
25	1.29	1.45	1.21	1.55	1.12	1.66	1.04	1.77	0.95	1.89
26	1.30	1.46	1.22	1.55	1.14	1.65	1.06	1.76	0.98	1.88
27	1.32	1.47	1.24	1.56	1.16	1.65	1.08	1.76	1.01	1.86
28	1.33	1.48	1.26	1.56	1.18	1.65	1.10	1.75	1.03	1.85
29	1.34	1.48	1.27	1.56	1.20	1.65	1.12	1.74	1.05	1.84
30	1.35	1.49	1.28	1.57	1.21	1.65	1.14	1.74	1.07	1.83
31	1.36	1.50	1.30	1.57	1.23	1.65	1.16	1.74	1.09	1.83
32	1.37	1.50	1.31	1.57	1.24	1.65	1.18	1.73	1.11	1.82
33	1.38	1.51	1.32	1.58	1.26	1.65	1.19	1.73	1.13	1.81
34	1.39	1.51	1.33	1.58	1.27	1.65	1.21	1.73	1.15	1.81
35	1.40	1.52	1.34	1.58	1.28	1.65	1.22	1.73	1.16	1.80
36	1.41	1.52	1.35	1.59	1.29	1.65	1.24	1.73	1.18	1.80
37	1.42	1.53	1.36	1.59	1.31	1.66	1.25	1.72	1.19	1.80
38	1.43	1.54	1.37	1.59	1.32	1.66	1.26	1.72	1.21	1.79
39	1.43	1.54	1.38	1.60	1.33	1.66	1.27	1.72	1.22	1.79
40	1.44	1.54	1.39	1.60	1.34	1.66	1.29	1.72	1.23	1.79
45	1.48	1.57	1.43	1.62	1.38	1.67	1.34	1.72	1.29	1.78
50	1.50	1.59	1.46	1.63	1.42	1.67	1.38	1.72	1.34	1.77
55	1.53	1.60	1.49	1.64	1.45	1.68	1.41	1.72	1.38	1.77
60	1.55	1.62	1.51	1.65	1.48	1.69	1.44	1.73	1.41	1.77
65	1.57	1.63	1.54	1.66	1.50	1.70	1.47	1.73	1.44	1.77
70	1.58	1.64	1.55	1.67	1.52	1.70	1.49	1.74	1.46	1.77
75	1.60	1.65	1.57	1.68	1.54	1.71	1.51	1.74	1.49	1.77
80	1.61	1.66	1.59	1.69	1.56	1.72	1.53	1.74	1.51	1.77
85	1.62	1.67	1.60	1.70	1.57	1.72	1.55	1.75	1.52	1.77
90	1.63	1.68	1.61	1.70	1.59	1.73	1.57	1.75	1.54	1.78
95	1.64	1.68	1.62	1.71	1.60	1.73	1.58	1.75	1.56	1.78
100	1.65	1.69	1.63	1.72	1.61	1.74	1.59	1.76	1.57	1.78

(주) k : 독립변수의 수
d_L : 하한
d_U : 상한

찾아보기

V

W

Z

▣ 저자소개 ▣

서정교

■ 학력 및 경력

- 경북대학교 일반대학원 경제학과 / 경제학박사(1993)
- 대구한의대학교 일반대학원 보건학과 / 보건학박사(2009)
- 미국 드렉셀대학교(Drexel University in Philadelphia)
  교환방문교수 (2012.01-2012.12)
- 대구경북연구원 동향분석실 및 21세기연구센터실장 (1991.8-1999.2)
- 중부대학교 기획연구처장 (2005.03-2006.02)
- (현재) 중부대학교 보건행정학과 학과장
- (현재) 중부대학교 일반대학원 석 · 박사과정 보건학과 전공주임교수

■ 주요 저서 및 논문

- 서정교외, 재테크특강(공저), 현학사, 2006.
- 서정교, 보건행정학, 보문각, 2010.
- 서정교, 문화경제학, 보문각, 2013.
- 서정교, "외국인 환자 유치활성화 투자정책의 경제적 파급효과분석-의료관광산업을 중심으로-", 산업경제연구, 산업경제학회, 제24권 제1호, pp.237-253, 2011.
- 서정교 · 김현경, "보건교육 수강여부에 따른 보건 인식 태도 지식의 차이에 관한 연구", 보건의료산업학회지, 보건의료산업학회, 제6권 제2호, pp.121-131, 2012.
- 서정교, "한국 의료 및 측정기기산업의 투자파급효과 분석", 보건의료산업학회지, 보건의료산업학회, 제6권 제3호, pp.219-229, 2012.
- 서정교, "우리나라 화장품산업의 경제적 파급효과 분석", 보건의료산업학회지, 보건의료산업학회, 제7권 제3호, pp.57-69, 2013.
- 서정교 · 장서경, "대전지역 대학병원 서비스품질이 전반적인 병원서비스 만족에 미치는 영향", 보건의료산업학회지, 보건의료산업학회, 제7권 제4호, pp.93-103, 2013. 외 다수